Veröffentlichungen aus der
Forschungsstelle für Theoretische Pathologie
(Professor Dr. W. Doerr)
der Heidelberger Akademie der Wissenschaften

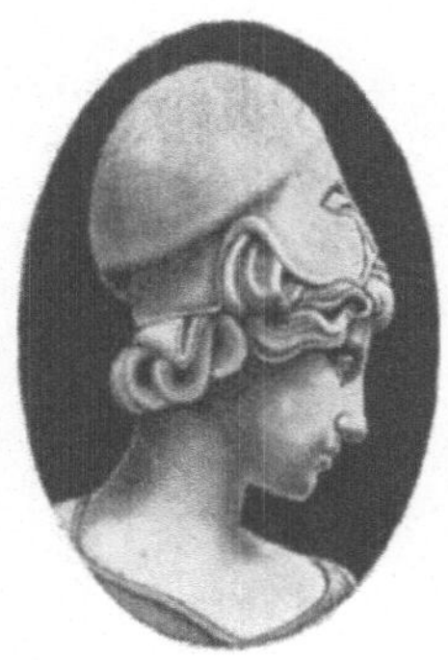

Supplement zu den Sitzungsberichten der
Mathematisch-naturwissenschaftlichen Klasse
Jahrgang 1974

W.-W. Höpker

Spätfolgen extremer Lebensverhältnisse

Mit 50 Abbildungen und 181 Tabellen

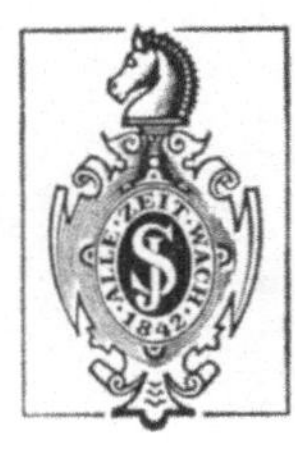

Springer-Verlag
Berlin Heidelberg New York 1974

Priv.-Doz. Dr. WILHELM-WOLFGANG HÖPKER
Pathologisches Institut der Universität Heidelberg
6900 Heidelberg, Im Neuenheimer Feld 220–221

ISBN-13: 978-3-642-65974-4   e-ISBN-13: 978-3-642-65973-7
DOI: 10.1007/978-3-642-65973-7

Library of Congress Cataloging in Publication Data. Höpker, Wilhelm-
Wolfgang, 1942 — Spätfolgen extremer Lebensverhältnisse. (Veröffentlichun-
gen aus der Forschungsstelle für Theoretische Pathologie der Heidelberger
Akademie der Wissenschaften) „Supplement zu den Sitzungsberichten der
Heidelberger Akademie, Mathematischnaturwissenschaftliche Klasse [Jahrg.
1974].“ Includes bibliographies and index. 1. Prisoners of war — Health and
hygiene. I. Heidelberger Akademie der Wissenschaften. II. Title. III. Series:
Heidelberger Akademie der Wissenschaften. Forschungsstelle für Theoretische
Pathologie. Veröffentlichungen aus der Forschungsstelle für Theoretische
Pathologie der Heidelberger Akademie der Wissenschaften.
RA564.9.H63   616.07′1   74-26779.

Druck: Hans Meister KG, 35 Kassel, Tischbeinstraße 32

Zum Geleit

Im Jahre 1972 hatte die Mathematisch-naturwissenschaftliche Classe auf Antrag des Unterfertigten beschlossen, die Arbeiten der Geomedizinischen Forschungsstelle der Akademie (Professor H. Jusatz) durch Konstituierung des Forschungsvorhabens „Historisch-geographische Pathologie" zu ergänzen. Wenn auch im Verfolg dieses Unternehmens die weithin beachtete Monographie von Veit Harold Bauer „Das Antoniusfeuer" (Heidelberg: Springer 1973) entstanden ist, so erscheint es doch dem „Arbeitsdruck" der Pathologie im weiteren Sinne angemessen, neue Wege zu suchen: Die Mathematisch-naturwissenschaftliche Classe hat daher am 26. Oktober 1974 der Bitte von W. Doerr entsprochen und beschlossen, das pathologisch-anatomische Unternehmen als „Forschungsstelle für Theoretische Pathologie" fortzuführen.

Was ist „Theoretische Pathologie"? Es handelt sich weder um pathologische Anatomie, noch um die Abstraktion der Summe ihrer Erfahrungen, also um eine morphologisch orientierte Allgemeine Pathologie. Unter „Theoretischer Pathologie" sei vielmehr eine neue Form der Pathologie verstanden, welche folgende Merkmale trägt:

1. Bindung nicht nur an die auch sonst und seit jeher als zuverlässig bewährten naturwissenschaftlichen Grundlagen, sondern Hinwendung gleichermaßen an geisteswissenschaftlich anerkannte Arbeitsweisen: Mathematische Logik, plausibles Schließen, hermeneutisches „Instrumentarium".
2. Quantitatives Denken und Arbeiten.
3. Anthropologie des Krankhaften.
4. Herausarbeitung bestimmt-charakterisierbarer, jedoch überindividueller Reaktionsweisen bei typischen Störungen sogen. Grundfunktionen.

Hierunter werden alle Arbeiten verstanden, welche sich mit der Konzeption des Krankheitsbegriffes in dessen logischer sowie empirisch-sachlicher Begründung beschäftigen.

Die Arbeiten aus der Forschungsstelle für Theoretische Pathologie werden eingeleitet durch eine Abhandlung des Herrn Priv.-Doz. Dr. W.-W. Höpker über pathologisch-anatomisch gesicherte Spätfolgen extremer Lebensverhältnisse. Es handelt sich um eine Arbeit, welche sich der Mittel statistischer Methoden am Leichenöffnungsgut von Spätheimkehrern aus Kriegsgefangenschaft bedient. Carl FREUDENBERG hatte vor Jahren im Zusammenhang mit den Untersuchungen W. DOERR's über den Gestaltwandel klassischer Krankheitsbilder auf „Sensitivität" und „Spezifität" sogen. Obduktions-Statistiken hingewiesen. Herr Dr. HÖPKER hat sich vor allem mit den Nachteilen der einschlägigen Arbeiten auseinandergesetzt und das Leichenöffnungsgut, notwendigerweise aus ganz verschiedenen Instituten hervorgegangen, allen Schwierigkeiten zum Trotze zu nutzen gewußt. Der Arbeit des Herrn Dr. HÖPKER liegt eine weiterentwickelte statistisch-epidemiologische Methode zugrunde, mit der es zu gelingen scheint, den großen Informationsvorsprung, den morphologische Daten ihrer Natur nach haben, gegenüber den patientenbezogenen Erhebungsmethoden der Klinischen Medizin zu nutzen. Die Ergebnisse der hiermit der Öffentlichkeit übergebenen Studie sind in ihrer Weise neuartig und auch für zahlreiche Fragen pathogenetischer Zusammenhänge wichtig. Möchte die mühevolle Untersuchung des Herrn Dr. HÖPKER die verdiente Anerkennung finden.

Heidelberg, den 31. Oktober 1974   W. DOERR

Vorwort

Unterzieht man sich dem heute noch mühevollen Versuch, im Rahmen einer sektionsstatistischen Vergleichsstudie neue methodische Ansätze zu gewinnen, so ist die Frage nach den *Motiven* zu einem solchen Schritt berechtigt. Im wesentlichen haben uns zwei Umstände zu dieser Studie ermutigt:

1. Unsere mangelnde Kenntnis über mögliche Spätfolgen nach extremen Lebensbedingungen;
2. die offensichtlich begrenzte Aussagefähigkeit und eingeschränkte Verallgemeinerungswürdigkeit statistischen Sektionsmateriales.

Unter beiden Gesichtspunkten wurden in den letzten Jahren heftige wissenschaftliche Kontroversen ausgetragen. Jetzt scheint jedoch die wissenschaftliche Aktivität in beiden Themenbereichen nahezu erloschen.

Von dem Herrn Bundesminister für Arbeit und Soziales wurde im Jahre 1969 der Abteilung für Dokumentation, historische und soziale Pathologie (Prof. Dr. W. JACOB) am Pathologischen Institut der Universität Heidelberg (Prof. Dr. W. DOERR) der Auftrag erteilt, mit seiner Unterstützung ein größeres Kollektiv von Sektionsgutachten ehemaliger Gefangener fremder Gewahrsamsmächte statistisch zu bearbeiten. Die Aktenunterlagen wurden von den Behörden zentral gesammelt und uns zur Verfügung gestellt. Neben der Unterstützung des Bundesministers für Arbeit und Soziales wurde diese Studie vom Verband der Heimkehrer, Kriegsgefangenen und Vermißten-Angehörigen Deutschlands e. V. (Wissenschaftlicher Beirat) ermöglicht.

Bereits nach der ersten Durchsicht der Unterlagen wurde offensichtlich, daß mit der bisher geübten Methodik keine vertretbaren Ergebnisse aus diesem Untersuchungsgut gewonnen werden konnten. Wir waren daher gezwungen, bei der Auswahl der Vergleichsgruppen, der Befundklassifikation und der Gewinnung der Information aus der Literatur unkonventionelle Wege zu gehen. Obwohl wir uns um einen formal richtigen Ansatz, eine konsequente

Durchführung der Studie und um statistisch einwandfreie Testverfahren bemüht hatten, haben wir einsehen müssen, daß die Aussagekraft zwar auch an diese Gesichtspunkte geknüpft ist, jedoch in der Art einer mehr losen Voraussetzung. Die formalen Voraussetzungen allein tragen nichts zu neuen inhaltlichen Hypothesen bei! Großer Wert wurde daher auf die wechselseitige Durchdringung von inhaltlicher Problematik und formalen Voraussetzungen gelegt. Es wurde eine eigene, nur diesem Objekt angepaßte Untersuchungsmethodik entwickelt und geprüft. Auf die vollständige inhaltliche Interpretation haben wir den größten Wert gelegt.

Mit Erstaunen haben wir festgestellt, daß der *patho-anatomische Befund das mit Abstand sicherste medizinische Untersuchungsergebnis* liefert. Sehr leicht gerät die Tatsache in Vergessenheit, daß ganz wesentliche Fragestellungen der Medizin nur über Methoden der pathologischen Anatomie bearbeitet werden können. Die selektionsbedingten Einschränkungen der Sektionsstatistik sind nach unserer Ansicht nicht unüberwindbar.

Während der Drucklegung ist uns die Studie „Sterbealter und Todesursachen bei Überlebenden extremer Lebensverhältnisse" von A. BÖGER, E. G. SCHENCK, H. VALENTIN und D. VELTE (im Druck) bekannt geworden. Die Autoren haben die Todesursachen von den Verstorbenen jener Heimkehrer ermittelt, welche nach dem Kriegsgefangenen-Entschädigungsgesetz von der Kriegsopferfürsorgestelle der Stadt Nürnberg erfaßt worden waren (bis August 1972: 1601 Verstorbene von 15 096 Heimkehrern). Dieses Kollektiv wurde mit einer nach Geschlecht und Sterbealter angeglichenen Population des gleichen Wohngebietes verglichen, aus welchem der verstorbene Heimkehrer stammte. Der Vergleich der Angaben aus den Sterbescheinen ergab eine signifikante Häufung von Leberleiden, degenerativen Hirngefäßerkrankungen und (für den Zeitraum von 1965–1972) Herzinfarkten. Letzteres bezieht sich allerdings nur auf diejenigen Fälle, bei denen auf der Todesbescheinigung keine als Risikofaktor bekannte Begleiterkrankung angegeben war. Interessanterweiser geben die Autoren für die Häufigkeit des Herzinfarktes für den Zeitraum 1955–1965 umgekehrte Verhältnisse an.

Trotz dieser Übereinstimmungen sind die Grenzen der vorgelegten Studie offensichtlich: Die niedere Gesamtqualität der bearbeiteten Daten mit den teilweise recht erheblichen Informationslücken lassen auch aus unserer Sicht die Forderung nach funktionierenden Informationssystemen laut werden. Auch sind die Grenzen der Auswertungsmöglichkeiten gutachterlicher Protokolle deutlich geworden. Ist es nicht möglich, einen kurzen, allen Gutachtern zumutbaren formalisierten Erhebungsbogen für jedes zu leistende Gutachten zu fordern?

Herrn Prof. Dr. W. DOERR verdanke ich zahlreiche Anregungen bei der Interpretation der Ergebnisse. Der Ansatz der Studie wurde zusammen mit Herrn Prof. Dr. W. JACOB entworfen und diskutiert. Die Korrespondenz mit den verschiedenen Pathologischen Instituten und Prosekturen besorgte Frau Dr. U. MÜLLER. Sie hat jeden einzelnen Fall durchgesehen, nach „Haupt"- und „Nebenbefund" gewichtet und zudem die gesamte Dokumentation beaufsichtigt. Die teilweise umfangreichen Programmierarbeiten besorgten Frau J. BERGER, Herr K. BUHBE, Herr Dr. KAYSER sowie die Arbeitsgruppe von Herrn Prof. Dr. E. NÜSSEL. Die statistischen Berechnungen konnten in dankenswerter Weise auf der Rechenanlage des Institutes für Dokumentation, Information und Statistik des Deutschen Krebsforschungszentrums durchgeführt werden. Herrn Prof. Dr. G. WAGNER und Herrn Dr. C. KÖHLER sei dafür gedankt. Die mühevolle Arbeit der Literaturbeschaffung hat Herr M. NAGEL wahrgenommen. Herrn G. BERG verdanke ich die zahlreichen Abbildungen und Tabellen, welche sehr zu einem lesbaren Äußeren beitragen. Der Heidelberger Akademie der Wissenschaften danke ich, daß sie diese Arbeit in die Veröffentlichungen aus der Forschungsstelle für Theoretische Pathologie aufgenommen hat, der Fa. Boehringer Mannheim für die Spende zur Drucklegung. Dem Springer-Verlag gebührt Dank für die problemlose Zusammenarbeit und die ansprechende Ausstattung.

Heidelberg, den 10. Oktober 1974   W.-W. HÖPKER

Inhaltsverzeichnis

Inhaltsverzeichnis

Inhaltsverzeichnis

XIV

Teil I

Fragestellung, Gegenstand und Methode

I. Auftrag und Fragestellung

1. Bevölkerungsgruppe

Aufgrund der Volkszählung vom 6. 6. 1961 haben nach einer repräsentativen Aufarbeitung des Gesamtmateriales von 10 % durch das Statistische Bundesamt Wiesbaden insgesamt 4,967 Millionen Personen Angaben über eine durchgemachte Kriegsgefangenschaft gemacht. Einschließlich der Zivilinternierten und Zivilverschleppten wurde damals eine Ziffer von 5,301 Millionen ehemals betroffener und zum Zeitpunkt der Volkszählung lebender Personen angegeben. Vom medizinischen Standpunkt sind die (ebenfalls nicht genau bezifferbaren) überlebenden Opfer der Verfolgungsjahre 1933–1945 einzube-

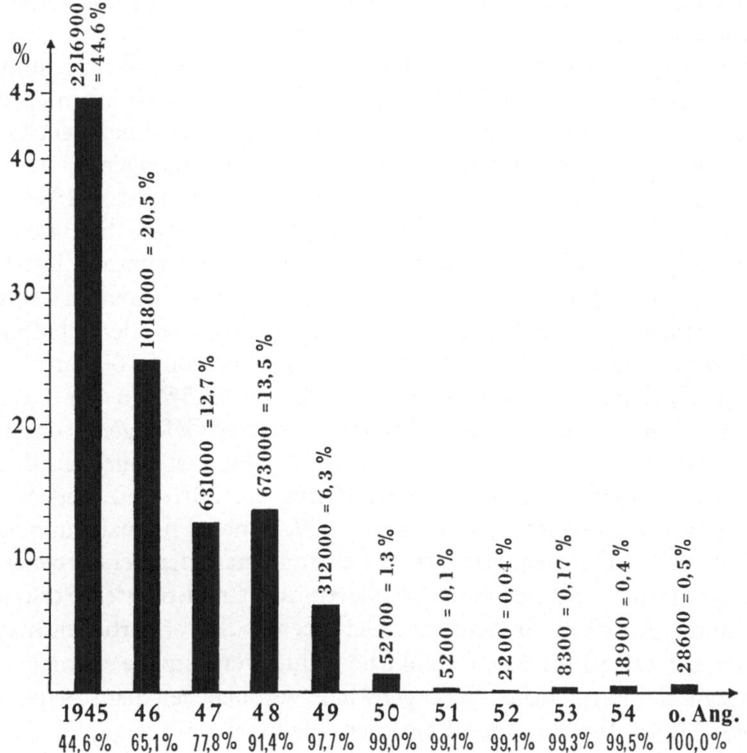

Abb. 1. Heimgekehrte Kriegsgefangene, Zivilinternierte und Zivilverschleppte nach dem Jahr der Rückkehr. Die Prozentzahlen beziehen sich auf den jeweiligen Anteil der Heimgekehrten insgesamt (4,9673 Mio = 100 %). Die Angaben beruhen auf einer 10 %igen Stichprobe der Volkszählung vom 6. 6. 1961 (veröffentlicht 1963; Statistisches Bundesamt Wiesbaden 1973)

ziehen. Immerhin muß davon ausgegangen werden, daß heute, im Jahre 1973, immer noch ein erheblicher Bevölkerungsanteil (um 10%) lebt, der einen mehr oder weniger großen Teil seines Lebens unter extremen Bedingungen hatte zubringen müssen (SCHENCK, 1965, Statistisches Bundesamt, 1973; Abb. 1).

Weder mit der Befreiung der Überlebenden aus den Konzentrationslagern, noch in den darauf folgenden Jahren anläßlich der Rückkehr von insgesamt weit mehr als 5 Millionen ehemaligen Kriegsgefangenen aus östlichen und westlichen Gewahrsamsländern wurden Verfolgungsstudien geplant oder durchgeführt, die sich mit der Entwicklung des Gesundheitszustandes des betroffenen Personenkreises beschäftigen. Zwar wurden z. T. ausgezeichnete Untersuchungen von Personengruppen aus den Konzentrationslagern und aus der Gefangenschaft mitgeteilt, doch ist die Zahl derjenigen Studien außerordentlich klein, die sich überhaupt mit Nachuntersuchungen dieses Personenkreises beschäftigt haben. Gleichermaßen formal-methodische und auch inhaltlich-medizinisch anspruchsvolle Untersuchungen sind uns aus dem deutschsprachigen Bereich nicht bekannt. Die heute nicht mehr zu schließende Informationslücke betrifft demnach zwei Bereiche:

1. Die mangelhafte Registrierung des betroffenen Personenkreises und
2. die mangelnde wissenschaftliche Auseinandersetzung in klinisch-epidemiologischer und auch sozialmedizinischer Hinsicht gegenüber dem Gesamtproblem der Spätfolgen nach extremen Lebensbedingungen.

Nach Angaben des Deutschen Roten Kreuzes (KORNHUBER, 1961) waren mit Ende des 2. Weltkrieges ca. 4 bis 4,5 Millionen deutsche Soldaten in östliche und ca. 6,5 Millionen in westliche Gefangenschaft geraten. Die Mortalität der in Gefangenschaft sich befindenden Soldaten war (bei sämtlichen kriegsführenden Parteien) in den ersten Jahren und besonders ab 1942 sehr hoch (KORNHUBER, 1961; SCHENCK, 1965). So starben von 93 000 in Stalingrad in Gefangenschaft geratenen deutschen Soldaten 93,5% in der Gefangenschaft. Ähnlich hoch war die Sterblichkeit russischer Gefangener unter deutscher Gewahrsamsmacht. Die durchschnittliche Gesamtsterblichkeit deutscher Soldaten in russischer Gefangenschaft betrug ca. 30%, die der russischen Soldaten in deutscher Gefangenschaft ca. 35%. Unter Hinzuziehung der exekutierten, der in Durchgangslagern verschwundenen, der verstorbenen, aber nicht registrierten, und der von vornherein nicht registrierten Personen beläuft sich der Anteil der in deutscher Gefangenschaft verstorbenen russischen Soldaten auf ca. 50 bis 60%. Ähnliche Zahlenverhältnisse werden für die Gesamtzahl der in russischer Gefangenschaft verbliebenen deutschen Soldaten errechnet. Auch für die amerikanischen Heimkehrer aus japanischer und koreanischer Gefangenschaft ergeben sich ähnliche Zahlen (detaillierte Angaben bei SCHENCK, 1965).

Die endgültigen Ergebnisse der Registrierung der Kriegsgefangenen und Vermißten vom 1. – 11. 3. 1950 weichen (auch in ihrer Fortschreibung) erheblich von den Angaben der Volkszählung vom 6. 6. 1961 ab (Statistisches

4

Bundesamt 1973). Mit Wohnsitz im Bundesgebiet einschließlich des Saarlandes wurden 1950 27387 Kriegsgefangene registriert, insgesamt (mit Wohnsitz in der DDR, Berlin, Ostgebiete, Ausland) 64516 Personen deutscher Staatsangehörigkeit. Diese Angaben beziehen sich jedoch ausschließlich auf Kriegsgefangene, vermißte Wehrmachtsangehörige, Zivilpersonen u. ä. aufgrund der freiwilligen Meldungen von Angehörigen in der Heimat. Außer Landes sich unter fremdem Gewahrsam befindende Personen deutscher Staatsangehörigkeit, die im Bundesgebiet keine Angehörigen hatten oder deren Angehörige keine Meldungen abgeben konnten, konnten somit bei diesen Ermittlungen nicht mit erfaßt werden (Abb. 1 und 2).

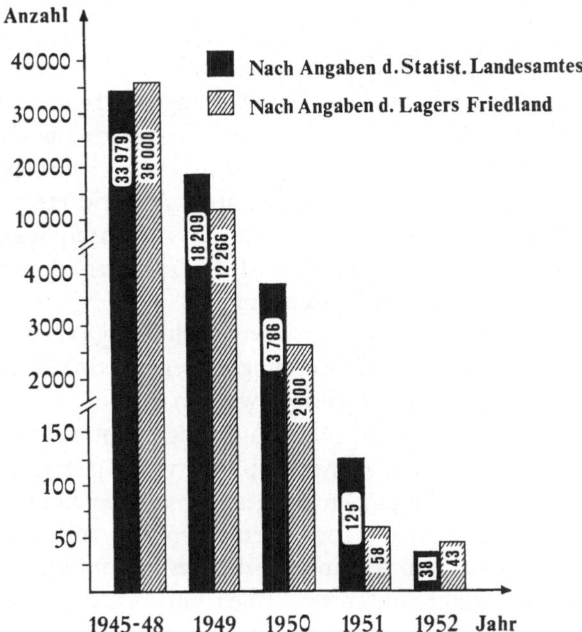

Abb. 2. Vergleich der Anzahl der Heimkehrer in Schleswig-Holstein nach den Angaben des Statistischen Bundesamtes und des Lagers Friedland. Die Differenzen beruhen wohl nicht so sehr auf einer unterschiedlichen Erfassung der Heimkehrer als einer – teilweise erheblichen – Fluktuation (nach einer Tabelle von Meyeringh, 1954)

Im Rahmen der Statistik der natürlichen Bevölkerungsbewegung ist dieser gesamte Bevölkerungskreis vom Statistischen Bundesamt nicht gesondert erfaßt worden (Statistisches Bundesamt 1973). Angaben über die Altersgliederung zum Zeitpunkt der Heimkehr sowie über die Höhe des Prozentsatzes der Antragsteller auf Rente der insgesamt Zurückgekehrten können nicht gemacht werden. Zudem trennen die spärlichen vorhandenen Angaben nicht zwischen ehemaligen Kriegsgefangenen auf der einen Seite und Straf- und Untersuchungsgefangenen andererseits.

Somit bestehen über den hier zur Debatte stehenden Personenkreis nur sehr, sehr vage Angaben. Geht man von einer Gesamtzahl von 10 bis 11 Millionen Überlebenden aus, so setzt man den ursprünglich betroffenen Personenkreis mit Sicherheit zu niedrig an. In jedem Falle handelt es sich auch heute noch um einen relativ großen, in der Hauptsache männlichen Bevölkerungsteil, der aus sozialmedizinischer und vor allem gutachterlicher Sicht von erheblicher Bedeutung ist.

2. Auftrag

Vom Bundesminister für Arbeit und Soziales wurde im Jahre 1969 der Abteilung für Dokumentation, historische und soziale Pathologie (Leiter: Prof. Dr. W. Jacob) der Auftrag erteilt, die bereits zentral von der Behörde zusammengetragenen Sektionsgutachten ehemaliger Gefangener fremder Gewahrsamsmächte zu bearbeiten. Das Ausgangsmaterial setzte sich aus *sämtlichen* Gutachtenfällen zusammen, die von der Behörde insgesamt bearbeitet und zentral gesammelt und abgeschlossen werden konnten. Als Stichtag wurde unsererseits der 31. 12. 1971 festgesetzt: Sämtliche auswertbaren Sektionsgutachten ehemaliger Heimkehrer, die wir bis zum 31. 12. 1971 erreichen konnten, wurden in die Untersuchungsgruppe aufgenommen.

Vom Auftraggeber wurde eine Antwort auf die Frage erwartet, ob anhand des zur Verfügung gestellten Untersuchungsmateriales Spätfolgen nach extremen Lebensbedingungen „nachgewiesen" werden können.

Es leuchtet allen in die Gesamtproblematik eingedachten Beteiligten ein, daß eine bindende Antwort auf die Frage, ob und wenn ja welche Spätschäden nach extremen Lebensbedingungen festgestellt werden können, *heute* nicht mehr gegeben werden kann. Wir formulieren demnach auch die Fragestellung dieser Studie nicht derart, ob wir anhand unseres Materials Spätschäden nach ehemaliger Gefangenschaft unter westlichen und östlichen Gewahrsamsländern nachweisen können, sondern folgendermaßen: *Welche Informationen können heute überhaupt noch zusammengetragen werden, die, wenn auch nur vage, in einen faktoriellen Zusammenhang jetzt beobachteter morphologischer Befunde und der Exposition unter extremen Lebensbedingungen in Bezug gebracht werden können.* Mit Nachdruck soll auf die erhebliche Einschränkung unserer Fragestellung hingewiesen werden und damit auch auf die Einengung der Verallgemeinerungswürdigkeit unseres Ansatzes. Wenn wir von „Zusammenhang" sprechen, so meinen wir ausschließlich faktorielle oder korrelative Bedingungen (bei denen selbstverständlich der Charakter der Verknüpfung in der untersuchten Einzelsituation daraufhin untersucht werden muß, ob von einer solcher Art beobachteten „Gleichläufigkeit" auf eine „ursächliche Verknüpfung" geschlossen werden darf (GLATZEL, 1962; KOLLER, 1963; WEBER, 1964; KREYSZIG, 1965; PFANZAGL, 1966; SACHS, 1968; WALTER, 1970), niemals aber von einem solchen im gutachterlichen Sinne (SCHÖNE-

6

BERG, 1960; NIXDORF und BORNEMANN, 1964). Wir betonen, daß sich unsere Untersuchungsgruppe ausschließlich aus ehemaligen Gutachtenfällen zusammensetzt und von vorneherein auch für die Bearbeitung unter einer eingeengten Fragestellung denkbar ungeeignet sind. Wir müssen deshalb versuchen,

1. diese hochgradig nach bestimmten gutachterlichen Situationen ausgelesenen Fälle nach Möglichkeit so zu beschreiben, daß wir diese zusätzlichen Bedingungen von denen der Folgezustände nach extremen Lebenssituationen zu trennen vermögen;
2. die Kumulation der Erkrankungszustände als solche zu erfassen, die erst dann nach aller ärztlichen Erfahrung zu einem „aktenkundigen Gutachtenfall" führt. Die Aussagegrenzen und Beschränkungen der Verallgemeinerungswürdigkeit werden letztlich an diese beiden Schranken stoßen.

Wenn wir uns trotz dieser starken Einwände zu einer solchen Untersuchung entschlossen haben, dann vor allem deshalb, weil wir uns von der Synopsis aller gegenwärtig erreichbaren Informationen einen beträchtlichen Informationszuwachs versprechen. So nehmen wir im Hinblick auf die grundsätzlichen methodischen Einwände einen pragmatischen Standpunkt ein: Weil wir die stichhaltigen Gegenargumente nicht wirksam zu entkräften vermögen, sind wir gezwungen, diese in der Diskussion eines jeden Einzelergebnisses erneut zu beschreiben und in die Interpretation der formalen Werte einfließen zu lassen.

II. Gutachterliche, soziale und klinische Angaben

1. Sektionsprotokoll, Sektionsdiagnose

Wenn eine Sektion des verstorbenen Heimkehrers aus Gefangenschaft vorgenommen worden war, war die Akte hinsichtlich des Sektionsvorganges und der Aufzeichnung desselben in der Regel erstaunlich vollständig. Von den insgesamt eingegangenen 1 162 Akten waren 1 101 Sektionsvorgänge verschlüsselungsfähig, die restlichen 61 Akten (= 5,2 %) konnten wegen unzureichender Angaben nicht bearbeitet werden. Die Qualität der Sektionsdiagnosen ist sehr unterschiedlich. Sehr oft wird kein Unterschied gemacht zwischen einer deskriptiven und interpretativen Befundung: Das Sektionsprotokoll als solches (als Beschreibung des Sektionsablaufes und der wichtigen Organveränderungen nach Lage, Größe, Form, Oberfläche, Konsistenz, Farbe, Inhalt etc.) enthält sehr oft interpretative Anteile unter Vorwegnahme der Diagnose. Der umgekehrte Fall hingegen, daß im Rahmen der Sektionsdiagnose auch deskriptive Passagen enthalten sind, trägt zumeist sehr zur Steigerung des Informationsgehaltes der Sektionsdiagnose bei. Die nachfolgend notwendige Interpretation bei der Verschlüsselung, vor allem angesichts der zahlreichen unterschiedlichen terminologischen Begriffe, konnte dadurch gut abgesichert werden. Beide – Protokolle und Diagnose – sind jedoch oft in hohem Maße unvollständig: So erscheinen oft aus dem gesamten Aktenvorgang ersichtliche ausgedehnte alte Weichteil- und Knochenverletzungen nicht im patho-anatomischen Protokoll. Die Gründe hierfür müssen zu suchen sein
1. entweder in einer nachlässigen Befundung des Pathologen;
   oder
2. in dessen nachlässiger Dokumentation und mangelnder Aufzeichnungsfreudigkeit;
   oder aber
3. die unvollständigen Angaben im Sektionsprotokoll rühren an die mangelnde Kenntnis des Pathologen hinsichtlich bestimmter klinischer Angaben mit den notwendigen Hinweisen auf bestimmte zusätzliche Untersuchungsgänge.

Aus unserer Erfahrung müssen wir die Punkte 1 und 2 in sehr vielen Fällen bejahen. Oftmals fehlt die Beschreibung wichtiger Organe völlig. Die Protokollierungsfreudigkeit und auch die Genauigkeit der Befunde (Befundungstiefe) ist außerordentlich schwankend: Sie reicht von nahezu a-informativen Aufzeichnungen mit völliger Divergenz von Protokoll und Diagnose (sofern in solchen Fällen überhaupt beide Anteile vorhanden sind) bis zu ganz erstklassigen Erhebungen. Allerdings sind letztere selten.

Als Gradmesser für die Dokumentierungsfreudigkeit und auch Erhebungsgenauigkeit der Pathologen könnte die Stärke der Übereinstimmung zwischen deskriptivem und interpretativem Anteil des Protokolles angesehen werden. Unsererseits war zunächst geplant, einen solchen Vergleich durchzuführen. Er scheiterte jedoch daran, daß

1. Nullbefunde nicht definiert werden konnten. Eine fehlende Aussage im Sektionsprotokoll bedeutete nur in seltenen Fällen das Fehlen eines positiven Befundes in dem betreffenden Organ. Jedoch war der Anteil der „Nullbefunde" durchweg so groß, daß eine Auswertung des verbleibenden definierten Restes (unter Inkaufnahme der immer noch schwerwiegenden Interpretationsfehler) als nicht mehr relevant für die Fragestellung angesehen wurde;
2. beide Anteile der Sektionsaufzeichnung sehr oft nicht getrennt waren und vor allem der Informationsgehalt des deskriptiven Teiles vom interpretativen nicht abzugrenzen war;
3. offenbar keine einheitlichen Vorstellungen darüber zu bestehen scheinen, was überhaupt an Veränderungen des untersuchten Leichnams in einem Gutachtenprotokoll zu erscheinen hat. In manchen sehr ausführlichen Akten erscheinen bestimmte Befunde gleich mehrfach (einmal als Erhebungsbefund beschreibend, dann als Diagnose im Rahmen der Sektionsdiagnose, dann als epikritisches Abschlußurteil des Gesamtfalles und letztlich noch einmal unter Berücksichtigung der Krankheitswertigkeit dieses Befundes in der speziellen gutachterlichen Situation), in anderen Gutachten werden gleiche Befunde gleicher (epikritischer) Wertigkeit überhaupt nicht erwähnt und pflegen zumeist nur beiläufig im Rahmen der gutachterlichen Stellungnahme zu erscheinen;
4. somit war in nur ganz seltenen Fällen die erstrebenswerte Situation gegeben, aus dem deskriptiv gehaltenen Protokoll als aufmerksamer Leser das nachvollziehen zu können, was als „zusammenfassendes Urteil" schlußendlich in der Diagnose erscheint.

Es fällt nicht schwer, aus dem Verhalten gegenüber diesen simplen protokollarischen Erfordernissen auf die Einstellung der begutachtenden Ärzte zu schließen. Wohl in den meisten Fällen (außer jenen grober äußerer Nachlässigkeit) gründet sich diese auf die elitäre Ansicht, „diagnostische Kunst" honoriert zu bekommen. Diese eben sei doch etwas gänzlich anderes als das schrittweise und konsequente Erarbeiten von morphologischen Bedingungen, die als Beobachtungen festgehalten und zu mehr oder weniger plausiblen Schlüssen führen sollen – letztlich jener Diagnose, die auch für den späteren Leser bis zu einem gewissen Grad nachvollziehbar sein sollte.

Gerne wären wir näher auf eine Auswertung von Organgewichten eingegangen. Diese waren jedoch in den Protokollen nur sporadisch angegeben, selten fanden sich diesbezügliche Angaben von mehr als fünf Organen. (Unter diesen Umständen wurde generell auf eine Auswertung verzichtet.)

Wenn auch die Gesamtsituation der Sektionsgutachten im ganzen als mangelhaft bezeichnet werden muß, weil sie nicht an die tatsächlichen

Möglichkeiten einer konsequenten patho-anatomischen Befunderhebung heranreicht, so muß doch festgehalten werden, daß

1. trotz der Vielzahl der beteiligten Pathologischen Institute und Prosekturen doch eine gewisse grundsätzlich einheitliche formale Erhebung und Erfassung der Befunde zu verzeichnen ist;
2. im großen und ganzen eine Befundungstiefe erreicht wird, welche zwar von den tatsächlichen Möglichkeiten weit entfernt ist, dennoch aber ein solch hohes Maß an Genauigkeit widerspiegelt, an das mit Abstand keine klinische Erhebung heranreicht;
3. sich die beschriebenen Widersprüche zumeist auf hervorstechende Einzelfälle beziehen, sich doch vor allem bezüglich sog. „harter Befunde" ein recht einheitliches Bild aus den gesamten Vorgängen ergibt;
4. die Gesamtschau der jeweils gefolgerten gutachterlichen Ausführungen bis auf wenige Ausnahmen gut mit den erhobenen Befunden übereinstimmt (wobei wir uns über mögliche Wechselwirkungen zwischen einer solchen „Gesamtschau" und dem mitgeteilten Befund durchaus bewußt sind).

Nach Durchsicht der übrigen Aktenanteile kamen wir zu der Überzeugung, daß die Sektionsdiagnosen noch am ehesten einer retrospektiven Auswertung zugeführt werden können. In keinem anderen Anteil der Gesamtakten (auch nicht in dem ausschließlich von der Behörde bearbeiteten) ist mit solch großer Regelmäßigkeit nachvollziehbare Information zu finden wie in den Sektionsdiagnosen. Dies war der entscheidende Anstoß dafür, daß wir uns trotz gegenteiliger und vor allem kritischer Stimmen zu einer detaillierten Bearbeitung des Gesamtmaterials entschlossen haben (PLATT, 1952; DORN, 1955; MAINLAND, 1955; KOLLER, 1956; PROPPE und WAGNER, 1956; ASHTON und ZUCKERMAN, 1956; KOCH und BECKER, 1958; NACKE, 1958; BROOKE, 1958, 1962; FLETSCHER, 1964; IMMICH, 1964; KOLLER, 1964; NACKE und WAGNER, 1964; WEIBEL und ELIAS, 1967; GRÜNTZIG, 1968; PIPBERGER, 1968; GRÜNTZIG und GALLA, 1970; WAGNER, 1970; BENSON, 1972; HENDRICKSON und MYRS, 1973).

2. Soziale und klinische Angaben

Angaben zur sozialen und klinischen Situation der ehemaligen Patienten finden sich in ganz unterschiedlicher Ausführlichkeit. Während labortechnisch zu gewinnende Daten in ganz erstaunlicher Regelmäßigkeit referiert werden, fehlen in der Regel die einfachen und simplen Angaben zur persönlichen und sozialen Situation. Dies ist vor allem gegenüber der Tatsache, daß Laborbefunde in der Regel nur einen sehr kurzlebigen Informationswert besitzen, erstaunlich. Die Gründlichkeit der klinischen Anamnesen läßt jeden Wunsch offen, ihre Informationswertigkeit muß mit mangelhaft bis ungenügend eingestuft werden. So fehlen beispielsweise Angaben zum Beruf regelmäßig, differenzierte Angaben (z. B. um bestimmte Expositionen nachzuvollziehen) werden selbst bei gleichzeitig beschriebenen diesbezüglichen Krankheitsbildern nicht gemacht.

Gerade die Diskrepanz zwischen den labor- und meßtechnisch zu gewinnenden Angaben, die sich teilweise in übergroßer Reichlichkeit finden und den nahezu völlig fehlenden persönlichen Daten der Patienten ist auffallend. Dementsprechend beziehen sich Verlaufsangaben auch in der Regel nur auf Laborbefunde. Nur selten gewinnt man aus den Akten den Eindruck, daß hier ein (an den noch lebenden Patienten) interessierter Arzt tätig gewesen ist, der sich auch einer gewissen Mühe unterzogen hat, dem ihm anvertrauten Patienten in dessen Situation gerecht zu werden.

Detaillierte Angaben zur Kriegsgefangenschaft fehlen ganz. Sind welche vorhanden, sind diese häufig widersprüchlich. Dauer und Orte der Gefangenschaft werden in der Regel nicht angegeben, obwohl der Patient zumeist einen sehr großen Teil seines Lebens dort verbracht hat. Auch allgemeinärztliche Fragen, wie Wiedereingliederung und evtl. berufliche Schwierigkeiten, finden in den Krankengeschichten und auch den gutachterlichen Stellungnahmen kaum Niederschlag.

Gleichermaßen dürftig sind die Angaben zur familiären Situation. Manchmal ist aus dem gesamten aktenkundigen Vorgang nicht zu ersehen, ob der Verstorbene jemals in seinem Leben eine Ehe eingegangen war! Auch über die häuslichen Verhältnisse und die Frage nach möglichen Angehörigen (gerade für Heimkehrer von größter Wichtigkeit) findet sich in der Regel nichts.

Resümierend darf festgestellt werden, daß von ärztlicher und auch von behördlicher Seite der allgemeinen Situation des Heimkehrers (und in dem von uns untersuchten Material handelte es sich fast ausnahmslos um ehemalige Krankenhauspatienten) kaum Interesse entgegengebracht wurde – bezieht man diese Aussage auf die Qualität und den Umfang der diesbezüglichen Aktenangaben. Zusammen mit dem überproportionalen Anteil an der ärztlichen Gesamtinformation, der auf labortechnische Angaben entfällt, spiegelt sich auch in den Gutachten die allgemeine Situation der Medizin unserer Zeit.

3. Gutachten

Ohne der Vielzahl der im ganzen sehr unterschiedlichen Gutachten (divergierend nach Gründlichkeit der Bearbeitung und vor allem nach der jeweils im Vordergrund stehenden Fragestellung) Gewalt anzutun, hat man zumeist den Eindruck, daß die abschließende Beurteilung ordentlich begründet und in einem angemessenen Verhältnis zu den erhobenen (mitgeteilten) Befunden und Angaben steht. Die *abschließenden* gutachterlichen Folgerungen sind durchweg nachvollziehbar – jedoch durch die Tatsache eingeschränkt, daß man retrospektiv aufgrund des gesamten jetzt vorliegenden Vorganges oftmals auch zu einem anderen Ergebnis kommen könnte. So ist die Zahl der Gutachten beträchtlich, die bei gleicher oder zumindest ähnlicher Ausgangssituation

und nahezu völlig identischen Argumenten zu kraß divergierenden Schlußfolgerungen kommen. Man kann sich des Eindruckes nicht erwehren, daß in
vielen Fällen Argumente den Ausschlag für eine bestimmte Schlußfolgerung
gegeben haben, die jetzt jedenfalls der gesamten Akte nicht zu entnehmen
sind. Ob diese Argumente gerade zu den Dokumentationsbereichen gehören,
die im allgemeinen stark vernachlässigt wurden (z. B. familiäre oder soziale
Bereiche) und letztlich den Ausschlag zu dem „begründeten" Urteil gaben,
kann nur vage vermutet werden. Jedoch wäre in diesem Falle ein wesentliches
(positives) Argument für die gutachterliche Tätigkeit gewonnen.

Hier ist nicht der Ort, grundsätzliche Fragen des ärztlichen Gutachtens
zu besprechen. Nur soviel:

1. Differenzierungsgrad des ärztlichen Abschlußurteiles stehen in einem direkten Verhältnis zu der Gründlichkeit und Dokumentationsfreudigkeit
   des Begutachters;
2. (Aus-)Bildungsstand des Gutachters zeigt sich u. a. in der Art und Weise
   wie der Begriff der „Anlage" und des „schicksalhaften Ablaufes" ge-
   braucht wird. Tatsächlich waren auch die Gutachten zahlreich, in welchen
   trotz einer sehr komplexen und kaum entwirrbaren Ausgangssituation
   begründete Schlüsse ohne Flucht in derartige Begriffe gefolgert wurden;
3. aus der Gesamtheit der Gutachten wird unmittelbar deutlich, daß die
   gutachterliche Frage der „Ursache" in diesem Zusammenhang nicht als ein
   medizinisches Problem in dem Sinne zu sehen ist, eine Diagnose als „konkrete Handlungsanweisung" im konkreten Einzelfalle zu finden, sondern
   eine sozial relevante Fragestellung nach dem „Verursachungsprinzip" in
   einem weitergehenden Schritt zu diskutieren.

Auch auf die von uns durchgeführte Auswertung bleiben diese Aspekte
und ihre Wechselwirkungen nicht ohne Folgen. Wir teilen allerdings nicht alle
Befürchtungen von MARTINI und BODE (1970). Wir bitten uns richtig verstehen zu wollen: Es wird nicht die soziale Relevanz bestritten, die Spätschäden besonders nach langjähriger Gefangenschaft unter fremden Gewahr-
samsmächten zukommt. Es wird auch nicht an der Verantwortung unserer
Gemeinschaft diesen besonders betroffenen Mitgliedern gegenüber gerührt.
Nur: Ätio-pathogenetische Aussagen dürfen niemals resultieren aus Fragestellungen, die dem gutachterlichen Verursachungsprinzip entstammen. Hier
allerdings stimmen wir mit MARTINI und BODE überein. Es ist wohl eine der
wichtigsten Aufgaben einer künftigen Sozialmedizin, die Versicherungsträger,
Sozialgerichte und vor allem den Gesetzgeber auf diesen Umstand immer
wieder mit Nachdruck hinzuweisen.

4. Verhalten der Behörde; Wechselwirkung zwischen Gutachter und Behörde

Die zeitliche Bearbeitung der jeweiligen Anträge schwankt sehr. Für die von uns untersuchten Akten können wir angeben, daß nach Ablauf eines Jahres etwa die Hälfte bearbeitet worden war. Nach etwa 2 Jahren waren die meisten Fälle zumindest vorläufig abgeschlossen. Länger gehende Bearbeitungszeiten waren selten. Meist standen plausible Gründe im Wege: Erkrankungen, Ein- und Widersprüche, auch nachlässiges Verhalten von seiten des Antragstellers. Die Zahl der „Bummeleien" von seiten der Behörde ist gering.

Etwa die Hälfte der Verstorbenen hat noch zu Lebzeiten Rechtshilfe in irgendeiner Form in Anspruch genommen. Mit Erfolg:
1. Die Bearbeitungszeit war wesentlich verkürzt worden;
2. der Grad der letztlich festgestellten MdE (Minderung der Erwerbsfähigkeit) lag in diesen Fällen durchschnittlich höher.

Viel schwerwiegender als die Geschwindigkeit der Bearbeitung der Anträge ist die Art und Weise, wie oftmals Heimkehrer von der Behörde behandelt wurden. Diese ist teilweise katastrophal und schlichtweg einem sozialen Rechtsstaat nicht angemessen (Einzelheiten vgl. KOPPENHÖFER, 1970). Die Reihe der dort aufgeführten Beispiele könnte um ein Vielfaches erweitert werden!

Angesichts dieser Situation ergeben sich wichtige Wechselwirkungen zwischen dem begutachtenden Arzt und der anerkennenden Behörde. Oft hat man den Eindruck, daß bestimmte Schlußfolgerungen (ohne daß vom begutachtenden Arzt Befund und Prämissen im einzelnen genannt werden) mit nur losem Bezug zum Patienten abgehandelt werden, offenbar mit dem Ziel, einen bestimmten (und dem Gutachter offenbar bekannten) Entscheidungsweg bei der Behörde zu ebnen, der dann letztlich zur Anerkennung oder Nichtanerkennung des vorgesehenen Grades der MdE führt.

Wir sind der Ansicht, daß gerade diese Wechselwirkung zwischen dem begutachtenden Arzt und dem Verhalten der Behörde nicht überbewertet werden kann. In jedem Falle steht der Arzt dem Patienten näher als die Behörde und ist – wenn von ihm ein Zusammenhang „empfunden" wird, diesen aber nicht eindeutig aktenkundig fixieren kann – offenbar bereit, geringfügige, aber „anerkennbare Leiden" überzubewerten, um das Risiko einer möglichen Antragsablehnung für den Betroffenen nach Möglichkeit zu mildern. Offenbar handelt es sich hier um ein ärztliches Korrektiv, welches mehr oder weniger unreflektiert und unbewußt auch in die Befundung mit eingeht.

Diese Verantwortungs- und Kompetenzverschiebung zwischen Arzt und Behörde zieht sich wie ein roter Faden durch das gesamte Untersuchungsgut. Nach gründlicher Durchsicht der Aktenunterlagen kann man sich des Eindruckes nicht erwehren, daß ein an sich doch bewährtes medizinisch-behördliches Bindeglied (nämlich das Gutachterwesen) in der konkreten Situation der Heimkehrer versagt hat. Dabei waren nicht nur die einzelnen Beteiligten mehr oder weniger nicht auf diese Fragen vorbereitet, es fehlte auch nicht bei den meisten, einschließlich der Behörde, an gutem Willen, sondern es scheint vornehmlich die Verstrickung all dieser im einzelnen unbedeutenden, aber mißlichen Teilaspekte zu sein, die bei einem völlig unbeteiligten, nur aus der Literatur „erfahrenen" Bearbeiter ein ungutes Gefühl den Betroffenen gegenüber erwachsen läßt.

III. Informationsquellen

Für die hier vorgestellte Interpretation wurden verschiedene Informationsquellen benutzt. An erster Stelle steht die medizinische Fachliteratur. Gerade zu dem Problem der Spätschäden nach extremen Lebensbedingungen ist der verwertbare und wirklich durchgearbeitete und ernst zu nehmende Anteil der medizinischen Fachliteratur bedrückend spärlich. Wir haben deshalb erreichbare Berichte auch anderer extremer Lebensverhältnisse als die der Gefangenschaft hinzugezogen – sofern die Ausgangssituation in etwa vergleichbar war.

Den größten Teil der zitierten (Heimkehrer-) Literatur kann man nicht zur medizinischen Fachliteratur zählen. Ergebnisse werden sehr selten mitgeteilt, Untersuchungen kaum systematisch erhoben, eine „wissenschaftliche" Auseinandersetzung ist meist nicht ersichtlich. Oft handelt es sich um problematische Begutachtungssituationen, die referiert und eingehend beschrieben werden. Immer wieder wird jedoch von dieser Seite betont, daß ein längerer Lebensabschnitt unter extremen Bedingungen nicht einfach spurlos an den Betroffenen vorbeigehen *kann*. Die mitmenschliche und soziale Verpflichtung gegenüber den Heimkehrern wird in den Vordergrund gestellt, durchdachte und geplante Studien fehlen jedoch nahezu völlig. Wir wollen die vorgefundene Literatur in folgende drei Gruppen unterteilen:

1. Studien, welche die akuten Schäden beschreiben: Klinische und pathologisch-anatomische Untersuchungen an Entlassenen und Befreiten, auch epidemiologische Studien in Afrika und Indien;
2. Erhebungen, die sich mit den unmittelbaren und frühen Folgezuständen befassen: Verfolgungsstudien, Untersuchungen über Sterblichkeit und Todesursachen kurze Zeit nach der Entlassung;
3. Mitteilungen, die vornehmlich gutachterlich orientiert sind und die Problematik des Einzelfalles ganz in den Vordergrund stellen.

Angesichts der Dürftigkeit der Gesamtinformation zu dem Problem der Spätschäden nach extremen Lebensbedingungen haben wir uns zu folgendem Vorgehen entschlossen. In den Arbeiten und Mitteilungen, in denen die Autoren vergleichbare Tabellen angegeben haben, wurden diese jetzt nachträglich der jeweils formal angemessenen Statistik unterworfen. Wir haben uns also so verhalten, als ob wir einen Test berechneten den der Autor als Hypothese zwar oft vorformuliert, jedoch nicht angegeben hat. Sämtliche nachträglichen Berechnungen sind mit einem $(+)$ gekennzeichnet.

Unser Ziel ist nicht (wie aus unseren gesamten Ausführungen zu ersehen ist), Tabellen zu kontrollieren oder etwaige Fehler (reichlich vorhanden!) nachzuweisen. Vielmehr haben wir uns zum Ziel gesetzt, sämtliche heute noch zugängliche Information nachzuarbeiten und inhaltlich zu erörtern. Wir versprechen uns von diesem Vorgehen einen erheblichen Informationszuwachs und ein vollständigeres Bild der Heimkehrer während der Kriegsgefangenschaft und unmittelbar nach der Rückkehr.

Zu einem zweiten großen Informationsbereich zählen die zahlreichen Gespräche, die wir mit unmittelbar Betroffenen, mit Vertretern der Behörde und vor allem mit seit Jahren gutachterlich tätigen Ärzten führen konnten. Dieser Erfahrungsschatz ist eng an die jeweiligen Personen geknüpft, ist jedoch der wohl wesentlichste Eindruck, der unsere Einstellung zu der Vielgestaltigkeit der Probleme nachhaltig beeinflußt hat.

Auf die dritte für uns sehr wichtige Informationsquelle – die Gutachtenakten – ist bereits ausführlich eingegangen worden.

IV. Untersuchungs- und Vergleichsgruppen

1. Die Heimkehrergruppe (Abb. 3)

Insgesamt wurden 1 101 Sektionsfälle von Heimkehrern aus östlicher und westlicher Gefangenschaft bearbeitet. Kriterium für die Aufnahme eines Falles in die Untersuchungsgruppe war das Vorhandensein einer Sektionsdiagnose. War nur der deskriptive Sektionsanteil vorhanden, wurde der Fall nicht aufgenommen. Auf die Vollständigkeit der restlichen Unterlagen, auch wenn diese bei anderen zusätzlichen Fragestellungen ausgewertet wurden, wurde bei der Aufnahme in die Untersuchungsgruppe nicht geachtet.

Die aufgenommenen Fälle aus der Untersuchungsgruppe stammen aus mindestens 71 verschiedenen Pathologischen Instituten und Prosekturen. Eine Restgruppe von 73 Fällen stammt aus Prosekturen, die insgesamt nur einen

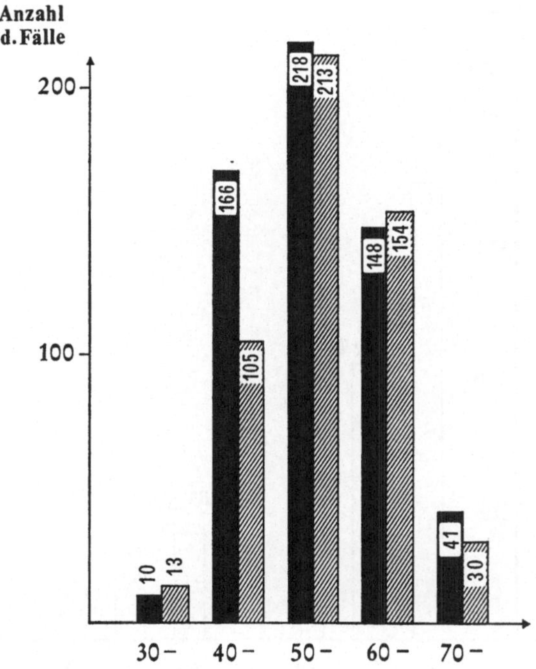

Abb. 3. Altersgliederung (Sterbealter) der Heimkehrer aus westlicher (schwarz) und östlicher (schraffiert) Gefangenschaft. Der Darstellung liegen die bereits gewichteten Zahlen zugrunde (diese jedoch noch nicht nach der endgültigen Altersklassenaufteilung). Die beiden Randklassen der 30- bis unter 40jährigen sowie der über 70jährigen wurden den jeweils benachbarten Altersklassen zugeteilt

Gutachtenfall zum Gesamtkollektiv beigetragen haben (Abb. 4). Bei einem Teil dieser Restgruppe war die Herkunft aus den Akten nicht ersichtlich. Wie aus Abb. 9 zu entnehmen ist, gehören 92,6 % der Sektionsfälle den Jahrgängen 1965 bis 1969 an. Auch stammen die meisten Gutachten aus wenigen großen Pathologischen Instituten: Ca. 75 % der Fälle wurden von 30 Instituten zusammengetragen. Während die Heterogenität des Untersuchungsmaterials nach der Zeit (hinsichtlich der Änderung der Erhebungsbedingungen, zusätzlich eingeführter Untersuchungsmethoden oder gänzlich anders gearteter Interpretationen) nahezu vernachlässigt werden kann, ist jene nach dem Ort sehr erheblich. Von Institut zu Institut variieren daher in hohem Maße

1. die allgemeinen Gepflogenheiten zur Sektion (die nahezu unausgewählte sog. Routinesektion oder die Auswahl vor allem der „Problemfälle" nach Ersuchen der Klinik, oder aber ausschließlich Gutachtensektionen), die sich im sog.

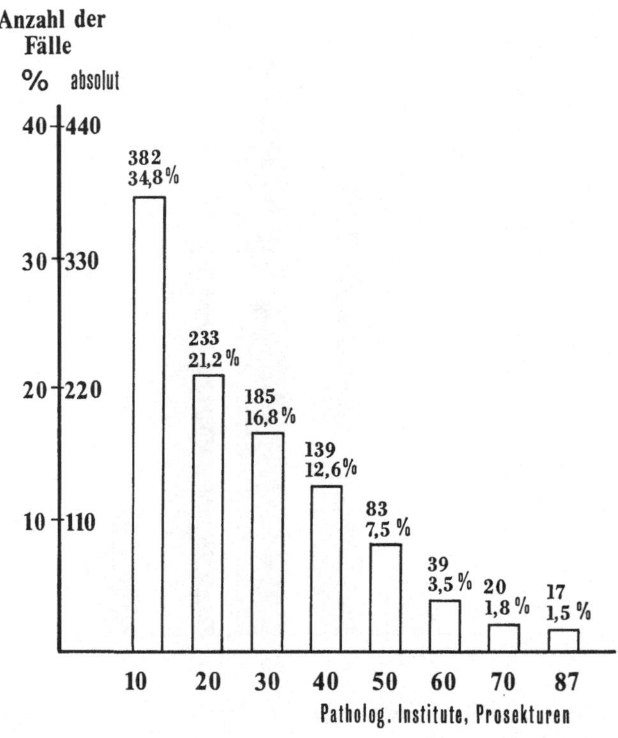

Abb. 4. Herkunft der Untersuchungsgruppe (Heimkehrer aus östlichen – „Ost" – und westlichen – „West" – Gewahrsamsländern). Die Gesamtzahl der eruierbaren Pathologischen Institute und Prosekturen beträgt 71, weitere 16 Institute konnten entweder nicht näher definiert werden oder steuerten nur einen Sektionsfall in diese Studie bei. Die Prozentzahlen beziehen sich auf die gewichteten Fallzahlen (1 098 = 100 %)

2. Einzugsgebiet niederschlagen (sog. sekundäre Selektionsfaktoren); Inhalt und Umfang der routinemäßig erstellten Protokolle sowie Gleichmäßigkeit und Tiefe der Befundung variieren stark. Hierzu zählen außerdem Interpretation und Gewicht der vom Pathologen erhobenen morphologischen Veränderungen (sog. tertiäre Faktoren).

Tatsächlich besteht Heterogenität nach sämtlichen Kriterien, die nach allgemeiner Ansicht für jede Erhebungsstudie als gleichmäßig vorausgesetzt werden müssen (GRÜNTZIG et al., 1968; GRÜNTZIG 1969; DAMMIN, 1969; GEIDEL, 1969; HEYDEN, 1969; ROSENKRANZ und LANGE, 1969; SEAL, 1969; ECKART et al., 1970; REDAKSIE, 1970; ROSEN, 1970; COCHRANE, 1971; SEIDEL, 1971; ALLENBECK, 1972).

Gleichmäßigkeit in der Untersuchungsgruppe besteht ausschließlich nach folgenden Gesichtspunkten:

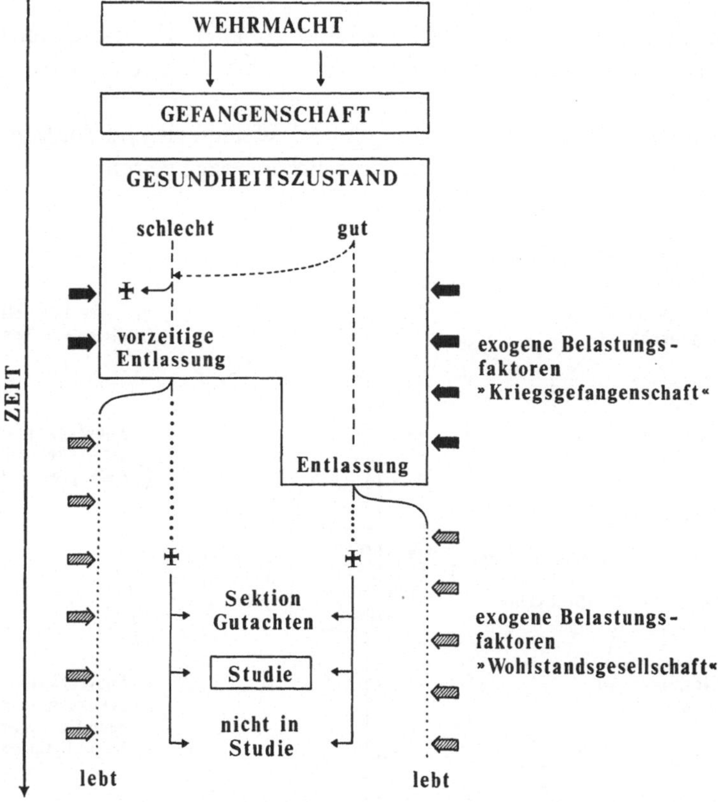

Abb. 5. Unterschiedliche Einwirkung der exogenen Belastungsfaktoren „Kriegsgefangenschaft" und „Wohlstandsgesellschaft" z. B. in Abhängigkeit vom Zeitpunkt der Entlassung. Auf diesen kann im Einzelfalle der Gesundheitszustand während der Gefangenschaft im Sinne einer vorzeitigen Heimkehr gewirkt haben. Eine wesentlich größere Bedeutung muß jedoch der Auslese durch den Tod zugeschrieben werden. Ähnliche – im einzelnen nicht entwirrbare – Auslesebedingungen haben nach der Entlassung bis zum Tode vorgelegen

1. Es handelt sich um 1 098 Männer und 1 Frau (die weibliche Person wurde bei den weiteren Auswertungen nicht berücksichtigt).
2. Sämtliche Heimkehrer befanden sich mehr als 1 Jahr in Gefangenschaft unter westlicher oder östlicher Gewahrsamsmacht.
3. Bei sämtlichen Heimkehrern lag zum Zeitpunkt der Bearbeitung eine mehr oder weniger vollständige Versorgungsakte vor, in den meisten Fällen war das Rentenverfahren bereits abgeschlossen, in einigen wenigen noch in der Schwebe.
4. In allen Fällen lag ein Abschlußgutachten vor. Ob dieses und auch die Sektion vom Rententräger veranlaßt wurde, ist nicht in allen Fällen aus den Akten ersichtlich gewesen.
5. In allen Fällen lag mindestens eine Entscheidung über eine evtl. Berentung vor (wobei allerdings die Angaben sehr lückenhaft waren, die sich auf die Höhe der Rente sowie den Anteil beziehen, der aufgrund der Umstände im Wehrdienst und der Gefangenschaft vergeben wurde).

Alle die hier aufgeführten Punkte sind geeignet, für die Untersuchungsgruppe eine hochgradige, im einzelnen nicht nachvollziehbare Selektion anzunehmen (Abb. 5, Abb. 6, Abb. 7):

1. Hinsichtlich der Erhebungsbedingungen: Wertigkeit und Aussagekraft eines jeden Befundes werden grundsätzlich in Frage gestellt.

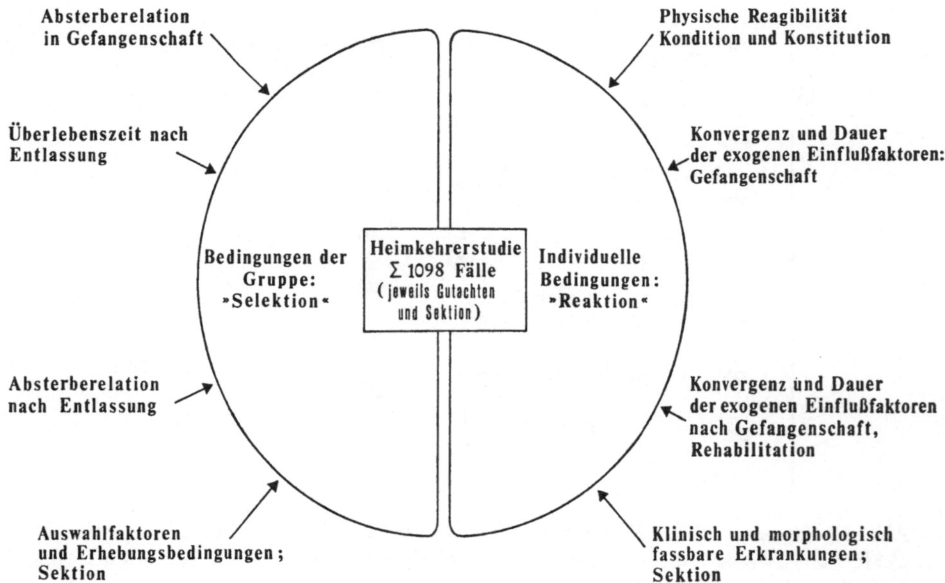

Abb. 6. Gegenüberstellung der individuellen Auslesebedingungen („Reaktion") und der Auslesefaktoren der Gruppe („Selektion"). Der Kreis beider Auswahlvorgänge schließt sich mit der Obduktion

2. Im Hinblick auf die Heimkehrer: Im Sinne der besonderen Situation der Heimkehrer müssen zusätzliche, im einzelnen nicht beschreibbare Auslesebedingungen für unsere Untersuchungsgruppe angenommen werden.
3. Im Hinblick auf die Selektion durch den Tod: Während des Krieges, während der Gefangenschaft und nach der Rehabilitation muß eine erhöhte Sterblichkeit mit den hiermit in Verbindung stehenden zusätzlichen Selektionsbedingungen berücksichtigt werden.

In Kenntnis dieser Bedingungen muß die Wahl der Vergleichsgruppen so angelegt werden, daß mindestens ein Faktor der Untersuchungsgruppe mit mindestens einem Faktor der Vergleichsgruppe nahezu identisch ist. Doch müssen auch Vergleichsgruppen gefordert werden, die – bei angestrebter Konstanz der übrigen Faktoren – die Auswirkungen divergierender Bedingungen beschreiben lassen. Die demnach mehrfachen Vergleichsgruppen sollen im Vergleich zur Untersuchungsgruppe folgenden Kriterien genügen:
1. Gleiche und auch völlig anders geartete Erhebungsbedingungen;
2. gleiche und divergierende äußere Auslesebedingungen;
3. gleiche und gänzlich verschiedene Selektionsbedingungen hinsichtlich der Absterberelation.

Der weitere Gang der Untersuchung wäre folgender: Zunächst sollte versucht werden, durch Vergleiche der Kontrollgruppen untereinander diese ein-

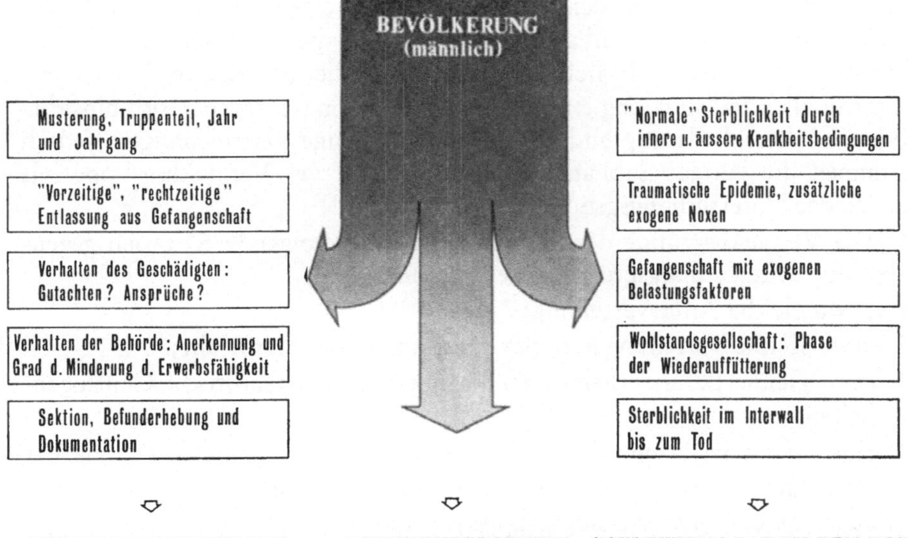

Abb. 7. „Äußere Selektion" und „Selektion durch den Tod" sind Auswahlfaktoren, die in einer im einzelnen nicht mehr nachvollziehbaren Weise das untersuchte Kollektiv der Heimkehrer bestimmen. Die Anzahl der aufgeführten Stichworte könnte fast beliebig vermehrt werden. Auch ist die Wechselwirkung zwischen „Äußerer Selektion" und „Selektion durch den Tod" nicht dargestellt

zeln zu charakterisieren und ihre Besonderheiten zu beschreiben. Erst in Kenntnis der Vergleichsgruppen kann dann der Vergleich mit der Untersungsgruppe angesetzt werden.

2. Folgefälle (sog. Matched pairs)

Das wohl sicherlich schwerwiegendste Argument gegen die Bearbeitung der Heimkehrergruppe ist deren Uneinheitlichkeit hinsichtlich ihrer Befundstruktur. Zu fordern ist eine Vergleichsgruppe, die ungefähr den gleichen Befund- und diagnostischen Bedingungen unterworfen gewesen ist, wie die Untersuchungsgruppe. Letztlich sollte also die Gruppe der Sektionsfälle den gleichen Pathologischen Instituten und Prosekturen entstammen wie die Heimkehrer. Folgende Kriterien wurden für die Gruppe der Folgefälle festgesetzt:
1. Die Sektionsfälle dürfen ausschließlich nur aus den Instituten und Prosekturen stammen, die bereits Fälle für die Untersuchungsgruppe geliefert hatten;
2. das Verhältnis der Vergleichsfälle zu dem der Untersuchungsfälle muß für sämtliche Institute ungefähr gleich sein. Eine zahlenmäßige Über- oder Unterrepräsentation eines Institutes ist zu vermeiden.

Jedes der beteiligten patho-anatomischen Institute wurde gebeten, uns zu jedem Heimkehrerfall den nächstfolgenden altersgleichen und geschlechtsgleichen Routinesektionsfall zu überlassen. Durch die Tatsache, daß nicht alle Institute genügend Fälle liefern konnten und die gewünschte Altersklasse nicht in allen Fällen streng eingehalten werden konnte, ergaben sich hinsichtlich der Altersgliederung und der Gesamtzahl einige Verschiebungen. Jedoch stimmen die jahrgangsabhängigen Prozentwerte der Vergleichsgruppe mit denen der Untersuchungsgruppe sehr gut überein.

Die Vergleichsgruppe der Folgefälle ist durch folgende Kriterien gegenüber der Untersuchungsgruppe gekennzeichnet:
1. Etwa gleiche Altersverteilung;
2. etwa gleiche Verteilung nach Sektions- und damit Sterbejahr;
3. etwa gleiche Befunderhebungsbedingungen und diagnostische Gepflogenheiten;
4. eine äußere Selektion, die in etwa dem durchschnittlichen Auswahlgut der jeweiligen Institute und Prosekturen entsprechen dürfte – in diesem Punkt aber von der Untersuchungsgruppe divergiert.

Rein zahlenmäßig ist die Gruppe der Folgefälle mit der der Untersuchungsgruppe nicht ausgewogen. Wir haben (auch bei den übrigen Vergleichsgruppen) vor allem aus zwei Gründen auf vollständig ausgewogene Verhältnisse nach Gesamtzahl und Alter verzichtet:
1. Die Vergleiche zwischen den einzelnen Gruppen sollen sich ausschließlich auf Relativwerte beziehen;

2. der Aufwand zur Erlangung und letztlichen Bearbeitung der Fälle ist so
   erheblich, daß wir uns nicht entschließen konnten, ohne zwingenden Grund
   einen Teil der Fälle (der Untersuchungs- und Vergleichsgruppen) zu eli-
   minieren.

3. Sektionen Heidelberg

Das zweite Argument gegen die Untersuchungsgruppe richtet sich vor allem
gegen die Bedingungen der sog. äußeren Selektion. Die Untersuchungsgruppe
ist in einer im einzelnen nicht nachvollziehbaren Weise ausgewählt. Die Vergleichsgruppe der Folgefälle jedoch gibt keine Möglichkeit, diesen Faktor zu
beschreiben.

An eine weitere, zusätzliche Vergleichsgruppe werden demnach folgende
Forderungen gestellt:

1. Die äußeren Auslesebedingungen müssen einigermaßen bekannt, zumindest im Vergleich beschreibbar sein;
2. die Erhebungsbedingungen sollen gleichmäßig auch über einen längeren
   Zeitraum gehandhabt worden sein.

Eine solche zweite Vergleichsgruppe wurde gewonnen, indem aus dem
Pathologischen Institut der Universität Heidelberg aus den Jahrgängen 1966
bis 1970 streng zufällig altersgleiche männliche Sektionsfälle ausgewählt
wurden. Dieses Kollektiv genügt den beschriebenen Anforderungen insofern,
als

1. das Einzugsgebiet des Pathologischen Institutes sich während des Erhebungszeitraumes nicht geändert hat;
2. während des gleichen Zeitraumes kein Wechsel in der Institutsleitung stattgefunden hat. Der Wechsel der verantwortlichen Prosektoren beschränkte
   sich auf langjährige Mitarbeiter, die zuvor bereits jahrelang am gleichen
   Institut tätig gewesen sind.

Von diesen beiden Gesichtspunkten her gesehen ist eine relative Konstanz
der äußeren Auswahlbedingungen sowie der Befundung und auch der diagnostischen Beurteilung während des angegebenen Erhebungszeitraumes gegeben.

Im Vergleich zur Untersuchungsgruppe ergeben sich folgende Unterschiede:

1. Jeder Fall entstammt dem Routinesektionsgut – Gutachtenfälle wurden
   eliminiert;
2. alle Fälle entstammen dem gleichen Institut mit einem über diesen Zeitraum etwa gleichen Einzugsgebiet;
3. die Sektionsfälle wurden zwar im einzelnen von einer ganzen Reihe von
   Mitarbeitern bearbeitet, eine gleichmäßigere Befundung und Beurteilung
   in der Diagnostik einschließlich der Erarbeitung des pathogenetischen Zusammenhanges des jetzt erfolgten Todeseintrittes (Epikrise) ist gegenüber
   der Untersuchungsgruppe durchaus anzunehmen;

4. in dieser Gruppe wurden zusätzlich sämtliche Fälle eliminiert, bei denen
   a) ein längerer Kriegsdienst bekannt war;
   b) Verletzungen angegeben waren, die die Möglichkeit einschlossen, daß es sich hierbei um ehemalige Kriegsverletzungen handeln könnte;
   c) der Verstorbene (unabhängig von der Dauer) in Gefangenschaft gewesen war.

Der Erhebungszeitraum für die Vergleichsfälle des Sektionsgutes Heidelberg reicht von 1966 bis 1970 und liegt damit etwa 1 Jahr später als das noch stark besetzte Erhebungsjahr 1965 der Untersuchungsgruppe. Wir sind der Auffassung, daß diese geringfügige Divergenz (erkauft gegenüber dem Vorteil größerer personeller Konstanz) als möglicher Einflußfaktor divergierender Häufigkeiten gegenüber den noch zu diskutierenden, sehr viel stärkeren Faktoren vernachlässigt werden kann.

4. Unfälle und Suizide

Die drei bisher besprochenen Gruppen unterliegen sämtlich der natürlichen (nur durch die ärztliche Kunst mehr oder weniger beeinflußten) Absterberelation, d. h. sämtliche Merkmalsträger in diesen Gruppen sind eines natürlichen Todes verstorben (sieht man von möglichen lebensverkürzenden Faktoren im Zuge extremer Lebensbedingungen ab). Eine reiche Literatur beschäftigt sich mit dem Thema der „Selektion durch den Tod" und der Problematik der sich daran anschließenden Interpretationsschwierigkeiten. Aus der Sicht der Sektionsstatistik ist mehrfach nachgewiesen worden, daß die Anzahl der Diagnosen
1. mit dem Alter steigt und
2. in den Fällen schneller zum Tode führender Erkrankungen geringer ist als in solchen, deren Verlauf vornehmlich chronisch ist.

Gesucht ist eine Vergleichsgruppe, die von diesen geschilderten Faktoren unabhängig ist: Die Gruppe der Unfälle und Suizide.

In früheren Arbeiten wurde bereits festgestellt, daß zwischen den beiden Pathologischen Instituten Heidelberg und Karlsruhe für bestimmte Jahrgänge im Hinblick auf sog. harte Befunde keine wesentlichen Unterschiede bestehen. Angesichts der Tatsache, daß die Gruppe der Unfälle und Suizide im Untersuchungsmaterial des Pathologischen Institutes Heidelberg sehr klein war (am Orte ist ein gerichtsmedizinisches Institut tätig), mußten wir uns entschließen, aus dem benachbarten Karlsruher Institut zusätzliche Fälle mit in diese Gruppe einzubeziehen. Die Gruppe der Unfälle und Suizide erstreckt sich demnach über einen Erhebungszeitraum von etwa 1963 bis 1970 und entspricht dem der Untersuchungsgruppe, ist aber um ca. 3 Jahre länger als der der Vergleichsgruppe der Sektionen Heidelberg.

Teilt man die Ansicht, daß Unfälle und Suizide in der Regel nicht mit einer oder mehreren der nachfolgend aufgeführten Diagnosen korrelieren, so können wir – so eine gleichmäßige Befundung angenommen werden kann – annehmen, daß es sich bei dieser Gruppe am ehesten um eine Vergleichsgruppe handelt, die als repräsentativ für eine bestimmte Bevölkerungsgruppe angesehen werden darf. Jedoch ist diese nicht identisch mit den Lebenden in diesem Einzugsgebiet, weil

1. der äußere Selektionsfaktor nicht vollständig ausgeschaltet werden kann;
2. die Auswahl der Verunglückten nicht „streng zufällig" ist;
3. weil eine erhebliche Selektion dadurch gegeben ist, daß ein Teil der Verunglückten oder auf andere Weise ums Leben gekommenen Personen aus juristischen Gründen im Institut für Gerichtsmedizin zur Sektion gekommen ist und dieser Vergleichsgruppe aus erhebungsbedingten Divergenzen nicht zugeordnet werden durfte.

V. Grundsätzliche Einwände
(Tabelle 1, Abb. 9)

Das Untersuchungsgut als solches sowie die außerordentlich heterogenen Erhebungssituationen lassen grundsätzliche Einwände laut werden, die mehr oder weniger alle hier vorgestellten Untersuchungs- und Vergleichsgruppen betreffen.

1. Generaleinwand (Lange, 1970)

Es ist seit längerer Zeit bekannt und führt bei jeder größeren epidemiologischen Erhebung zu meist sehr unergiebigen Diskussionen, daß vor oder während der Erhebung oder Auswertung noch unbekannte Risiken mit den erfaßten Veränderungen derart konkurrieren können, daß deren im Ergebnis dargestellte Häufigkeiten mitbeeinflußt werden. Lange (1970) bezeichnet diesen Einwand als Generaleinwand. Auch in der hier vorgestellten Studie wird dieser Einwand von erheblicher Bedeutung sein: Nicht so sehr dadurch, daß durch Risiken oder Komplikationen bestimmter Erkrankungen diese sich gegenseitig beeinflussen und somit zu Verfälschungen der beobachteten Häufigkeiten führen können (einer dieser Aspekte ist mit der sog. Absterberelation bereits besprochen worden), als durch die zahlreichen sekundären Auslesefaktoren, die grundsätzlich (um nur die beiden stärksten zu nennen) Gutachten und Obduktion und letztlich beide zusammen (in einer gewissen Wechselwirkung) betreffen. Jedem dieser Faktoren kann ein erheblicher Anteil am „Generaleinwand" nachgewiesen werden. Er erscheint von grundsätzlicher Natur und kann auch durch mehrere Vergleichsgruppen nur bis zu einem gewissen Grade beschrieben werden. Jedoch kann die „Stärke" dieses Argumentes mehr oder weniger als Maßstab für die Güte einer jeden epidemiologischen Studie dienen! – Während wir tatsächlich von unserem methodischen Ansatz her keine Möglichkeiten sehen, den Generaleinwand wirksam zu entkräften, so können wir uns mit den nachfolgend aufgeführten Gegenargumenten zumindest in der Weise auseinandersetzen, daß wir sie als mehr oder weniger bekannte Größen mit in die Diskussion und Interpretation einfließen lassen.

2. Gutachtenfälle (Abb. 8)

Sämtliche Sektionsfälle der Untersuchungsgruppe sind Gutachtenfälle. Zum Zeitpunkt der Sektion lagen in den meisten Fällen ausführlichere klinische

26

Tabelle 1. Übersicht über die verschiedenen Untersuchungs- und Auswahlbedingungen der Heimkehrer (Ost und West) und der Vergleichsgruppen. Die Jahrgangsdifferenzen sind praktisch zu vernachlässigen (vgl. Abb. 9). Von größerer Bedeutung sind die divergierenden morphologischen Erhebungs- und Untersuchungsbedingungen sowie die äußere Selektion. Unter der Rubrik „Interpretationsfehler" und „Fehlerausgleich" sind die Autoren wichtiger Arbeiten zu diesem Problembereich aufgeführt

HEIMKEHRERSTUDIE Heimkehrer 1098 Vergleichsfälle 1777 Σ 2875 KRITERIUM	UNTERSUCHUNGS-GRUPPE Heimkehrer aus Gefangenschaft Ost ① West ②	VERGLEICHSGRUPPE		
		Folgefall (sog. Matched Pairs) ③	Sektionen Heidelberg (Methode der ausgleichenden Zuordnung) ④	Unfälle, Suizide Heidelberg, Karlsruhe ⑤
JAHRGANG	1951—1970	1955—1971	1966—1970	1963—1970
Morphologische Erhebungs u. Untersuchungsbedingungen	inhomogen [identisch mit ③]	inhomogen [identisch mit ①u.②]	homogen	homogen
Selektion	ungleichmäßig	a. diffus b. hochgradig	a. gerichtet b. hochgradig	[nein]
Interpretationsfehler	LUBARSCH (1888) PFAUNDLER u.v.SEHT (1921) CARLSON u. BELL (1929) BERKSON (1946) GROSSE (1955) Mc MAHAN (1962) LANGE (1964)	CORNET (1904) PEARL (1929) BERKSON (1946)	CORNET (1904) MAINLAND (1955) GROSSE (1955)	[nein]
Fehlerausgleich	Statistischer Vergleich von Nebenbefunden bei unterschiedlichen Kontrollgruppen		LUBARSCH (1888) CARLSON u.BELL (1929) KOLLER (1964) LANGE (1970)	[nein]

Angaben dem Pathologen vor, als dies bei gewöhnlichen Routinesektionen der Fall zu sein pflegt. Dies hat selbstverständlich zur Folge, daß eine bestimmte Fragestellung (jeweils die gutachterlich relevante) wesentlich genauer und intensiver erarbeitet wurde. Auf der anderen Seite traten jedoch Fragestellungen (und damit auch deren Befundung) in den Hintergrund, welche nach dem jeweiligen Stand des Wissens nicht unmittelbar mit der gutachterlichen Frage im Zusammenhang zu stehen schienen. Wir haben bereits darauf hingewiesen, daß die gutachterliche Problematik nicht gleichzusetzen ist mit einer ätio-pathogenetischen Fragestellung in wissenschaftlichem Sinne gleicher Formulierung.

Allein durch diese Tatsache ist mit einer erheblichen Verschiebung und Bewertungsdifferenz von Befunden zu rechnen, deren gutachterliche und wissenschaftliche Relevanz im Einzelfall erheblich divergieren können. Es ist dies ein Einwand, der in erster Linie die Untersuchungsgruppe in der Situation

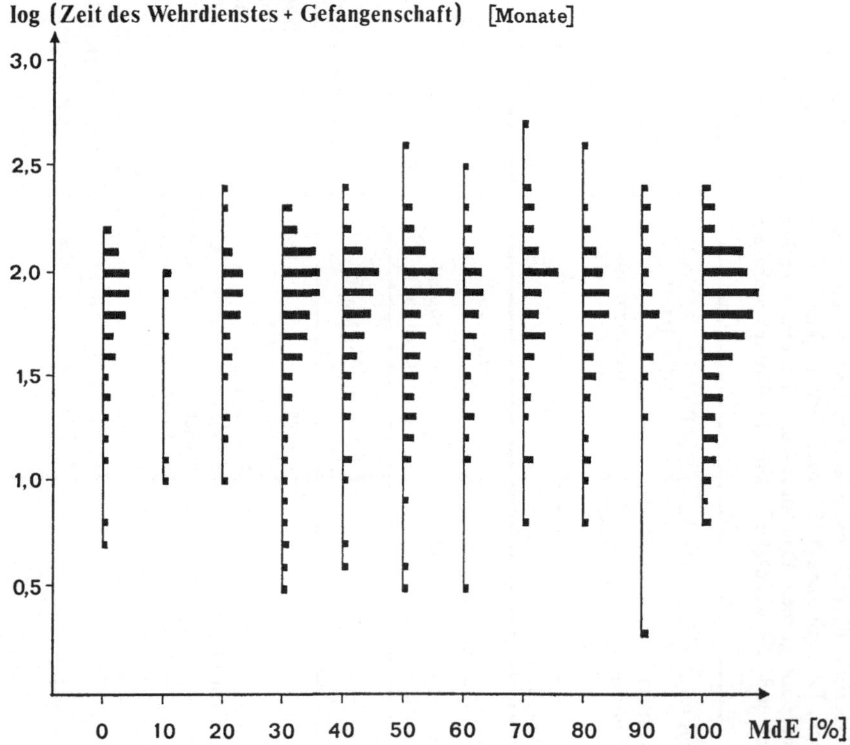

Abb. 8. Minderung der Erwerbsfähigkeit (MdE) in Abhängigkeit von der Dauer des Wehrdienstes und der Gefangenschaft (in Monaten; Ordinate logarithmisch transformiert). Zugrundegelegt wurde die gesamte Untersuchungsgruppe (Heimkehrer Ost und West). Wie aus den Häufigkeitsverteilungen für die einzelnen Stufen der MdE zu ersehen ist, besteht zwischen der Dauer von Wehrdienst und Gefangenschaft einerseits und der MdE andererseits keine Abhängigkeit. Auf weitere Berechnungen wurde wegen der Unvollständigkeit der Angaben in den Akten verzichtet

betrifft, in der diese mit Routinesektionsfällen verglichen wird. Möglichkeiten, die statistischen Auswirkungen dieses Einwandes generell zu beschreiben, sehen wir nicht.

3. Antragsteller (Abb. 8)

Aus sämtlichen von uns bearbeiteten Unterlagen war ersichtlich, daß in jedem Falle der Verstorbene selbst meist eine längere Zeitspanne vor seinem Ableben einen Rentenantrag gestellt hatte. Wir müssen heute annehmen, daß diejenigen Rentenanträge von Heimkehrern, die schnell, zügig, komplikationslos und zur Befriedigung aller Beteiligten entschieden worden waren, nicht häufiger nach dem Ableben des Antragstellers zu einem Sektionsgutachten geführt haben. Gegenteilige Verhältnisse sind wahrscheinlicher. Außerdem wirkt sich das gerade angesichts der hier untersuchten Fragestellung sehr weitverbreitete Verhalten der Antragsteller und auch deren Angehöriger aus, einer Sektion möglichst dann nicht zuzustimmen, wenn das Risiko, daß evtl. zusätzliche, nicht mit der Gefangenschaft in Zusammenhang stehende Erkrankungen entdeckt würden, relativ hoch eingeschätzt wird. Auch nach den Erfahrungen häufig gutachterlich tätiger Ärzte kann von seiten der Angehörigen ehemaliger Heimkehrer nicht von einer besonderen Aufgeschlossenheit gegenüber einer Obduktion gesprochen werden (SCHENCK, 1973).

Doch ist bereits die Auswahl erheblich, die zwischen Antragstellern und Nichtantragstellern nach der Heimkehr stattgefunden hat. Dies sei kurz am Beispiel der Entschädigungszahlen nach dem Kriegsgefangenen-Entschädigungsgesetz (KgfEG) vom 30. 1. 1954 demonstriert. Von insgesamt am 6. 6. 1961 noch lebenden 4 967 300 heimgekehrten Kriegsgefangenen haben nach Auskunft des Bundesministers des Inneren (Bonn, 7. 8. 1973) bis zum 31. 12. 1972 insgesamt 2 063 989 (= 41,6 %) einen Antrag auf Entschädigungszahlung gestellt, wobei sich der Zeitraum der Antragstellung vom 3. 2. 1954 bis zum 31. 12. 1972 erstreckt. Demnach haben immerhin 58,4 % der registrierten Heimkehrer keinen Antrag auf Entschädigungszahlung abgegeben. Wie hoch jedoch der Anteil der Antragsteller an den Heimkehrern insgesamt (den registrierten und den nichtregistrierten) ist, ist nicht abzuschätzen. Zusätzlich hat eine Auswahl derart stattgefunden, daß eine gewisse Gruppe der Heimkehrer bereits zum Zeitpunkt der Volkszählung verstorben war, davon jedoch nur ein verschwindend geringer Anteil zur Sektion gekommen ist.

Alles in allem sehen wir uns hier einer Auslesekette konfrontiert, der gegenüber wir uns außerstande sehen, diese formal oder inhaltlich vollständig zu beschreiben. Wir müssen uns angesichts der hier vorgestellten Ergebnisse der Tatsache bewußt sein, daß hier die wohl stärksten und mit Abstand folgeschwersten Auswahlmechanismen nach der Heimkehr wirksam geworden sind.

4. Sektion

Sämtliche von uns untersuchten Fälle (der Untersuchungs- und Vergleichsgruppen) sind Sektionsfälle und fallen zusätzlich unter die bekannten Einschränkungen der Sektionsstatistik. Durch Anlage der verschiedenen Untersuchungs- und Vergleichsgruppen (s. o.) und durch die Unterscheidung zwischen Haupt- und Nebenbefund (s. u.), haben wir versucht, einige größere Einflußgrößen für die verschiedenen Vergleiche zu besprechen. Wir möchten an dieser Stelle darauf hinweisen, daß Sektionsstatistiken auch heute noch ihre Berechtigung haben. Ein großer Teil der hier in dieser Studie untersuchten Diagnosen kann nur patho-anatomisch verifiziert werden. In zahlreichen Fällen gar haben klinische Befunde noch nicht einmal die Wertigkeit einer Arbeitshypothese, wie beispielsweise die klinische Interpretation der bis heute

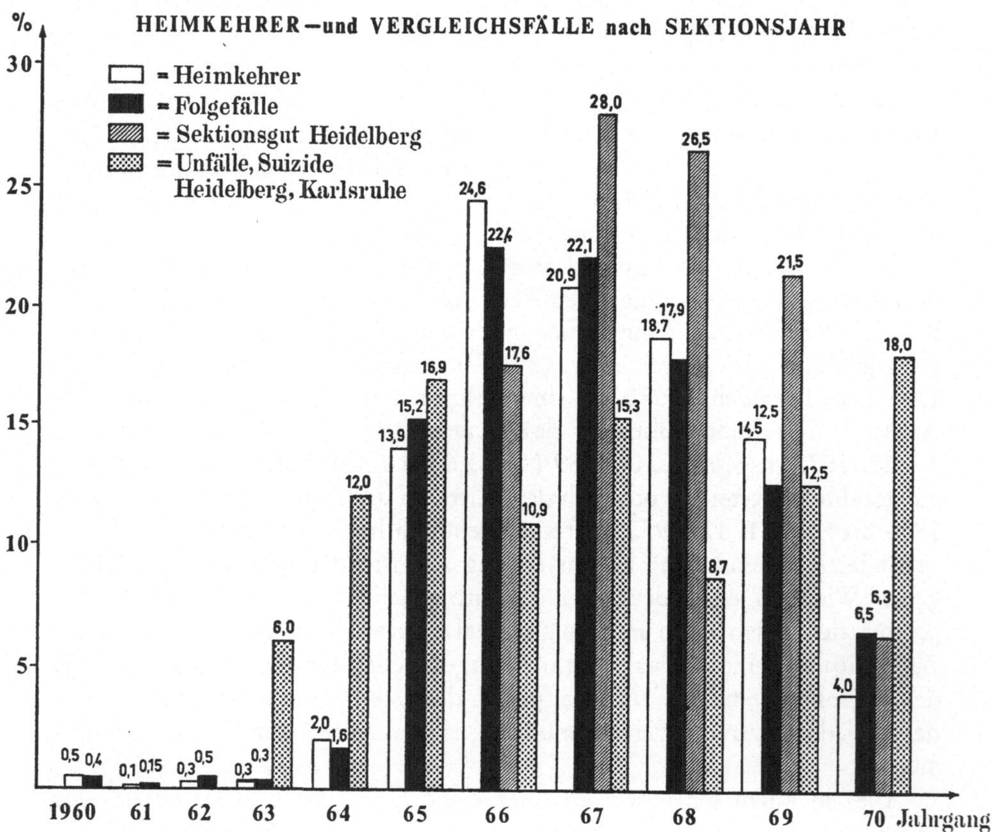

Abb. 9. Gliederung der Untersuchungs- und Vergleichsgruppen nach Sektions- (und damit Sterbe-)-Jahr. Die meisten Sektionen finden sich zwischen den Jahren 1965 und 1969 – mit Ausnahme der Gruppe der Unfälle und Suizide (Karlsruhe und Heidelberg), bei der auf Fälle der Jahrgänge 1963 bis 1970 zurückgegriffen werden mußte (von beiden Instituten wurden nur die Jahrgänge berücksichtigt, in denen keine Änderung in der Institutsleitung erfolgt war)

bekannten Herzbefunde an Heimkehrern gezeigt hat. Auch gerät die Tatsache sehr leicht in Vergessenheit, daß die Validität selbst des patho-anatomischen Routinebefundes diejenige des klinischen Befundes um ein Vielfaches übersteigt. Eine fehlende Infarktdiagnose in einem routinemäßigen Sektionsprotokoll hat noch immer eine größere Aussagekraft als die Summe aller negativ verlaufenden, jedoch im Einzelfalle tatsächlich gezielt geprüften und auch dokumentierten diesbezüglichen anamnestischen, klinischen und laborchemischen Untersuchungen zusammengenommen!

5. Art der Studie

Bei der hier vorgestellten Studie handelt es sich um eine retrospektive Studie in dem Sinne, daß die hier zur Darstellung gekommenen Auswertungsfragen den Untersuchern zum Zeitpunkt der Sektion und der Abfassung ihres Gutachtens nicht bekannt waren. Ohne Zweifel liegt hier ein erheblicher zusätzlicher Mangel dieser Erhebung. Zudem war es bei der im ganzen sehr uneinheitlich durchgeführten Dokumentation und der oftmals erheblich erschwerten Lesbarkeit der Akten nötig, im Einzelfalle recht großzügig die wahrscheinliche Bedeutung einer bestimmten Diagnose aus dem Kontext herauszulesen.

Auch hier ist noch ein zusätzliches Problem verborgen, nämlich die Beurteilung des morphologischen Sachverhaltes durch den Pathologen selbst und damit die Problematik der Beziehung zwischen Befund und Befunder. Welche Ausmaße dieses Problem annehmen kann, zeigt der Vergleich zwischen Lipomatosis pancreatis und Diabetes mellitus in verschiedenen Befundungs- und Auswertungssituationen (HÖPKER, 1970).

6. Balance (Tabelle 3, S. 43)

Ein weiterer Nachteil dieser Untersuchung ist die fehlende Balance der einzelnen Untersuchungs- und Vergleichsgruppen. Wir konnten uns jedoch nach Ausgleich der in Betracht kommenden drei Altersklassen nicht zu einer weiteren Glättung der Gesamtzahlen entschließen, und zwar deshalb, weil
1. weder durch Weglassen wesentlicher Fallzahlen,
2. noch durch Verdoppeln großer Teile der Gruppen
ein Informationsgewinn zu erhoffen war angesichts der geplanten Vergleiche von Prozentsätzen. Wir meinen auch, daß wir diesen Mangel durch die angewandte Teststatistik haben ausgleichen können.

VI. Befundklassifikation

1. Vorbemerkung

Seit LUBARSCH (1888) ist von zahlreichen Autoren immer wieder darauf hingewiesen worden, daß sich
1. äußere Selektion und
2. die Selektion durch den Tod (Absterberelation)
auch in der Befundstruktur des patho-anatomischen Gesamtbefundes widerspiegeln sollte. LUBARSCH hat dieses Problem bereits in seiner gesamten Tragweite gesehen und gibt für seine Untersuchungsreihen der Tuberkulosehäufigkeit (jetzt nachträglich berechnete) hochsignifikante Unterschiede an ($p \leq 0,001$). LANGE (1970) hat darauf hingewiesen, daß PFAUNDLER und v. SEHT (1921) das Phänomen der systematischen Selektion bereits beschrieben und richtig erkannt haben, einen Umstand, auf den BERKSON (1946) aufmerksam gemacht hatte und MAINLAND (1953) als „BEKRKSON's Fallacy" bezeichnet hat. Ergänzend ist festzustellen, daß dieses Selektions-Phänomen schon LUBARSCH (1888) (Virchow's Archiv 111, S. 280–317: „Über den primären Krebs des Ileum nebst Bemerkungen über das gleichzeitige Vorkommen von Krebs und Tuberkulose") bekannt war. LUBARSCH schreibt:

„Wenn CAHEN unter 4 233 Sektionen 257 Krebse und dabei dreizehnmal die Combination mit Tuberculose fand und nun, weil Krebs und Phthise durchschnittlich 6 pCt. bzw. 15 pCt. der Strassburger Sektionen beanspruchen, schliesst, ‚es kommt also auf 20 Fälle von Krebs oder 50 Fälle von Phthise 1 Fall, in dem sich beide Krankheiten combiniren', so gibt dies ein entschieden falsches Bild. Es dürfen eben nicht nur die Fälle in Betracht gezogen werden, bei denen als Krankheit oder Todesursache Tuberculose notirt ist, sondern alle die, wo irgendeine Tuberculoseveränderung irgendwo in der Leiche gefunden ist. Wie sehr dadurch die ganze Betrachtung beeinflusst wird, mögen die folgenden Zahlen lehren. Falls nur die Hälfte der Tuberculosen gerechnet werden, welche unter Krankheit bezw. Todesursache als solche notirt sind, erhalten wir folgende Zahlen ...".

Auch die von LUBARSCH mitgeteilten Zahlen haben wir nachträglich in mehreren Mehrfeldertafeln ausgewertet. Die Angaben von LUBARSCH treffen insofern zu, als sich sämtliche von ihm angegebenen Hypothesen in dem von ihm diskutierten Sinne in seinem Material als hochsignifikant erwiesen! Wir schlagen daher vor, die von MAINLAND (1953) angegebene Bezeichnung „BERKSON's Fallacy" als „LUBARSCH-PFAUNDLER-BERKSON's Fallacy" zu führen (Abb. 10 und 11).

Abb. 10 und 11. Die „Lubarsch-Pfaundler-Berkson's Fallacy" (hier als Berkson's Fallacy abgekürzt) wird je nach Interpretationsstandort mit unterschiedlichem Inhalt belegt. Art und Symptomatik von Erkrankungen erhöhter Letalität haben einen anderen „Selektionswert" als dieser gleichen oder ähnlichen Befunden retrospektiv bei Vorliegen des pathoanatomischen Gesamtbefundes zugeschrieben werden kann

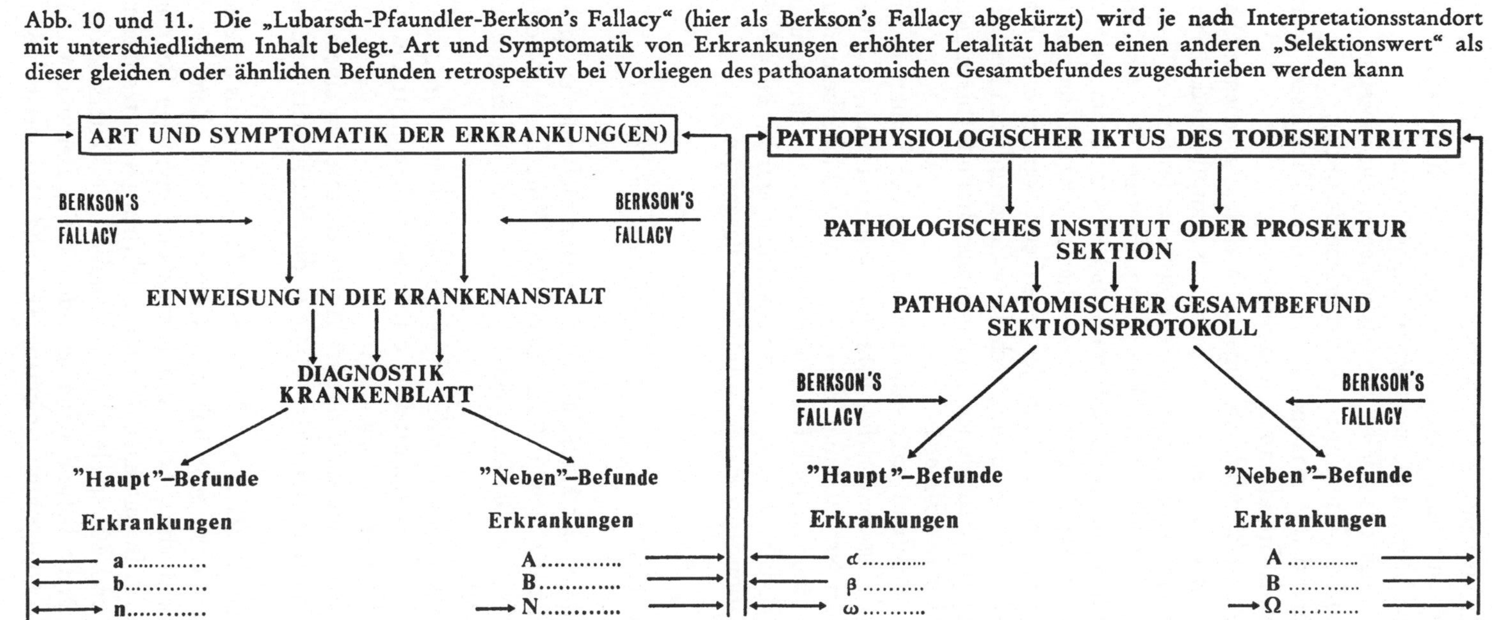

Soweit uns bekannt geworden ist, sind größere sektionsstatistische Vergleichsstudien mit einer konsequenten Unterscheidung zwischen Haupt- und Nebenbefund bisher nicht zur Auswertung gelangt.

Insgesamt gliedern sich die von uns codierten Diagnosen in

1. Todesursache (bis maximal 3 verschiedene Befunde);
2. Hauptbefund (bis maximal 6 verschiedene Diagnosen, wobei die erste Diagnose als Grundkrankheit definiert ist);
3. Nebenbefund (sämtliche sonstigen zusätzlich angegebenen Diagnosen).

Wir definierten diejenigen Diagnosen als Hauptbefund, die wir jetzt nachträglich in Kenntnis des gesamten Sektionsbefundes für den Todeseintritt des Patienten von unmittelbarer Bedeutung erachten. Bei der Definition der Grundkrankheit und der Todesursache haben wir uns im wesentlichen (aber nicht konsequent) an die Definition der Leichenschauscheine gehalten. Zusätzlich wurde versucht, innerhalb der restlichen 5 verbliebenen Hauptbefunde noch einmal eine Rangordnung nach der wahrscheinlichen Bedeutung der einzelnen Diagnose vorzunehmen. Die restlichen Befunde (bis insgesamt 49) sind als Nebenbefunde definiert.

Der Gesamtbefund setzt sich demnach aus der Summe der Haupt- und Nebenbefunde zusammen, die Differenz zwischen Haupt- und Gesamtbefund entspricht dem Nebenbefund, diejenige zwischen Nebenbefund und Gesamtbefund dem Hauptbefund. Der Nullbefund ist für uns der Befund, der weder als Haupt- noch als Nebenbefund verzeichnet wurde. Auf die Problematik dieser Definition wird später ausführlich eingegangen.

2. Gesamtbefund

Die Beschreibung der Häufigkeiten des Gesamtbefundes entspricht recht genau (bis auf ganz wenige Ausnahmen) dem Vorgehen bei konventionellen Sektionsstatistiken. Die Beschreibung dieser Häufigkeiten gibt nur rohe Anhaltswerte deshalb, weil

1. der Gesamtbefund über die patho-physiologische Wertigkeit des Einzelbefundes für den unmittelbar erfolgten Todeseintritt des Verstorbenen (Merkmalsträger) nichts aussagt;
2. sog. sekundäre und auch tertiäre Auslesefaktoren in einem mittels dieses Ansatzes nicht entwirrbaren Maße in die Häufigkeitsverteilung mit eingehen.

Die Aussagefähigkeit des Gesamtbefundes ist durchaus unterschiedlich. In Instituten mit einer sehr hohen Sektionsrate (vor allem der Routinesektionen) auf der einen Seite und kurzen und bündigen Sektionsdiagnosen andererseits (z. B. mit einer durchschnittlichen Gesamtzahl der Diagnosen zwischen 6 und 10) spielt selbstverständlich die Unterscheidung zwischen Haupt- und Nebenbefund keine besondere Rolle. Der zu erwartende zusätzliche Informationsgewinn ist gering. Grundsätzlich beeinflußt eine weitergehende Differenzierung der ärztlichen Diagnostik innerhalb der vorgeschalteten Kliniken und Krankenhäuser auch die patho-anatomische Untersuchung und die Aussagefähigkeit des morphologischen Befundes. Die Klassifizierung des Gesamtbefundes hilft

1. die individuelle Schwankungsbreite der Befundungstiefe und der Dokumentationsvollständigkeit auszugleichen und gibt
2. Hinweise auf Art und Größe der LUBARSCH-PFAUNDLER-BERKSON'S Fallacy, womit allgemeinere Interpretationsansätze ermöglicht werden.

3. Hauptbefund

Entsprechend seiner Definition ist bei der Beurteilung des Hauptbefundes letztlich von entscheidender Bedeutung, *wer wann* aufgrund *welcher* Unterlagen eine solche Gewichtung vornimmt (Klassifizierung des Gesamtbefundes). Für die hier vorgestellte Studie ist die Gleichmäßigkeit dieses interpretativen Vorganges insofern gewährleistet, da

1. eine approbierte Ärztin[1] in engem Kontakt mit uns im gleichen Zeitraum diese Gewichtung vorgenommen hat;
2. die Gewichtung für die gesamte Studie (Untersuchungs- wie Vergleichsfälle) nachträglich aufgrund der gesamten anläßlich der Sektion erhobenen Befunde, einschließlich evtl. vorhandener epikritischer Aufzeichnungen vorgenommen wurde.

Trotz dieser gleichmäßigen Bearbeitung sind doch erhebliche Unterschiede zwischen den Untersuchungs- und Vergleichsgruppen bezüglich der Gewichtungswertigkeit zu befürchten. Die Ursachen hierfür sind zu suchen:

1. Die Sektionsdiagnosen vor allem der Untersuchungsgruppe erschienen teilweise mangelhaft, da
   a) die Akten leider oft schwer lesbar oder gar völlig unleserlich waren;
   b) die fehlende Unterscheidung zwischen deskriptiver und interpretativer Befundung selbstverständlich auch die Gewichtung erschwerte;
   c) sehr oft die Angaben innerhalb eines Protokolles derart divergierten, daß z. B. das Fehlen jeglicher Veränderungen im Myocard protokollarisch festgehalten wurde, in der Diagnose aber von einem älteren und ausgedehnten Infarkt gesprochen wurde;
2. Die in den Protokollen und den gesamten Aktenunterlagen angegebenen Befunde und Diagnosen erschien ungleichmäßig erfaßt. Während die Unterlagen eines Institutes bei etwa gleichmäßiger Besetzung über einen gewissen Zeitraum pro Sektionsfall in etwa die gleiche Informationsmenge enthalten und somit auch die Aussagekraft des Nullbefundes (gewisser-

---

[1] Diese mühevolle Aufgabe hatte die Akad. Oberrätin Dr. U. MÜLLER übernommen. Auch an dieser Stelle sei ihr nochmals herzlich gedankt.

maßen als Gradmesser) annähernd gleich bleibt, konnte dies für die Gutachtenfälle und auch für die Folgefälle nicht angenommen werden. Wir müssen daher für die Gesamtschau sämtlicher mitgeteilter Diagnosen bei gleichem Vorgehen mit einem methodischen Fehler rechnen beispielsweise bei Vergleichen zwischen Sektionsfällen Heidelberg und den Folgefällen resp. den Gutachtenfällen.

Diese Erörterungen erfahren ihre Bestätigung in der Auswertung der Hauptdiagnosen, welche für jede der vorgestellten Diagnosengruppen ausführlich diskutiert wird. Auch der Vergleich der Todesursachen (in dieser Abhandlung nicht berücksichtigt) ergab außerordentlich starke Divergenzen zwischen den Untersuchungs- und Vergleichsgruppen – sieht man einmal von dem sehr hohen a-informativen Anteil ab.

Grundsätzlich fällt der Hauptbefund unter den Selektionsmechanismus der LUBARSCH-PFAUNDLER-BERKSON's Fallacy. Wir sehen in ihm einen empfindlichen Indikator
1. für die primäre Auslese (sog. primäre Selektionsfaktoren) sowie für die
2. sekundäre Auslese (sekundäre Selektionsfaktoren).

Unserer Ansicht nach ist der Hauptbefund geeignet, diese Faktoren zu beschreiben. Will man über die Beschaffenheit und über die Auslesequalität verschiedener Sektionsgruppen Informationen erhalten, so wird man jeweils Auswertungen bezüglich des Hauptbefundes vorziehen. Der Schwerpunkt unserer Studie entspricht nicht primär dieser Fragestellung: Wir haben deshalb nur in Ausnahmefällen auch die Verteilung der Hauptbefunde mit in die inhaltliche Diskussion und die daran anknüpfende Interpretation einbezogen.

Die zusätzliche Gliederung der Befunde in Grundkrankheit und Todesursache (wie diese auch konsequent dokumentiert wurde) wird in der hier vorgestellten Studie ebenfalls nicht besprochen (obwohl diesbezügliche Auswertungen vorgenommen wurden). Wir sind der Ansicht, daß eine solche Unterscheidung
1. keine zusätzliche Information über den Gesamtvorgang des jetzt erfolgten Todeseintrittes erbringt und
2. trotz größter Mühe und erheblichem Aufwand starke Verzerrungen und Fehlermöglichkeiten (ähnlich der amtlichen Todesursachenstatistik) nicht ausschließen, womit eine solche Unterscheidung den Ansprüchen dieser Studie nicht genügen kann; während
3. für das hier vorgestellte Auswertungsziel die Unterscheidung von Haupt- und Nebenbefund voll ausreichend erscheint und eine zusätzliche Gliederung nicht zu einer Verbesserung dieser Klassifikation beiträgt.

Die Unterscheidung zwischen Haupt- und Nebenbefund ist allerdings geeignet, den Informationsverlust genauer zu lokalisieren, der durch die ausschließliche Verwendung von Todesursache und Grundkrankheit (auch in seiner erweiterten Form) zu befürchten ist. Die Bearbeitung dieser Fragestellung allerdings ist späteren Auswertungen vorbehalten.

4. Nebenbefund

Als Nebenbefund haben wir die Differenz zwischen Gesamt- und Hauptbefund definiert. Demnach werden unter dem Nebenbefund alle diejenigen Diagnosen zusammengefaßt, die auf den unmittelbaren Todeseintritt des Patienten (nach dem Urteil der gewichtenden Ärztin) keinen entscheidenden Anteil hatten.

Die Definition des Nebenbefundes und die Unterscheidung zwischen Haupt- und Nebenbefund ist patho-physiologisch durchaus problematisch und durch folgende Aspekte limitiert:

1. Das bisher begrenzte Wissen um patho-physiologische Zusammenhänge wird gerade bei dieser Unterscheidung sehr deutlich. Zusammenhänge, die wir nicht kennen und damit auch nicht erkennen, können sehr wohl von erheblicher (im Sinne des Hauptbefundes) Bedeutung sein. Andererseits ist eine Wechselwirkung und Rückkoppelung auf die Befunderhebung selbst anzunehmen, derart, daß Befunde in einem uns unbekannten Zusammenhang (besonders wenn ein solcher die Wertigkeit eines Nebenbefundes einnimmt) mit Sicherheit seltener erhoben und verzeichnet werden als im Rahmen „bekannter" Zusammenhänge.

2. Es gibt in zahlreichen Fällen konkurrierende Erkrankungen, bei denen letztlich nicht zu entscheiden ist, welcher der vielen Befunde jetzt den größeren Ausschlag für den Todeseintritt gegeben haben mag. (In dieser Formulierung wird zudem offensichtlich, daß die „lineare" Gliederung in Haupt- und Nebenbefund nicht dem multifaktorellen Geschehen des Todeseintrittes gerecht werden kann.) Es besteht also eine gewisse Zwiespältigkeit des gewichtenden Arztes der Situation gegenüber, ob er im Einzelfalle einem bekannten patho-physiologischen Iktus den Vorrang geben soll gegenüber den aus seiner Sicht unabhängigen, jedoch in ihren Auswirkungen etwa gleichen Befunden.

3. Die Gewichtung ist schließlich auch von der Gesamtzahl der angegebenen Diagnosen und evtl. Klinikangaben abhängig. Werden beispielsweise nur wenige Diagnosen vorgefunden, wobei ein oder zwei Befunde zweifelsfrei als Hauptbefund charakterisiert werden könnten, so liegt es in der Ermessensfreiheit des gewichtenden Arztes, die restlichen Positionen des Hauptbefundes „aufzufüllen" oder sie dem Nebenbefund zuzuordnen. Da dieses Ermessen von der jeweiligen Erfahrung des gewichtenden Arztes abhängt, wird selbstverständlich die Bewertung erheblich erschwert.

Wir sind dennoch der Ansicht, daß Fehler in der Unterscheidung zwischen Haupt- und Nebenbefund zu vernachlässigen sind gegenüber dem Informationsgewinn aus diesem Vorgehen. Wir fassen diese Fehler wie folgt zusammen:

1. Falsche Gewichtung und falsche Interpretation des patho-physiologischen Zusammenhanges;

2. ungleichmäßige Gewichtung durch Bewertungsdifferenzen;

3. durch einen sog. multiplikativen Effekt von Fehlerketten (z. B. können sich bestimmte schlechte Erhebungssituationen kombinieren mit einer nicht eindeutigen diagnostischen Interpretation des Pathologen, diese kann bei einer dann noch schlechten Dokumentation, schlechter Lesbarkeit und Unvollständigkeit des Gesamtvorgangs letztlich zu einer falschen Gewichtung führen und damit die Gesamtsituation des Falles erheblich verzerren).

Auch in der hier vorgestellten Auswertung sind Diagnosen aufgeführt, die allein vom Bedeutungsinhalt her entweder nur als Hauptbefund oder Nebenbefund geführt werden können. In solchen Fällen sollte jeweils nur der Gesamtbefund diskutiert werden.

Der Nebenbefund ist entsprechend seiner Definition weder an die primären noch in wesentlichem Umfange an die sekundären Selektionsfaktoren geknüpft. Unseres Wissens liegen quantitative Untersuchungen darüber nicht vor, wie stark das Ausmaß der Koppelung des Nebenbefundes auch an sekundäre Einflußfaktoren ist. Wir teilen allerdings nicht voll die Ansicht von LANGE (1966), daß durch den Nebenbefund allein Fehler gleicher oder un-

Tabelle 2. Ergebnisse verschiedener Testverfahren in der Untersuchung der Kombinationen von Diabetes mellitus und Lipomatosis pancreatis bei unterschiedlicher Aufteilung (korrekt und sinnvoll ist die Beurteilung der Sterbealter ab 14 Jahre), verschiedenen Testverfahren (G-Test und χ2-Test), einem zusätzlichen hypothetischen Fehler (durch Verdoppelung der Zahl der Kombinationsfälle von Diabetes mellitus und Lipomatosis pancreatis) und verschiedenen (unabhängigen!) Befunderhebungen (makroskopisch und mikroskopisch jeweils vom betreffenden Obduzenten, zusätzlich mikroskopisch von Prof. V. Becker – jetzt Erlangen). Untersuchungsgut: 1 000 Sektionsfälle des Jahrgangs 1966 des Pathologischen Institutes Karlsruhe. Aus: W.-W. Höpker, Informatik in der Pathologie (1970)

Aufteilung	alle Sterbealter				Sterbealter ab 14 Jahre			
Test	G		χ^2		G		χ^2	
Fehler	−	+	−	+	−	+	−	+
makroskopischer Befund (Sekant)	43.34	72.35	78.53	154.44	36.36	64.75	60.64	126.38
mikroskopischer Befund (Sekant)	6.26	9.43	6.58	10.10	1.41	2.73	1.43	3.22
mikroskopischer Befund (V. Becker)	3.10	5.76	3.38	5.89	*0.00	1.76	0.187	1.78

Signifikanzschranken: α = 0.1   : 2.706
α = 0.05 : 3.841
α = 0.01 : 6.635
α = 0.001 : 10.828

*Wert der größten Sicherheit

gleicher Selektion vollständig ausgeschaltet werden können. Offensichtlich muß hierbei von Fall zu Fall entschieden werden, welche unmittelbaren konkreten Auswirkungen von der Gesamtzahl äußerer Bedingungen auf die Häufigkeitsverteilungen zu erwarten sind. In der Diskussion der Gesamtstudie sind wir so vorgegangen, daß wir jede dieser Bedingungen besonders dargestellt, ausführlich besprochen und in einem der entsprechenden Situation angepaßten Ansatz interpretiert haben. Vor allem deshalb sahen wir uns zu einer solchen undogmatischen Handhabung der Ergebnisse bezüglich des Nebenbefundes gezwungen, weil dieser in sehr hohem Maße abhängig ist von den sog. tertiären Einflußfaktoren, d. h. von der Gründlichkeit der Erhebung bis hin zur Aufzeichnungsfreudigkeit und den Dokumentationsgepflogenheiten der jeweiligen Pathologen und Institute. In die Diskussion der Nebenbefunde gehen immer

1. der diagnostische Inhalt und
2. die Gesamtschau der vorgenommenen Vergleiche in Abhängigkeit von den Beobachtungsziffern

mit ein. Unserer Ansicht nach darf eine vollständige Diskussion der Nebenbefunde solchermaßen durchdiskutierter Aspekte nicht entbehren (Tabelle 2).

Die formalen Bedingungen der Nebenbefunde fassen wir wie folgt zusammen:

1. Es besteht eine gewisse (fast vollständige) Unabhängigkeit gegenüber der LUBARSCH-PFAUNDLER-BERKSON's Fallacy;
2. es besteht zusätzlich eine gewisse Unabhängigkeit gegenüber denjenigen Diagnosen und Befunden, welche dem mittelbar oder unmittelbar erfolgten Todeseintritt zugrunde liegen;
3. es besteht hingegen eine starke Abhängigkeit von den Erhebungs- und Dokumentationsbedingungen, die von Pathologe zu Pathologe und Institut zu Institut erheblich divergieren können.

5. Nullbefund

Als Nullbefund wurde die Differenz aus Gesamtbefund und der Summe der insgesamt zur Untersuchung gekommenen Merkmalsträger (innerhalb der Untersuchungs- und Vergleichsgruppen) definiert. Wir sind uns durchaus der Problematik und der inhaltlichen Einschränkungen dieser Definition bewußt, sehen aber für das hier vorgestellte Auswertungsziel keine andere Möglichkeit. Die (erhebungsbedingten) Kontraste zwischen Hauptbefund und Nullbefund sind in jedem Falle so stark, daß erhebliche Häufigkeitsdifferenzen allein durch tertiäre Einflußfaktoren nicht zu erwarten sind. Nullbefund und Nebenbefund sind jedoch diesen Bedingungen gleichermaßen stark unterworfen, d. h. grundsätzliche methodische Einwände treffen beide Befundklassen gleichsinnig. Angesichts der Bevorzugung der Vergleiche zwischen Nebenbefund und Nullbefund in dieser Studie soll darauf aufmerksam ge-

macht werden, daß in diesem Punkt eine nicht weiter differenzierbare Fehler-
möglichkeit gegeben ist. Unseres Erachtens wiegt sie jedoch nicht allzu schwer,
weil Nebenbefund und Nullbefund ungefähr gleichmäßig davon betroffen
sind und ein additiver oder gar multiplikativer Fehlereffekt nicht wahrscheinlich ist.

6. Befundgruppen

Trotz der relativ großen Untersuchungsgruppe von insgesamt 1 098 Sektionsfällen werden bei detaillierten Fragestellungen die einzelnen Zellenbesetzun-
gen schnell für eine interpretative Auswertung zu klein. Um wenigstens für
den größeren Teil dieser Auswertungen die für Testverfahren erforderlichen
Mindestzahlen zu erhalten, haben wir uns entschlossen
1. von der Gesamtzahl der dokumentierten Diagnosen nur eine bestimmte
   Anzahl zu überprüfen;
2. von den Diagnosen ausschließlich Oberbegriffe zu verwenden und auf
   weitergehende Unterteilungen gänzlich zu verzichten.

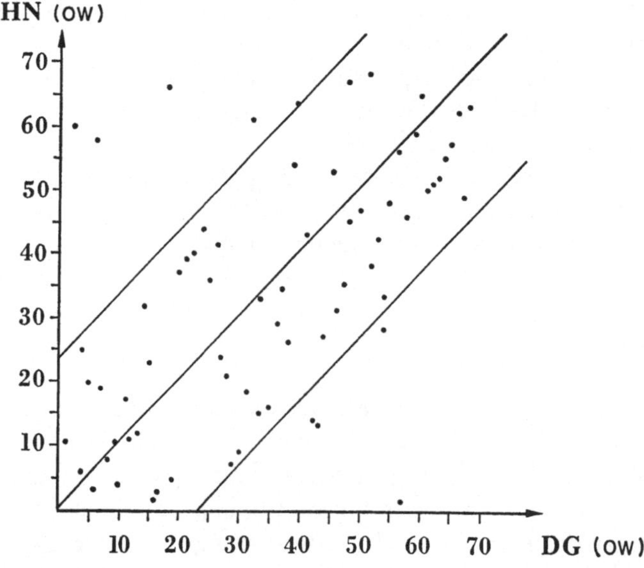

Abb. 12. Gegenüberstellung der Diagnosengruppen (DG) der gesamten Untersuchungsgruppe (Heimkehrer Ost und West; OW) nach Ranghäufigkeit der jeweils zusammengefaßten Befunde (Abszisse) und der entsprechenden Rangzahl, welche die Häufigkeit des gleich-
zeitigen Vorkommens dieser Diagnosengruppe als Haupt- und Nebenbefund angibt (HN,
Ordinate). Die Geraden $y = x$ sowie $y = x + 23$ und $y = x - 23$ sind als Orientierungshilfen gedacht. Der Korrelationskoeffizient ist mit $r = 0,687$ sehr hoch. (Näheres zur
Methodik vgl. Teil I, Kapitel VII [Gesamtkollektiv], Abschnitt 6 [Vergleich der Befund-
klassen]; S. 51 ff.)

Bei der Zusammenfassung der einzelnen Vorzugsbenennungen zu Oberbegriffen wurden selbstverständlich die oben aufgeführten Unterteilungen in Haupt-, Neben- und Nullbefund belassen. Trotzdem ergaben sich bei der Zusammenfassung Schwierigkeiten derart, daß zwei Diagnosen einer Befundgruppe gleichzeitig bei einem Sektionsfall so vorkamen, daß dieser einmal als Hauptbefund, ein anderes Mal als Nebenbefund verzeichnet war. Eine solche Situation kann man sich leicht beispielsweise für einen kleinen älteren und größeren frischen Herzinfarkt vorstellen. In solchen Fällen wurde der doppelt repräsentierte Befund ausschließlich als Nebenbefund gezählt. Bei der Durchsicht der betroffenen Diagnosen und entsprechenden Befundgruppen haben wir festgestellt, daß fast ausschließlich solche Diagnosen betroffen waren, die

1. eine hohe Variabilität in der Ausprägung ihrer Intensität aufweisen;
2. zumeist eine starke zeitliche Abhängigkeit besitzen;
3. meist bei solchen Befundgruppen Einzeldiagnosen als Haupt- und Nebenbefund besonders häufig vorkamen, bei denen die Zahl der Diagnosen in dieser Befundgruppe groß war (Abb. 12).

Hierzu wurde die Rangabhängigkeit der Gesamtzahl der Diagnosen in einer Befundgruppe in Abhängigkeit von der Zahl derjenigen Befundgruppen geprüft, die mehrfach in einem Fall (und dann auch möglicherweise als Haupt- und Nebenbefund gleichzeitig) verzeichnet waren. Die festgestellte hohe Wechselbeziehung (r = 0,68741) bestätigte unsere Arbeitshypothese (Abb. 12).

VII. Gesamtkollektiv

1. Vorbemerkung

Grundsätzlich erhebt sich die Frage, welche Auswirkungen die beschriebene Unterteilung in die verschiedenen Untersuchungs- und Vergleichsgruppen und die besprochenen Befundklassen haben. Außerdem ist zu fragen, welche Auswirkungen von der Zusammenfassung differenzierter Diagnosen zu Befundgruppen zu erwarten sind. Zunächst müssen wir den Nachweis führen, daß

1. die hier beschriebenen Gruppen vergleichbar sind;
2. daß die Unterschiede zwischen den Gruppen auch in den einzelnen Vergleichen herausgearbeitet werden können und
3. selbstverständlich nachgewiesene Unterschiede rückwirkend der vorgegebenen Gliederung zuzuordnen sind.

Zusätzlich zu einer solchen quantitativen Beschreibung erscheinen erforderlich:

1. sog. Kontrollvariable, die uns in die Lage versetzen, hauptsächlich die Gruppen- und Befundstrukturen zu erörtern;
2. Variable, die sich vornehmlich auf die Wechselwirkung zwischen deskriptiver und interpretativer Befundung beziehen;
3. zusätzliche Variable, die mit der hier vorgenommenen quantitativen Beschreibung des Untersuchungs- und Vergleichskollektives korrelieren und diese von der inhaltlichen Seite her zu stützen vermögen.

Selbstverständlich kann es sich bei diesen „Variablen" nur um bestimmte Gruppen von Diagnosen und Befunde handeln, die sich nach allgemeiner patho-anatomischer Erfahrung unter bestimmten Bedingungen in einer bestimmten Weise „verhalten". Die getroffene Aussage bezieht sich letztlich nur auf die Übereinstimmung zwischen den Voraussetzungen dieser Erfahrungen und den jeweiligen formalen Voraussetzungen dieser Untersuchung. Bedauerlicherweise stehen uns zum gegenwärtigen Zeitpunkt keine geprüften Verfahren zur Verfügung.

2. Altersverteilung (Tabelle 3, S. 43; Abb. 3, S. 17)

Trotz der strengen Kriterien gegenüber der Auswahl der Folgefälle und der geschichteten, streng zufälligen Auswahl des Heidelberger Kollektivs hat sich gezeigt, daß geringe Verschiebungen der Altersverteilung entstanden sind. Entgegen dem sonst geübten Verfahren, bei allen Untersuchungs- und Vergleichsgruppen eine über alle Altersklassen möglichst gleichmäßige Verteilung

zu erhalten, haben wir uns entschlossen, nur die Verhältniszahlen der Altersgliederungen einander anzugleichen. Wir sind dabei wie folgt vorgegangen:
1. Für jede Untersuchungs- und Vergleichsgruppe wurde der relative Anteil der jeweiligen Zellenbesetzung in einem Zehnjahresabschnitt errechnet;

Tabelle 3. Relative und absolute, beobachtete und gewichtete Häufigkeiten der Untersuchungs- und Vergleichsgruppen nach Altersklassen

Alter	-49					50–59					60–					Σ							
Häufigkeit	beobachtet abs.	beobachtet %	Differenz abs.	gewichtet abs.	gewichtet %	beobachtet abs.	beobachtet %	Differenz abs.	gewichtet abs.	gewichtet %	beobachtet abs.	beobachtet %	Differenz abs.	gewichtet abs.	gewichtet %	beobachtet abs.	beobachtet %	Differenz abs.	gewichtet abs.	gewichtet %	Zugang u. Abgang abs.	Zugang	Abgang
Idealwert					25,9					37,7					36,4					100			
Heimkehrer West	179	30,5	-27	152	26,1	218	37,2	+ 2	220	37,7	189	32,3	+22	211	36,2	586	100	- 3	583	100	51	24	27
Heimkehrer Ost	118	22,9	+15	133	25,8	213	41,4	-18	195	37,9	184	35,7	+ 3	187	36,3	515	100	0	515	100	36	18	18
Folgefälle	161	24,0	+13	174	25,9	262	39,1	- 9	253	37,7	247	36,9	- 3	244	36,4	670	100	+ 1	671	100	25	13	12
Sektionen Heidelberg	237	24,6	+12	249	25,9	344	35,7	+19	363	37,7	382	39,7	-31	351	36,4	963	100	0	963	100	62	31	31
Unfälle, Suizide HD/KA	58	40,8	-21	37	25,9	25	17,6	+29	54	37,8	59	41,5	- 7	52	36,4	142	100	+ 1	143	100	57	29	28
Σ %	753		- 8	745		1062		+23	1085		1061		-16	1045		2876		- 1	2875 100		231 8,0	115 4,0	116 4,0

2. wegen der sehr niedrigen Besetzung der höchsten und niedrigsten Altersklasse wurden diese jeweils mit der nächst folgenden Altersgruppe zusammengefaßt. Auf diese Weise resultiert

a) eine Gruppe bis 49 Jahre,

b) eine Gruppe von 50 bis 59 Jahre,

c) eine Gruppe über 60 Jahre (jeweils Sterbealter).

Zwischen diesen Randgruppen (die jeweils in der Gruppe a und c zusammengefaßt wurden) ergaben sich bei Vergleichen der Untersuchungs- und Vergleichsgruppen keine signifikanten Unterschiede. Durch diese Zusammenfassung ist demnach keine „Verzerrung" eingetreten;

3. für jede dieser 3 Altersgruppen eines Kollektivs wurde der relative Anteil an der Gesamtzahl der jeweiligen Gruppe errechnet;

4. der Mittelwert dieser Relativzahlen einer jeden Altersklasse über sämtliche Untersuchungs- und Vergleichsgruppen (ohne Unfälle und Suizide) wurde einschließlich der Differenz zu dem tatsächlich vorhandenen Anteil verzeichnet;

5. entsprechend dieser Differenz wurden in der jeweiligen Alterszelle die überzähligen oder fehlenden Fälle streng zufällig verworfen oder verdoppelt;

6. für die Vergleichsgruppe der Unfälle und Suizide (Karlsruhe und Heidelberg) ergaben sich insofern schwierige Verhältnisse, als die Altersgliederung dieser Gruppe (wegen der geringen Fallzahl in dem zugrunde gelegten Sektionsgut) sehr stark von dem übrigen Kollektiv divergierte. Wir haben deshalb (um größere Verschiebungen bei den übrigen Gruppen zu vermeiden) diese Gruppe gesondert an das Mittel der restlichen Untersuchungs- und Vergleichsgruppen angeglichen. Wir sind der Ansicht, daß bei der hier vorgegebenen Situation ein solches Verfahren den geringsten Informationsverlust, aber auch die geringste Informationsverschiebung nach sich zieht, vor allem deshalb, weil in der Hauptsache diejenige Vergleichsgruppe betroffen ist, deren Abhängigkeit von äußeren Selektionsfaktoren (sekundären und tertiären gleichermaßen) als außerordentlich gering angesehen wird.

7. Bei insgesamt 2 876 hier untersuchten sezierten Verstorbenen sind nach dieser Gewichtung 2 875 Probanden in der Studie verblieben, wobei insgesamt 116 Fälle eliminiert und 115 weitere Fälle durch Verdoppelung hinzugefügt wurden. Ohne Zweifel sind die einzelnen Alterszellen nicht gleichmäßig von dieser Prozedur betroffen. Die Aussagekraft der Unfallgruppe leidet vor allem dadurch, daß die mittlere Altersklasse nicht nur verdoppelt, sondern einige Fälle sogar verdreifacht werden mußten.

8. Die jetzt noch bestehenden Differenzen in der Altersverteilung der einzelnen Untersuchungs- und Vergleichsgruppen entsprechen den nicht vermeidbaren Rundungsfehlern. (Der Paarvergleich der jeweiligen Gruppen untereinander (insgesamt 10 Vergleiche) ergab für die entsprechenden 2×3-Tafeln einen Wert von $V = 0{,}001 < \chi^2_{2,\,0.999} = 13{,}816$***).

3. Zahl der Diagnosen (Tabelle 4)

Bei insgesamt 2 875 codierten Fällen wurden 74 152 Diagnosen bearbeitet (mittlere Zahl der Diagnosen pro Fall x = 25,792). Die Gesamtsumme der verschiedenen Diagnosen beläuft sich auf etwa 2 800. Das Verhältnis der Diagnosen insgesamt zu der Summe der verschiedenen Diagnosen vermag ungefähr einen Überblick darüber zu geben, wie groß die gesamte Zuwachsrate der noch nicht vorgekommenen Diagnosen in den einzelnen Untersuchungs- und Vergleichsgruppen sein könnte.

Tabelle 4. Zahl der Diagnosen in den Untersuchungs- und Vergleichsgruppen. Es sind jeweils die Fallzahl, die verschiedenen Diagnosen und die codierten Diagnosen insgesamt den einzelnen Untersuchungs- und Vergleichsgruppen gegenübergestellt. Die letzte Spalte enthält den Quotienten aus den insgesamt codierten Diagnosen und den verschiedenen Diagnosen und gibt somit die mittlere Häufigkeit der einzelnen Diagnosen an

	(1) Fallzahl	(2) Verschiedene Diagnosen	(3) Diagnosen insgesamt	(3):(2)
Heimkehrer (Ost u.West)	1098	2056	27252	13,3
Folgefälle	671	1857	16072	8,7
Sektionen u. Unfälle (HD u. KA)	1106	2394	30828	12,9
Σ	2875	~ 2800	74152	

4. Häufigkeit der Diagnosen nach Rang (Abb. 13, Abb. 14, Abb. 15; S. 46–47)

Es wurde bereits darauf hingewiesen, daß die relative Häufigkeit von Diagnosen geordnet und nach ihrem Rang einen Hinweis auf Unterschiede zwischen verschiedenen Erhebungsorten (z. B. unterschiedlichen Pathologischen Institute) geben kann (HÖPKER, 1970). Die Beschreibung der Rangzahlhäufigkeit für die Pathologischen Institute Heidelberg und Karlsruhe konnte als erstes quantitatives Maß regionaler Erhebungsunterschiede angesehen werden. Hinsichtlich bestimmter Leitdiagnosen bestand kein signifikanter Unterschied von seiten des Untersuchungsgutes zwischen den beiden Instituten. Der Unterschied ließ sich allein auf bestimmte sog. „weiche" Diagnosen zurückführen.

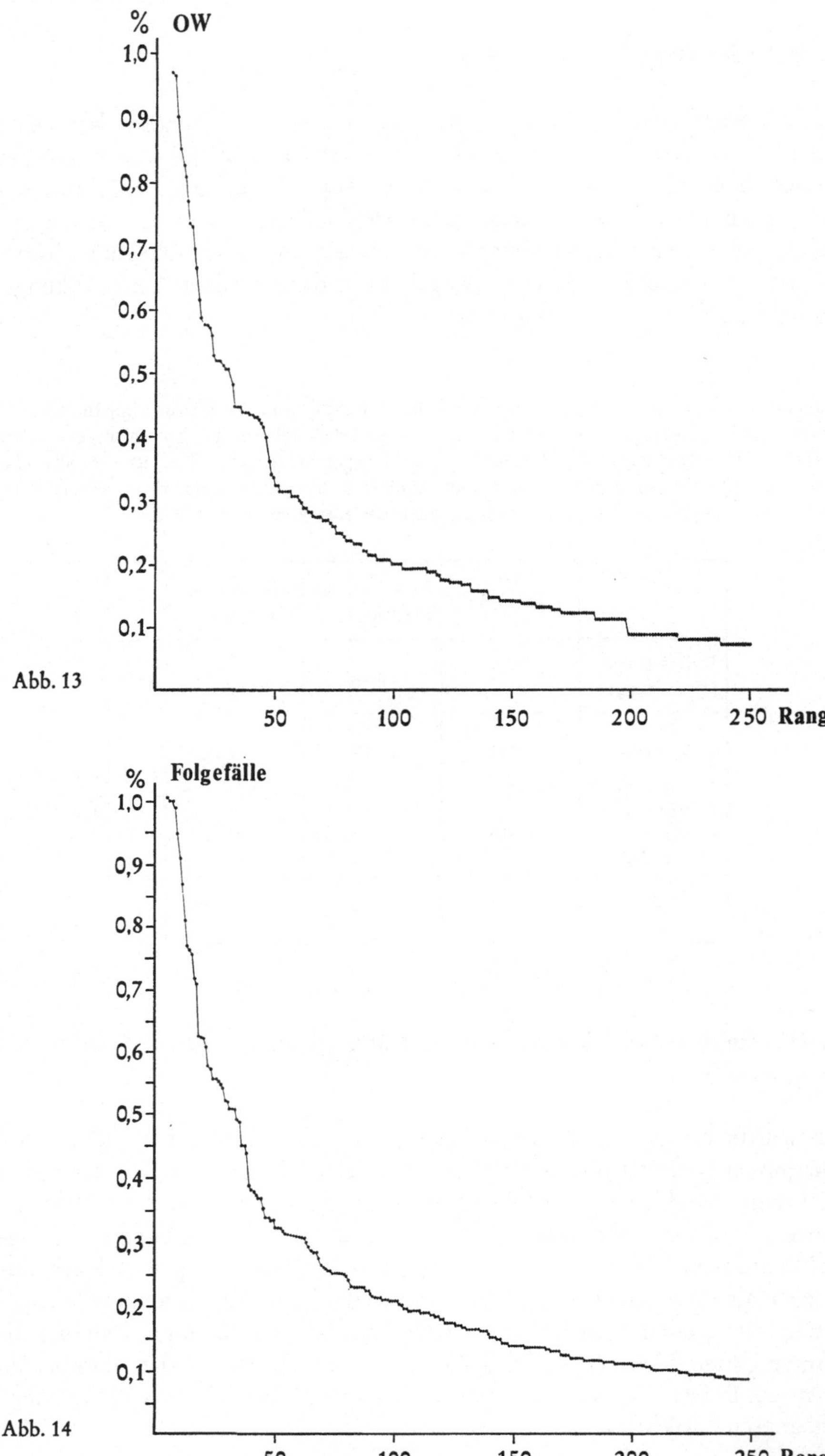

Abb. 13

Abb. 14

Abb. 13 und 14. Erläuterung siehe Abb. 15

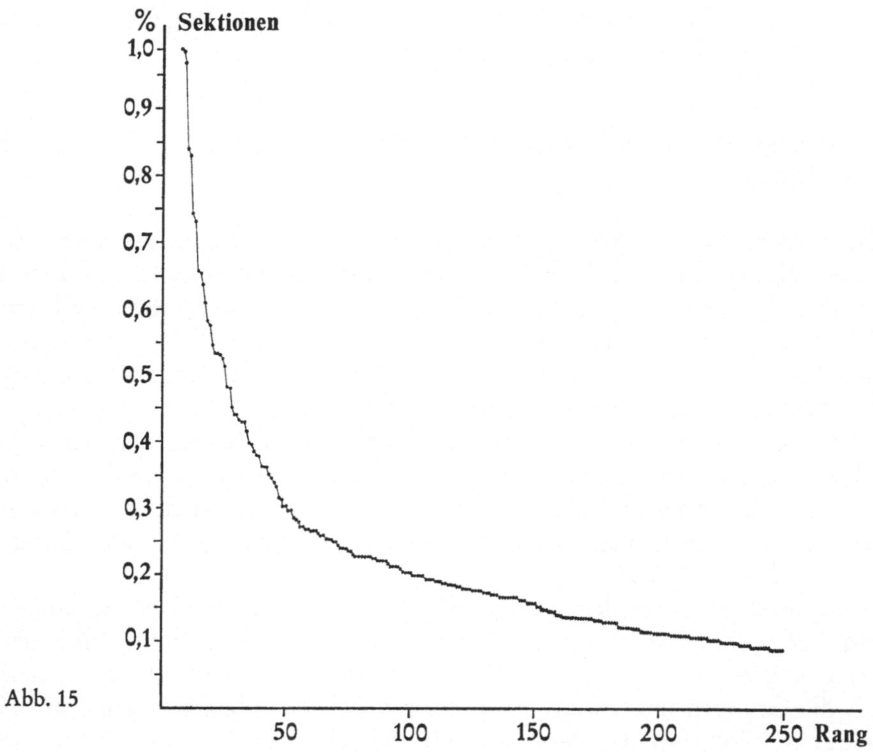

Abb. 13, 14 u. 15. In den Abbildungen 13, 14 und 15 sind die Häufigkeiten der Diagnosen nach Rang für die Gruppen der Heimkehrer (OW; Abb. 13), der Folgefälle (Abb. 14) und der Heidelberg-Sektionen (Abb. 15) dargestellt (Gesamtzahl der Diagnosen = 100 %, der Maßstab der Ordinate reicht jeweils bis 1 %). Die relative Häufigkeit übersteigt in keiner der Gruppen 1 %, nur etwa 50 Diagnosen übersteigen jeweils 0,3 % – ein deutlicher Hinweis auf die sehr differenzierte Information bei außerordentlich niedriger Informationsdichte. Zwischen den einzelnen Kurven bestehen keine wesentlichen Unterschiede, auffallend ist lediglich, daß die Sektionen Heidelberg (wie erwartet) den „gleichmäßigsten" Verlauf der Rangzahlenkurve aufweisen

Der in gleicher Weise hier angesetzte Rangzahlvergleich der relativen Diagnosenhäufigkeiten zwischen

1. der Untersuchungsgruppe (Heimkehrer aus Ost und West);
2. der Vergleichsgruppe der Folgefälle;
3. der Vergleichsgruppe der Sektionen, Unfälle und Suizide (Heidelberg und Karlsruhe)

zeigte hinsichtlich der Kurven der Rangzahlhäufigkeit keine wesentlichen Unterschiede, wie dies eigentlich nach den Voruntersuchungen zu erwarten gewesen wäre. Allein von diesem grob-quantitativen Meßinstrument, wie der Verteilung der relativen Häufigkeiten der Diagnosen nach Rang, können wir sagen, daß im Hinblick auf dieses Kriterium starke Differenzen zwischen den Untersuchungs- und Vergleichsgruppen nicht vorhanden sind. Dies ist jedoch nur eine grobe Aussage, welche sich ausschließlich auf die

Häufigkeitsverhältnisse, nicht aber auf den Inhalt der Diagnosen bezieht und somit nur als grobes Richtmaß zu werten ist.

5. Häufigkeit der Diagnosen pro Fall (Tabelle 5; Abb. 16, 17, 18, 19 und 20; S. 48–51)

Die mittlere Zahl der Sektionsdiagnosen pro Fall wurde nach den einzelnen Untersuchungs- und Vergleichsgruppen eingehend aufgeschlüsselt. Auffallend ist, daß die Mittelwerte zwischen den Gruppen der Heimkehrer und den Folgefällen sehr schwanken, der Variationskoeffizient und die Spannweite mit über 33% sehr hoch sind und der Vergleich mit der Normalverteilung jeweils einen signifikanten Unterschied ergibt. Demgegenüber ist die Häufigkeitsverteilung der Diagnosen von den Sektionen Heidelberg und den Unfällen und Suiziden in etwa normal verteilt, der Variationskoeffizient ist wesentlich niedriger und auch die Spannweite wesentlich kleiner. Zwischen den beiden letztgenannten Gruppen besteht zudem kein signifikanter Unterschied (t-Test, p > 0,05).

Demnach ist die mittlere Zahl der Diagnosen im gesamten Untersuchungs- und Vergleichsgut ungefähr gleich groß, wobei sich jedoch hinsichtlich der Verteilung erhebliche Unterschiede beschreiben lassen. Auffallend ist, daß sich die Gruppen mit jeweils etwa gleichen Erhebungsbedingungen (Heimkehrer und Folgefälle auf der einen Seite und Sektionen, Unfälle und Suizide auf der anderen) sehr ähnlich verhalten.

Tabelle 5. Zahl der Fälle (n; nach der Gewichtung), mittlere Anzahl der Diagnosen pro Fall ($\bar{x}$) mit Varianz (s^2), Standardabweichung (s), Variationskoeffizient (v) und Spannweite (r). Der Quotient aus Spannweite und Variationskoeffizient kann als grobes Maß für die Normalität einer Verteilung angesehen werden. Nach den Tabellen von Pearson und Stephens (1964; vgl. Sachs, 1969) liegen die Werte für die Gruppen 1–3 außerhalb der kritischen Grenzen (P ≤ 0,05), somit liegt keine Normalverteilung vor. Bezeichnung der Gruppen: 1 (Heimkehrer West); 2 (Heimkehrer Ost); 3 (Folgefälle); 4 (Sektionen Heidelberg); 5 (Unfälle und Suizide Karlsruhe und Heidelberg)

Kriterium / Gruppe	n	$\bar{x}$	s^2	s	v	r	$\frac{r}{s}$
1	583	25,3	80,2	9,0	35,4	41	4,6 *
2	515	22,8	77,5	8,8	38,6	41	4,7 *
3	671	24,4	69,6	8,3	34,2	42	5,0 *
4	963	27,4	49,0	7,0	25,6	39	5,6 ø
5	143	29,4	52,8	7,3	24,7	36	5,0 ø

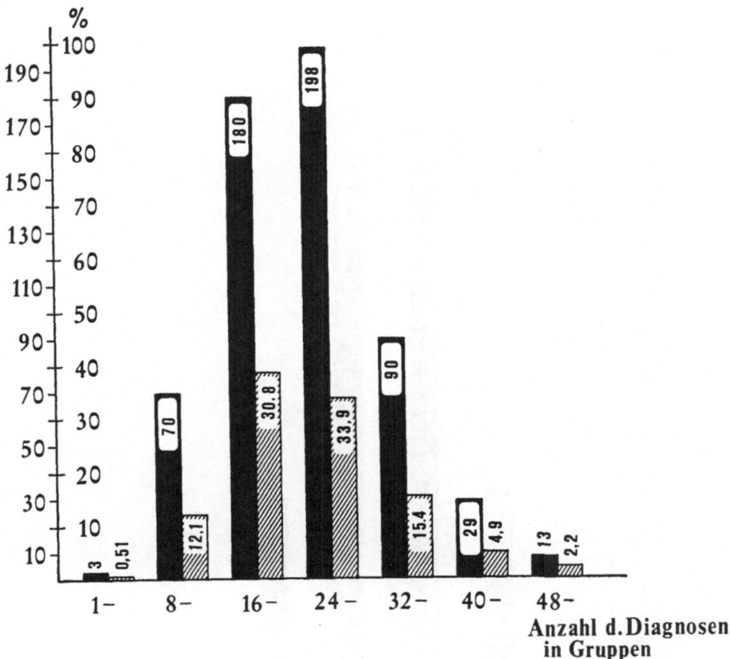

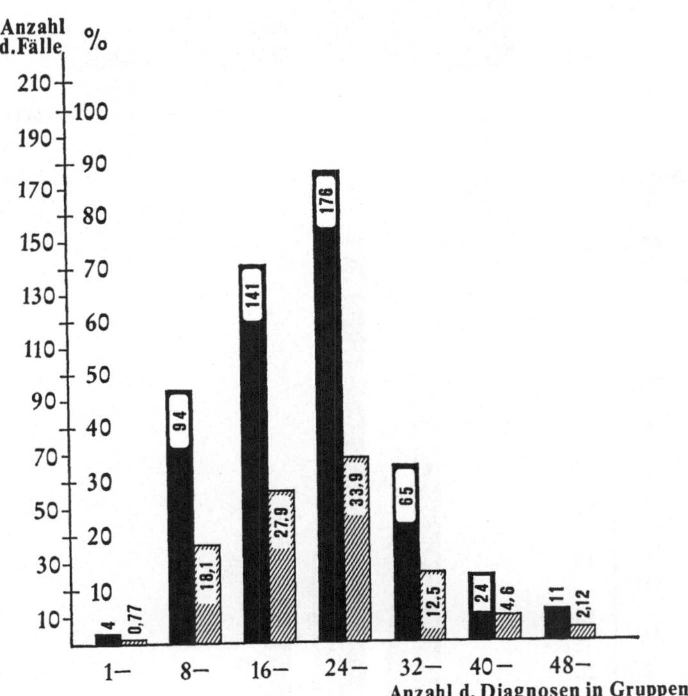

Abb. 16 und 17. Verteilung der Diagnosen nach Häufigkeitsklassen für die Heimkehrer West (Abb. 16, oben) und Ost (Abb. 17, unten)

4 Höpker, Spätfolgen

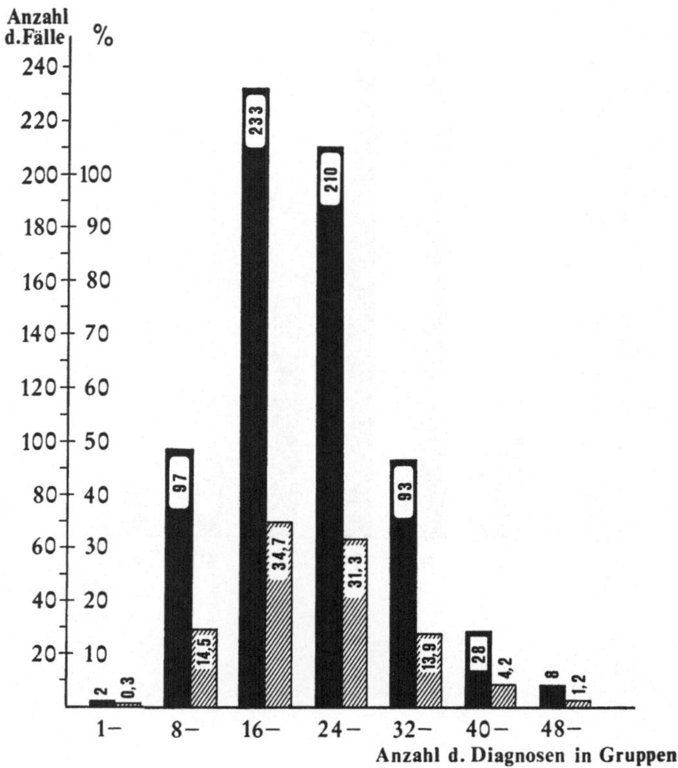

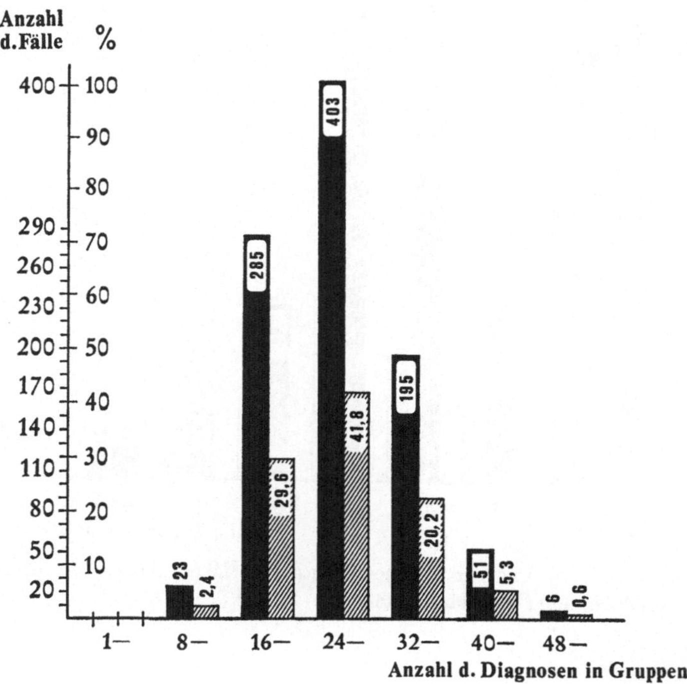

Abb. 18 und 19. Verteilung der Diagnosen nach Häufigkeitsklassen für die Folgefälle (oben) und die Sektionen Heidelberg (unten)

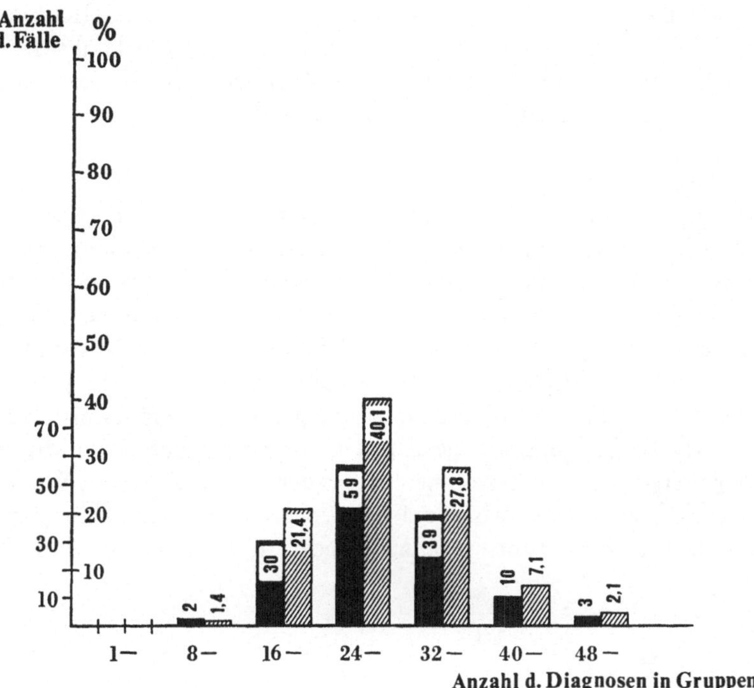

Abb. 20. Verteilung der Diagnosen nach Häufigkeitsklassen für die Unfälle und Suizide aus Karlsruhe und Heidelberg

6. Vergleich der Befundklassen

In den Naturwissenschaften ist es üblich, verschiedene Methoden durch unmittelbare Gegenüberstellung ihrer Ergebnisse unmittelbar zu prüfen. Im Folgenden soll daher versucht werden, Argumente für die Unterscheidung zwischen Haupt- und Nebenbefund derart zu finden, daß eine solche Differenzierung in aller Regel zu einem sichtbaren Informationsgewinn führt. Der Grundgedanke ist, daß die Gegenüberstellung einzelner Befundklassen verschiedener Untersuchungs- und Vergleichsgruppen in der Häufigkeitsverteilung nach Rang einen (inhaltlich begründbaren) mehr oder weniger starken Zusammenhang nachweisen läßt.

Jede der 149 verschiedenen Diagnosengruppen wurde getrennt nach dem jeweiligen Befund (Gesamtbefund, Hauptbefund, Nebenbefund) nach absteigender Häufigkeit geordnet und innerhalb einer jeden Untersuchungs- resp. Vergleichsgruppe fortlaufend von 1 bis 149 entsprechend der jeweiligen Häufigkeit numeriert (Rangzahl). In einem zweiten Schritt wurden für die einzelnen Diagnosengruppen die entsprechenden Ränge einander gegenübergestellt und graphisch gezeichnet. Zusätzlich wurde der jeweilige Korrela-

51

tionskoeffizient errechnet. Da es sich hier um ein sehr einfaches Instrument und ein sehr leicht nachvollziehbares Kriterium handelt, wurde absichtlich darauf verzichtet, Konfidenzintervalle oder Regressionsgleichungen anzugeben. Vielmehr sind zur Orientierung die beiden Funktionen

$$y = x + 50 \quad \text{und} \quad y = x - 50$$

in den Abbildungen eingetragen.

In Abb. 21 ist zur Erläuterung des gesamten Ansatzes der Gesamtbefund gegenüber dem Nebenbefund (für die gesamte Untersuchungsgruppe der Heimkehrer aus Ost und West) aufgetragen. Der Definition entsprechend ist der Nebenbefund als ein Teil des Gesamtbefundes anzusehen, was an der relativ scharfen Grenze der Punktverteilung zwischen den Geraden $y = x$ und $y = x + 50$ deutlich wird. Die Begrenzung zu den Geraden $y = x - 50$ streut erheblich stärker. Außerdem ist aus der Abbildung unmittelbar zu ersehen, daß die Steigung der geschätzten Regressionsgeraden nicht merklich von der Steigung der eingezeichneten Geraden $y = x$ abweicht. Wir schließen daraus, daß ein systematischer Fehler bei der Unterscheidung zwischen Haupt- und Nebenbefund im ganzen nicht zu erwarten ist, daß aber eine

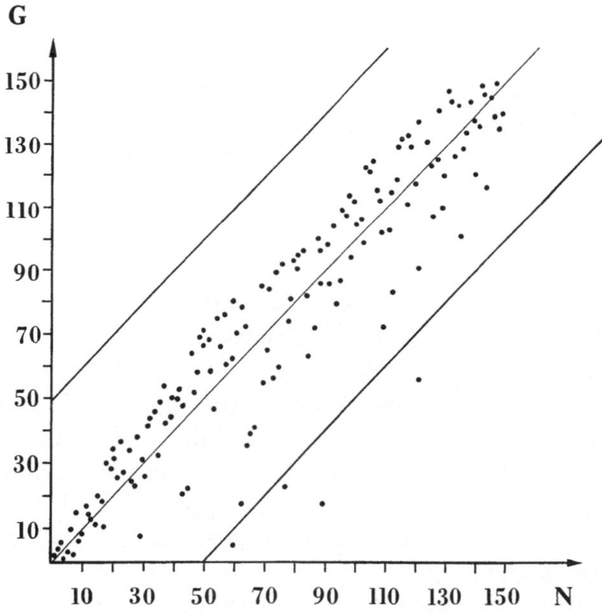

Abb. 21. Gegenüberstellung der Rangzahlen von 149 untersuchten Diagnosengruppen für die Gesamtgruppe der Heimkehrer (Ost und West). Auf der Abszisse finden sich die Nebenbefunde, auf der Ordinate die Gesamtbefunde. Entsprechend der Definition des Nebenbefundes (als Teil des Gesamtbefundes) findet sich „zum Gesamtbefund hin" eine relativ scharfe Begrenzung, diese jedoch in Richtung der Geraden $y = x$, d. h. ohne systematische Verzerrung. Die Geraden $y = x + 50$ und $y = x - 50$ sind als Maßstab und Orientierungshilfen gedacht und finden sich auch in den nachfolgenden Abbildungen

solche Unterscheidung sehr wohl Einfluß auf die Streuung und damit den hier berechneten Korrelationskoeffizienten haben dürfte. Wir erwarten dennoch von der Methode einer solchen Rangzahlgegenüberstellung Aufschlüsse über Streuungsänderungen und nicht über Änderungen der Steigung der geschätzten Regressionsgeraden. Dies entspricht unserem inhaltlichen Ansatz: Durch die Unterscheidung zwischen Haupt- und Nebenbefund soll versucht werden, eine Vielzahl von unspezifischen, im ganzen jedoch unsystematischen Einflüssen zu charakterisieren. Ändert sich der Korrelationskoeffizient bei der Gegenüberstellung anderer Befundklassen und Untersuchungsgruppen, so ist dieses für uns ein wertvoller Hinweis auf die Relevanz dieses Ansatzes.

In Abb. 22 sind die Haupt- und Nebenbefunde der gesamten Heimkehrergruppe einander gegenübergestellt. Bei einem relativ niedrigen (jedoch signifikanten) Korrelationskoeffizienten von $r = 0{,}24518$ findet sich eine vergleichsweise starke Streuung: Ein Großteil der Punktwolke liegt noch außerhalb der beiden Geraden $y = x + 50$ und $y = x - 50$. Haupt- und Nebenbefund der gleichen Untersuchungsgruppe korrelieren zwar signifikant miteinander, doch weisen sie eine erhebliche (selektionsbedingte) Streuung auf. Setzt man hierzu die Abbildung 23 in Vergleich, in welcher die gesamte Untersuchungsgruppe (Heimkehrer Ost und West) der Vergleichsgruppe der Sektionen Heidelberg jeweils bezüglich des Hauptbefundes gegenübergestellt wurde, ist eine deutliche Änderung der Verteilung zu erkennen. Außerhalb der Geraden $y = x + 50$ finden sich nur noch 5 Diagnosengruppen, der Korrelationskoeffizient ist mit $r = 0{,}53109$ wesentlich höher als bei dem vorhergehenden Vergleich. Demnach haben die Hauptbefunde zweier verschiedener Untersuchungsgruppen mehr miteinander gemein, als Haupt- und Nebenbefund einer einzigen Untersuchungsgruppe! Die Unterscheidung zwischen Haupt- und Nebenbefund führt zu Ergebnissen, in denen die Eigenschaft des Hauptbefundes nachweisbar stärker den Befundzusammenhang beeinflußt als den Gruppenzusammenhang.

Bereits bei der Unterscheidung zwischen Haupt- und Nebenbefund wurde diskutiert, daß der Nebenbefund als diejenige Befundklasse bezeichnet werden muß, welche von der LUBARSCH-PFAUNDLER-BERKSON's Fallacy die stärkste Unabhängigkeit aufweist. Prüfen wir diese Hypothese mit der hier vorgestellten Rangzahlmethodik, so müßte ein Vergleich der Nebenbefunde zwischen den Heimkehrern insgesamt (Ost und West) und den Selektionsfällen Heidelberg einen wesentlich höheren Korrelationskoeffizienten bringen, als die Gegenüberstellung der gleichen Gruppen bezüglich des Hauptbefundes.

Dieser Vergleich ist in Abb. 24 dargestellt. Oberhalb und unterhalb der Geraden $y = x + 50$ und $y = x - 50$ finden sich nur noch drei Diagnosengruppen, der Korrelationskoeffizient ist mit $r = 0{,}68091$ wesentlich höher als der zuvor bei den Hauptbefunden beobachtete mit $r = 0{,}53109$. Offensichtlich ist die Unterscheidung zwischen Haupt- und Nebenbefund sinnvoll derart, daß Nebenbefunde verschiedener Untersuchungsgruppen wesentlich

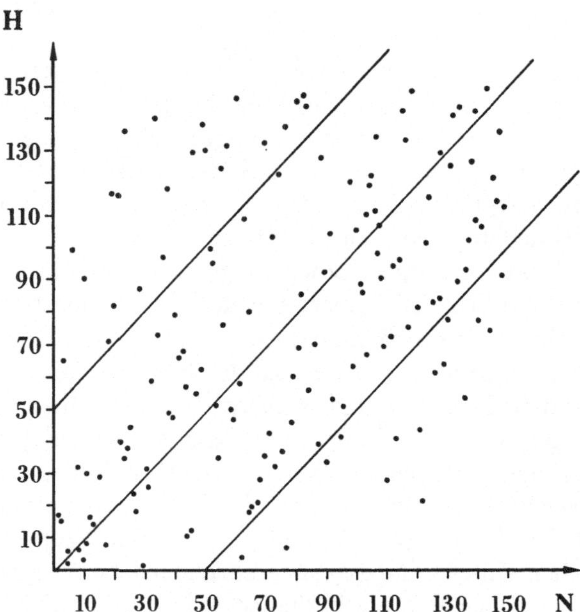

Abb. 22. Gegenüberstellung von Haupt- und Nebenbefunden der Untersuchungsgruppen (Heimkehrer Ost und West). Definitionsgemäß besteht zwischen Haupt- und Nebenbefund ein komplementäres Verhältnis: Beide Abbildungen (Abb. 21 und 22) sollen die Methodik des Rangzahlvergleiches demonstrieren

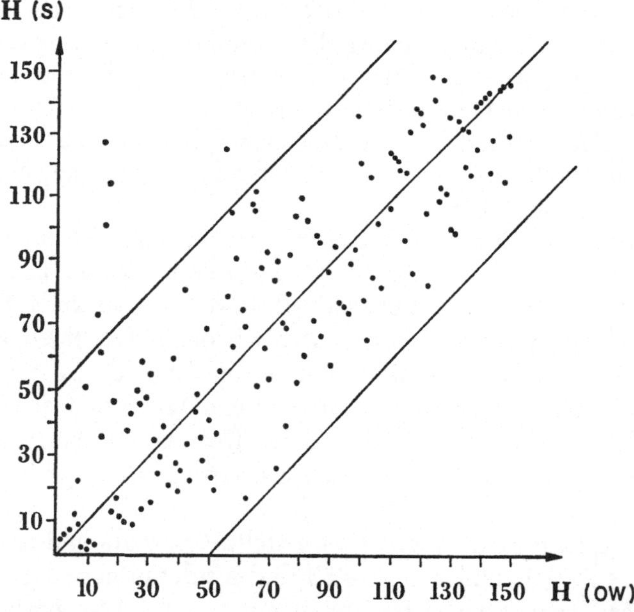

Abb. 23. Hauptbefunde der Untersuchungsgruppe (Heimkehrer Ost und West) nach Rang (Abszisse) gegenüber den Hauptbefunden der Sektionen Heidelberg: Der Korrelationskoeffizient ist mit r = 0,53109 hoch; als Orientierungshilfen finden sich wiederum die Geraden y = x, y = x + 50 und y = x — 50

54

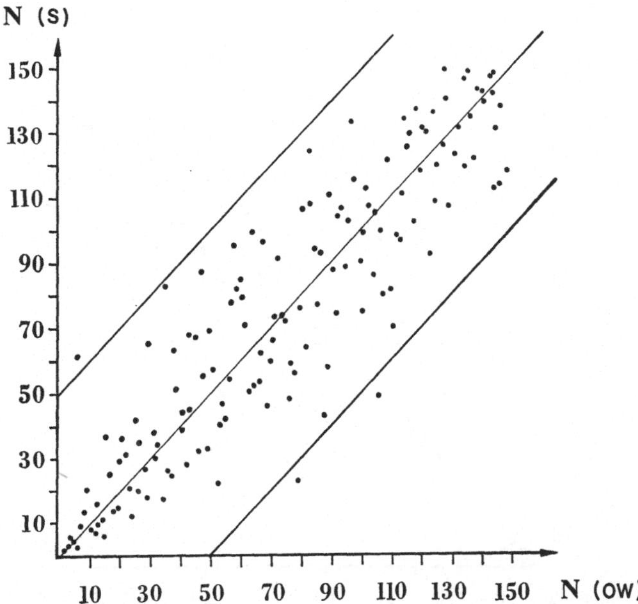

Abb. 24. Gleiche Gruppen wie in Abb. 23 (Heimkehrer Ost und West sowie Sektionen Heidelberg), jedoch Vergleich der Nebenbefunde. Der Korrelationskoeffizient ist auf r = 0,68091 angestiegen, was bei gleicher Auswahl der Diagnosengruppen nur auf die Unterscheidung zwischen Haupt- und Nebenbefund zurückzuführen ist

enger miteinander korrelieren als Gesamtbefunde und Hauptbefunde gleicher Untersuchungsgruppen (ohne Abb.).

Bei der Diskussion der Untersuchungs- und Vergleichsgruppen wurde festgestellt, daß zwischen den Heimkehrern (Ost und West) und den Sektionen Heidelberg erhebliche Divergenzen bezüglich des Einzugsgebietes und auch der gesamten Erhebungs- und Dokumentationssituation angenommen werden müssen. Demgegenüber ist es umso erstaunlicher, daß allein die Trennung des Nebenbefundes vom Gesamtbefund für den Nebenbefund eine solch hohe Korrelation zwischen den Heimkehrern und den Sektionen Heidelberg ergibt. Für die Folgefälle hingegen wurden in etwa gleiche Auslese- und Erhebungsbedingungen angenommen. Folglich erwarten wir für diese Gruppe einen noch höheren Korrelationskoeffizienten derart, daß die Vergleiche der Heimkehrer (Ost und West) und der Folgefälle für die einzelnen Befundklassen des Nebenbefundes einen noch stärkeren Zusammenhang ergeben (Abb. 25).

Der errechnete Korrelationskoeffizient ist mit 0,78167 bedeutend höher als der des vorherigen Vergleiches mit r = 0,68091. Die Zahl derjenigen Diagnosengruppen, die sich außerhalb eines engen, durch die aufgeführten Geraden y = x + 50 und y = x — 50 nur lose angedeuteten Streuungsbereiches befinden, ist sehr gering. Zu beachten ist, daß der Zuwachs der Kor-

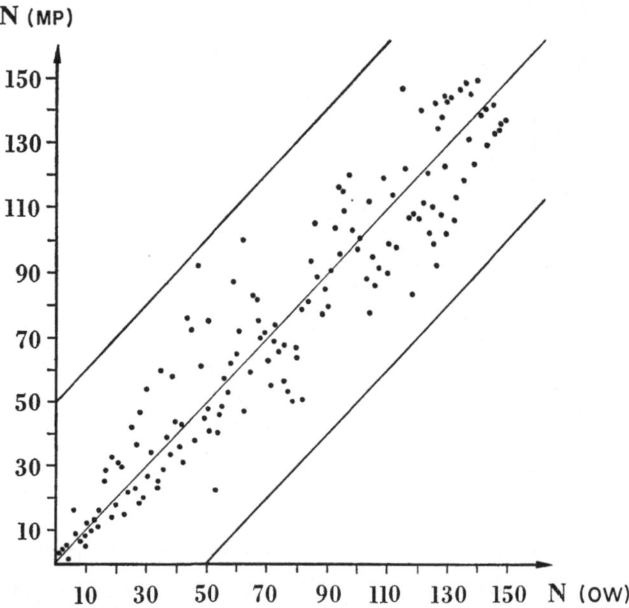

Abb. 25. Gegenüberstellung der Nebenbefunde der Untersuchungsgruppen (Heimkehrer Ost und West) und der Folgefälle (Abszisse bzw. Ordinate). Der Korrelationskoeffizient ist mit r = 0,78167 weiter angestiegen. Zu beachten ist, daß bei keiner der hier vorgestellten Rangzahlengegenüberstellungen eine systematische Verzerrung im Sinne einer Änderung der Steigung zu beobachten ist. Ein systematischer Fehler ist durch die angewandte Prozedur demnach nicht aufgetreten

relationskoeffizienten in diesen hohen Bereichen über 0,7 ganz erheblich ist und voll unsere oben skizzierte Hypothese stützt.

Mit dieser Gegenüberstellung der Rangzahlhäufigkeiten verschiedener Befundklassen bei den von uns zur Diskussion gestellten Untersuchungs- und Vergleichsgruppen konnte der Nachweis erbracht werden, daß das von uns vorgestellte Gesamtmodell konsistent und plausibel ist derart, daß von *diesen* Voraussetzungen her nur Argumente für eine weitere Bearbeitung des Gesamtkollektivs erbracht werden konnten. Wesentliche formale Argumente (nur bezogen auf diese quantitativen Vergleiche), die gegen das Gesamtmodell sprechen, konnten nicht dargestellt werden. (Wir weisen noch einmal darauf hin, daß von der Anwendung weiterer statistischer Verfahren auf die hier vorgestellten Rangzahlvergleiche bewußt Abstand genommen wurde. Es hieße, ein solch einfaches Prinzip überfordern, wollte man eine ausgiebige interpretative Statistik anschließen).

VIII. Dokumentation und Statistik

1. Dokumentation

Die Dokumentation sämtlicher Sektionsfälle der Untersuchungs- wie Vergleichsgruppe wurde von einem Team von langjährig angelernten, studentischen Hilfskräften vorgenommen. Die gesamte Zeitdauer der Datenaufnahmen betrug (mit Unterbrechungen bedingt durch die nur langsam eintreffenden Folgefälle) nicht ganz 2 Jahre. Die jeweils vorherige Durchsicht und Gliederung des Gesamtprotokolls in Haupt- und Nebenbefund sowie in die Todesursachen erfolgte zuvor in etwa dem gleichen Zeitraum. Die approbierte Ärztin (Frau Dr. U. Müller), die diese Tätigkeit wahrnahm, hatte auch gleichzeitig die Aufsicht über das gesamte Verschlüsselungsprogramm.

Die Codierung erfolgte nach dem sog. „over-cross"-Verfahren (JACOB, 1965, 1967). An dieser Stelle sei die Anmerkung erlaubt, daß uns keine größere, gezielte Auswertung von Sektionsdiagnosen bekannt geworden ist, bei der ein halbautomatisches oder vollautomatisches Verfahren zur Anwendung gekommen wäre. Die uns bekannten größeren Statistiken wurden entweder über Suchverfahren von Hand oder Ablochverfahren mit nachfolgender Maschinen- oder Computer-Sortierung gewonnen.

Der Personalaufwand unseres Verfahrens ist erheblich – trotzdem blieben die Gesamtkosten jedoch außerordentlich niedrig. Die Fehlerquote falsch codierter Diagnosen (entweder durch die Wahl eines falschen Codebegriffes, wobei dieser aber nicht als formal falsch erkannt werden kann; durch die Wahl eines Codebegriffes, der auch formal als falsch erkannt werden kann oder durch Weglassen eines Begriffes) liegt nach eingehender Prüfung insgesamt unter 5 %. Bei dem hier vorgestellten Material wurden laufende Kontrollen der Fehlerrate während des Codiervorgangs vorgenommen, nachträglich wurden zusätzliche Stichproben bestimmter Diagnosen in den verschiedenen Untersuchungs- und Vergleichsgruppen ausgezählt.

Bisher wissen wir von keinem Dokumentationsverfahren, das bei einem derart niedrigen Gesamtaufwand in einer relativ kurzen Zeit eine solche Menge differenziertester Informationen mit billigstem Maschinenpark gerecht würde. Noch heute befinden sich die verschiedenen sog. vollautomatischen Dokumentationsverfahren in der Pathologie noch immer weit unter der Schwelle der Praktikabilität (Stand: 1. 10. 1973).

Der Zeitaufwand für die vollständige Codierung eines Falles mit anschließendem Doppeln des Lochstreifens beträgt zwischen 20 und 30 Minuten

Pathologisches Institut der Universität Heidelberg

Klinik: Krankenhaus Salem	Station: I 4	
Name, Vorname: MOLZ, Karl	Beruf: Rentner	704/71
Geburtsdatum: 5.5.1898	Fam.-Stand: verh.	
Wohnort: Bammental, Reichelsheimerstr. 23		

Aufgenommen in die Klinik am: 12.5.1971   Krankenblatt Nr. 23981

Gestorben am 17.6.1971   16,00hr   Behand. Arzt: Dr. Oestreicher

Obduziert am 19.6.1971   Uhr   Obduz. Arzt: Dr. Höpker

Klin. Diagnose: Oesophagusvarizen? Magen-Darm-Tu? Ileus?
Anämie (6,0 Hb)

Hauptdaten der Krankengeschichte:

"Früher besund. Seit Ostern 1971 Appetitlosigkeit, st. Gewichtsabnahme. 11.5.71 pechschwarze Durchfälle. Einmal helles Blut er-
brochen. Schmerzen im rechten Unterbauch und übrigen Bauch, gel.
Schmerzen beim Schlucken. Früher starker Mosttrinker".

<u>Th.:</u> Bluttransfusionen, parent. Ernährung, Topostesin, Eismilch, He-
pasteril, Romigon, Hepatofakt, Strophantin usw. (Rö. bisher
nicht möglich).

Obduktion — <u>erwünscht</u> — nicht gestattet.
Wünsche an den Obduzenten:

gez.: Dr. Oestreicher
Unterschrift des beh. Arztes

Obduktionsbericht

an Herrn / Frau Dr. med. Oestreicher, Krankenhaus Salem, Heidelberg

Pathologisch-anatomische Diagnose

Grundkrankheit: Sepsis.

Todesursache: Rechtsherzversagen.

    bitte wenden!

Abb. 26. Titelblatt des Sektionsprotokolles aus dem Pathologischen Institut Heidelberg
(Sektionsnummer 982/68)

Hochgradige verschließende und verkalkende Coronararteriensklerose, disseminierte Schwielen in der Herzhinterwand. Schlaffe Dilatation beider Kammern, Pleuraergüsse beiderseits (links 1000 ml; rechts 500 ml), Herzbeutelerguß (180 ml), Ascites (1000 ml).

Feinknotige Lebercirrhose mit hochgradiger Leberschrumpfung, Induration der Milz, Perisplenitis cartilaginea. Chronische Cholecystitis und Cholangitis. Handtellergroßes Ulcus in der Mitte der Magenstraße mit durch das Quercolon gedeckter Perforation. Multiple peritoneale Verwachsungen: Verwachsungen der terminalen Ileumschlingen, flächenhafte Verwachsungen im Bereich der Milz und der Gallenblase mit dem Zwerchfell (!), Quercolon, Omentum minus.

Sepsis mit multiplen herdförmigen Bakterienrasen in der terminalen Strombahn der Leber, der Milz, der Lunge und der Nieren, sowie ausgedehnten septischen Metastasen in beiden Nieren. Fibrinreiche intravasale Mikrothromben in den Glomerulumschlingen beider Nieren mit beginnender Ausbildung einer doppelseitigen Nierenrindennekrose (Sanarelli-Shwartzman-Äquivalent).

Faßthorax, weiter epigastrischer Winkel: Chronisch-substantielles Lungenemphysem mit zylindrischen Bronchiektasen. Chronische Bronchitis und Peribronchitis, jetzt eitrig. Zwerchfelltiefstand beiderseits. Hypostase beider Lungenunterlappen. Zartes Gefäßsystem: Lipoidose der Lendenaorta, Ektasie der Iliacalarterien. Arterio-Arteriolosklerose der Nieren, hochgradige Vakatwucherung des Sinus- und perirenalen Fettgewebes. Diffuse Prostatahypertrophie, Balkenharnblase, Atrophie der Hoden.

Entspeicherung der Nebennierenrinde. Einzelnes Divertikel im Colon ascendens, pendulierender Polyp im Colon descendens.
Struma parenchymatosa.

Hydrocephalus internus et externus. Stirnhirnatrophie, Leptomeninxfibrose. Vollständig gereinigte Erweichung im rechten Occipitalpol. Allgemeine hochgradige Osteoporose.

6.7.1971 (T)

(Priv. Doz. Dr. U. Bleyl)
Oberarzt

(Unterschrift) ____________________

Der Sektionsbericht darf zu wissenschaftlichen Arbeiten u. Gutachten nur mit Genehmigung der Institutsdirektion verwertet werden

Diagnose abgesandt am: 25.6.1971 Sekretariat: I/6

Abb. 27. Vollständige pathologisch-anatomische Diagnose des Sektionsfalles SN 982/68 vom 16.9.1968

Journal

```
 1.  00982/68 01  77  y

 2.  a0709a   f0806f   h1011h   p0007p   s0045s   y

 3.  =01=71  =02=169  =03=350  =04=460  =05=625  =06=640  =07=1410  =08=200  =09=130  =10=140  y

 4.  m4201m   m4200m   m4212m   m4205m   m4208m   y

 5.  -3212-            y

 6.  -3411-            -3111-           .2706.  -4100-  .1744.  -4004-  .3705.  -4004-  .4411.  -2404-  y

 7.  -3104-            .5711.  -3112-   .5775.  -4102-  -2804-          .2703.  -4111-  .3105.  -4006-  -3611-          y
     .6310.  -4111-   $4507$  -4111-   -3601-          .0410.  -4111-  -2406-          .2423.  -3906-  .6734.  -4102-  y
     -2707-           -2702-           -2911-          -2809-          -3011-          .4771.  -3909-  -2503-          y
     .6571.  -3903-  -2309-            -2308-          y
11.  k4002k  zy
```

Kontrolle

```
 1.  00982/68 01  77  y

 2.  a0709a   f0806f   h1011h   p0007p   s0045s   y

 3.  =01=71  =02=169  =03=350  =04=460  =05=625  =06=640  =07=1410  =08=200  =09=130  =10=140  y

 4.  m4201m   m4200m   m4212m   m4205m   m4208m   y

 5.  -3212-            y

 6.  -3411-            -3111-           .2706.  -4100-  .1744.  -4004-  .3705.  -4004-  .4411.  -2404-  y

 7.  -3104-            .5711.  -3112-   .5775.  -4102-  -2804-          .2703.  -4111-  .3105.  -4006-  -3611-          y
     .6310.  -4111-   $4507$  -4111-   -3601-          .0410.  -4111-  -2406-          .2423.  -3906-  .6734.  -4102-  y
     -2707-           -2702-           -2911-          -2809-          -3011-          .4771.  -3909-  -2503-          y
     .6571.  -3903-  -2309-            -2308-          y
11.  k4002k  zy
```

Abb. 28. Vollständiger Codierungsausdruck (Journal und Kontrollschrift) des Sektionsfalles SN 982/68. Es finden sich in Zeile 1: Laufende Nummer, Geschlecht, Alter; Zeile 2: Familienstand, Sekant, besondere Angaben; Zeile 3: Organgewichte; Zeile 4: Histologieverweis; Zeile 5: Todesursachen; Zeile 6: Grundkrankheit mit gewichteten Diagnosen; Zeile 7: Sonstige Diagnosen; Zeile 11: Kartenart. Zeilenende ist mit „y“, Fallschluß mit „zy“ markiert. Bitte beachten: Für einige Diagnosen werden (aus Sortierungsgründen zur Kennzeichnung von Oberbegriffen) zwei Codewörter angegeben. Der hier verwendete Oktalcode wird maschinenintern in einen Dualcode verwandelt und kann auf einer Lochkarte ausgestanzt werden. Jeder so codierte Fall hat auf *einer* Lochkarte Platz (inklusive Rücksortierung der verwendeten Codekarten). Aufgenommen wurden jeweils folgende Angaben (Abb. 26, 27, 28):

 1. Laufende Nummer (4stellig, eigene fortlaufende Numerierung mit Angabe des Pathologischen Institutes);
 2. Sektionsjahr (2stellig);
 3. Geschlecht, Mehrlingseigenschaft (männlich, weiblich, Zwitter, Zwilling, Mehrling);
 4. Alter (2stellig, vollendete Lebensjahre);
 5. besondere Angaben (Gutachten, Außensektion, Eingangspräparat, neuropathologischer Befund, Photo, wissenschaftliche Bearbeitung, Versorgungsakten, Exhumierung, pathochemischer Befund, bakteriologischer Befund);
 6. Familienstand (ledig, verheiratet, verwitwet, geschieden);
 7. Todesursache (bis zu 3 verschiedenen Diagnosen nach von uns verwendetem Diagnosenschlüssel);
 8. Histologischer Befund (nur Angabe des befundeten Organes: Leber, Milz, Lunge, Herz, Pancreas, Gehirn, Gefäße, Knochenmark, Lymphknoten, Niere, Endokrinium, Magen – Darm, Genitale, sonstige);
 9. Körpergewicht (in kg);
10. Körperlänge (in cm);
11. Organgewichte (in g: Gehirn, Herz, Lunge rechts, Lunge links, Leber, Milz, Niere rechts, Niere links, Nebenniere rechts, Nebenniere links);
12. gewichtete Diagnosen (sog. Hauptbefund) insgesamt 6, wobei die erste gewichtige Diagnose als Grundkrankheit definiert ist;
13. sonstige Diagnosen (sog. Nebenbefund) insgesamt bis 49;
14. Kartenart.

Für die Ziffern 2 – 13 wurde neben den verschiedenen Merkmalen auch jeweils die Rubrik „keine Angabe" aufgenommen.

In einem zweiten, hiervon unabhängigen Arbeitsgang wurden in mühseliger Detailarbeit aus dem Sektionsgutachten der Heimkehrer (Ost und West) folgende Angaben zusätzlich verschlüsselt (jeweils für 1. und 2. Weltkrieg getrennt):

1. Beginn des Wehrdienstes (Jahr);
2. Dauer des Wehrdienstes (Monat);
3. Beginn der Gefangenschaft (Jahr);
4. Dauer der Gefangenschaft (Monate);
5. Ende der Gefangenschaft (Jahr);
6. Minderung der Erwerbsfähigkeit bezogen auf den Wehrdienst;
7. Minderung der Erwerbsfähigkeit bezogen auf die Gefangenschaft;
8. Minderung der Erwerbsfähigkeit insgesamt (wobei dies aus verständlichen Gründen nicht unbedingt die Summe aus Wehrdienst und Gefangenschaft zu sein braucht).

Auch bei diesen Angaben wurde zusätzlich die Rubrik „keine Angabe"
aufgenommen. Die nach einem besonderen Schema konstruierten Erhebungs-
bögen wurden auf Ablochbelege übertragen, konventionell abgelocht und zu
den verschlüsselten Diagnosen der einzelnen Fälle hinzugespeichert.

2. Auswertung und Statistik

Die Auswertung dieses umfangreichen Materiales beschränkte sich zunächst
auf die Erstellung von Tabellen. In einem zweiten Schritt wurden die Daten
zu den hier zur Auswertung gekommenen 149 Diagnosengruppen verdichtet,
die Kontingenztafeln erstellt und ein Großteil der hier vorgestellten statistischen Berechnungen anhand des χ^2-Testes vorgenommen. Die große Daten-
menge machte vor allem für das Erstellen der zahlreichen Tabellen und angesichts des sehr differenzierten Materiales bei insgesamt 2 800 verschiedenen
Diagnosen erhebliche Rechenzeiten erforderlich[2]. Die hier vorgestellte Auswertung beschränkt sich ausschließlich auf Kontingenztafeln zwischen den
Untersuchungs- und Vergleichsgruppen und den jeweiligen Befundgruppen.
Häufigkeitsverteilungen, Tabellen und Tests wurden in einem Arbeitsgang
erarbeitet. Zusätzlich zu den hier aufgeführten Tests wurden errechnet
1. Kontingenztafeln, die sich auf Diagnosenkombination innerhalb der einzelnen Gruppen bezogen;
2. mehr- (bis 5)-dimensionale Kontingenztafeln, die vor allem je 2 Diagnosen, Befund, Gruppe und Alter einschlossen, jedoch auch der Länge des
   Wehrdienstes und der Gefangenschaft und der Minderung der Erwerbsfähigkeit gegenübergestellt wurden;
3. Diskriminanzanalysen zur Beschreibung und Trennung vor allem der
   Untersuchungs- und Vergleichsgruppen.
Auf Einzelheiten der Auswertungsmethodik sei auf die zusammenfassenden Darstellungen von JESDINSKY (1968) und HÖPKER (1970) verwiesen. In
allen Fällen, in denen die Erwartungswerte der Vierfeldertafeln kleiner als
5 waren, wurde nach FREEMAN und TUKEY (1950) transformiert, die Freiheitsgrade wurden belassen. Bei den zwei- und mehrdimensionalen Mehrfeldertafeln wurden die Rechnungen vollständig abgebrochen, wenn ein Er-
wartungswert kleiner als 1 oder mehr als $^1/_4$ der Erwartungswerte kleiner
als 5 war. Auch eine fehlende Zeilen- oder Spaltenbesetzung führte zu einem
Abbruch der Rechnung. Die Freiheitsgrade wurden entsprechend herauf-
gesetzt, wenn mehr als eine Zeilenbesetzung gleich Null war.
Die zur Auswertung gelangten Diagnosen nehmen einen vertretbaren Anteil an der Gesamtzahl der insgesamt codierten Diagnosen und Befunde ein.

---

[2] An dieser Stelle sei nochmals Herrn Prof. G. WAGNER (Institut für Dokumentation,
Information und Statistik am Deutschen Krebsforschungszentrum) gedankt, daß er uns
einen großen Teil der hierzu erforderlichen Rechenzeiten zur Verfügung gestellt hat.

Die berechneten (jedoch nicht vollständig hier vorgestellten) 149 Diagnosengruppen setzen sich zusammen aus 1 101 verschiedenen Diagnosen. Bei insgesamt etwa 2 800 codierten unterschiedlichen Diagnosen ergibt sich damit ein ausgewerteter Anteil von etwa 40% (39,32%). Die Häufigkeiten dieser Diagnosen addiert, ergibt eine Gesamtzahl von 37 279, d. h. von den 74 152 codierten Diagnosen und Befunde sind insgesamt etwa 50% in die interpretierten Rechnungen eingegangen (50,27%) (vgl. Tabelle 4).

Mit diesen Angaben soll angedeutet werden, daß zur Stützung der formalen und auch inhaltlichen Hypothesen im Material eine genügend große „Restvariabilität" verbleibt.

IX. Interpretation

Bei der Interpretation der Ergebnisse wurden unkonventionelle Wege beschritten. Nicht unbesehen wurden die aus anderen Studien mitgeteilten Angaben den eigenen Berechnungen gegenübergestellt, auch wurden diese nur aus der Vielzahl der statistischen Entscheidungen heraus bewertet. Keine der hier gemachten Aussagen, weder aus der Literatur noch aus dem eigenen Material, stützt sich auf *ein* Testergebnis – immer wurden die Information aus vielen Testen und Vergleichen kritisch zusammengeführt.

Da aus der Literatur keine Studie ersichtlich war, deren Ergebnisse wenigstens zum Teil mit den hier vorgestellten verglichen werden konnten, mußte Vergleichbarkeit hergestellt werden. Aus den bereits anfangs diskutierten Gründen haben wir uns zu folgendem Vorgehen entschlossen:

1. Sämtliche Arbeiten wurden dahingehend geprüft, ob vollständige Tabellen enthalten waren.
2. Von den relevanten Angaben in den entsprechenden Publikationen wurde versucht, Kontingenztafeln zu konstruieren, die den gleichen Testverfahren unterworfen wurden wie die eigenen errechneten Werte.
3. Die so gewonnenen neuen Ergebnisse aus der Literatur wurden den eigenen Ergebnissen gegenübergestellt und diskutiert.

Dieses Vorgehen wird sicherlich nicht die Zustimmung orthodoxer Methodiker finden. Vor allem wird man sich dagegen wehren, im *nachhinein* Auswertungsverfahren an ein Material anzulegen, für das dieses Material von *vorneherein* nicht vorgesehen war. Weit gefehlt! Sämtliche uns aus der Literatur bekannten Autoren und Autorengruppen haben unter den gleichen formalen Hypothesen, unter denen wir getestet haben, ihre Tabellen erstellt – jedoch sämtlich in Unkenntnis möglicher weiterführender statistischer Auswertungsverfahren! Wir haben jedoch Erwartungswerte oder Häufigkeiten verschiedener Studien nicht in einem formalen interpretativem Ansatz zusammengeführt (obwohl dieses bei bestimmten Tests durchaus möglich ist). Welch „Informationsreserve" auch in den alten, Jahrzehnte zurückliegenden Arbeiten enthalten ist, haben wir versucht am Kapitel der Lebererkrankungen zu demonstrieren. Es entsteht der Eindruck, als ob hinter dem strengen Formalismus einer Methode jeder ernst gemeinte (wenn auch im Einzelfalle unzureichende) Versuch zur Klärung bestimmter Sachverhalte abgetan und diskriminiert wird. Wir neigen dazu, hinter einer solchen Einstellung vor allem psychologische Probleme zu sehen.

Dies soll kurz erläutert werden:

1. Betrachtet man einzelne Krankheitsgruppen (wie z. B. die Lebercirrhose), so ist die Literatur reicher an (sehr oft persönlich diffamierenden) Kontroversen denn an der Mitteilung neuer Ergebnisse.

2. Es gibt zahlreiche Autoren, die sich die Interpretation ihrer Ergebnisse außerordentlich leicht gemacht haben. Oft wurde eine ernsthafte pathogenetische Interpretation aus Gründen einer bereits vorgefaßten zustimmenden oder ablehnenden Haltung schlicht abgelehnt. Hierunter fallen auch methodisch vorzügliche Untersuchungen! Wer aber soll die gewonnenen Ergebnisse interpretieren, wenn nicht der Autor selbst? Unser Verhalten bezüglich der nachträglichen statistischen und inhaltlichen Interpretation geht zurück auf die mehr oder weniger unwissenschaftliche Haltung der Autoren früherer Publikationen.

3. Selbstverständlich ändern sich mit der Zeit die Auswertungsfragen und auch die Fragestellungen zu neuen Studien. Es ändern sich auch Beweggründe und Bedürfnisse zu einer Gesamtschau. Ausschließlich die ganz frühen Arbeiten haben sich um eine solche Gesamtschau der Spätschäden nach extremen Lebensverhältnissen bemüht, in sämtlichen späteren Arbeiten (so weit sie methodisch überhaupt bis an dieses Stadium der Interpretation herangekommen sind) haben diese vor einer Konfrontation mit den gängigen klinischen und patho-anatomischen Erfahrungen zurückgeschreckt, geradeso, als ob die medizinische Problematik eine grundsätzlich andere sei, und die Erkrankungen unter extremen Lebensbedingungen prinzipiell von denen verschieden wären, welche auch unter normalen Bedingungen das Panorama der klinischen Medizin ausmachen. Eine Kenntnisnahme und Interpretation der teilweise sehr ausführlichen und ausgezeichneten ausländischen Literatur hat im Zusammenhang mit Spätfolgen nach extremen Lebensbedingungen nicht stattgefunden.

Gerade diese Einstellung der Autoren – die fehlende wissenschaftliche Auseinandersetzung auf der einen Seite mit den bekannten klinischen Krankheitsbildern und die methodisch mangelhafte Bearbeitung des jeweiligen Materials auf der anderen – haben den jahrzehntelangen praktischen Wissensstillstand auf diesem sozial so sehr relevanten Gebiet begründet. Indiz und gleichzeitig Beweis: Die teilweise groteske Hilflosigkeit der begutachtenden Ärzte und der (be-)urteilenden Behörden.

Einer Gefahr sind wir uns allerdings bewußt: Bei einer nachfolgenden, teilweise jahrzehntelang zurückliegenden (auch statistischen) Interpretation müssen die besonderen Gegebenheiten berücksichtigt werden, die nicht nur die Situation der jetzt diskutierten Studie charakterisieren, sondern auch im Detail den Zeitumständen gerecht werden. So sind wir z. B. nur durch ein genaues Studium der Gefangenschaftssituation auf den beiläufigen Hinweis gestoßen, daß auch während der Gefangenschaft in einigen Lagern in großem Maße Bluttransfusionen vorgenommen wurden – ein Hinweis, der für die Diskussion späterer Lebererkrankungen von erheblicher Bedeutung sein dürfte.

Bewußt haben wir auf den Begriff der „Voralterung" verzichtet. Wir sind nicht der Ansicht, daß es so etwas wie „Voralterung" nicht gäbe, glauben jedoch, daß er heute noch zu wenig operationalisierbar ist, als daß wir auf diesen bei der Interpretation einer Vergleichsstudie zurückgreifen könnten. Unserer Ansicht nach müssen wir so lange auf den Begriff der Voralterung im Rahmen der pathologischen Anatomie verzichten, als die Gefahr bestehen könnte, daß sich dahinter, bedingt durch unsere fehlende pathophysiologische Detailkenntnis, genauere pathologische Befunde verbergen könnten. Die Parallelität dieses methodischen Einwandes gegenüber der Voralterung und dem früher heftig diskutierten Begriff der „Altersschwäche" ist auffallend. Hält man sich jedoch an die Forderung, daß die deskriptiv und interpretativ mitgeteilten Beobachtungen in Form von Befunden und Diagnosen

1. eine praktische Handlungsanleitung für den Arzt darstellen sollen und
2. mit einem möglichst großen reproduzierbaren Inhalt auszustatten sind,

so wird man immer bestrebt sein, solche Begriffe wie Voralterung und Altersschwäche durch detaillierte Befunde zu ersetzen. Am Beispiel der Arteriosklerose haben wir uns eingehend mit den altersabhängigen Veränderungen der Gefäße beschäftigt – ohne daß man diesen generell einen Krankheitswert hätte zuschreiben können. Mit LANGE (1973) haben wir versucht, ein biologisches Altersäquivalent zu definieren. Am Beispiel ausgedehnter morphologischer Untersuchungen am gesamten arteriellen Gefäßbaum ist bereits ein Modell des Gefäß-Altersäquivalentes erarbeitet worden (HÖPKER et al., 1972; HÖPKER und WEGENER, 1973). Grundsätzlich kann dieser Problematik nur an einem gezielt erhobenen Untersuchungsgut nachgegangen werden. Für die weiteren Fragestellungen der Spätfolgen nach extremen Lebensbedingungen ist sie ohne Bedeutung.

Zusammenfassend dürfen wir unsere Ansicht formulieren:

1. Während extremer Lebensumstände geschieht grundsätzlich nichts anderes als das, was jeder Arzt tagtäglich in Klinik und Praxis erlebt – nur die Umstände und hierdurch bedingte individuelle Reaktionen sind andere.
2. Die mitgeteilten Krankheiten unter extremen Lebensbedingungen müssen „bekannte" Krankheiten sein – wenn auch mit einer besonderen situationsbedingten Ausprägung im Sinne eines „Gestaltwandels" (DOEER et al., 1957).
3. Die wesentliche Folge extremer Lebensbedingungen ist die starke Auslese (Selektion durch den Tod). Diese wurde zwar immer wieder beschrieben, ist jedoch bei der Diskussion einzelner Ergebnisse in der Regel praktisch unberücksichtigt geblieben. Selbst in unserem Sektionsmaterial können wir nicht umhin, von einer „Auswahl der Robusten" (IMMICH, 1967) zu sprechen.

X. Diskussion des Gesamtmodelles

Die grundsätzlichen methodischen Einwände und Fehlermöglichkeiten dieser Studie bleiben ohne Zweifel bestehen. Bei der beschriebenen Ausgangssituation ist auch nicht zu erwarten, daß sie grundsätzlich entkräftet werden können. Wir sehen bereits dann einen methodischen Fortschritt realisiert, wenn es gelingen sollte, die einzelnen Fehler so zu beschreiben, daß sie als diskutable Größen in die inhaltliche Interpretation eingeführt werden können. Angesichts der Fragestellung und des uns anvertrauten Untersuchungsgutes sehen wir prinzipiell keine andere Möglichkeit in einer Erweiterung des methodischen Ansatzes, als
1. die vorgenommene Unterscheidung in die verschiedenen Untersuchungs- und Vergleichsgruppen;
2. die strenge Klassifizierung der Befunde und Diagnosen.

Ausführliche Vorstudien über das quantitative Verhalten sog. Diagnosensprachen haben zu dem Konzept der Rangzahlgegenüberstellung (HÖPKER, 1970) geführt. In der methodischen Studie von KOCHEN (1963) sind wir auf die Arbeiten von ZIPF (1935) aufmerksam gemacht worden. Dieser von ZIPF konzipierte linguistische Ansatz erfuhr von APOSTEL und MANDELBROT eine wesentliche formale Modifikation. Die ausführliche Erarbeitung quantitativer Aspekte der Linguistik geht auf BENSE (1962) zurück. Die Wertigkeit dieser Methoden innerhalb der gesamten Informationswissenschaft wird von MEYER-EPPLER (1969) ausführlich beschrieben, auf die technische Relevanz und Anwendungsmöglichkeit hat STEINBUCH (1967) hingewiesen. Interessante Aspekte einer weiterführenden Theorie komplexer Systeme wurden von VOSS (1969) vorgetragen, wobei die Anwendung auf medizinische Schlüsselsysteme und Thesauri von HÖPKER (1972) erörtert wird. Der kürzlich verstorbene Augenarzt aus Calw, H. L. SCHNEIDER, hat über die gegenwärtig aktuelle methodische Diskussion hinweg auf die zunächst sprachlichen Eigenschaften der medizinischen Terminologie hingewiesen (1969). Das von ihm erarbeitete „Wörterbuch der Augenheilkunde" (zusammen mit H. SUNKEL, 1967) ist die wohl detaillierteste Ausarbeitung von Begriffen und deren Bezugssystem innerhalb einer medizinischen Disziplin.

Das Thesaurusproblem darf heute als das Basisproblem in der Medizin bezeichnet werden (DIEMER, 1972; FUGMANN, 1962; GORDON, 1968; HÖPKER, 1970, 1971, 1972; HÖPKER *et al.*, 1973; IMMICH, 1965, 1966; SOERGEL, 1969; THIMM, 1964) und beeinflußt nachhaltig die Prozeduren technischer Lösungen wie inhaltlicher Nutzung der gespeicherten Information (HÖPKER *et al.*, 1973). Die wechselseitige Koppelung zwischen Thesaurus und Informationssystem hat generell noch zu wenig Beachtung gefunden.

Bisher haben jedoch Argumente anderer Wissenschaftsbereiche bei der

Erörterung grundsätzlicher Fragen der Dokumentation in der Medizin und speziell in der Pathologie kaum Gehör gefunden. Fuchs (1965) beschrieb ausführlich die formalen Voraussetzungen der klinischen Befunddokumentation. Die Wechselwirkung zwischen Befundstruktur und Dokumentationsablauf (Höpker, 1972) sowie die Bedeutung eines umfassenden und universell gegliederten Thesaurus innerhalb eines Informationssystemes (Höpker *et al.*, 1973) ist für die Pathologie erkannt worden. Auf die einfache Handhabe formaler Betrachtungsweisen auch in der Beurteilung der Textverarbeitung in der Medizin haben Kayser und Höpker (1973) hingewiesen.

Wohl der erste, der in größerem Ausmaße Maschinenlochkarten zur pathologisch-anatomischen Befunddokumentation benutzte, war Thierbach (1961). Er verfügte auch als erster über ein größeres, detailliert ausgewertetes patho-anatomisches Untersuchungsgut (Thierbach, 1965). H. Becker (1964, 1965, 1966) sowie Becker *et al.* (1969) und Ratzenhofer und Becker (1967) haben dann in größerem Umfange eine Befunddokumentation mit Maschinenlochkarten in der pathologischen Anatomie betrieben. Wahrscheinlich verfügt die Grazer Arbeitsgruppe über das größte auf Magnetband gespeicherte Material patho-anatomischer Herkunft.

Im eigenen Hause wurden nach den grundlegenden Untersuchungen von Hienz *et al.* (1961) andere Wege der Dokumentation beschritten, die zu dem von Jacob (1965, 1967) konzipierten „over-cross"-Verfahren führten. Die Kumulation des Thesaurus und erste systematische Untersuchungen wurden von Höpker (1970) vorgenommen. Bereits 1969 hat die Arbeitsgruppe um Röttger versucht, das Konzept eines vollautomatischen Codierungsverfahrens in der pathologischen Anatomie zu realisieren. Doch sind die anfangs sehr euphorisch begonnen Bemühungen trotz intensiver methodischer Anstrengungen bisher nicht zu einem praktikablen Verfahren gediehen. Auch die von Smith und Melton (1963) sowie Lamson (1965) propagierten Verfahren, die sehr große Ähnlichkeit mit dem Konzept der Frankfurter Arbeitsgruppe um Röttger aufweisen, ist es still geworden. Ob der vielversprechende Ansatz von Becker (1972) und Gell und Becker (1973), die eine Klartextanalyse auf Snop-Basis ansteuern, auch den Bedürfnissen der Praxis gerecht wird, muß die Zukunft erweisen.

Während Beckenkamp (1962), Gall (1969), Heite (1963), Ihm (1965), Koller (1963) und Wagner (1957) mehr auf die allgemeine Bedeutung der Dokumentation auch im Rahmen von klinischen Informationssystemen (KIS) hinweisen, geben andere Autoren bereits Übersichten über bestehende Systeme (Ball, 1971; Crocker, 1972; Korein *et al.*, 1966; Meyers *et al.*, 1970; Nettleton und Yoder, 1964 sowie Schapiro, (1967). Mit dem Problem des Protokolls (Höpker, 1972) verknüpft sind die Erörterungen der formalen Grundlagen der automatischen Klassifikation (Jesdinsky, 1972; Koller, 1967, Koller *et al.*, 1972, Lange, 1969, 1971; Leiber, 1968; Liebau, 1964; Manning und Watson, 1966; Westmeyer, 1972). Diskutiert man die formalen Ansprüche, die hinter dem Problem der „automatisierten Diagnosenhilfe" stehen, so wird man erstaunlicherweise zunächst auf ganz banal klingende, jedoch grundsätzliche Probleme zurückgeworfen (OLBRICH, 1965).

Inhaltlich sei zunächst auf den „Gestaltwandel klassischer Krankheitsbilder" (DOERR *et al.*, 1957) hingewiesen. Doch auch die medizinische Entwicklung allein vermag die Stellung der Diagnose und des medizinischen Befundes erheblich zu beeinflussen (GRIESSER, 1965; GROSS, 1969; HOLLE, 1965). Besondere Beachtung haben Qualität und Aussagefähigkeit des Nullbefundes und damit die Problematik um den „Normalwert" gefunden (ASHTON und ZUCKERMAN, 1956; BENSON, 1972; BROOKE, 1962; DORN, 1955; FLETSCHER, 1964; GRÜNTZIG, 1968; IMMICH, 1964; KOCH und BECKER, 1958; KOLLER, 1956, 1964; MAINLAND. 1955; NACKE, 1958; NACKE und WAGNER, 1964; PIPBERGER, 1968; PLATT, 1952; POPPE und WAGNER, 1956; WAGNER, 1966, 1970; WEIBEL und ELIAS, 1967). Neuere Aspekte auch zum Problem des Normalwertes werden von LANGE *et al.* (1973) und HÖPKER und WEGENER (1973) verfolgt.

Auch von seiten der Epidemiologie (ALLERBECK, 1972; COCHRANE, 1971, DAMMIN, 1969; ECKART *et al.*, 1970; GEIDEL, 1969; GRÜNTZIG, 1969; GRÜNTZIG *et al.*, 1968; GRÜNTZIG und GALLA, 1970; HEYDEN, 1969; REDAKSIE, 1970; ROSEN, 1970; ROSENKRANZ und LANGE, 1969; SEAL, 1969; SEIDEL, 1971) sind Befundprobleme nicht nur als erhebungsbedingtes, sondern auch als methodisches Problem des MEDICAL RECORD LINKAGE im Rahmen der elektronischen Datenverarbeitung evident geworden (ACHESON, 1969; BRIDGES-WEBB, 1969; DUNN, 1946; FRITZE und WAGNER, 1969; JAHN, 1969; LANGE, 1969; NEWCOMBE, 1969; NEWCOMBE und HYNAS, 1962; WAGNER, 1971). Auch spielen Einzelprobleme, wie z. B. die Patientenidentifikation, eine große Rolle (NEWCOMBE *et al.*, WAGNER und STUTZER, 1963).

Als ein eigener Problembereich hat sich die statistische Bearbeitung des pathologisch-anatomischen Sektionsgutes herausgestellt (BURKITT, 1969; CARLSON und BELL, 1929; CORNET, 1904; BERKSON, 1946, 1960; FREUDENBERG, 1957, 1964; GROSS, 1970; GROSSE, 1953, 1955, 1957, 1962, 1964, 1967; KOLB, 1963; KOLLER, 1936, 1963, 1964; LANGE, 1965, 1966, 1970; LANGE und VOGEL, 1965; LEIBER, 1970; LUBARSCH, 1888; LUDES, 1970; MITTMANN *et al.*, 1962; PEARL, 1929; PFAUNDLER und V. SEHT, 1921; POCHE *et al.*, 1964; RÜMKE, 1970; V. SEHT, 1922; WAGNER *et al.*, 1970). Immer wieder wurde auf die offensichtlichen Vorzüge der Sektionsstatistik hingewiesen, diese aber in Bezug zu den erhebungs- und selektionsbedingten Mängeln gesetzt (ANGRIST, 1966; BERG und KRISEMET, 1952; BERKSON, 1946; DORN, 1955; EINFALT, 1955; FLOREY, 1969; FRANKE und ZIEGLER, 1969; FREUDENBERG, 1957; MAINLAND, 1953; MAINLAND und HERRERA, 1954; McMAHAN, 1962, 1968; PETTY, 1965; POCHE, 1972; POCHE und ALTENKÄMPER, 1968; RABEL, 1952; SPANN *et al.*, 1967; THIERBACH, 1973; THIERBACH und ZSCHOCH, 1971; WAGNER, 1966; ZSCHOCH, 1959, 1966, 1971). Angesichts dieser Sachlage wurden zahlreiche Versuche mitgeteilt, die systematischen Fehler der Sektionsstatistik durch ausgleichende Verteilungen zu korrigieren (FREUDENBERG,

1954; KNOPP, 1962; KOLB, 1957; MITTMANN, 1964). Leider sind uns nur wenige Versuche bekannt, die Selektionsbedingungen der Einweisungsdiagnose und die Divergenzen zwischen klinischer Diagnose und pathologischem Befund beschreiben (G. JACOB, 1964; G. JACOB und KEYSSER, 1964 sowie L. MÜLLER *et al.*, 1966) – um nur einige wenige in diesem Zusammenhang zu nennen.

Einer vorbehaltlosen Interpretation der Todesursachenstatistik stehen ebenfalls gewichtige Argumente gegenüber (BADER, 1963; DORN, 1964; ECKERT, 1964; HOEHL, 1972; KAUFMANN, 1967; KRITLER, 1964; LEUTNER, 1968, 1969; MIKAT, 1965, 1968; MITTMANN, 1966; MÖCKEL, 1969; RAMHARTER, 1961; BEEBE und SIMON, 1969; SCHNAKENBERG-VON-FREYBERG, 1970; THOMS, 1966; ZSCHOCH, 1964). Welche inhaltlichen Probleme sich zusätzlich zu diesen äußeren Erfassungsschwierigkeiten gesellen, mag durch Dokumentation und Auswertung des Befundes erläutert werden (BECKENKAMP und ZEYER, 1962; BECKENKAMP, 1964; BERNDT, 1963; HAUSS und OBERWITTLER, 1966; KRAMER, 1959; WENDE, 1968; WIRRGENS, 1963; ZSCHOCH *et al.*, 1969; HEYL, 1966). Trotzdem mußten immer wieder auch weitergehende Auswertungen an offensichtlich unzureichendem Material gemacht werden (als Beispiele seien nur genannt ANDERSON, 1973; BURBANK, 1972; CRAMER, 1931; EINFALT, 1952; GROSSE, 1966; KOLLER, 1960; SCHRÖDER und BERNDT, 1966; u. a.).

Während konventionelle statistische Methoden schnell an die sehr eng gesteckten Auswertungsgrenzen des gegenwärtig verfügbaren Materials stoßen (KOLLER, 1963; KREYSZIG, 1965; PFANZAGL, 1966; SACHS, 1968; WALTER, 1970; WEBER, 1964), konnte durch die Anwendung multivariabler statistischer Verfahren zumindest der Gesichtspunkt der eigenständigen Beschreibung einer Probandengruppe gewonnen werden (AGNESE und BALESTRA, 1970; BARTH, 1972; BAUMANN, 1971; FRUCHTNER, 1954; HALL *et al.*, 1971; HEHL und MIESCKE, 1972; IHM und LIEBAU, 1965; LANGE und REITER, 1972; LANGE *et al.*, 1973; SIXTL und WENDER, 1964; LINDER, 1963; ÜBERLA, 1965, 1971; VICTOR *et al.*, 1972). Jeder Teilbereich dieser epidemiologisch-pathologischen Studie stößt an methodische Grenzziehungen und Unzulänglichkeiten, die als eine Art Standortbestimmung unserer heutigen Möglichkeiten zu werten sind. In dem Bestreben, die methodischen Möglichkeiten auszubauen, haben wir uns von Grundsätzen leiten lassen, die nicht der Lösung einiger – wenn auch noch so bedeutender – Teilprobleme inhärent sind (DOERR, 1971; FUCHS, 1968; ROPOHL, 1972; SADEGH-ZADEH, 1972; ZWICKY, 1959). Daß wir dabei den strengen Anforderungen nicht genügen können, die von HORBACH und JESDINSKY (1973) und LANGE (1963) zusammengefaßt wurden, wird nicht durchaus als Nachteil angesehen. Auch verstehen wir diese Untersuchung nicht als einen Beitrag zu der von NICKEL (1970) definierten Informatik, gegen die BRADBURY (1968) bereits wortgewaltig protestiert hat. Eher verstehen wir uns zu der von MICHAILOW *et al.* (1966) gegebenen Definition und der von WERSIG (1971) erarbeiteten formalen Durchdringung.

70

Die Aussagekraft einer epidemiologischen Studie ist unserer Ansicht nach nicht eine zwangsläufige Folge der
1 Rigorosität des formalen Ansatzes;
2. formal richtigen und konsequenten Durchführung der Studie;
3. richtig angesetzten statistischen Auswertungsverfahren.
Ohne Zweifel sind von größerer Bedeutung als diese äußeren formalen Kriterien,
1. die stete Wechselwirkung zwischen formaler Durchdringung und inhaltlicher Problematik;
2. eine dem Objekt detailliert angepaßte Untersuchungs- und Interpretationsmethodik einschließlich der Schaffung entsprechender Erhebungsinstrumente;
3. eine vollständige inhaltliche Interpretation der erhaltenen Ergebnisse.
Unsere Studie stellt den Versuch dar, zusätzlich auch den drei letztgenannten Anforderungen zu genügen.

Teil II

Ergebnisse und Diskussion

Anmerkung

1. In den hier vorgestellten Ausführungen wurde auf eine zusammenfassende Beschreibung extremer Lebensverhältnisse verzichtet. Veränderungen, die für die akute Phase der Dystrophie von Bedeutung waren *und* im Zusammenhang mit den hier *diskutierten* Spätfolgen gesehen werden, werden in den einzelnen Kapiteln gesondert erörtert.

2. Für die Selektionsfaktoren gilt, daß diese nicht in jeder konkreten Einzelsituation wiederholt und vollständig diskutiert werden konnten. Gemeinsame Argumente werden in der Regel nur einmal aufgeführt, gelten aber sinngemäß unter entsprechenden Voraussetzungen für die übrigen Kapitel.

3. Die Häufigkeitstabellen für die verschiedenen Diagnosen- und Diagnosengruppen finden sich am Ende eines jeden Kapitels. Anschließend sind die Listen mit den Testergebnissen der jeweiligen statistischen Vergleiche angeführt.

4. Testergebnisse werden wie folgt angegeben:

   a) Die Zahl der „*" bezieht sich auf die Stärke der Abhängigkeit, wobei bedeutet:
   - * : $p \leq 0.05$
   - ** : $p \leq 0.01$
   - *** : $p \leq 0.001$;

   b) die darunter angegebene Buchstabenkombination gibt an, in welcher Diagonalen der Test signifikant geworden ist. Gefragt wurde nach dem Befund, der an erster Stelle in der entsprechenden Spalte aufgeführt wurde (z. B. bei „Hauptbefund – Nullbefund" ist gemeint „Hauptbefund") und als solcher in einer der Vergleichsgruppen häufiger beobachtet wurde. Die betreffende Vergleichsgruppe wurde mit einer Buchstabenkombination gekennzeichnet:
   - W : Heimkehrer aus westlicher Gewahrsamsmacht
   - O : Heimkehrer aus östlicher Gewahrsamsmacht
   - OW : Heimkehrer insgesamt
   - F : Folgefälle
   - S : Sektionen Heidelberg
   - U : Unfälle und Suizide der Pathologischen Institute Heidelberg und Karlsruhe

   c) In den Fällen, in denen transformiert werden mußte, ist zusätzlich ein „T" angegeben.

   d) Teste, die kein signifikantes Testergebnis brachten, sind mit einem „—" gekennzeichnet.

   e) Verbot sich aus formalen Gründen die Durchführung eines Testes, so steht hierfür „$\emptyset$".

5. Die einzelnen Vergleiche sind mit folgenden Ziffern belegt:

   - 1: Heimkehrer Ost — Heimkehrer West
   - 2: Heimkehrer Ost — Vergleichsfälle insgesamt
   - 3: Heimkehrer Ost — Folgefälle
   - 4: Heimkehrer Ost — Sektionen Heidelberg
   - 5: Heimkehrer Ost — Unfälle, Suizide KA und HD
   - 6: Heimkehrer West — Vergleichsfälle insgesamt
   - 7: Heimkehrer West — Folgefälle
   - 8: Heimkehrer West — Sektionen Heidelberg
   - 9: Heimkehrer West — Unfälle, Suizide KA und HD
   - 10: Heimkehrer insgesamt — Vergleichsfälle insgesamt
   - 11: Heimkehrer insgesamt — Folgefälle

Anmerkung

    12: Heimkehrer insgesamt   — Sektionen Heidelberg
    13: Heimkehrer insgesamt   — Unfälle und Suizide KA und HD
    14: Folgefälle   — Sektionen Heidelberg
    15: Folgefälle   — Unfälle und Suizide KA und HD
    16: Sektionen Heidelberg   — Unfälle und Suizide KA und HD

6. Die Reihenfolge der diskutierten Diagnosen- und Diagnosengruppen stimmt mit derjenigen in den tabellarischen Übersichten (Häufigkeiten und Testergebnisse) überein.

7. Von den insgesamt getesteten 149 Diagnosen und Diagnosengruppen finden sich nur 145 aufgeführt und diskutiert. Die vier verbleibenden Gruppen (Gelenke: Arthrosen; cardiale Hypertonie; Hypertonie ohne nähere Angabe; Pankreatitis ohne nähere Angabe) wurden wegen terminologischer Mängel und inhaltlichen Überschneidungen mit anderen Begriffen nicht berücksichtigt.

8. Teste, welche nachträglich aufgrund von Literaturangaben vorgenommen wurden (vgl. S. 15), sind unter Hinweis auf den Autor mit einem „(+)" gekennzeichnet.

9. Testergebnis- und Häufigkeitstabellen finden sich als Anhang am Ende eines jeden Abschnittes (Seitenverweis unter „Eigene Ergebnisse").

I. Herz und Kreislauf

1. Herz und Kreislauf während der Dystrophie und der Wiederauffütterungsphase (Abb. 29)

Herzgröße und Herzgewicht nehmen etwa proportional zu dem allgemeinen Gewichtsverlust während des Hungers ab (SELBERG, 1947, 1948; OVERZIER, 1947, 1950). Ein Gesamtherzgewicht von unter 200 g wird jedoch selten beschrieben (UEHLINGER, 1947, 1948). Das wohl geringste Herzgewicht bei Inanition wurde von OVERZIER (1947) mit 79,6 g beobachtet. In der Regel sind Rückbildungszustände des Herzens, die ein absolutes Gewicht von 200 g unterschreiten (UEHLINGER, 1948, spricht von einem kritischen Grenzwert) nicht mit dem Leben vereinbar. Die zusätzlich beschriebenen Herzbefunde sind – sofern nicht interkurrierende Erkrankungen beobachtet wurden – erstaunlich einheitlich. Dilatation und Hypertrophie sind Herzbefunde, die nicht zum Hungertod gehören (OVERZIER, 1947, 1950). BETTINGER (1921)

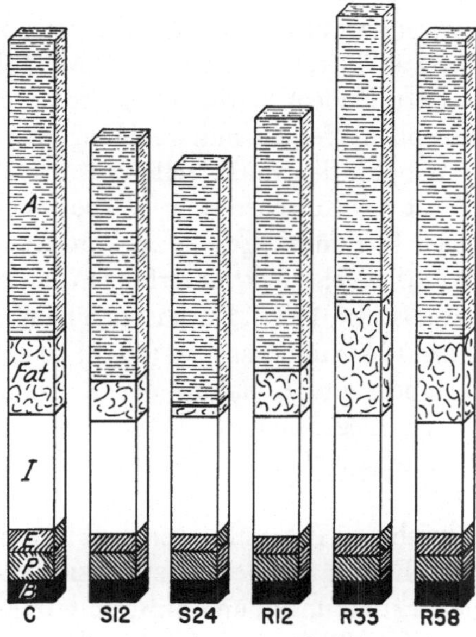

Abb. 29. Verhalten von Knochenmineralien (B), Blutplasma (P), Erythrozyten (E), interstitiellem Flüssigkeitsvolumen (I), Fettgewebe (Fat) und aktivem Gewebe (A; Differenz aus Körpergewicht und den angegebenen Anteilen) im sog. Minnesota-Experiment. C: Kontrolle (pre-starvation); S 12 und S 24: 12- und 24wöchiger experimenteller Hungerzustand („semi-starvation"); R 12, R 33 und R 58: 12, 33 und 58 Wochen dauernde Phase der Rehabilitation. Aus A. Keys, J. Brožek, A. Henschel, O. Mickelsen und H. L. Taylor: The Biology of Human Starvation; University of Minnesota 1950

beschreibt nur die hochgradige Verkleinerung des Organes, BHATTACHARIA und SEN (1945) beobachteten rechts- und linksventrikuläre Hypertrophien und auch Erweiterungen der Kammer in ungefähr der Hälfte ihrer Fälle. Diese Befunde lassen sich jedoch ohne Schwierigkeit mit den festgestellten zusätzlichen Erkrankungen erklären. Auch die entsprechenden Befunde von UEHLINGER (1948) sind zwanglos den dort beschriebenen Krankheitsbildern zuzuordnen. Der Wassergehalt des Herzmuskels selbst schwankt sehr, kann aber extreme Werte annehmen (OVERZIER, 1947). Offensichtlich besteht hier eine Beziehung zur allgemeinen Ödemneigung (BOCK und MATTHES, 1960). Nach OVERZIER (1947, 1950) sind verschiedene Herzmuskelschäden makroskopisch und auch mikroskopisch zu verifizieren, diese treten jedoch gegenüber der allgemeinen Symptomatik in den Hintergrund. Die degenerativen Veränderungen der Herzmuskelfasern (SELBERG, 1947, 1948) gehen mit einer Faserverkleinerung und -verschmälerung einher (OVERZIER, 1950), denen nach LINZBACH (1947) und POCHE (GIESE und HÖRSTEBROCK, 1962) neben der einfachen Atrophie auch die Zeichen der Sarkolyse zugeordnet werden können. Zu diesen zählen

1. die diffuse Aufquellung und Körnelung der Muskelfasern;
2. die zentrale Vacuolisierung und Aushöhlung
   sowie
3. das sog. Mantelödem (LINZBACH, 1947).

LINZBACH (1947) weist darauf hin, daß die Faseratrophie in den Hungerherzen nicht gleichmäßig abläuft, sondern einzelne Muskelfasern stärker, einzelne jedoch nicht betrifft. Zudem beschreibt er „entsprechend den miliaren Nekrosen der hypertrophen Herzen miliare Hungerherde", die sich durch eine „ungewöhnliche Atrophie der Muskelzelle" auszeichnen. In späteren Stadien können solche Herde das Aussehen einer Narbe annehmen. Die von RÜD (1959) wiedergegebenen Herzmuskelschwielen konnten von anderen Autoren, welche ebenfalls auf eigene Sektionserfahrungen zurückgreifen, nicht bestätigt werden (GIRGENSOHN, 1959). Doch ist den Beobachtungen von LINZBACH (1947), OVERZIER (1947) und SELBERG (1947) zu entnehmen, daß während der Dystrophie auch eine Abnahme der Zellzahl durch numerische Atrophie stattfindet (im Gegensatz zu GIESE und HÖRSTEBROCK, 1962). Zudem finden sich unterschiedlich ausgeprägte Lipofuszineinlagerungen (UEHLINGER, 1947).

Die zusätzlich beschriebenen Erkrankungen des Herzens, wie stenosierende Coronarsklerosen oder Endocarditiden (UEHLINGER, 1947) sind wohl als komplizierende Begleiterkrankungen und nicht unmittelbar auf die Hungerdystrophie zu beziehen. So können auch die Angaben von HIGGINSON *et al.* (1951) nur mit Vorbehalt diskutiert werden. Diese Aussage steht nicht im Gegensatz zu den zahlreichen Beobachtungen, daß in den Nachkriegszeiten die Zahl der Endocarditiden zugenommen habe. Sie fußt vornehmlich auf den sektionsstatistischen Erfahrungen, die eine deutliche Häufung vor allem der Endocarditis lenta angeben (DOERR, 1956, 1970). Im Sektionsgut des Patho-

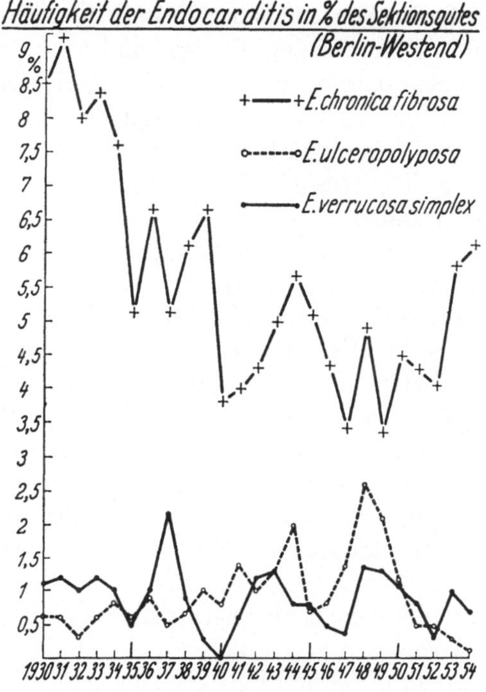

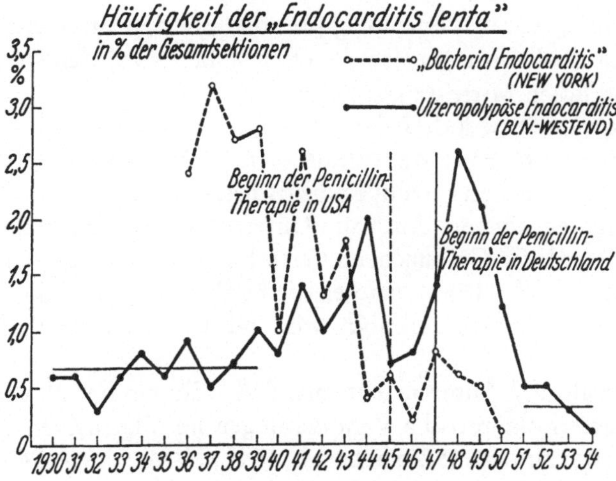

Abb. 30 und 31. Häufigkeit der Endocarditis in % des Sektionsgutes des Pathologischen Institutes Berlin-Westend (Abb. 30, oben). Man beachte den Anstieg der Endocarditis ulceropolyposa von 1946 bis 1948. Unten (Abb. 31) findet sich die Endocarditis ulceropolyposa der „Bacterial Endocarditis" gegenübergestellt (Aus: W. Doerr; In: „Allgemeine Pathologie der Organe des Kreislaufes"; Handbuch der Allgemeinen Pathologie III, Die Organe. Berlin–Heidelberg–New York: Springer 1970)

logischen Institutes Berlin-Westend haben ab 1946 die ulceropolypösen Endocarditiden an Häufung laufend zugenommen und waren von unter 1 %/o auf weit über 2,5 %/o der Sektionen angestiegen (Abb. 30, 31) (DOERR, 1956). Ähnliche Beobachtungen für den gleichen Zeitraum wurden von SCHOEN und FRITZE (1949) gemacht. Auch sie beschreiben einen Anstieg vor allem der abakteriellen Endocarditisformen bei jüngeren Männern. Auf die auffallende Kombination mit Thrombosen wurde vor allem von ZSCHAU und WICHMANN (1950) hingewiesen. Auch die übrigen Autoren (BINGOLD, 1950; KELLER, 1953; BANSI, 1953; DEGLMANN, 1954) bestätigen einhellig das Überwiegen der Endocarditis lenta bei jüngeren Männern und heben gleichzeitig hervor, daß die Häufigkeiten anderer Endocarditisformen sich nicht wesentlich geändert hätten. Bei der Häufigkeitsänderung der Endocarditis lenta (nach den Sektionsstatistiken vor allem die Jahre 1946 – 1950 betreffend) zeigen sich ähnliche Phänomene wie bei der Tuberkulose (siehe dort). Die Häufigkeitsänderungen der Tuberkulose verteilen sich ebenfalls unterschiedlich auf die Geschlechts- und Altersklassen, wobei bestimmte charakteristische Verlaufsformen dominierten. Bei der Endocarditis ist anzunehmen, daß

1. Art und Anzahl der bereits durchgemachten diesbezüglichen (Streptokokken-) Infekte sowie
2. die allgemeine Ernährungs- und Resistenzlage

von Bedeutung sind. Statistisch drängt sich die Parallelität zwischen Späterstinfektion der Tuberkulose (und dem damit verbundenen Häufigkeitsanstieg) und dem Häufigkeitsanstieg und -gipfel der Endocarditis lenta auf (wobei die klinischen Beobachtungen jeweils etwa 2 Jahre vor den diesbezüglichen patho-anatomischen Mitteilungen liegen).

Übereinstimmend jedoch haben die klinischen Untersucher der Heimkehrer (MEYERINGH, 1954; MEYERINGH *et al.*, 1955; DIETZE, 1958; POKORNY und HILLER, 1959) in dieser Gruppe praktisch keine Erkrankungsfälle an Endocarditis feststellen können. Auch die Untersuchungen von HELWEG-LARSEN *et al.* (1952) und die Gefangenenuntersuchungen kurz vor der Entlassung von SCHENCK *et al.* (1958) machen wahrscheinlich, daß die Träger von Endocarditiden relativ schnell noch während der Phase der Exposition verstorben sind.

Die Mehrzahl der Autoren teilt mit, daß während der akuten Phase der Dystrophie arteriosklerotische Veränderungen im allgemeinen selten gefunden wurden (BETTINGER, 1921; SELBERG, 1947; UEHLINGER, 1947; OVERZIER, 1947; RÜD, 1959; GIRGENSON, 1959). Jedoch gibt BLAHA (1961, 1963, 1964, 1971) an, bei seinen Obduktionen im Konzentrationslager Dachau auf exzessive Formen der Arteriosklerose mit und ohne thrombotische Komplikationen gestoßen zu sein. Auf die Häufigkeit von Thrombosen wurde wiederholt von BLAHA (1971) und ZSCHAU und WICHMANN (1950) hingewiesen. Auch UEHLINGER (1948) beobachtete in seinem Material häufig Thrombophlebitiden, Lungenembolien und Lungeninfarkte (hierbei ist allerdings zu berück-

1. Herz und Kreislauf während der Dystrophie und der Wiederauffütterungsphase

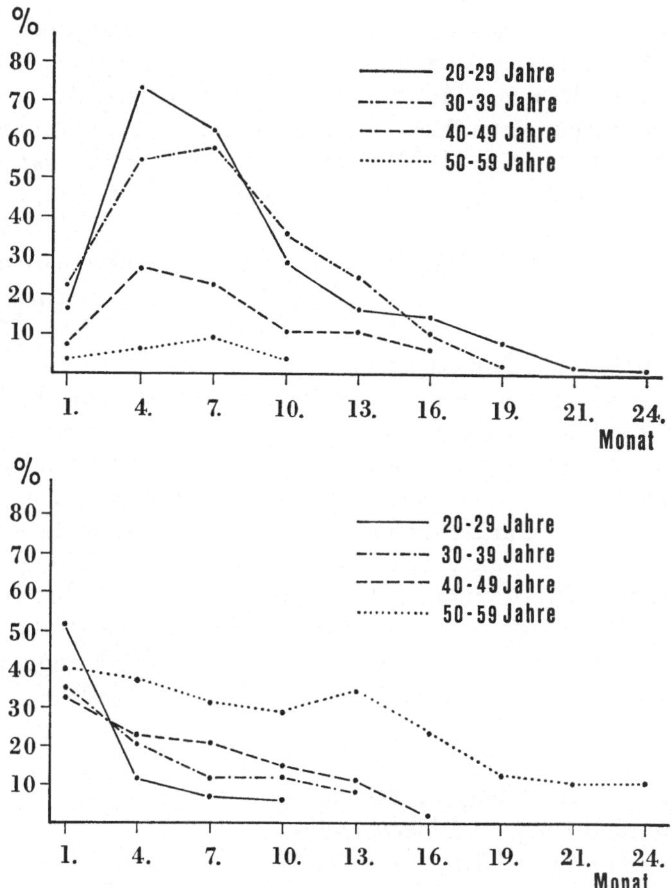

Abb. 32 und 33. Lipophilie (Abb. 32, oben) und Ödembereitschaft (Abb. 33, unten) in Abhängigkeit von der Zeit während der Rehabilitation nach Altersklassen getrennt (nach Gillmann, 1950). Gillmann versteht unter der „lipophilen Reaktion" während der Rehabilitation nach schwerer Unterernährung einen „in keinem Verhältnis zum Allgemeinzustand stehenden Fettansatz" (vgl. auch Abb. 29). Lipophilie und Ödembereitschaft zeigen eine deutliche zeitliche (und auch voneinander verschiedene) Abhängigkeit

sichtigen, daß wohl bei sämtlichen Verstorbenen des Untersuchungsgutes von UEHLINGER zuvor bereits Versuche der Wiederauffütterung gemacht wurden; wie schnell sich dann der „statistische Gesamteindruck" ändern kann, haben BRASS und SANDRITTER (1950) angedeutet).

Die klinischen Herz-Kreislaufsymptome während der Dystrophie treten hinter den allgemeinen Symptomen der Inanition zurück (KEYS et al., 1950). Als auffälligster Befund wird die Bradycardie (eine Sinus-Bradycardie) beschrieben. Hier sind vor allem die exakten Angaben des Minnesota-Experimentes (KEYS et al.) aufschlußreich. Bei dort beobachteten 32 Versuchspersonen sank die unterschiedliche Herzfrequenz von 55,2 in der Kontrollperiode

81

auf 35,3 nach zwölfwöchiger bzw. 37,5 nach vierundzwanzigwöchiger Unterernährung ab. In Extremis kann dieser Puls noch weiter absinken oder aber final ansteigen (BOCK und MATTHES, 1960). Gleichzeitig sind Schlagvolumen und (mit der verminderten Herzfrequenz) auch das Minutenvolumen erheblich reduziert (KEYS et al., 1950). Der arterielle Blutdruck sinkt auf Werte in der Regel um 100 mmHg systolisch (SCHOEN und HARTMANN, 1950). Doch wurden auch niedrigere Werte bis 75/65 mmHg (BERNING, 1949) und 60 mmHg systolisch (GSELL, 1948) gefunden. Das Blutdruckverhalten der Versuchspersonen im Minnesota-Experiment (1950) war nicht einheitlich: Bei einer Versuchsperson stieg der systolische Blutdruck von unter 100 mmHg auf 118 mmHg in der Hungerperiode.

Zu berücksichtigen ist ferner, daß während der Dystrophie der Hämoglobingehalt des Blutes erheblich absinken kann (SCHOEN und HARTMANN, 1950). Der mögliche Kombinationseffekt von allgemein verminderter Kreislaufleistung und zusätzlicher Anämie soll nur angedeutet werden.

Ausführlicher wird in der Literatur auf Veränderungen im Elektrokardiogramm eingegangen (BOCK und MATTHES, 1960). Regelmäßig wird eine Niederspannung (KLOTZBÜCHER, 1948; HOTTINGER, 1948; BERNING, 1949; SCHENETTEN, 1951) beschrieben – wobei allerdings die Vergleichbarkeit dieser Angaben auf methodische Schwierigkeiten stößt. Die Pathogenese dieser Niederspannung wird diskutiert (BOCK und MATTHES, 1960)

1. als extracardiales Ödem,
2. als Höhlenhydrops,
3. durch die Lageänderung des Herzens,
4. durch Veränderungen am Herzen selbst.

BERNING (1949) und KEYS et al. (1950) sehen Parallelen zwischen den EKG-Veränderungen im EKG bei Myxödem und der Dystrophie. Jedoch weisen BOCK und MATTHES (1960) mit Recht darauf hin, daß die bei der Dystrophie bestehende Unterfunktion der Schilddrüse die EKG-Veränderungen nicht ausreichend zu erklären vermag. Zudem sei das Myxödemherz weder morphologisch noch funktionell identisch mit dem Dystrophieherzen. „Allerdings können bei beiden die Niedervoltage hervorrufenden Elementarmechanismen ähnlich sein, wenn auch auf verschiedene Weise ausgelöst". Intracardiale Kurzschlüsse, die Faseratrophie, die Abnahme der Leitungsgeschwindigkeit sowie Stoffwechselstörungen als auch Störungen der Membranstruktur können insgesamt zu dem Phänomen der Niedervoltage führen (BOCK und MATTHES, 1960). Während die Befunde des P- und des QRS-Komplexes einheitlich sind und größtenteils der Norm entsprechen, finden sich gegenüber dem ST-Verhalten unterschiedliche Angaben (KLOTZBÜCHER, 1948; SCHENETTEN, 1951). Kritisch muß hier angemerkt werden, daß das morphologische Bild eines Myxödemherzens selbst bei Vorliegen der klinischen Symptomenkorrelate in extremen Zuständen der Inanition schwerlich produziert werden kann. Auch melden wir erhebliche Zweifel an, ob – selbst bei gegebener Ausgangslage – wesentliche weitergehende Symptome als solch unspezifische wie die Bradycardie in diesen extremen Situationen „Gestalt" anzunehmen vermögen. Für die Phase der Wiederauffütterung müssen jedoch andere Voraussetzungen diskutiert werden. Auch für die Morphologie des Beri-Beri-Herzens (auf die weiter unten eingegangen wird) gelten ähnliche Einschränkungen.

SCHOEN und HARTMANN (1950) beobachteten beim Kreislauftest von 72 Heimkehrern in 17 Fällen einen Kollaps. Symptome für eine Kreislauflabilität werden auch von ICKERT (1946), BERNING (1949) sowie GILLMANN (1950) angegeben. Die Untersuchungen von KEYS et al. (1950) ergaben in der Hungerperiode keine wesentlichen Änderungen des Kreislaufverhaltens. Doch wurden unter extremen Lebensbedingungen vor allem bei zusätzlichen akuten klimatischen Veränderungen exzessive Blutdruckerhöhungen beschrieben (OTT, 1957). Der Beschreibung jedoch ist nicht zweifelsfrei zu entnehmen, daß bei den äußeren „Luftdruckstürzen" auch die Eichung der Blutdruckmeßgeräte jedesmal neu vorgenommen wurde.

In der Literatur finden sich zahlreiche Angaben über Untersuchungen an Herz und Kreislauf während der Wiederauffütterungsperiode. Zunächst steigt vor allem in den Anfangsphasen und während der sog. lipophilen Dystrophie der Blutdruck rasch an (MEYERINGH und DIETZE, 1950; SCHRADER,, 1952; HOFF, 1953; MEYERINGH et al., 1955; NATHUSIUS, 1956; PANTLEN, 1957; OTT, 1957; DIETZE, 1957, 1958; BANSI und PETERS, 1959;

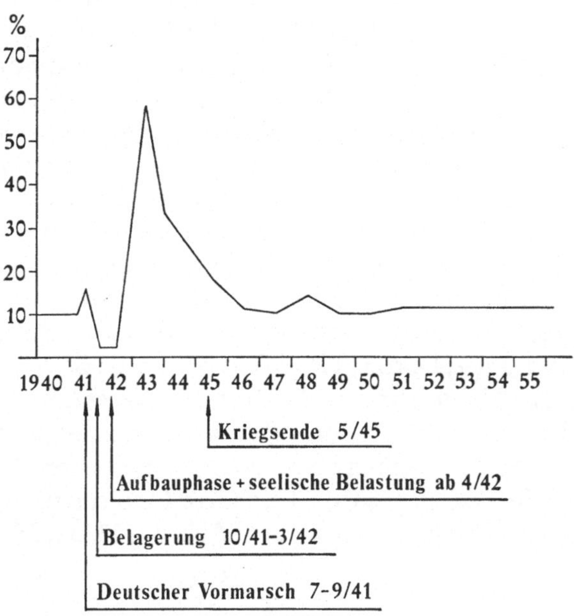

Abb. 34. Prozentualer Anteil der Hypertonien an der Gesamtzahl der klinischen Einweisungen der Therapeutischen Klinik des 1. Medizinischen Institutes Leningrad (nach M. W. Tschernorutzky, in: Dietze, 1957)

6*

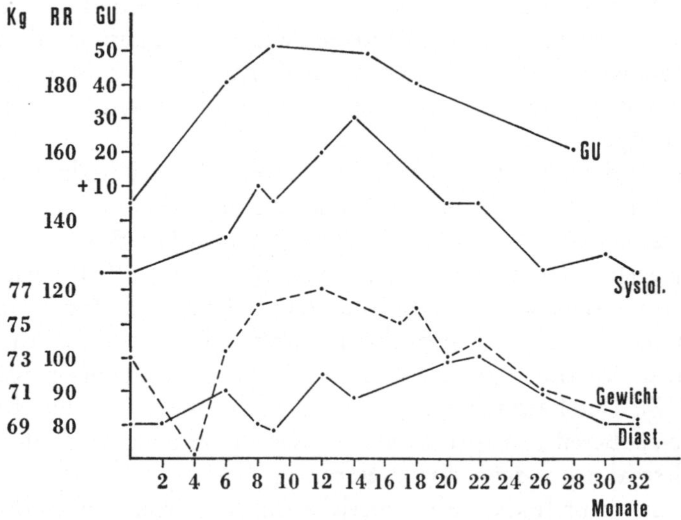

Abb. 35. Verhalten von Körpergewicht (in kg), Blutdruck (RR) und Grundumsatz (GU) während der Rehabilitationsphase von Heimkehrern (aus: Lohmeyer, 1951)

POKORNY und HILLER, 1959; SCHLEICHER, 1960; BOCK und MATTHES, 1960; IMMICH, 1967). Vor allem die Untersuchungen der Arbeitsgruppe um KEYS *et al.* (1950) und die Beobachtungen der sog. Leningrader Hypertonie (BÂčVAROV, 1971) haben zu der Ansicht geführt, daß die während der Rehabilitationsphase auftretenden Blutdrucksteigerungen passager sind und in der Regel innerhalb von 2 Jahren abklingen (MEYERINGH und DIETZE, 1950; MEYERINGH *et al.*, 1955; BROZEK *et al.*, 1948; IMMICH, 1967). Auffallend ist, daß diese hypertonen Regulationsstörungen einhergehen mit einer teilweise stark ausgeprägten „vegetativen Dystonie" (Definition vgl. DELIUS, 1954). HOCHREIN und SCHLEICHER (1955) sind ausführlich auf diesen Fragenkomplex eingegangen. Von mehreren Autoren wurde immer wieder darauf hingewiesen, daß Schweregrad und Häufigkeit „vegetativer Regulationsstörungen" bei Heimkehrern vor allem während der ersten beiden Jahre nach der Rückkehr besonders ausgeprägt seien (PARADE, 1952; MEYERINGH, 1954, 1957; DEGLMANN, 1954; DIETZE, 1955; POKORNY und HILLER, 1959). IMMICH (1967) gibt als Art Gradmesser für die Diagnose „vegetative Dystonie", eine vermehrte Schweißneigung an, die auch als regelmäßiges Symptom der Dystrophie bei den Heimkehrern vor allem in der ersten Phase nach der Rückkehr beobachtet wird. (Auf die besondere Problematik dieses Begriffes kann hier nicht näher eingegangen werden; Abb. 32, 33, 34, 35.)

2. Eigene Ergebnisse (Tabellen 6–45 und 46–53; S. 108–122)

Die *braune Atrophie des Herzens* findet sich bei sämtlichen Vergleichen gleichmäßig bei den verschiedenen Untersuchungs- und Vergleichsgruppen. Der Befund wurde immerhin als Nebenbefund insgesamt 114mal erhoben.

Die nächsten Vergleichsserien beziehen sich auf die entzündlichen Erkrankungen des Herzens. *Endocarditiden ohne Angaben der Lokalisation* zeigen kein auffälliges Gruppenverhalten. Insgesamt wurden bei den Heimkehrern West nur 7 derartige Angaben gemacht, so daß der positive Test gegenüber den Sektionen Heidelberg (mit 2 derartigen Befunden) nicht zu werten ist. Die *rheumatische Endocarditis der Aortenklappe* erscheint gegenüber den Heimkehrern West und den Heimkehrern insgesamt signifikant häufiger bei den Folgefällen bezüglich des Gesamtbefundes. Auch hier ist die Gesamthäufigkeit mit 13 gegenüber 658 Fällen sehr gering. Die Unterschiede der *rheumatischen Endocarditis der Mitralklappe* bezüglich des Gesamtbefundes beruhen fast ausschließlich auf Unterschieden des Hauptbefundes, wobei die Folgefälle und die Sektionsfälle jeweils häufiger als die Heimkehrer Ost und West betroffen sind. Als Nebenbefund wurde diese Diagnose nur selten gestellt. Ein bunteres Spektrum zeigt die *rheumatische Endocarditis der Aortenklappe*. Doch finden sich nur Unterschiede zwischen den Heimkehrern Ost und Heimkehrern West derart, daß die Heimkehrer West diesen Befund als Hauptbefund häufiger aufweisen. Auch die Sektionsfälle Heidelberg sind gegenüber den Heimkehrern Ost häufiger betroffen. Bezüglich des Nebenbefundes finden sich wegen der kleinen Fallzahl keine beurteilbaren Unterschiede. – *Nicht rheumatische Endocarditiden der Mitralklappe* zeigen ein ähnliches Bild: Zusätzlich sind bezüglich des Hauptbefundes im Vergleich zum Nullbefund Folgefälle und Sektionsfälle Heidelberg häufiger betroffen. Die Nebenbefunde ergeben über sämtliche Vergleichsgruppen eine gleichmäßige Verteilung. Wegen zu kleiner Fallzahlen können die Vergleiche der *rheumatischen und nicht rheumatischen Endocarditiden* der *Pulmonal-* und *Tricuspidalklappe* nicht beurteilt werden.

Aortenvitien scheinen als Gesamtbefund häufiger bei den Heimkehrern West gegenüber sämtlichen anderen Untersuchungsgruppen beobachtet worden zu sein. Gegenüber den Folgefällen und Sektionen Heidelberg bleiben diese Ergebnisse auch bezüglich der Nebenbefunde erhalten – doch sind auch hier wegen der kleinen Fallzahl erhebliche Einschränkungen zu machen. Ein gänzlich anderes Verhalten zeigen die Häufigkeiten der *Mitralklappenvitien*. Hier wurden Haupt- und Nebenbefund ungefähr gleich häufig beobachtet, Gruppenunterschiede finden sich nicht. Heimkehrer West und Ost zeigen aber bezüglich des Nebenbefundes vermehrt Mitralvitien gegenüber den Unfällen, bei denen kein derartiger Fall beobachtet wurde. Demnach können diese und auch die Teste mit den Folgefällen und Sektionsfällen Heidelberg nicht beurteilt werden.

Parietale Endocarditiden und auch (chronische) *Pericarditiden* zeigen keine verwertbaren Gruppenunterschiede.

Die *Hypertrophie der linken Kammer* zeigt in nahezu sämtlichen Vergleichen einmal bezüglich des Gesamtbefundes und vor allem bezüglich des Hauptbefundes eine Häufung bei den Heimkehrern. Bei den großen zahlenmäßigen Unterschieden können diese nicht durch evtl. Vitien verursacht sein. Zudem ist auffällig, daß sowohl bei den Heimkehrern West als auch bei den Heimkehrern Ost im Vergleich zu den Folgefällen und den Sektionsfällen Heidelberg dieser Befund häufiger als Hauptbefund verzeichnet wurde. Bezüglich des Nebenbefundes zeigen beide Heimkehrergruppen eine Häufung gegenüber den Unfällen, jedoch kommt die linkskammrige Hypertrophie des Herzens häufiger bei den Folgefällen denn bei den Heimkehrern (Ost) vor. Insgesamt sind die Folgefälle häufiger betroffen (Nebenbefund) als die Sektionsfälle Heidelberg. Vergleichbare Verhältnisse zeitigen die Ergebnisse bezüglich der *Hypertrophie der rechten Kammer*, jedoch sind hier die Vergleiche der Heimkehrer Ost gegenüber verschiedenen Vergleichsgruppen bezüglich des Gesamtbefundes häufiger signifikant, vor allem findet sich (bezüglich des Nebenbefundes) eine Häufung bei den Heimkehrern West gegenüber den Heimkehrern Ost. Offensichtlich zeigen die Heimkehrer West häufiger eine Rechtsherzhypertrophie als die Heimkehrer Ost. Die Abhängigkeiten des Gesamtbefundes des *Cor pulmonale* beruhen auf Unterschieden des Hauptbefundes, wobei die Sektionen Heidelberg häufiger als die Heimkehrer Ost und die Heimkehrer West betroffen sind. Die Vergleiche bezüglich des Nebenbefundes sind wegen der sehr geringen Fallzahl nicht zu verwerten.

Die Befunde der *Dilatation* der rechten und der linken Kammer werden nur aufgeführt, um mögliche erhebungsbedingte und terminologische Unterschiede sichtbar zu machen. Bezüglich des Gesamtbefundes sind offensichtlich die Vergleichsgruppen häufiger betroffen, jedoch finden sich diese beiden Diagnosengruppen häufiger als Haupt- gegenüber dem Nebenbefund bei den Heimkehrern Ost und West. Auch die Vergleiche zwischen Haupt- und Nullbefund bestätigen diese Ergebnisse für die rechte wie für die linke Kammer. Jedoch wurden diese Befunde bei den Sektionen Heidelberg und den Unfällen häufiger im Vergleich zu den Heimkehrern Ost und West gestellt. In diesem Ausmaß deutet das wohl auf besondere Erhebungsbedingungen in Heidelberg hin.

Die Vergleiche der nachfolgenden Diagnosen und Diagnosengruppen sind sehr stark abhängig von örtlich-terminologischen Eigenarten und den – auch bei der von uns durchgeführten nachträglichen Dokumentation – gewählten Vorzugsbenennungen und Oberbegriffen. Um diese Problematik nachvollziehen zu können, wurden daher (teilweise) sich überlappende Begriffsbereiche getestet.

Die Diagnose „*allgemeine Arteriosklerose*" (unter diesem Begriff wurden sämtliche Befunde zusammengefaßt, welche irgendeinen Grad der Arteriosklerose benennen, jedoch nicht auf eine besondere Lokalisation hinweisen) kommt bei den Sektionsfällen und Vergleichsfällen insgesamt bezüglich des Gesamtbefundes vermehrt zur Darstellung. In den Protokollen von Heimkehrern Ost und West findet sich diese Diagnosengruppe jedoch häufiger als Haupt-, denn als Nebenbefund. Bezüglich des Hauptbefundes findet sich jeweils die eigenartige Situation, daß die Heimkehrer Ost im Vergleich zu den Folgefällen häufiger, im Vergleich zu den Sektionsfällen Heidelberg jedoch seltener betroffen sind. Identische Verhältnisse ergeben sich für die Heimkehrer West und (folglich) auch für die Heimkehrer insgesamt. Der Vergleich der Nebenbefunde weist mit sämtlichen Vergleichen darauf hin, daß die Folgefälle und jeweils hochsignifikant die Sektionen Heidelberg und die Unfälle häufiger betroffen sind. Wir dürfen formulieren: Bezüglich des allgemeinen Ausdrucks „Arteriosklerose" finden sich in dem von uns untersuchten Sektionsgut keine Unterschiede derart, die auf eine Häufung dieses Befundes bei den Heimkehrern hinweisen könnten.

Die Differenzierung dieses allgemeinen Befundes in *allgemeine Arteriosklerose mäßig* und *allgemeine Arteriosklerose hochgradig* bestätigen diese Auffassung. Wir müssen davon ausgehen, daß eine allgemeine hochgradige Arteriosklerose als relativ harter Befund in der Regel in den Protokollen verzeichnet wird. Die Unterschiede der hochgradigen Ausprägungsform bezüglich des Gesamt- und Hauptbefundes werten wir deshalb als selektionsbedingt, weil bei den Vergleichen zwischen Nebenbefund und Nullbefund keinerlei Gruppenunterschiede mehr zur Darstellung kommen. Jedoch finden sich diese in der gleichen Form bei der allgemeinen mäßigen Arteriosklerose, wie sie bereits für den Oberbegriff (allgemeine Arteriosklerose) diskutiert wurden. Auch dies ist wohl ein deutlicher Hinweis auf die erhebungs- und protokollbedingten Besonderheiten in Heidelberg. Vielleicht können wir so formulieren, daß die Aufzeichnungshäufigkeit penetranter Befunde einigermaßen gleichmäßig zwischen Untersuchungs- und Vergleichsgruppen erfolgt, diejenige jedoch der weniger ausgeprägten Befunde starken örtlichen Schwankungen unterliegt.

Entsprechend sind die Häufigkeitsunterschiede der *Coronararteriensklerose* zu bewerten. Auch hier wurde zunächst der undifferenzierte Oberbegriff untersucht, der bezüglich sämtlicher Abhängigkeiten eine Häufung bei den Heimkehrern und teilweise auch bei den Folgefällen aufweist. Immerhin sind bezüglich des Nebenbefundes die Folgefälle häufiger als die Heimkehrer Ost und die Heimkehrer West betroffen. – Es wurde wiederholt festgestellt, daß die *dilatative Coronararteriensklerose* als ein Ausdruck anzusehen ist, der nicht allgemein, sondern vornehmlich in Heidelberg gebräuchlich ist. Das signifikant gehäufte Auftreten in Heidelberg erklärt sich hieraus zwangslos. Das gleiche gilt für die *teils dilatative, teils stenosierende Coronararteriensklerose*.

Die *stenosierende Coronararteriensklerose* erscheint bei den Heimkehrern Ost und West jeweils häufiger gegenüber sämtlichen Vergleichsgruppen als Hauptbefund im Vergleich zum Nullbefund, gegenüber den Sektionen

Heidelberg und den Unfällen häufiger als Hauptbefund gegenüber dem Nebenbefund. Erstaunlicherweise zeigen sich bezüglich des Nebenbefundes nur noch diskrete Unterschiede derart, daß gegenüber den Heimkehrern Ost und den Folgefällen die Sektionsfälle Heidelberg häufiger betroffen sind. – Wir kommen für die Diagnosengruppen der stenosierenden Coronararteriensklerose zu dem Schluß, daß bezüglich des Nebenbefundes weder die Heimkehrer Ost noch die Heimkehrer West häufiger als die jeweils zur Diskussion stehenden Vergleichsgruppen betroffen sind.

Die Vergleiche der *Coronararterienstenosen* sind wegen zu kleiner Fallzahl nicht zu beurteilen. Schwierigkeiten jedoch bereitet die Beurteilung des Befundes der *Coronararterienthrombose*. Zunächst ist es Auffassungssache, ob die Coronararterienthrombose – wenn vorhanden – in jedem Falle als Hauptbefund geführt werden sollte, wenn dieser Befund patho-anatomisch für einen Infarkt verantwortlich gemacht wird. Das Vorkommen der Coronararterienthrombose als Nebenbefund bedeutet nichts anderes, als daß in dem jeweiligen Einzelfall die Rubrik des Hauptbefundes bereits durch „wichtigere" andere Befunde besetzt war und so diese Diagnose nicht mehr als Hauptbefund abgebildet werden konnte. Dennoch reicht diese Erklärung nicht aus für das starke Überwiegen der Coronararterienthrombose als Nebenbefund und Hauptbefund bei den Heimkehrern West und Ost. Unterschiede zwischen Haupt- und Nebenbefund kommen nicht zur Darstellung – wie es jedoch zu erwarten gewesen wäre, wenn die oben geschilderten Zuordnungsschwierigkeiten durchgehend bestanden hätten. Zudem sind bezüglich des Nebenbefundes (und auch des Gesamtbefundes, nicht aber bezüglich des Hauptbefundes) die Sektionen Heidelberg häufiger als die Folgefälle betroffen. Da bei den Unfällen dieser Befund nicht erhoben wurde, können die diesbezüglichen Vergleiche nicht bewertet werden. Das Argument unterschiedlicher Sektionstechniken, welches für die unterschiedliche Verteilung der Häufigkeiten der Coronararterienthrombose verantwortlich gemacht werden könnte, erklärt nicht die starken Differenzen gegenüber den Folgefällen, die aus den gleichen Instituten stammen. – Wir wissen im Augenblick keine formale Erklärung für die starke Häufung von Coronarthrombosen bei den Heimkehrern Ost und West.

Für die Diagnose des *Coronararterienverschlusses* gilt das bereits Gesagte. Wir müssen annehmen, daß in der Regel die Ursache des Verschlusses angegeben wurde, dann aber nicht zusätzlich die Tatsache, daß tatsächlich ein Coronararterienverschluß vorgelegen hat. Aus diesem Grunde weisen die Vergleiche mehr auf die Bedeutung der Diagnosengruppen „Coronararteriensklerose, stenosierend" und „Coronararterienthrombose" hin, indem sie die Aussagekraft dieser erheblich verbessern. Die Häufigkeiten der *Herzinfarkte* sind in allen Untersuchungs- und Vergleichsgruppen (auch in den Gruppen der Unfälle) so hoch, daß von dieser Seite keine Bewertungseinschränkungen gemacht werden müssen. Zuvor muß festgehalten werden, daß der Herzinfarkt als Nebenbefund zumeist nur

1. einen kleinen, nicht tödlichen Infarkt bedeutet, der zudem
2. in aller Regel älter ist und keinen Einfluß auf den (jetzt) erfolgten Todeseintritt des Patienten gehabt hat.

Auffallend ist zunächst, daß Herzinfarkte als Hauptbefund ungefähr bei den Heimkehrern Ost und West gleich häufig vorkommen, bei den Folgefällen jedoch dreimal häufiger als Hauptbefund denn als Nebenbefund verzeichnet wurden. Bei den Sektionen Heidelberg findet sich gar eine vierfache Differenz. Offensichtlich muß man feststellen, daß die Herzinfarkte bei den Heimkehrern häufiger ein wie auch immer vorgeschädigtes Herz getroffen haben mögen als bei den Vergleichsgruppen. Dies erscheint uns die plausibelste Erklärung dafür zu sein, daß bei den Heimkehrern Ost und West gleichermaßen signifikante Unterschiede gegenüber den Folgefällen, den Sektionen Heidelberg und den Unfällen bezüglich des Nebenbefundes nachgewiesen werden. Die Vergleiche zwischen Haupt- und Nullbefund weisen zumeist eine Häufung bei den Sektionen Heidelberg auf, mit Ausnahme der Gegenüberstellung von Heimkehrern Ost und den Unfällen. Bei den Folgefällen und Sektionsfällen Heidelberg finden sich Herzinfarkte häufiger als Hauptbefund denn als Nebenbefund im Vergleich zu den Heimkehrern Ost und West – die wichtigste Stütze für unsere oben genannte These. – Nach den hier vorgelegten Ergebnissen müssen wir feststellen, daß

1. die Heimkehrer insgesamt nur im Vergleich zu den Unfällen häufiger einen tödlichen Herzinfarkt erlitten haben;
2. das Verhältnis zwischen Haupt- und Nebenbefund bei den Heimkehrern ungefähr 1 : 1, bei den Vergleichsfällen jedoch 1 : 3 bis 1 : 4 beträgt;
3. bei den Heimkehrern offensichtlich kleinere und ältere Infarkte jeweils als Nebenbefund häufiger als bei den Vergleichsfällen auftreten.

Die bekannten Komplikationen wie *Herzaneurysma* und Herzruptur zeigen eine ähnliche Häufigkeitsverteilung, wobei (vor allem bei der Herzruptur) die beobachteten Fallzahlen jedoch sehr klein sind.

Die Häufigkeitsverteilung der *Herzmuskelschwielen* unterstreicht die bereits diskutierten Verhältnisse. Es war leider nicht möglich, zwischen entzündlichen (insbesondere rheumatischen) und hypoxischen Schwielenbildungen im Herzen zu unterscheiden. Insgesamt ist diese Diagnose 893mal gestellt worden, sie findet sich eindeutig als Haupt- und Nebenbefund gegenüber sämtlichen Vergleichsgruppen häufiger bei den Heimkehrern Ost und auch bei den Heimkehrern West. Diese Unterschiede unterstreichen die bereits diskutierten Verhältnisse, daß die Heimkehrer zwar häufiger ein (durch ältere und kleinere Infarkte) geschädigtes Herz aufwiesen, jedoch seltener einem Infarkt als solchem erlegen waren. Formal ist uns keine andere Deutung geläufig, als daß den beiden Untersuchungsgruppen nicht doch häufiger Herzmuskelschwielenbildung zugeordnet werden müßten.

Unter dem Oberbegriff der *Cerebralarteriensklerose* wurde eine Vielzahl von Einzelbefunden zusammengefaßt. Die Häufungen des Hauptbefundes (im Vergleich zum Nebenbefund) weisen darauf hin, daß die Heimkehrer

Ost häufiger als die Folgefälle, als die Sektionen Heidelberg und als die Unfälle betroffen sind. Einschränkend müssen wir hier hervorheben, daß sich dieser offensichtliche „Nebenbefund" deshalb so sehr häufig als Hauptbefund findet, weil ein großer Teil der gutachterlichen Sektionsdiagnosen bereits bei einer sehr geringen Anzahl von Befunden „erschöpft" war. Bezüglich des Nebenbefundes finden sich nur noch Unterschiede derart, daß die Sektionen Heidelberg gegenüber den Folgefällen diesen Befund in ihren Protokollen häufiger aufweisen.

Die Beurteilung der Diagnosengruppe *Gangrän des Beines* ist wegen zu kleiner Fallzahl nicht möglich. *Aneurysmen* sind ein häufiger (Haupt-)Befund bei den Heimkehrern Ost gegenüber den Sektionen Heidelberg und den Unfällen. Auch bei den Heimkehrern West gegenüber den Sektionen Heidelberg kommt ein solche Abhängigkeit zur Darstellung. Die Vergleiche der Nebenbefunde jedoch zeigen, daß die Sektionen Heidelberg häufiger als die Heimkehrer und die Folgefälle Aneurysmen aufweisen. – Die *Aneurysmen des Gehirnes* wurden insgesamt nur 28mal beobachtet – eine Beurteilung der Häufigkeitsverhältnisse bei dieser kleinen Fallzahl ist nicht möglich.

Die Diagnose *Hypertonie* gründet sich ausschließlich auf Angaben der Sektionsdiagnose. Bei der Auswertung der Gutachtendiagnosen ergaben sich einige Schwierigkeiten: Während die klinische Diagnose der Hypertonie in der Regel auch dann in der Sektionsdiagnose verzeichnet wird, wenn ein ausdrücklicher klinischer Befund nicht vorliegt, darf eine solche Wiederholung verständlicherweise bei den Gutachtenfällen nicht erwartet werden. Die Diagnose Hypertonie wurde bei den Gutachtenfällen dem gesamten Gutachten und nicht nur der Sektionsdiagnose entnommen. Dies mag erklären, daß die Heimkehrer Ost und West bei einigen wenigen Vergleichen ein wenig dominieren. Doch bleibt nur bei dem Vergleich zwischen Heimkehrern West und Folgefällen (bezüglich des Nebenbefundes) eine geringe Abhängigkeit erhalten. – In einem nur ganz geringen Prozentsatz konnte die Hypertonie renal gedeutet werden. – Die *Perisplenitis* (insbesondere die Perisplenitis cartilaginea) wird als Folge eines länger gehenden Hochdruckes gedeutet. Auch hier finden sich bei den Heimkehrern keinerlei Besonderheiten.

Unter der Rubrik *Lungenarterienembolie* wurden nicht nur die fulminanten Ereignisse, sondern auch die protrahiert verlaufenden Embolisationsformen zusammengefaßt. Das erklärt das ungefähr gleichhäufige Vorkommen als Haupt- und Nebenbefund dieser Diagnosengruppe. Als Gesamtbefund, als Hauptbefund und als Nebenbefund findet sich diese Diagnosengruppe vor allem in der Gruppe der Unfälle. Sämtliche Vergleiche mit den Heimkehrern (Ost und West) weisen auf ein häufigeres Vorkommen dieser Diagnosen bei der jeweiligen Vergleichsgruppe hin.

Auffallend ist die Tatsache, daß sich bei sämtlichen (nicht nur bis hierher untersuchten Diagnosen) nahezu niemals signifikante Unterschiede zwischen den Heimkehrern Ost und West dargestellt haben. Soll das in dem Sinne gedeutet werden, daß tatsächlich die „schädigenden" Einflüsse bei beiden Heim-

	Gefangenschaftsdauer [Monate]				Entlassungsjahr		
	-60	-120	-180	180-	-1947	-1950	1950-
Endocarditis, sämtl.	Ø				‒		
Mitralklappe, Vitium	Ø				* [o ➡]		
Hypertonie, sämtl.	‒				Ø		
Arteriosklerose, allg.	*** [o ➡]				* [o ➡]		
Arteriosklerose, allg. hochgr.	* [o ➡]				** [o ➡]		
Coronararteriensklerose	*** [o ➡]				‒		
Coronararteriensklerose, stenosierend	* [o ➡]				** [o ➡]		
Coronararterienthrombose	** [o ➡]				Ø		
Infarkt	‒				‒		
Schwielen	** [o ➡]				*** [o ➡]		
Hypertrophie, Kammer links	‒				‒		
Hypertrophie, Kammer rechts	‒				‒		

Abb. 36. Häufigkeiten verschiedener Diagnosen und Diagnosengruppen in Abhängigkeit von der Gefangenschaftsdauer (in Monaten) bzw. dem Entlassungsjahr. Das umrandete Feld gibt an, über welche Aufteilungsklassen sich der Test erstreckt. Der in Klammern angegebene Buchstabe kennzeichnet die häufiger betroffene Heimkehrergruppe nach der Zeit (Pfeil)

kehrergruppen etwa gleich stark gewesen sind? Oder ist anzunehmen, daß ausgeprägtere Folgezustände unter der Gesamtsituation extremer Lebensbedingungen nicht überlebt wurden?

Wir bejahen letzteres fast ohne Vorbehalte. In kaum einer hier vorgestellten Organ- bzw. Systemgruppe sind wir nicht an die Grenzen gestoßen, die offensichtlich auf „die Auswahl der Robusten" hinweisen. Im Zusammenhang mit den hier vorgestellten Erkrankungen des Herz-Kreislaufsystemes beurteilen wir die Intensität der Einwirkungen extremer Lebensbedingungen derart, daß stärkere Einwirkungen mit den dann zu fordernden morphologischen Veränderungen nicht überlebt werden konnten.

Der Vergleich der Heimkehrergruppen Ost und West in Abhängigkeit von der Gefangenschaftsdauer und dem Entlassungsjahr ist wenig informativ. Die Diagnosengruppen, welche getestet werden konnten, zeigen fast durchweg eine Häufung der entsprechenden Erkrankungen bei den Heimkehrern Ost mit zunehmender Gefangenschaftsdauer resp. späteren Entlassungsjahren. Kein Vergleich zeigt ein Ergebnis, welches für eine stärkere Schädigung der Heimkehrer West sprechen könnte (Abb. 36).

Der Vergleich der Coronararteriensklerose jedoch weist für „Gefangenschaftsdauer" und „Entlassungsjahr" einen interessanten Unterschied auf. Während eine hochsignifikante Häufigkeitsänderung mit der Gefangenschaftsdauer zugunsten der Heimkehrer Ost zur Beobachtung kommt, zeigt sich in Abhängigkeit vom Entlassungsjahr kein Unterschied mehr. Muß dieser doch sehr auffallende Unterschied nicht sekundären Selektionsfaktoren zugeordnet werden, auch angesichts der Tatsache, daß diese Diagnosengruppe in den Vergleichen der Nebenbefunde keinerlei Differenzen zwischen den Heimkehrern und den Kontrollgruppen aufwies? Außerdem fand sich zudem kein Unterschied zwischen den Heimkehrern Ost und West.

Wir werten diese Differenz vor allem im Vergleich zu dem Gesamtergebnis als deutlichen Hinweis auf die Wirksamkeit der angesetzten Auswertungsmethodik.

3. Diskussion

Es ist von unserem Standpunkt aus nicht möglich, die verschiedenen und teilweise divergierenden Einzelbefunde plausibel mit den bekannten pathophysiologischen Mechanismen in Beziehung zu setzen. Einerseits umfassen die untersuchten und diskutierten Diagnosengruppen ein zu weites Spektrum, als daß die hier benutzte Methodik ausreichend wäre, eine adäquate Diskussion zu ermöglichen. Andererseits ist unser tatsächlich operationalisierbares Wissen um die Pathomorphologie der diskutierten Krankheitsbilder so gering, daß selbst einfache Erklärungen kaum mehr als dem Anspruch vorläufiger Arbeitshypothesen genügen können. Wenn dennoch versucht wird, eine Beziehung zwischen den hier erarbeiteten Ergebnissen und den gegenwärtig geläufigen Vorstellungen herzustellen, so eigentlich nur, um auf die Relevanz der gesamten hier demonstrierten Untersuchungsmethodik hinzuweisen. Der Boden der Hypothesen ist noch unsicherer als er sich beispielsweise bei der Diskussion der Lebercirrhose herausgestellt hat (vgl. S. 155 ff.). Auch hier mußten komplexe Verhältnisse und im einzelnen nicht hier untersuchte Bedingungen in der Genese bestimmter pathologischer Endzustände angenommen werden. Was der Problematik der Befunde an den Herz-Kreislauforganen zusätzlich jedoch fehlt, ist die Übersichtlichkeit und diskutable Gesamtzahl möglicher (bekannter) Einflußfaktoren.

Häufigkeitsunterschiede bezüglich der entzündlichen Erkrankungen vornehmlich des Klappenapparates kamen bei den Heimkehrergruppen vor allem gegenüber den Unfällen (Mitralvitien) zur Darstellung. Trotz der grundsätzlichen Einschränkung dieser Aussage wegen der geringen Fallzahl ist auffällig, daß zwischen Entlassungsjahr und Gesamtbefund kein Unterschied bei den Heimkehrern Ost im Vergleich zu den Heimkehrern West besteht. Das bedeutet: Die wahrscheinliche Gefangenschaftsdauer hat in unserem Untersuchungsgut keinen Einfluß auf die Häufigkeit von Mitralvitien (die Abhängigkeit von Gefangenschaftsdauer und Gesamtbefund konnte wegen unsicherer Angaben nicht getestet werden). Dieses Resultat stimmt gut mit den Untersuchungsergebnissen von SCHENCK *et al.* (1958) und vor allem der Arbeitsgruppe um MEYERINGH *et al.* (1954, 1955) überein. Es spricht für eine gleichmäßig hohe, durch die auch in der Gefangenschaft schwankenden äußeren Einflüsse kaum modifizierbare Sterblichkeit dieses Krankheitsbildes mit einer nachfolgenden „Auswahl der Robusten".

Die Hypertrophie der linken und auch der rechten Kammer zeigte ebenfalls bezüglich des Nebenbefundes Häufungen auch bei den Heimkehrern gegenüber den Unfällen. Inwiefern es sich hier um sekundäre Phänomene, beispielsweise von Klappenvitien oder der Hypertonie handelt, kann nicht entschieden werden. Jedoch zeigt die Linksherzhypertrophie keine Abhängigkeit vom Entlassungsjahr – wohl aber die Rechtsherzhypertrophie zwischen den Heimkehrern Ost und den Heimkehrern West. Die Gefangenschaftsdauer ist auf den Unterschied beider Untersuchungsgruppen ohne Einfluß. – Auch die Dilatation der linken sowie der rechten Kammer weist nur bezüglich des Hauptbefundes auf eine Häufung bei den Heimkehrern hin. Auf die Problematik dieser Aussage wurde bereits hingewiesen.

Von Bedeutung ist, daß die Arbeitsgruppe um HELWEG-LARSEN (1952) ausführlich verschiedene Vitaminmangelzustände untersuchte. Nachträglich haben wir eine signifikante Beziehung zwischen dem Grad der Ödeme und der anamnestischen Angabe einer durchgemachten Polyneuritis gefunden (+). Die für uns augenblicklich einzige plausible Erklärung hierfür ist ein Mangel an Vitamin B_1 (Thiamin, Aneurin), welches als Coenzym der Decarboxylasen für die oxydative Decarboxylierung vor allem der α-Ketoglutarsäure und der Brenztraubensäure von Bedeutung ist. Mithin kommt dem Thiamin in all den Zellen eine wichtige Stoffwechselfunktion zu, die ihren (Funktions-) Stoffwechsel vor allem aus Kohlenhydraten und der Verbrennung von Brenztraubensäure bestreiten. Die hauptsächlich betroffenen Zellen müßten mithin die Herzmuskelzellen und die Nervenzellen sein. So entsprechen die bei GIESE und HÖRSTENBROCK (1962) zusammengefaßten histologischen Herzbefunde auffallend denjenigen von VALLOTON (ZELLWEGER und ADOLPH, 1954). Auch die EKG-Veränderungen stimmen überraschend mit den oben beschriebenen Veränderungen überein. Eine wesentliche Stütze für diese Annahme wird durch die Ergebnisse von ROSKAMM *et al.* (1964) gewonnen, welche aufgrund ihrer detaillierten klinischen Untersuchungen (vgl. S. 94 f.) bei einem erhöhten Quotienten aus Herzvolumen und maximaler Sauerstoffaufnahme und gleichzeitiger eingeschränkter Leistungsbreite bei der spiroergometrischen Leistungsprüfung eine „Myocardose im Sinne WUHRMANN's" fordern. Diskutiert man in diesem Zusammenhang die eigenen Untersuchungsergebnisse, die für ein vermehrtes Auftreten der Rechtsherz- und Linksherzhyptertrophie sprechen und nimmt die auffallende Übereinstimmung der EKG-Beobachtungen hinzu, so präsentiert sich uns heute eine fast geschlossene Indizienkette, daß es sich bei den Herzschäden der Heimkehrer um sog. Beri-Beri-Herzen gehandelt haben könnte. Zum Beri-Beri-Herzen allerdings gehören offenbar – neben den bereits beschriebenen morphologischen Veränderungen – auch Fasernekrosen. Die Untersuchungen von Linzbach (1947), Overzier (1947) und Selberg (1947) weisen zwar nicht direkt auf Fasernekrosen hin, jedoch auf eine Abnahme der Zellzahl im Sinne einer numerischen Atrophie.

Wesentlich schwieriger erscheint die Diskussion der arteriosklerotischen Veränderungen einschließlich der beobachteten Folgezustände. Uns ist keine Studie bekannt geworden, in der Spätfolgen dieser Art nach extremen Lebensbedingungen untersucht wurden. Sämtliche Angaben beziehen sich entweder auf Untersuchungen sofort oder nur kurze Zeit nach der Entlassung (Laberke, 1949; Lorenz, 1950; Meyeringh und Dietze, 1950; Meyeringh, 1954; Deglmann, 1954; Meyeringh et al., 1955; Dietze, 1958). Auch die Aussagen von Immich (1967) und Immich und Wagner (1969) beziehen sich auf die erste Phase der Rehabilitation nach der Rückkehr. Auffallend ist, daß Immich zwischen „Infarkt" und „Infarktzeichen im EKG" einen Unterschied macht, nicht aber auf seine benutzten Kriterien für „Infarkt" hinweist. Vor allem deshalb ist dies von Bedeutung, weil sämtliche beobachteten „Infarktzeichen im EKG" bei Heimkehrern registriert wurden, nicht aber bei den Vergleichsfällen (hiervon waren 11 von 467 Heimkehrern betroffen). Die beiden Autoren (Immich und Wagner, 1969) diskutierten: „Die bei unseren Heimkehrern beobachteten Infarktzeichen im EKG sind sehr schwer zu interpretieren. Man könnte vermuten, daß gewisse Leberstoffwechselschäden infarktähnliche Veränderungen im EKG verursachen können. Diese Hypothese müßte jedoch gezielt nachgeprüft werden". Unserer Ansicht nach müßte zunächst diskutiert werden, ob die beobachteten Infarktzeichen im EKG nicht doch zunächst auf das Herz selbst zu beziehen sind.

Uns erscheint besonders wichtig darauf hinzuweisen, daß in der methodisch strengsten und formal konsequentesten Studie dieses Themenbereiches EKG-Abnormitäten aufgefallen sind, welche mit „Infarktzeichen" angegeben werden.

Zu ähnlichen Ergebnissen kommt Gruwez (1966), der mittels einer umfangreichen Versicherungsstatistik nachzuweisen versucht, daß Kriegsheimkehrer häufiger Herzinfarkten erliegen. Doch ist diese Aussage wegen erheblicher methodischer Mängel nur mit Vorbehalt zu bewerten. Eine von der klinischen Untersuchungstechnik her gesehen hervorragende Studie verdanken wir Roskamm et al. (1964). Diese Arbeitsgruppe untersuchte insgesamt 86 Heimkehrer, die „aus einer Mitgliederliste des Verbandes der Heimkehrer, Kriegsgefangenen- und Vermißten-Angehörigen Deutschlands e.V., Ortsverband Freiburg i. Br., willkürlich herausgegriffen" wurden. Wir wollen unterstellen, daß es sich zumindest um einen der streng zufälligen Zuteilung

angeglichenen Auswahlmodus gehandelt hat. Die Ergebnisse dieser Arbeitsgruppe seien kurz zusammengefaßt:

1. Im EKG der Spätheimkehrer fanden sich nicht häufiger von der Norm
   abweichende Befunde als bei Normalpersonen.
2. Eine größere Hypertoniehäufigkeit konnte nicht nachgewiesen werden.
3. Die mittleren Herzvolumina der Spätheimkehrer lagen gering über denen
   der Normalpersonen, wobei die Herzvergrößerung bei Bezug auf das
   Körpergewicht deutlicher wurde.
4. Bei der spiroergometrischen Leistungsprüfung wurde eine deutlich eingeschränkte Leistungsbreite gefunden.
5. Aus dem erhöhten Quotienten aus Herzvolumen und maximaler Sauerstoffaufnahme wurde auf einen besonders schlechten Funktionszustand
   der Heimkehrer geschlossen.
6. Die physikalischen Kreislaufanalysen ergaben keinen Anhalt für eine
   vermehrte Arteriosklerose.

Die Autoren (ROSKAMM et al., 1964) fassen zusammen: „Für die eingeschränkte Herzleistung der Heimkehrer in Relation zur Herzgröße wird somit nicht eine vermehrte Coronarsklerose als Ursache angenommen, sondern
es wird an einen Folgezustand einer in der Gefangenschaft abgelaufenen
Myocardose im Sinne WUHRMANN's gedacht" (vgl. S. 93).

Offensichtlich viel Verwirrung hat die Untersuchung von THORSPECKEN
(1963) gestiftet. Unter rund 2 000 Entschädigungsgutachten der Jahrgänge
1952 bis 1962 stellte er in 137 Fällen die Diagnose Herzinfarkt bei Coronarsklerose. THORSPECKEN untersucht „die Frage nach einer Abhängigkeit des
mittleren Infarktalters vom Ausmaß der exogenen Einwirkungen" und
kommt zu dem Schluß, daß sich „keine statistisch signifikante Abhängigkeit
des mittleren Infarktalters vom Schweregrad oder Zeitpunkt der Verfolgung" zeigen läßt. Ohne auf einzelne Fragen dieser Untersuchung einzugehen, verweisen wir auf die grundlegenden Mitteilungen von VAN RANDEN-
BORGH (1963, 1966) sowie von VAN RANDENBORGH und RAUSCHELBACH
(1968). Diese methodische Grundlagendiskussion, die durch die Untersuchung
von SCHENCK und SCHEID (1956) ausgelöst wurde, entbehrt nicht einer gewissen Parallelität zu den Untersuchungen der Arbeitsgruppe POCHE, MITT-
MANN und KNELLER (1962, 1964, 1965; vgl. Abb. 37).

Auch die Untersuchungen von NEFZGER (1970), der die Sterblichkeit für
verschiedene ehemalige Kriegsgefangene im Rahmen einer 12jährigen Verfolgungsstudie berechnete, geben für die hier aufgeworfene Frage keinen
Hinweis. Sicherlich jedoch sind die Aussagen von MEYERINGH und DIETZE
(1950) verfrüht gewesen, die den von ihnen beobachteten „coronaren Durchblutungsstörungen" nur passageren Charakter zuweisen. Immerhin haben die
Studien von KEYS et al. (1950) in dem standardisierten und noch lange nicht
an die extremen Verhältnisse der Dystrophie heranreichenden Minnesota-
Experiment gezeigt, daß eine vorübergehende Herzinsuffizienz sehr wohl im
Rahmen der Aufbauphase auftreten kann. Auch die wiederholt beschriebene

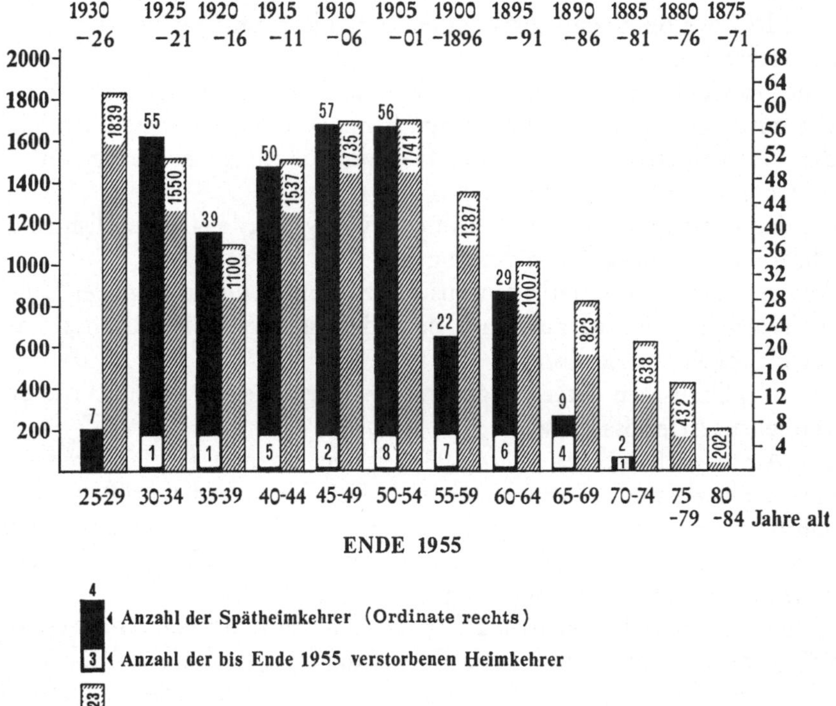

Abb. 37. „Aus der Tabelle ist die Altersschichtung unserer Spätheimkehrer nach ihren Geburtsjahrgängen und ihrem Lebensalter Ende 1955 ersichtlich. Neben den Rubriken, die die Anzahl der Heimkehrer in den einzelnen Jahrgangsgruppen nennen, haben wir – maßstabsgerecht angepaßt – die Anzahl aller Männer in Westdeutschland 1955 in den gleichen Altersgruppen angegeben . . . Hieraus ergibt sich nun eindeutig: In den Jahrgängen von 1925 bis 1901 kann die Altersgliederung der von uns berücksichtigten Heimkehrer relativ gut mit der Altersschichtung der männlichen Gesamtbevölkerung in Einklang gebracht werden. Demgegenüber bestehen in den höheren Lebensaltersgruppen ab 55 Jahre, in denen die weit überwiegende Anzahl aller Sterbefälle liegt, ganz erhebliche Unterschiede! Hier fanden sich in der Relation wesentlich weniger Heimkehrer; die beiden ältesten unserer Spätheimkehrer waren im Jahre 1955 72 und 71 Jahre alt, ältere Jahrgänge als 1883 waren somit unter unseren Heimkehrern überhaupt nicht vertreten. – Zwangsläufig resultiert hieraus, daß bei unseren Heimkehrern das durchschnittliche Sterbealter stets niedriger als in der übrigen Bevölkerung liegen muß, wenn nur in diesen Jahrgängen prozentual ebensoviele Sterbefälle auftreten wie in der Gesamtbevölkerung . . .“ (Aus H. Andres und H. H. Rauschelbach, 1966)

Ödemneigung (OVERZIER, 1950; DIETZE, 1958; BANSI und PETERS, 1959; POKORNY und HILLER, 1959 sowie BOCK und MATTHES, 1960 und IMMICH und WAGNER, 1969) in der Rehabilitationsphase spricht für eine Mitbeteiligung des Herzens (im Sinne der vorübergehenden Dekompensation in der

Rekonvaleszenz; BOCK und MATTHES, 1960) im Gegensatz zu der allgemeinen Ödemneigung während der Dystrophie.

DIETZE (1958) ist der Ansicht, daß „eine Arteriosklerose . . . durch die alimentäre Dystrophie klinisch wohl im allgemeinen nicht verstärkt oder beschleunigt wird". DIETZE berichtet weiter: „Darüber hinaus wurden in einer versorgungsärztlichen Untersuchungsstelle bei mehreren tausend Untersuchten, Begutachtungen und Aktenstellungnahmen pro Jahr nur Einzelfälle von Myocardinfarkten bei ehemaligen Dystrophikern, darunter auch bei jüngeren Männern, bekannt. Hier lassen sich aber genaue Zahlen nicht ermitteln. Fest steht lediglich, daß unter 1126 ehemaligen Dystrophikern 6 Infarkte beobachtet wurden. Von diesen Infarkten zeichnen sich 5 dadurch aus, daß sie in der Aufbauphase der Dystrophie auftraten, als die vegetativen Störungen ihr höchstes Ausmaß erreicht hatten. Bei 4 von diesen 5 Fällen hatten die Beinödeme zu dieser Zeit an Deutlichkeit wieder zugenommen, auch wurden erhöhte Blutdruckwerte gemessen, die weder vor der Dystrophie bestanden hatten noch danach weiter bestehen blieben." DIETZE folgert weiter: „Die Kombination von dystrophischen Regulationsstörungen und einer vermehrten Herzbelastung infolge Körpergewichtszunahme und Blutdrucksteigerung hat bei diesen 5 Fällen offenbar das Auftreten des Infarktes zu diesem Zeitpunkt maßgeblich mitbeeinflußt."

POKORNY und HILLER (1959) kommen zu der Ansicht, daß die „Arteriosklerose als klinisches – nicht als pathologisch-anatomisches – Krankheitsbild . . . keine sicheren Beziehungen zu einem durchgemachten Ernährungsmangelschaden erkennen" läßt. Die auch bei unserem allgemeinen Krankengut erkennbare Zunahme der Herzinfarkte in den letzten Jahren zeigt hinsichtlich des Altersdurchschnittes keine wesentlichen Veränderungen gegenüber den ersten Nachkriegsjahren. – Auf die formale Problematik dieses Fragenkomplexes wurde bereits hingewiesen (VAN RANDENBORGH und RAUSCHELBACH, 1968). Die von POKORNY und HILLER mitgeteilten pathologischen Herzbefunde an 2022 untersuchten Heimkehrern zeigen eine signifikante Zunahme nur zwischen der mittleren und der höchsten Altersklasse (31 bis 45 Jahre resp. über 45 Jahre) (+).

Kehren wir zurück zu den eigenen Resultaten, so fällt auf, daß eine Häufung sämtlicher Formen der Arteriosklerose bei den Heimkehrern nicht beobachtet wurde. Ferner ist deutlich geworden, daß die Herzinfarkte vermehrt aufgetreten sind. Das äußere „Koppelungsglied" zwischen vermehrtem Auftreten der Herzinfarkte ist offensichtlich nicht die allgemeine Arteriosklerose oder die Coronararteriensklerose, sondern die Coronararterienthrombose und die Verschwielung des Herzens selbst. Dieses etwas widersprüchlich erscheinende Ergebnis soll kurz erläutert werden. Coronararterienthrombose und Herzschwielen zeigen ein ähnliches Verteilungsmuster bei den jeweils relevanten Gruppenvergleichen. Abweichungen finden sich jedoch bezüglich des Herzinfarktes. Dies kann einmal formale (und damit auswertungsbedingte sekundäre) Unregelmäßigkeiten widerspiegeln, kann aber auch

auf das unterschiedliche Verteilungsmuster dieser Befunde in den Unter-
suchungs- und Vergleichsgruppen bezüglich ihrer korrelativen Bindung zu
anderen Befunden hinweisen. Letzteres soll anhand eines Beispieles kurz
diskutiert werden.

Seit dem 1. 1. 1972 läuft in Heidelberg eine statistische Modellstudie zum
Verlauf und Ausbreitungsmuster der Arteriosklerose (HÖPKER *et al.*, 1972).
Als eines der wichtigsten vorläufigen Ergebnisse dieser Studie kann herausgestellt werden, daß unterschiedliche Formen der Arteriosklerose differenziert und diese verschiedenen Risikokriterien zugeordnet werden können

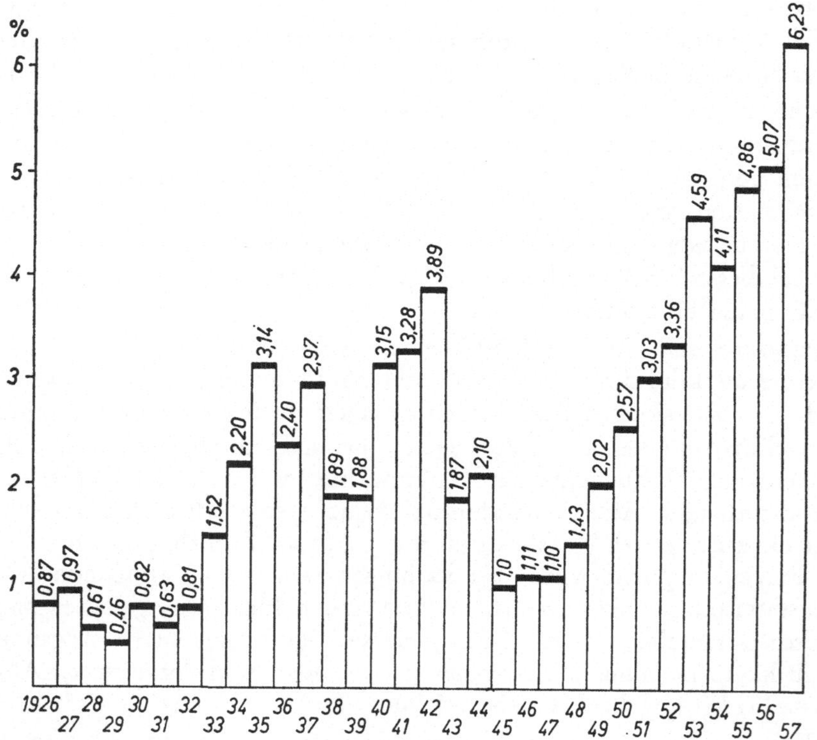

Abb. 38.   Prozentualer Anteil der Infarkttodesfälle am jährlichen Sektionsgut des Patho-
logisch-Bakteriologischen Institutes am Krankenhaus St. Georg (Leipzig). Insgesamt wurden
ausgewertet die Jahrgänge 1920–1957 mit insgesamt 31 097 Sektionen (bei knapp 4 % Neu-
geborenen und Kindern und einem Verhältnis von Männern : Frauen wie 10 : 9. Kriterien
für den akuten, tödlichen Myokardinfarkt: „Wir wählten alle die Fälle, bei denen eine
Nekrose des Herzmuskels beschrieben war, gleich welcher Größe, als akuten Myokardinfarkt,
unabhängig von der Todesursache und gleich, ob Narben des Myokards mit angegeben wurden. Somit blieb das große Heer alter vernarbter Infarkte unberücksichtigt. Die ungefähre,
etwas willkürliche Grenze zogen wir nach allgemein anerkannten Alterskriterien des Infarktes bei etwa 3 Wochen". Ganz frische Infarkte ohne lichtmikroskopische Herzmuskel-
veränderungen wurden doppelt ausgewertet und dann gezählt, wenn „offensichtlich schwere
Hindernisse der koronaren Blutstrombahn bei Ermangelung sonstiger Todesursachen" unter
Berücksichtigung der klinischen Angaben zu eruieren waren (Aus: G. Goder, 1960)

98

(HÖPKER und WEGENER, 1973). Bezüglich des Risikokriteriums Rauchen hat sich herausgestellt, daß Rauchen zwar korrelativ an die Coronararteriensklerose gekoppelt ist, jedoch Rauchen und Coronararteriensklerose niemals gleichzeitig innerhalb eines Faktors der Faktorenanalyse repräsentiert sind (NÜSSEL und HÖPKER, 1973). Entsprechend der in dieser Studie gewählten Ausgangssituation bedeutet das nichts anderes, als daß das Rauchen für die aktuelle (morphologisch verifizierte) Situation des Herzinfarktes als Kriterium gelten, nicht jedoch als Kriterium für die Coronararteriensklerose allein. Mit anderen Worten: Coronarsklerose ist nicht gleich Herzinfarkt; Rauchen „macht" Herzinfarkt – jedoch nicht „via" Coronarsklerose!

Auch andere Untersuchungsergebnisse stützen diese These. Eigenartigerweise haben Raucher nach ihrem Erstinfarkt etwa die gleiche Prognose wie gleichaltrige Nichtraucher. Angesichts dieser Tatsache sind schwerwiegendere patho-anatomische Veränderungen am Coronargefäßsystem der Raucher im Vergleich zu den Nichtrauchern schwer vorstellbar. Folglich müssen zusätzlich zu den etwa gleichstarken anatomischen Veränderungen andere infarktauslösende Mechanismen bei den Rauchern diskutiert werden.

Einer nahezu identischen argumentativen Situation sehen wir uns bei den Heimkehrern gegenübergestellt: Die patho-anatomischen Veränderungen bezüglich der Arteriosklerose zeigen keine Gruppenunterschiede – jedoch Herz-

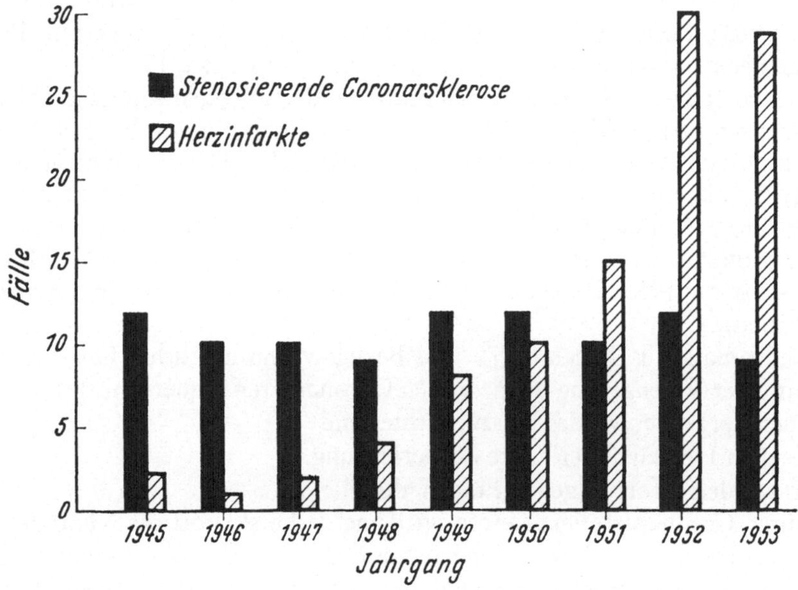

Abb. 39. Beziehungen zwischen stenosierender Coronarsklerose und Herzinfarkt (Männer). Die Beurteilung der Coronararterien erfolgte nach dem makroskopischen Bild unter ausdrücklichem Verzicht auf eine Differenzierung nach dem Schweregrad und dem Aussehen der Herde. Unterschieden wurde lediglich zwischen kaum beginnender bis hochgradiger und stenosierender Coronararteriensklerose (Aus: H. Glatzel, 1962; nach Neth und Schwarting 1955)

schwielen, Coronarthrombosen und Herzinfarkte. Wir postulieren demnach andere infarktauslösende Faktoren bei den Heimkehrern als die unter dem Oberbegriff Arteriosklerose oder Coronararteriensklerose zusammengefaßten Veränderungen (vgl. Abb. 38 und 39).

Leider liegen weder für die Untersuchungs- noch für die Vergleichsgruppen Angaben über die Rauchgewohnheiten vor, die selbstverständlich zwischen den einzelnen Gruppen erhebliche Unterschiede aufweisen können. Die Unsicherheiten dieses sowie des Einwandes möglicher unterschiedlicher Konsumgewohnheiten (vor allem Alkohol) ordnen wir dem bereits ausführlich besprochenen „Generaleinwand" zu.

Einen aufschlußreichen Diskussionsbeitrag liefert die detaillierte Studie von BJURULF et al. (1967). Die Autoren sind in einer klinisch-pathoanatomischen Studie der Frage nachgegangen, welche diagnostischen Kriterien für eine coronare Herzerkrankung letztlich auch einer patho-anatomischen Überprüfung standhalten. Dabei hat sich zunächst gezeigt, daß dem EKG eine niedrige Sensitivität, jedoch aber eine hohe Spezifität zukommt. Die Hälfte der Fehldiagnosen (welche die Spezifität vermindern) ordnen sie der Hypertonie (und der damit verbundenen Herzvergrößerung) und klappenbedingten Funktionsstörungen des Herzens zu. Weiterhin folgern die Autoren, daß bei den Fällen mit stillem Infarkt weniger häufig eine Coronararteriensklerose nachgewiesen wurde. Sie diskutieren daher andere mögliche pathogenetische Faktoren als die Arteriosklerose allein für einige ihrer Infarktfälle (HOCHREIN, 1961; HIGGINS et al., 1963; ANDERSSON und SKJEGGESTAD. 1964; COLLEN et al., 1964; EVANS, 1964; EISNER und SCHWEIZER, 1965).

In den letzten Jahren sind zahlreiche epidemiologisch-klinische Studien gemacht worden, welche vor allem der Herausarbeitung von Risikokriterien in bestimmten Populationen galten (DAYTON et al., 1970; ARMSTRONG et al., 1972; BIÖRK und BYLIN, 1965; BRUMMER, 1969; GARCIA-PALMIERI et al., 1970; HIGGINS et al., 1972; STAMLER und LILIENFELD, 1970; KANNEL et al., 1972; MURATA et al., 1972; KEYS et al., 1972; KULLER et al., 1972; MORRIS und GARDNER, 1969; GASSEL et al., 1970 – um nur einige der neueren Arbeiten zu nennen).

Steckt man mit DOERR (1972) das Bezugssystem möglicher Herzinfarkte
1. mit einer Verengerung des gesamten Coronararterienquerschnittes;
2. einer Vergrößerung des Herzgewichtes und
3. die dem Herzen abverlangte Förderleistung
ab, so werden sofort folgende Fragen aktuell:
1. Unter Coronararteriensklerose wird meist die sklerotische Veränderung der epicardialen Verzweigungen zusammengefaßt. Wie verhalten sich hierzu die intramuralen Gefäße? Nach RATCLIFFE und REDFIELD (1972) korrelieren die stenosierenden sklerotischen Veränderungen beider Gefäßbereiche eng miteinander, doch wurden auch „einzelne Herzen" mit einer nur geringgradigen Stenose extramuraler Arterien bei gleichzeitiger hochgradiger Einengung der intramuralen Arterien mit zahlreichen Mikroinfarkten des Herzens beobachtet.

100

2. Welche Bedeutung kommt den Kollateralen und Anastomosen zu? BAROLDI (1969) hat sich dieser Frage eingehend gewidmet und kommt zu dem Schluß, daß „heute kein morphologischer Beweis besteht dafür, daß ein Schaden auf irgendeinem Niveau des arteriellen Gefäßbaumes Ursache für einen Herzinfarkt oder ‚sudden coronary death'" sei; „die Gefäßläsionen scheinen durch intracardiale Kollateralen gut geschützt zu sein". Ausgedehnte, auch funktionelle Untersuchungen zu diesem Problem stammen von KNOEBEL et al. (1971). Die Autoren beschreiben eine gute Korrelation zwischen dem Schweregrad der „coronarbedingten" Herzerkrankung und dem myocardialen Blutdurchflußvolumen. Leichter erkrankte Patienten vermochten unter Streßbedingungen den Blutdurchfluß zu vermehren – schwerer erkrankte nicht. Bei diesen wurde eine verminderte Blutdurchflußreserve beobachtet. Während FARRER-BROWN (1968) verschiedene Verzweigungs- und Versorgungstypen unterscheidet (auch in Bezug auf sekundäre narbige Veränderungen), fanden SALTUPS et al. (1971) – allerdings mit anderen Methoden – keine großen hämodynamischen Unterschiede zwischen Gesunden und 6 verschiedenen herzkranken Patienten.

3. Immer wieder wurde die Frage aufgeworfen, ob nicht bestimmte Blutfaktoren als Auslöser von Infarkten infrage kommen könnten. ELIOT und BRATT (1969) haben an einigen weiblichen Patienten mit Infarkt Änderungen der Hämoglobin-Sauerstoff-Dissoziation beobachtet, die teilweise durch Zigaretteninhalation ausgelöst werden konnten (GLANCY et al., 1971, JAMES, 1970).

Der hier vorgestellten Diskussion des vermehrten Auftretens von Herzinfarkten bei Heimkehrern sollten diese wenigen aktuellen pathogenetischen Ausführungen an den Anfang gestellt werden. Im Folgenden wollen wir uns jedoch auf die Vorgänge beschränken, welche bei den Heimkehrern unter extremen Lebensbedingungen oder während der Rehabilitation im verstärkten Maße vorgelegen haben könnten.

Durch vermehrten Gehalt an Phytansäure in der kohlenhydratreichen Nahrung während der Gefangenschaft (Kommißbrot) sowie durch relativen Vitamin-D-Mangel und fehlende UV-Licht-Exposition könnte es möglicherweise zu einem (latenten) sekundären Hyperparathyreoidismus kommen. Welche Rolle dabei dem exogenen Mangel an Calcium und der Bindung von Calcium an Phytansäure im Darm zukommt, ist nicht bekannt. Für diese These könnten das vermehrte Vorkommen von Duodenalulcera bei den Heimkehrern sprechen. Der sekundäre Hyperparathyreoidismus ist als Risikofaktor der coronaren Herzkrankheit bekannt.

Eine gewisse Rolle dürfte auch der Schilddrüse zugesprochen werden. VANHAELST et al. (1967) berichten von einer familiären Hypercholesterinämie, für die sie eine autoimmunbedingte Thyreoiditis verantwortlich machen. Erstaunlich ist, daß erst im weiteren Verlauf die Hypothyreose diagnostiziert werden konnte. Eine dann einsetzende Thyroxin-Therapie besserte die erhöhten Cholesterinwerte. Die Autoren vertreten die Ansicht, daß auch eine sub-

101

klinische Hypothyreose als Risikofaktor für eine coronare Herzerkrankung zu werten sei (FOWLER und SALE, 1967; VANHAELST *et al.*, 1967; BASTENIE *et al.*, 1967, 1971; HEINONEN *et al.*, 1972).

FOWLER und SALE (1967) differenzieren ihre Aussage derart, daß eine spontane Hypothyreose die Entwicklung der Coronararteriensklerose begünstigen könne. Jedoch sei trotz stärkerer Grade der Arteriosklerose die Anfälligkeit für Herzinfarkte nicht erhöht, was die Autoren mit einer verminderten Ansprechbarkeit auf Katecholamie in Verbindung bringen. Bei einer Therapie mit Schilddrüsenhormonen wird letztere jedoch derart gesteigert, daß dann vermehrt Infarkte entstehen könnten. Auch BASTENIE *et al.* (1967) sehen in der latenten Hypothyreose ein Infarktrisiko. Die Autoren diskutieren eine direkte Beziehung zwischen TSH-Sekretion und der Hypercholesterinämie. Neuere Untersuchungen von HEINONEN (1972) an 3 569 Personen hinsichtlich der Schilddrüsenfunktion scheinen diesen Aussagen zu widersprechen. Doch müssen bei dieser Studie methodische Vorbehalte gemacht werden.

Ätiologisch von Interesse dürfte die Tatsache sein, daß verschiedene Kohlarten infolge ihres Gehaltes an schwefelhaltigen Verbindungen (z. B. Thiouracil) Kröpfe erzeugen können. Ohne Zweifel hat über lange Zeiträume die Ernährung mit Kohl im Vordergrund gestanden (RÜD *et al.*, 1959; SCHENCK *et al.*, 1958), jedoch zeigen in unserem Material die Heimkehrer nicht vermehrt Kröpfe. Ob jedoch hierdurch eine gewisse Schilddrüsenunterfunktion während der Rehabilitationsphase hervorgerufen oder akzentuiert werden konnte, sei dahingestellt.

An dieser Stelle sei darauf hingewiesen, daß aus der Gleichhäufigkeit bestimmter biologischer Phänomene nicht auf deren „kausales" Bedingungsgefüge geschlossen werden darf. So müssen auch bezüglich der Beziehung zwischen Serum-Cholesterin und Infarkthäufigkeit Einschränkungen gemacht werden. Neben dem Rauchen hat sich das Serum-Cholesterin als eines der wichtigsten Risikokriterien herausgeschält – das unterschiedliche Faktorenmuster hinsichtlich Herzinfarkt und Arteriosklerose erscheint jedoch noch nicht genügend durchgearbeitet (SCHETTLER, 1969).

Daß die Diskussion auch bezüglich der weiblichen Geschlechtshormone auf die Arteriosklerose und Infarktgeschehen noch nicht abgeschlossen ist, zeigt die Mitteilung von HAUSS *et al.* (1973). Die Arbeitsgruppe hat den 17-Beta-Östradiolspiegel im Serum bei Normalpersonen mit dem von Herzinfarktpatienten und solchen Patienten verglichen, die an peripheren Durchblutungsstörungen litten. Er fand bei den Infarktpatienten und der Patientengruppe mit den peripheren Durchblutungsstörungen einen signifikant höheren 17-Beta-Östradiol-Serumtiter als in der Kontrollgruppe. „Die Untersuchungen an unseren Infarktpatienten lassen keineswegs den Schluß zu, daß die Östrogene eine Schutzwirkung auf den arteriosklerotischen Prozeß entfalten. Wie der erhöhte 17-Beta-Östradiolspiegel in den pathogenetischen Zusammenhang der Arteriosklerose eingeordnet werden muß, ob er einen echten sklerogenen Faktor darstellt oder ob er sich an einer anderen Stelle des vielgestaltigen Ursachenkomplexes befindet, kann aufgrund unserer Untersuchungen noch nicht entschieden werden." (Hauss *et al.*, 1973). – Für uns sind diese Untersuchungen deshalb von Bedeutung, weil vor allem Overzier (1948, 1949) auf die paradoxe Fettsucht und die Gynäkomastie während der Rehabilitation der ehemaligen Kriegsgefangenen hingewiesen hat. Nach Overzier sind beide (paradoxe Fettsucht und Gynäkomastie) häufig miteinander verbunden, so daß ein „Zusammenhang angenommen werden muß". Welcher Art dieser Zusammenhang sein könnte – ob zunächst in einer testikulären Insuffizienz oder der überschießenden Aktiviät anderer Inkretsysteme – kann wohl im nachhinein nicht entschieden werden.

Von Interesse sind die Untersuchungen von Villinger und Heydenstuckey (1966) über das Infarktprofil ihrer Spitalpatienten. Neben zahlreichen weiteren Ergebnissen dieser gründlichen Studie sei nur hervorgehoben, daß in der Gruppe der Nicht-Infarkt-Patienten das durchschnittliche Körpergewicht um ca. 1 kg höher lag als bei der Infarktgruppe. „Wir messen dem Übergewicht per se keine entscheidende Rolle in der Prädisposition zum Infarkt zu, glauben aber, in Zukunft stärker die mit rapiden, exzessiven Gewichtsanstiegen nach der Adoleszenz verbundenen Stoffwechselalterationen bei der Artherogenese in Betracht ziehen zu müssen. In der Infarktgruppe befinden sich 13 % mehr Fälle mit 5 kg Gewichtszunahme und darüber nach Erreichen des Erwachsenenalters." Demnach ist nicht dem Körpergewicht als solchem, sondern dem Anstieg bezüglich infarktbegünstigender Faktoren Bedeutung beizumessen – eben jene Situation, welche während der Rehabilitationsphase der Heimkehrer in ganz ausgeprägtem Maße gegeben war.

Über Beziehungen zwischen Streß und möglichen, zum Infarkt führenden Faktoren, gibt es eine unüberschaubare Literatur (Selye, 1970). In unserem Zusammenhang sind vor allem die neueren Arbeiten von Interesse (Simonson und Keys, 1961; Ueterson *et al.*, 1962; Wolf *et al.*, 1962; Moses, 1963; Paterson, 1963; Paul *et al.*, 1963; Pearson und Joseph, 1963; Glatzel, 1964; Hampton und Mitchell, 1966; Bolton *et al.*, 1967; Carruthers, 1969; Haerem, 1969; Stead, 1969; Wolf, 1969; Strong und Eggen, 1970; Anderson und Le Riche, 1970; Carlson und Böttiger, 1972; Gertler *et al.*, 1972; Hoak und Swanson, 1966; Kingsbury, 1961; Spittle, 1971; Opie, 1973).

Es soll kurz auf die Mitteilung von Carruthers (1969) eingegangen werden. Passive Furcht erhöht die Serumkatecholamine, ein noch stärkerer Anstieg wird in Phasen der Aggression beobachtet. Dann können (vor allem Noradrenalin) bis auf 1000 % der Norm ansteigen. Klinisch gesunde Patienten mit „erhöhter emotionaler Spannung" zeigen Ruhekatecholaminwerte von 50 – 100 % über der Norm. Noradrenalin übt eine stärkere Wirkung als Adrenalin auf die Lipolyse und damit die Freisetzung von freien Fettsäuren aus den Triglyceriden des Fettgewebes aus. Entsprechend wird bei Fettleibigen ein erhöhter Spiegel freier Fettsäuren gefunden. Nach Zigarettenrauchen steigt die Noradrenalinausschüttung, der um ca. 80 % erhöhte Spiegel freier

Fettsäuren im Serum bedingt eine erhöhte Aggregationsfähigkeit der Blutplättchen. Die Triglyceride in der Gefäßwand entsprechen denen im Plasma, offenbar bestehen jedoch Unterschiede bezüglich der Cholesterinester, die wohl an Ort und Stelle synthetisiert werden. Die freien Fettsäuren werden in der Leber zu Triglyceriden umgebaut (bei erhöhtem Serumglukosespiegel ist die Umwandlung beschleunigt) und als hochartherogene prä-beta-Lipoproteide ausgeschleust. Mittelbar können auf diesen Vorgang Cortison und Adrenalin durch Erhöhung des Blutzuckers einwirken (SCHETTLER, 1961; SCHETTLER und BOYD, 1969; JONES, 1970).

WOLF *et al.* (1962) haben darauf hingewiesen, daß der Anstieg von Serumcholesterin, -Lipiden und -Trygliceriden unabhängig von der jeweiligen Diät und wohl in Abhängigkeit steuernder Zentren im Zentralnervensystem erfolgt. Welche Ausmaße diese Schwankungen annehmen können, haben PETERSON *et al.* (1962) demonstriert, die erhebliche Schwankungen des Serumcholesterinspiegels innerhalb weniger Stunden nur nach Ankündigung einer als unangnehm empfundenen Kälteexposition gemessen haben.

Diese kurzen Andeutungen sollen genügen, um auf die große Bedeutung hinzuweisen, die heute dem „Streß" – gleich wie man diesen definieren und zu reproduzieren versucht – zugesprochen wird. Sicherlich spielen bei den Heimkehrern direkte Streßeinwirkungen nicht eine über das „übliche" Maß hinausgehende Rolle. Nach ihrer Heimkehr waren sie identischen Umweltbedingungen ausgeliefert, wie auch die in dieser Studie untersuchten Personen der Vergleichsgruppen. Besondere Bedingungen müssen vor allem bei den Spät- und Spätestheimkehrern hinsichtlich ihrer familiären und gesellschaftlichen (einschließlich beruflichen) Wiedereingliederung angenommen werden. Diese auch von der äußeren Situation her grundsätzlich labilere Ausgangslage ist verknüpft mit kaum faßbaren, jedoch von sämtlichen (auch den kritischsten) Untersuchern immer wieder bestätigten „vegetativen Regulationsstörungen" (HOCHREIN, 1952; PARADE, 1952; DELIUS, 1954; DEGLMANN, 1954; MEYERINGH, 1954, 1957; HOCHREIN und SCHLEICHER, 1955; POKORNY und HILLER, 1959; BOCK und MATTHES, 1960; IMMICH, 1967; IMMICH und WAGNER, 1969). Könnte nicht beides zusammen – der äußere Einfluß der Wiedereingliederung verbunden mit einer im ganzen anders gearteten, „labileren" Ausgangslage – eine besondere Reagibilität gegenüber den oben beschriebenen Streßmechanismen bewirken? Dafür spricht, daß Coronararterienthrombosen häufiger, nicht aber Coronarsklerosen vermehrt bei Heimkehrern gefunden wurden.

Die Untersuchungen von UEHLINGER (zitiert nach WOLF, 1969) weisen in eine ähnliche Richtung. Er beobachtete ein vermehrtes Auftreten von Herzinfarkt und plötzlichen (Herz-) Todesfällen bei italienischen Gastarbeitern in der Schweiz im Vergleich zu den alters- und geschlechtsgleichen Bevölkerungsgruppen in Italien. Für Juden aus dem Jemen, die nach Israel und Ceylon ausgewandert waren, werden ähnliche Angaben gemacht (WOLF, 1969). – Auch bei diesen Angaben muß zunächst das Argument entkräftet werden, daß nicht eine von vorneherein infarktanfällige Bevölkerungsgruppe den mobilen Anteil ausmacht, der als Gastarbeiter oder Umsiedler dann eine „erhöhte Infarktanfälligkeit" aufweist.

Ein wichtiger Punkt ist noch nicht ausführlich diskutiert worden. Warum kommen bei den Heimkehrern vermehrt Herzmuskelschwielen zur Darstellung?

Sicherlich können dies „Relikte" aus den extremen Lebensbedingungen sein, welche (narbig abgeheilt) jetzt das Bild von „Schwielen" hervorrufen. Dann ist aber auch eine andere Ausgangslage solcherart vorgeschädigter Herzen gegenüber Noxen anzunehmen, die gegenwärtig als Infarktauslöser angesehen werden. BERGMANN (1968) hat mit der Bestimmung des Bindegewebsgehaltes bei akutem und chronischem Herzinfarkt (einschließlich Kontrollfällen) auf das Ausmaß solcher narbiger Veränderungen hingewiesen. Andererseits ist zu erörtern, ob nicht die gleichen Faktoren, die letztlich zum Infarkt geführt haben nicht auch für die Herzmuskelschwielen verantwortlich gemacht werden können. Dann ist das jetzt zum Todeszeitpunkt beobachtete Infarktgeschehen gekoppelt an

1. entweder ähnliche, jedoch an Intensität stärkere Faktoren,
2. oder aber zusätzliche Einflüsse,
3. oder den einen „letzten Schritt" eines sukzessiv ablaufenden Gesamtprozesses, als dessen Spuren jetzt die Herzmuskelschwielen gedeutet werden müssen.

Gleichgültig, ob eine „Erklärung" in dieser oder aber in gänzlich anderer Art und Weise versucht wird, ist die Tatsache auffallend, daß die Heimkehrer im Vergleich zu den Kontrollgruppen vermehrt Hirnerweichungen (interessanterweise auch als Nebenbefund) aufwiesen (vgl. S. 223 ff.). Nach der allgemeinen Erfahrung aus dem Sektionssaal können hier in nur seltenen Fällen anatomische Ursachen in Form von Gefäßverschlüssen, -Stenosen oder Embolien nachgewiesen werden. In der überwiegenden Mehrzahl der Fälle wird ein passagerer Blutdruckabfall für eine solche lokalisierte Zirkulationsstörung im Gehirn verantwortlich gemacht. Die doch auffällige Verschwielung des Herzens, besonders in der Heimkehrergruppe, könnte als eine mögliche Bedingung zu einem solchen Geschehen angesehen werden.

Zu besprechen ist noch die Frage, ob diese Relikte aus extremen Lebensbedingungen (nämlich die Myocardschwielen) auch als Folgezustände sog. Beri-Beri-Herzen angesehen werden können. In der zusammenfassenden Darstellung von STUDER *et al.* (1962) werden Herzläsionen bei Vitamin-B_1-frei ernährten Ratten referiert, die sich auf „einen herdförmigen Untergang des Muskelgewebes mit Bindegewebseinsprossung und diffusen Infiltraten von Lymphocyten" beziehen. Auch bei anderen Versuchstieren wurden ähnliche Veränderungen beobachtet, beim Hund gar kommen Herzinfarkte vor.

Eine detaillierte Besprechung und Deutung der morphologischen wie klinischen Befunde am Herzen bei Vitamin-B_1-Mangel stammt von WENCKEBACH (1934). WENCKEBACH hebt besonders hervor, daß der Beri-Beri-Schaden des Herzens mehr die rechte als die linke Kammer betreffe, deshalb, weil diese aus anatomischen Gründen (weniger Muskelmasse und Inserierung der Klappen an der Muskulatur und nicht am sog. Herzskelett) „selektiv dilatiert". Dies erkläre auch die Zeichen der regelmäßig im Vordergrund stehenden Rechtsherzinsuffizienz.

MEESEN und POCHE (1963) schreiben: „Fehlt Thiamin in der Nahrung, so wandelt sich bei Mensch und Tier die Muskelzelle vacuolid um, werden hydropisch und verlieren ihre Myofibrillen; Muskelzellen werden abgeräumt und durch Narben ersetzt, das Interstitium durch Ödem verbreitert. Vor allem ist die Muskulatur der rechten Kammer des Beri-Beri-Herzens verändert, sie ist schließlich so erschlafft und weit, daß ein normaler Bluttransport nicht möglich ist. Die mechanische Leistung des Herzens bleibt – in Versuchen mit einer Mangeldiät an Ratten – zunächst konstant; sie sinkt erst ab, wenn der Gehalt an Vitamin-B_1 auf ein Sechstel oder weniger des normalen Wertes verringert ist. Allgemeiner Eiweißmangel soll die Wirkungen des Mangels an Vitamin-B_1 noch verstärken." Auch bestehen Beziehungen zwischen bestimmten ödematösen Veränderungen des Herzmuskels und klinisch-elektrophysiologischen Befunden (DOERR und HOLLDACK, 1948; DOERR, 1950). Doch können auch hierfür Hämosiderinpigmente verantwortlich gemacht werden, die insbesondere bei hochgradigen Formen der Inanition beobachtet wurden und (wenn auch reversibel) sich vornehmlich in weiten, aufnahmefähigen Interstitien ablagern (DOERR, 1950; DOERR, 1963).

Warum ein Beri-Beri-Herz hypertrophiert, ist nicht bekannt. Vor allem versagen die geläufigen Modellvorstellungen (STUDER et al., 1962) angesichts der Frage, warum das Herz nach der Vitamin-B_1-Mangelexposition bei Inanition – also bei exogenem Angebot von Thiamin – hypertrophieren sollte. Die teleologische Deutung, daß ein qualitativer Mangel durch einen überschießenden aber unzureichenden quantitativen Ersatz „wett gemacht" werden soll, reicht offensichtlich nicht aus. Dann müssen jedoch zusätzlich bleibende Störungen des Stoffwechsels der Herzmuskelzelle gefordert werden.

Auffallend ist zudem die Tatsache, daß im Zusammenhang mit den zahlreichen Fällen von Dystrophie nach dem 2. Weltkrieg ein bleibender Herzmuskelschaden niemals angenommen noch im Zusammenhang mit einer möglichen B_1-Avitaminose diskutiert wurde. Nach WEISS und WILKENS (1937) müssen folgende Kriterien gegeben sein, um einen Vitamin-B_1-Mangelschaden als Ursache einer kardiovaskulären Insuffizienz anzunehmen:
1. anamnestisch einseitige Ernährung;
2. Fehlen von anderen Ursachen für die kardiovaskuläre Insuffizienz;
3. zusätzliche Symptome, die auf einen Vitamin-B_1-Mangelschaden hinweisen (wie Polyneuritis);
4. beschleunigter Blutdurchfluß im großen Kreislauf;
5. periphere Ödeme;
6. typische EKG-Veränderungen;
7. Rückbildung der cardialen Erscheinungen auf große Vitamin-B_1-Dosen.

STUDER et al. (1962) berichten weiter: „Die makroskopischen und histologischen Befunde sind uncharakteristisch und können keinesfalls als pathognomonisch für einen Vitamin-B_1-Mangel angesprochen werden, obwohl sie mit den im Tierexperiment durch Vitamin-B$_1$-Mangel erzeugten Myocard-schäden übereinstimmen. Die Beweisführung, daß es sich bei den Herzverän-derungen um Erscheinungen eines Vitamin-B$_1$-Ausfalls handelt, ist aus dem Herzbefund allein nicht zu erbringen. Sie ergibt sich vielmehr aus dem gesamten Obduktionsbefund wie aus der Vorgeschichte."

Die Möglichkeit eines solchen Spätschadens des Herzens sollte unserer Ansicht nach durchaus diskutiert werden. Vor allem verdient die Fragestellung stärkere Beachtung, ob nicht eine Myocardose im Sinne WUHRMANN's von Veränderungen unterschieden und getrennt werden kann, die als Spätfolgen einer B$_1$-Avitaminose zu deuten sind. Zusätzlich wäre dann die Frage zu klären, wie diese Befunde mit den hier erarbeiteten in Einklang zu bringen sind.

4. Zusammenfassung

Aufgrund der gesamten Auswertungsergebnisse der Diagnosegruppen des Herz-Kreislaufsystemes kommen wir zu der Ansicht, daß bestimmte Befunde bei den Heimkehrern häufiger beobachtet wurden. Hierzu zählen
1. die Herzmuskelschwielen,
2. die Coronararterienthrombose und
3. der Herzinfarkt.
Die geprüfte und ausführlich diskutierte Häufigkeitsverteilung begünsti-gender (morphologisch faßbarer) Infarktfaktoren zeigte keine wesentlichen gruppenabhängigen Differenzen. Vielmehr konnte wahrscheinlich gemacht werden, daß der Häufigkeitsanstieg des Herzinfarktes bei den Heimkehrern nicht durch einen entsprechenden Anstieg arteriosklerotischer Veränderungen allgemeiner Art oder aber der Coronararterien begründet werden kann. Aus diesem Grunde wurde ausführlicher auf die derzeit bekannten infarktaus-lösenden resp. infarktbegünstigenden Faktoren eingegangen.

Besonders die Erörterung der Herzmuskelschwielen bereitet Schwierig-keiten. Wir neigen zu der Ansicht, in diesen Folgezustände von Vitamin-B$_1$-Mangelzuständen zu sehen – im Gegensatz zu den Angaben und bisherigen Erörterungen in der Literatur. Eine Myocardose im engeren Sinne kann aus-schließlich für die Narbenbildung nicht verantwortlich sein. Entschieden jedoch lehnen wir eine einseitige Diskussion ab, die sich auf gleiche oder ähn-liche, in jedem Falle „abgeschwächte" Faktoren bezieht, die letztlich auch in-farktbegünstigend wirken können. Wir meinen, daß wir eine doch weiter-gehende Differenzierung unseres gesamten Befundmusters aufzeigen können, welche die Ausschließlichkeit solcher Argumente in Frage stellen.

Bei kaum einem anderen Gruppenvergleich steht und fällt die Beurteilung des Gesamtergebnisses der Vergleiche von Diagnosengruppen so mit der Be-wertung des gesamten statistischen Ansatzes. An einigen Variablen jedoch glauben wir gezeigt zu haben, daß sehr wohl selektions- und erhebungs-bedingte Differenzen einerseits getrennt, andererseits auch in ihren konkreten

Auswirkungen auf die Häufigkeitsverteilungen wenigstens angenähert abgeschätzt werden können. Für die relativ harten Befunde der Coronararteriensklerose, der Coronararterienthrombose, der Herzmuskelschwielen und des Herzinfarktes konnten solche Einflußfaktoren nicht für die z. T. sehr ausgeprägten Gruppendifferenzen verantwortlich gemacht werden.

Auch die inhaltliche Diskussion der Ergebnisse anhand einiger weniger einschlägiger Literaturhinweise läßt unsere Folgerungen wenig überraschend erscheinen. Während die klinischen Erfahrungen seit langem für solche Zusammenhänge sprechen, finden sich erst wenige todesursachenstatistische oder gar sektionsstatistische Hinweise. Dies ist wohl ein natürliches Phänomen der Absterbeordnung, welches bereits bei der Beurteilung der Testergebnisse entzündlicher Herzerkrankungen und vor allem der Tuberkulose vorgefunden wurde.

5. Tabellenanhang

Tabelle 6

Diagnose: braune Atrophie, Herz	Heimkehrer West	Heimkehrer Ost	Folgefälle	Sektionen Heidelberg	Unfälle u. Suizide HD u.KA	Heimkehrer Ost u.West	Vergleichsfälle insgesamt
Hauptbefund	1	0	0	0	0	1	0
Nebenbefund	20	20	23	48	2	40	73
Gesamtbefund	21	20	23	48	2	41	73
Nullbefund	562	495	648	915	141	1057	1704

Tabelle 7

Diagnose: End.o.Ang.d.Lokal.	Heimkehrer West	Heimkehrer Ost	Folgefälle	Sektionen Heidelberg	Unfälle u. Suizide HD u.KA	Heimkehrer Ost u.West	Vergleichsfälle insgesamt
Hauptbefund	3	7	3	6	0	10	9
Nebenbefund	7	1	2	2	0	8	4
Gesamtbefund	10	8	5	8	0	18	13
Nullbefund	573	507	666	955	143	1080	1764

Tabelle 8

Diagnose: Aortenklappe, rheumat. End.	Heimkehrer West	Heimkehrer Ost	Folgefälle	Sektionen Heidelberg	Unfälle u. Suizide HD u.KA	Heimkehrer Ost u.West	Vergleichsfälle insgesamt
Hauptbefund	3	3	10	7	0	6	17
Nebenbefund	0	1	3	1	0	1	4
Gesamtbefund	3	4	13	8	0	7	21
Nullbefund	580	511	658	955	143	1091	1756

Tabelle 9

Diagnose: Mitralklappe, rheumat. End.	Heimkehrer West	Heimkehrer Ost	Folgefälle	Sektionen Heidelberg	Unfälle u. Suizide HD u.KA	Heimkehrer Ost u.West	Vergleichsfälle insgesamt
Hauptbefund	3	3	17	17	0	6	34
Nebenbefund	0	2	5	2	1	2	8
Gesamtbefund	3	5	22	19	1	8	42
Nullbefund	580	510	649	944	142	1090	1735

Tabelle 10

Diagnose: Aortenklappe, nicht rheum. End.	Heimkehrer West	Heimkehrer Ost	Folgefälle	Sektionen Heidelberg	Unfälle u. Suizide HD u.KA	Heimkehrer Ost u.West	Vergleichsfälle insgesamt
Hauptbefund	22	8	21	31	2	30	54
Nebenbefund	7	9	7	10	2	16	19
Gesamtbefund	29	17	28	41	4	46	73
Nullbefund	554	498	643	922	139	1052	1704

Tabelle 11

Diagnose: Mitralklappe, nicht rheum. End.	Heimkehrer West	Heimkehrer Ost	Folgefälle	Sektionen Heidelberg	Unfälle u. Suizide HD u.KA	Heimkehrer Ost u.West	Vergleichsfälle insgesamt
Hauptbefund	23	9	27	44	3	32	74
Nebenbefund	12	16	18	18	3	28	39
Gesamtbefund	35	25	45	62	6	60	113
Nullbefund	548	490	626	901	137	1038	1664

I. Herz und Kreislauf

Tabelle 12

Diagnose: Pulm.-Tricusp. Kl., rheum. End.	Heimkehrer West	Heimkehrer Ost	Folgefälle	Sektionen Heidelberg	Unfälle u. Suizide HD u.KA	Heimkehrer Ost u.West	Vergleichsfälle insgesamt
Hauptbefund	0	0	1	3	0	0	4
Nebenbefund	0	0	0	2	0	0	2
Gesamtbefund	0	0	1	5	0	0	6
Nullbefund	583	515	670	958	143	1098	1771

Tabelle 13

Diagnose: Pulm.- u. Tricusp. Kl., nicht rheum. End.	Heimkehrer West	Heimkehrer Ost	Folgefälle	Sektionen Heidelberg	Unfälle u. Suizide HD u.KA	Heimkehrer Ost u.West	Vergleichsfälle insgesamt
Hauptbefund	2	2	4	11	0	4	15
Nebenbefund	4	1	3	4	1	5	8
Gesamtbefund	6	3	7	15	1	9	23
Nullbefund	577	512	664	948	142	1089	1754

Tabelle 14

Diagnose: Aortenklappe, Vitium	Heimkehrer West	Heimkehrer Ost	Folgefälle	Sektionen Heidelberg	Unfälle u. Suizide HD u.KA	Heimkehrer Ost u.West	Vergleichsfälle insgesamt
Hauptbefund	25	11	19	30	0	36	49
Nebenbefund	14	9	6	9	2	23	17
Gesamtbefund	39	20	25	39	2	59	66
Nullbefund	544	495	646	924	141	1039	1711

Tabelle 15

Diagnose: Mitralklappe, Vitium	Heimkehrer West	Heimkehrer Ost	Folgefälle	Sektionen Heidelberg	Unfälle u. Suizide HD u.KA	Heimkehrer Ost u.West	Vergleichsfälle insgesamt
Hauptbefund	20	13	16	28	2	33	46
Nebenbefund	28	17	30	38	0	45	68
Gesamtbefund	48	30	46	66	2	78	114
Nullbefund	535	485	625	897	141	1020	1663

Tabelle 16

Diagnose: End. pariet. rheum.	Heimkehrer West	Heimkehrer Ost	Folgefälle	Sektionen Heidelberg	Unfälle u. Suizide HD u.KA	Heimkehrer Ost u.West	Vergleichsfälle insgesamt
Hauptbefund	4	5	1	4	0	9	5
Nebenbefund	1	0	0	0	0	1	0
Gesamtbefund	5	5	1	4	0	10	5
Nullbefund	578	510	670	959	143	1088	1772

Tabelle 17

Diagnose: Pericarditis allg.	Heimkehrer West	Heimkehrer Ost	Folgefälle	Sektionen Heidelberg	Unfälle u. Suizide HD u.KA	Heimkehrer Ost u.West	Vergleichsfälle insgesamt
Hauptbefund	10	10	16	20	0	20	36
Nebenbefund	13	11	22	32	2	24	56
Gesamtbefund	23	21	38	52	2	44	92
Nullbefund	560	494	633	911	141	1054	1685

Tabelle 18

Diagnose: chron. Pericarditis	Heimkehrer West	Heimkehrer Ost	Folgefälle	Sektionen Heidelberg	Unfälle u. Suizide HD u.KA	Heimkehrer Ost u.West	Vergleichsfälle insgesamt
Hauptbefund	0	0	2	0	0	0	2
Nebenbefund	0	1	6	2	1	1	9
Gesamtbefund	0	1	8	2	1	1	11
Nullbefund	583	514	663	961	142	1097	1766

Tabelle 19

Diagnose: Hypertrophie, Kammer links	Heimkehrer West	Heimkehrer Ost	Folgefälle	Sektionen Heidelberg	Unfälle u. Suizide HD u.KA	Heimkehrer Ost u.West	Vergleichsfälle insgesamt
Hauptbefund	85	54	45	19	3	139	67
Nebenbefund	109	87	151	221	14	196	386
Gesamtbefund	194	141	196	240	17	335	453
Nullbefund	389	374	475	723	126	763	1324

I. Herz und Kreislauf

Tabelle 20

Diagnose: Hypertrophie, Kammer rechts	Heimkehrer West	Heimkehrer Ost	Folgefälle	Sektionen Heidelberg	Unfälle u. Suizide HD u.KA	Heimkehrer Ost u.West	Vergleichsfälle insgesamt
Hauptbefund	46	34	28	5	0	80	33
Nebenbefund	120	80	129	155	4	200	288
Gesamtbefund	166	114	157	160	4	280	321
Nullbefund	417	401	514	803	139	818	1456

Tabelle 21

Diagnose: Cor pulmonale	Heimkehrer West	Heimkehrer Ost	Folgefälle	Sektionen Heidelberg	Unfälle u. Suizide HD u.KA	Heimkehrer Ost u.West	Vergleichsfälle insgesamt
Hauptbefund	24	13	26	64	0	37	90
Nebenbefund	3	4	7	14	0	7	21
Gesamtbefund	27	17	33	78	0	44	111
Nullbefund	556	498	638	885	143	1054	1666

Tabelle 22

Diagnose: Dilatation Kammer links	Heimkehrer West	Heimkehrer Ost	Folgefälle	Sektionen Heidelberg	Unfälle u. Suizide HD u.KA	Heimkehrer Ost u.West	Vergleichsfälle insgesamt
Hauptbefund	33	28	12	0	0	61	12
Nebenbefund	243	194	270	538	83	437	891
Gesamtbefund	276	222	282	538	83	498	903
Nullbefund	307	293	389	425	60	600	874

Tabelle 23

Diagnose: Dilatation Kammer rechts	Heimkehrer West	Heimkehrer Ost	Folgefälle	Sektionen Heidelberg	Unfälle u. Suizide HD u.KA	Heimkehrer Ost u.West	Vergleichsfälle insgesamt
Hauptbefund	29	29	24	3	0	58	27
Nebenbefund	276	217	300	656	98	493	1054
Gesamtbefund	305	246	324	659	98	551	1081
Nullbefund	278	269	347	304	45	547	696

Tabelle 24

Diagnose: Arteriosklerose allg	Heimkehrer West	Heimkehrer Ost	Folgefälle	Sektionen Heidelberg	Unfälle u. Suizide HD u.KA	Heimkehrer Ost u.West	Vergleichsfälle insgesamt
Hauptbefund	144	136	126	265	4	280	395
Nebenbefund	81	63	127	260	52	144	439
Gesamtbefund	225	199	253	525	56	424	834
Nullbefund	358	316	418	438	87	674	943

Tabelle 25

Diagnose: Arteriosklerose allg. mäßig	Heimkehrer West	Heimkehrer Ost	Folgefälle	Sektionen Heidelberg	Unfälle u. Suizide HD u.KA	Heimkehrer Ost u.West	Vergleichsfälle insgesamt
Hauptbefund	2	4	9	41	0	6	50
Nebenbefund	25	22	66	131	31	47	228
Gesamtbefund	27	26	75	172	31	53	278
Nullbefund	556	489	596	791	112	1045	1499

Tabelle 26

Diagnose: Arteriosklerose allg. hochgradig	Heimkehrer West	Heimkehrer Ost	Folgefälle	Sektionen Heidelberg	Unfälle u. Suizide HD u.KA	Heimkehrer Ost u.West	Vergleichsfälle insgesamt
Hauptbefund	78	69	61	103	2	147	166
Nebenbefund	13	11	20	27	2	24	49
Gesamtbefund	91	80	81	130	4	171	215
Nullbefund	492	435	590	833	139	927	1562

Tabelle 27

Diagnose: Coronararteriensklerose	Heimkehrer West	Heimkehrer Ost	Folgefälle	Sektionen Heidelberg	Unfälle u. Suizide HD u.KA	Heimkehrer Ost u.West	Vergleichsfälle insgesamt
Hauptbefund	93	106	66	23	0	199	89
Nebenbefund	118	97	184	123	19	215	326
Gesamtbefund	211	203	250	146	19	414	415
Nullbefund	372	312	421	817	124	684	1362

113

I. Herz und Kreislauf

Tabelle 28

Diagnose: Coronararterien = sklerose, dilatativ	Heimkehrer West	Heimkehrer Ost	Folgefälle	Sektionen Heidelberg	Unfälle u. Suizide HD u.KA	Heimkehrer Ost u.West	Vergleichsfälle insgesamt
Hauptbefund	7	5	4	11	0	12	15
Nebenbefund	13	13	16	107	9	26	132
Gesamtbefund	20	18	20	118	9	38	147
Nullbefund	563	497	651	845	134	1060	1630

Tabelle 29

Diagnose: Coronararterien − sklerose, teils/teils	Heimkehrer West	Heimkehrer Ost	Folgefälle	Sektionen Heidelberg	Unfälle u. Suizide HD u.KA	Heimkehrer Ost u.West	Vergleichsfälle insgesamt
Hauptbefund	5	3	0	6	0	8	6
Nebenbefund	2	4	5	18	4	6	27
Gesamtbefund	7	7	5	24	4	14	33
Nullbefund	576	508	666	939	139	1084	1744

Tabelle 30

Diagnose: Coronararteriensklerose, stenosierend	Heimkehrer West	Heimkehrer Ost	Folgefälle	Sektionen Heidelberg	Unfälle u. Suizide HD u.KA	Heimkehrer Ost u.West	Vergleichsfälle insgesamt
Hauptbefund	127	109	92	136	1	236	229
Nebenbefund	72	59	68	159	20	131	247
Gesamtbefund	199	168	160	295	21	367	476
Nullbefund	384	347	511	668	122	731	1301

Tabelle 31

Diagnose: Coronararterien − stenose	Heimkehrer West	Heimkehrer Ost	Folgefälle	Sektionen Heidelberg	Unfälle u. Suizide HD u.KA	Heimkehrer Ost u.West	Vergleichsfälle insgesamt
Hauptbefund	1	1	2	4	0	2	6
Nebenbefund	7	3	5	11	0	10	16
Gesamtbefund	8	4	7	15	0	12	22
Nullbefund	575	511	664	948	143	1086	1755

Tabelle 32

Diagnose: Coronarterien = thrombose	Heimkehrer West	Heimkehrer Ost	Folgefälle	Sektionen Heidelberg	Unfälle u. Suizide HD u.KA	Heimkehrer Ost u.West	Vergleichsfälle insgesamt
Hauptbefund	27	30	23	28	0	57	51
Nebenbefund	40	35	24	15	0	75	39
Gesamtbefund	67	65	47	43	0	132	90
Nullbefund	516	450	624	920	143	966	1687

Tabelle 33

Diagnose: Coronararterien = verschluß	Heimkehrer West	Heimkehrer Ost	Folgefälle	Sektionen Heidelberg	Unfälle u. Suizide HD u.KA	Heimkehrer Ost u.West	Vergleichsfälle insgesamt
Hauptbefund	5	6	11	14	0	11	25
Nebenbefund	22	17	13	15	0	39	28
Gesamtbefund	27	23	24	29	0	50	53
Nullbefund	556	492	647	934	143	1048	1724

Tabelle 34

Diagnose: Infarkt	Heimkehrer West	Heimkehrer Ost	Folgefälle	Sektionen Heidelberg	Unfälle u. Suizide HD u.KA	Heimkehrer Ost u.West	Vergleichsfälle insgesamt
Hauptbefund	43	37	65	136	2	80	203
Nebenbefund	52	42	21	34	5	94	60
Gesamtbefund	95	79	86	170	7	174	263
Nullbefund	488	436	585	793	136	924	1514

Tabelle 35

Diagnose: Aneurysma	Heimkehrer West	Heimkehrer Ost	Folgefälle	Sektionen Heidelberg	Unfälle u. Suizide HD u.KA	Heimkehrer Ost u.West	Vergleichsfälle insgesamt
Hauptbefund	11	9	16	30	0	20	46
Nebenbefund	28	31	18	36	4	59	58
Gesamtbefund	39	40	34	66	4	79	104
Nullbefund	544	475	637	897	139	1019	1673

Tabelle 36

Diagnose: Ruptur, Herz	Heimkehrer West	Heimkehrer Ost	Folgefälle	Sektionen Heidelberg	Unfälle u. Suizide HD u.KA	Heimkehrer Ost u.West	Vergleichsfälle insgesamt
Hauptbefund	2	1	6	9	0	3	15
Nebenbefund	6	5	2	1	1	11	4
Gesamtbefund	8	6	8	10	1	14	19
Nullbefund	575	509	663	953	142	1084	1758

Tabelle 37

Diagnose: Schwielen	Heimkehrer West	Heimkehrer Ost	Folgefälle	Sektionen Heidelberg	Unfälle u. Suizide HD u.KA	Heimkehrer Ost u.West	Vergleichsfälle insgesamt
Hauptbefund	58	54	34	41	0	112	75
Nebenbefund	180	151	144	212	19	331	375
Gesamtbefund	238	205	178	253	19	443	450
Nullbefund	345	310	493	710	124	655	1327

Tabelle 38

Diagnose: Cerebralarterien— sklerose	Heimkehrer West	Heimkehrer Ost	Folgefälle	Sektionen Heidelberg	Unfälle u. Suizide HD u.KA	Heimkehrer Ost u.West	Vergleichsfälle insgesamt
Hauptbefund	49	40	19	13	0	89	32
Nebenbefund	101	88	97	190	22	189	309
Gesamtbefund	150	128	116	203	22	278	341
Nullbefund	433	387	555	760	121	820	1436

Tabelle 39

Diagnose: Gangrän, untere Extremität	Heimkehrer West	Heimkehrer Ost	Folgefälle	Sektionen Heidelberg	Unfälle u. Suizide HD u.KA	Heimkehrer Ost u.West	Vergleichsfälle insgesamt
Hauptbefund	1	2	1	5	0	3	6
Nebenbefund	3	5	5	8	0	8	13
Gesamtbefund	4	7	6	13	0	11	19
Nullbefund	579	508	665	950	143	1087	1758

Tabelle 40

Diagnose: Aneurysmata	Heimkehrer West	Heimkehrer Ost	Folgefälle	Sektionen Heidelberg	Unfälle u. Suizide HD u.KA	Heimkehrer Ost u.West	Vergleichsfälle insgesamt
Hauptbefund	25	29	23	12	2	54	37
Nebenbefund	11	12	14	68	7	23	89
Gesamtbefund	36	41	37	80	9	77	126
Nullbefund	547	474	634	883	134	1021	1651

Tabelle 41

Diagnose: Aneurysmata, Gehirngefäße	Heimkehrer West	Heimkehrer Ost	Folgefälle	Sektionen Heidelberg	Unfälle u. Suizide HD u.KA	Heimkehrer Ost u.West	Vergleichsfälle insgesamt
Hauptbefund	2	2	9	12	0	4	21
Nebenbefund	2	0	0	1	0	2	1
Gesamtbefund	4	2	9	13	0	6	22
Nullbefund	579	513	662	950	143	1092	1755

Tabelle 42

Diagnose: Hypertonie, sämtl.	Heimkehrer West	Heimkehrer Ost	Folgefälle	Sektionen Heidelberg	Unfälle u. Suizide HD u.KA	Heimkehrer Ost u.West	Vergleichsfälle insgesamt
Hauptbefund	37	37	64	66	2	74	132
Nebenbefund	12	19	10	35	4	31	49
Gesamtbefund	49	56	74	101	6	105	181
Nullbefund	534	459	597	862	137	993	1596

Tabelle 43

Diagnose: Hypertonie, renal	Heimkehrer West	Heimkehrer Ost	Folgefälle	Sektionen Heidelberg	Unfälle u. Suizide HD u.KA	Heimkehrer Ost u.West	Vergleichsfälle insgesamt
Hauptbefund	6	5	6	9	0	11	15
Nebenbefund	1	1	0	2	0	2	2
Gesamtbefund	7	6	6	11	0	13	17
Nullbefund	576	509	665	952	143	1085	1760

Tabelle 44

Diagnose: Perisplenitis	Heimkehrer West	Heimkehrer Ost	Folgefälle	Sektionen Heidelberg	Unfälle u. Suizide HD u.KA	Heimkehrer Ost u.West	Vergleichsfälle insgesamt
Hauptbefund	0	0	1	0	0	0	1
Nebenbefund	14	18	13	42	1	32	56
Gesamtbefund	14	18	14	42	1	32	57
Nullbefund	569	497	657	921	142	1066	1720

Tabelle 45

Diagnose: Lungenarterienembolie	Heimkehrer West	Heimkehrer Ost	Folgefälle	Sektionen Heidelberg	Unfälle u. Suizide HD u.KA	Heimkehrer Ost u.West	Vergleichsfälle insgesamt
Hauptbefund	33	23	54	75	24	56	153
Nebenbefund	21	14	25	28	11	35	64
Gesamtbefund	54	37	79	103	35	91	217
Nullbefund	529	478	592	860	108	1007	1560

Tabelle 46

Gesamtbefund – Nullbefund

Herz / Kreislauf — Befundgruppe	01	02	03	04	05	06	07	08	09	10	11	12	13	14	15	16
braune Atrophie	—	—	—	—	—	—	—	—	—	—	—	—	—	—	—	—
End.o.Ang.d.Lokal.	—	—	—	—	—	*W	—	—	—	*OW	—	—	—	—	—	—
Aortenklappe rheumat. End.	—	—	—	—	—	*F	—	—	—	—	*F	—	—	—	—	—
Mitralklappe rheumat.End.	—	*V	**F	—	—	**V	***F	*S	—	***V	***F	*S	—	—	—	—
Aortenklappe nicht rheumat. End.	—	—	—	—	—	—	—	—	—	—	—	—	—	—	—	—
Mitralklappe nicht rheumat.End.	—	—	—	—	—	—	—	—	—	—	—	—	—	—	—	—
Pulm.-u.Tricusp.Kl. rheumat. End.	∅	—	—	—	∅	—	—	—	∅	—	—	—	∅	—	—	—
Pulm.-u.Tricusp.Kl. nicht rheum. End.	—	—	—	—	—	—	—	—	—	—	—	—	—	—	—	—
Aortenklappe Vitium	*W	—	—	—	—	**W	*W	*W	*W	*OW	—	—	*OW	—	—	—
Mitralklappe Vitium	—	—	—	*O	—	—	—	**W	—	—	**OW	—	*F	*S	—	—
End.pariet. rheum.	—	—	—	—	—	—	—	—	—	*OW	—	—	—	—	—	—
Pericarditis allg.	—	—	—	—	—	—	—	—	—	—	—	—	*F	*S	—	—

Hauptbefund – Nebenbefund

Herz / Kreislauf — Befundgruppe	01	03	04	05	07	08	09	10	11	12	13	14	15	16
braune Atrophie	—	∅	∅	∅	—	—	—	—	•	•	•	∅	∅	∅
End.o.Ang.d.Lokal.	—	—	—	∅	—	—	∅	—	•	•	•	—	∅	∅
Aortenklappe rheumat. End.	—	—	—	∅	—	—	∅	—	•	•	•	—	∅	∅
Mitralklappe rheumat.End.	—	—	—	—	—	—	—	—	•	•	•	—	—	—
Aortenklappe nicht rheumat. End.	*W	—	*S	—	—	—	—	—	•	•	•	—	—	—
Mitralklappe nicht rheumat.End.	*W	—	**S	—	—	—	—	—	•	•	•	—	—	—
Pulm.-u.Tricusp.Kl. rheumat. End.	∅	∅	∅	∅	∅	∅	∅	∅	•	•	•	—	∅	∅
Pulm.-u.Tricusp.Kl. nicht rheum. End.	—	—	—	—	—	—	—	—	•	•	•	—	—	—
Aortenklappe Vitium	—	—	—	—	—	—	—	—	•	•	•	—	—	—
Mitralklappe Vitium	*S	—	—	—	—	—	—	—	•	•	•	—	—	—
End.pariet. rheum.	—	∅	∅	∅	—	—	∅	—	•	•	•	∅	∅	∅
Pericarditis allg.	*S	—	—	—	—	—	—	—	•	•	•	—	—	—

Tabelle 47

Hauptbefund – Nullbefund

Herz / Kreislauf — Befundgruppe	01	03	04	05	07	08	09	10	11	12	13	14	15	16
braune Atrophie	—	∅	∅	∅	—	—	—	—	—	—	—	∅	∅	∅
End.o.Ang.d.Lokal.	—	—	—	—	—	—	—	—	—	—	—	—	—	—
Aortenklappe rheumat. End.	—	—	—	—	—	—	—	—	*F	—	—	—	—	—
Mitralklappe rheumat. End.	⊥	**F	—	—	**F	*S	—	**V	***F	**S	—	—	—	—
Aortenklappe nicht rheumat. End.	*W	—	—	—	—	—	—	—	—	—	—	—	—	—
Mitralklappe nicht rheumat. End.	*W	*F	**S	—	—	—	—	—	—	—	—	—	—	—
Pulm.-u.Tricusp.Kl. rheumat. End.	∅	—	∅	—	∅	—	—	∅	—	—	∅	—	∅	—
Pulm.-u.Tricusp.Kl. nicht rheum. End.	—	—	—	—	—	—	—	—	*S	—	—	—	—	—
Aortenklappe Vitium	*W	—	—	—	—	**TW	—	—	*TOW	—	—	*TS	—	—
Mitralklappe Vitium	—	—	—	—	—	—	—	—	—	—	—	—	—	—
End.pariet. rheum.	—	—	—	—	—	—	—	*OW	—	—	—	—	—	—
Pericarditis allg.	—	—	—	—	—	—	—	—	—	—	—	—	—	—

Nebenbefund – Nullbefund

Herz / Kreislauf — Befundgruppe	01	03	04	05	07	08	09	10	11	12	13	14	15	16
braune Atrophie	—	—	—	—	—	—	—	—	—	—	—	—	—	—
End.o.Ang.d.Lokal.	—	—	—	—	—	—	—	*W	—	—	—	—	—	—
Aortenklappe rheumat. End.	—	—	—	—	—	—	∅	—	—	—	—	—	—	—
Mitralklappe rheumat. End.	—	—	—	—	—	—	—	—	—	—	—	—	—	—
Aortenklappe nicht rheumat. End.	—	—	—	—	—	—	—	—	—	—	—	—	—	—
Mitralklappe nicht rheumat. End.	—	—	—	—	—	—	—	—	—	—	—	—	—	—
Pulm.-u.Tricusp.Kl. rheumat. End.	∅	∅	—	∅	∅	—	∅	—	∅	—	∅	—	∅	—
Pulm.-u.Tricusp.Kl. nicht rheum. End.	—	—	—	—	—	—	—	—	—	—	—	—	—	—
Aortenklappe Vitium	—	—	—	—	—	—	*W	*W	—	*OW	—	*OW	—	—
Mitralklappe Vitium	—	—	—	—	—	*O	—	**W	—	—	*OW	—	**F	**TS
End.pariet. rheum.	—	∅	∅	∅	—	—	—	—	—	—	—	∅	∅	∅
Pericarditis allg.	—	—	—	—	—	—	—	—	—	—	—	—	—	—

Tabelle 48

Herz / Kreislauf — Gesamtbefund – Nullbefund

Befundgruppe	01	02	03	04	05	06	07	08	09	10	11	12	13	14	15	16
chron. Pericarditis	—	—	—	—	—	—	*TF	—	—	—	—	**TF	—	*TF	—	—
Hypertrophie Kammer links	*W	—	—	***O	***W	—	***W	***W	**OW	—	**OW	***OW	—	—	***F	***S
Hypertrophie Kammer rechts	*W	*O	—	***O	***O	*W	***W	***W	***OW	—	***OW	***OW	***F	***F	***S	—
Cor pumonale	—	*V	—	***S	*TO	—	—	**S	**W	**V	—	***S	*OW	*S	**F	***S
Dilatation Kammer links	—	**V	—	***S	**U	—	—	**S	*V	**V	—	***S	**U	***S	**F	—
Dilatation Kammer rechts	—	**V	—	***S	***U	***V	—	***S	***V	***V	—	***S	***U	***S	***U	—
Arteriosklerose, allg.	—	***V	—	***S	—	***V	—	***S	—	***V	—	***S	—	***S	***F	***S
Arteriosklerose, allg. mäßig	—	***V	***F	***S	***U	***V	***F	***S	***U	***V	***F	***S	***U	***S	***U	—
Arteriosklerose, allg. hochgradig	—	*O	—	***O	**W	—	—	***W	**OW	*OW	—	**OW	—	***F	***S	—
Coronararterien = sklerose	—	***O	—	***O	***O	***W	—	***W	***W	***OW	—	***OW	***OW	***F	***F	—
Coronararterien = sklerose, dilatativ	—	***V	—	***S	—	***V	—	***S	—	***V	—	***S	—	*S	—	—
Coronararterien = sklerose, teils / teils	—	—	—	—	—	—	—	—	—	—	—	*S	—	**S	—	—

Herz / Kreislauf — Hauptbefund – Nebenbefund

Befundgruppe	01	03	04	05	07	08	09	10	11	12	13	14	15	16
chron. Pericarditis	Ø	—	Ø	Ø	Ø	Ø	Ø	—	·	·	·	—	—	Ø
Hypertrophie Kammer links	—	***O	***O	—	***W	***W	*W	**OW	·	·	·	***F	—	—
Hypertrophie Kammer rechts	—	*O	***O	—	***W	***W	—	**OW	·	·	·	***F	—	—
Cor pumonale	—	—	—	Ø	—	—	Ø	—	·	·	·	—	Ø	Ø
Dilatation Kammer links	—	***O	***O	***O	***W	***W	***W	**OW	·	·	·	**TF	—	Ø
Dilatation Kammer rechts	—	—	***O	***O	—	**W	**W	**OW	·	·	·	***F	***F	—
Arteriosklerose, allg.	—	***O	***O	***O	***W	***W	***W	**OW	·	·	·	—	***F	***S
Arteriosklerose, allg. mäßig	—	—	—	—	—	—	—	—	·	·	·	*S	—	**S
Arteriosklerose, allg. hochgradig	—	—	—	—	—	—	—	—	·	·	·	*OW	—	—
Coronararterien = sklerose	—	***O	***O	***O	***W	***W	***W	**OW	·	·	·	—	*F	**TF
Coronararterien = sklerose, dilatativ	—	—	—	—	—	—	—	—	·	·	·	*TW	*OW	—
Coronararterien = sklerose, teils / teils	—	—	—	—	—	—	—	—	·	·	·	*OW	—	Ø

Tabelle 49

Herz / Kreislauf — Hauptbefund – Nullbefund

Befundgruppe	01	03	04	05	07	08	09	10	11	12	13	14	15	16
chron. Pericarditis	Ø	—	Ø	Ø	—	Ø	Ø	—	—	Ø	Ø	—	—	Ø
Hypertrophie Kammer links	*W	*O	***O	***O	***W	***W	***W	**OW	**OW	**OW	**OW	***F	***F	—
Hypertrophie Kammer rechts	—	—	***O	***O	***W	***W	**W	**OW	**OW	**OW	**OW	***F	**F	—
Cor pumonale	—	—	***S	—	—	*S	*TW	*V	—	***S	**TOW	*S	*TF	**S
Dilatation Kammer links	—	—	***O	**TO	***W	***W	***TW	***OW	***OW	***OW	***OW	***W	***F	Ø
Dilatation Kammer rechts	—	—	***O	**TO	—	***W	—	*W	*OW	—	***OW	***F	—	—
Arteriosklerose, allg.	*O	***S	***O	***W	*S	***W	—	**OW	***S	***OW	***S	***F	***F	***S
Arteriosklerose, allg. mäßig	—	**S	—	*F	*S	—	*V	—	*S	—	*S	—	**TS	—
Arteriosklerose, allg. hochgradig	—	—	***O	**W	—	—	***W	**OW	**OW	—	**OW	—	***F	***S
Coronararterien = sklerose	***O	***O	***O	***W	***W	***W	***OW	***OW	***OW	***OW	***OW	***F	***F	—
Coronararterien = sklerose, dilatativ	—	—	—	—	—	—	—	—	—	—	—	—	—	—
Coronararterien = sklerose, teils / teils	—	—	—	—	—	—	—	—	—	—	—	Ø	—	—

Herz / Kreislauf — Nebenbefund – Nullbefund

Befundgruppe	01	03	04	05	07	08	09	10	11	12	13	14	15	16
chron. Pericarditis	—	—	—	—	—	—	—	—	—	—	*TF	—	—	—
Hypertrophie Kammer links	—	*F	—	*O	—	—	**W	—	—	—	**OW	—	***F	***S
Hypertrophie Kammer rechts	*W	—	**O	—	***W	***W	**OW	—	**OW	**OW	**F	**F	***F	***S
Cor pumonale	*W	—	—	—	—	—	—	—	—	—	—	—	—	—
Dilatation Kammer links	—	—	***S	***U	—	***S	***U	***V	—	***S	***U	***S	***U	—
Dilatation Kammer rechts	—	—	***S	***U	—	***S	***U	***V	—	***S	***V	***S	***U	—
Arteriosklerose, allg.	*F	***S	***U	—	***S	***U	***V	—	***F	***S	***U	***S	***U	—
Arteriosklerose, allg. mäßig	***F	***S	***U	***F	***S	***U	***V	***F	***S	***U	***S	***U	***U	*U
Arteriosklerose, allg. hochgradig	—	—	—	—	—	—	—	—	—	—	—	—	—	—
Coronararterien = sklerose	*F	***O	***O	*F	***W	***W	***OW	*F	***OW	***OW	***F	*OW	***F	***F
Coronararterien = sklerose, dilatativ	—	—	***S	—	—	***S	***U	***V	—	***S	***TU	***S	***TU	—
Coronararterien = sklerose, teils / teils	—	—	—	—	—	—	—	—	**S	*TU	*V	**S	*TU	—

Tabelle 50

Herz / Kreislauf — Gesamtbefund – Nullbefund

Befundgruppe	01	02	03	04	05	06	07	08	09	10	11	12	13	14	15	16
Coronararterien = sklerose, stenosierend	—	***0	***0	—	***0	***W	***W	—	***W	***OW	***OW	—	***OW	**S	*F	***S
Coronararterien = stenose	—	—	—	—	—	—	—	—	—	—	—	—	—	—	—	—
Coronararterien = thrombose	—	***0	***0	***0	***0	***W	***W	***W	***W	***OW	***OW	***OW	***OW	*F	**F	**S
Coronararterien = verschluß	—	—	**TO	—	—	—	***W	—	**OW	—	—	—	**OW	—	**TF	*S
Infarkt	—	—	**0	—	—	—	**W	—	—	—	—	—	***OW	*S	*F	***S
Aneurysma	—	—	*0	—	—	—	—	—	—	—	—	—	*OW	—	—	—
Ruptur	—	—	—	—	—	—	—	—	—	—	—	—	—	—	—	—
Schwielen	—	***0	***0	***0	***0	***W	***W	***W	***W	***OW	***OW	***OW	***OW	—	**F	**S
Cerebralarterien = sklerose	—	***0	**0	—	*0	**W	***W	**W	*W	***OW	***OW	***OW	***OW	—	—	—
Gangrän, untere Extremität	—	—	—	—	—	—	—	—	—	—	—	—	—	—	—	—
Aneurysmata	—	—	—	—	—	—	—	—	—	—	—	—	*S	—	—	—
Aneurysmata, Gehirngefäße	—	—	—	—	—	—	—	—	—	—	—	—	—	—	—	—

Herz / Kreislauf — Hauptbefund – Nebenbefund

Befundgruppe	01	03	04	05	07	08	09	10	11	12	13	14	15	16
Coronararterien = sklerose, stenosierend	—	—	**0	**0	—	**W	**W	***OW	·	·	·	*F	***F	***S
Coronararterien = stenose	—	—	∅	—	—	∅	—	—	·	·	·	—	∅	∅
Coronararterien = thrombose	—	—	∅	—	*S	∅	*V	*V	·	·	·	—	∅	∅
Coronararterien = verschluß	—	—	∅	—	*F	*S	∅	**V	·	·	·	—	∅	∅
Infarkt	—	*F	*S	—	**F	**S	—	***V	·	·	·	—	*TF	*TS
Aneurysma	—	*F	*S	—	—	—	—	**V	·	·	·	—	—	—
Ruptur	—	—	*TS	—	*TS	—	—	**V	·	·	·	—	—	—
Schwielen	—	**0	**0	—	—	**W	TW	**OW	·	·	·	—	—	—
Cerebralarterien = sklerose	—	***0	***0	**0	**W	**W	**W	***OW	·	·	·	**F	—	—
Gangrän, untere Extremität	—	—	∅	—	—	∅	—	—	·	·	·	—	∅	∅
Aneurysmata	—	***0	*TO	—	**W	TW	**OW	***OW	·	·	·	***F	—	—
Aneurysmata, Gehirngefäße	—	∅	—	∅	—	∅	—	—	·	·	·	—	∅	∅

Tabelle 51

Herz / Kreislauf — Hauptbefund – Nullbefund

Befundgruppe	01	03	04	05	07	08	09	10	11	12	13	14	15	16
Coronararterien = sklerose, stenosierend	—	***0	***0	***0	***W	***W	***W	***OW	***OW	***OW	***OW	—	**F	**S
Coronararterien = stenose	—	—	—	—	—	—	—	—	—	—	—	—	—	—
Coronararterien = thrombose	—	*0	**0	**0	—	**W	**W	***OW	—	**OW	**OW	—	*TF	*TS
Coronararterien = verschluß	—	—	—	—	—	—	—	—	—	—	—	—	—	—
Infarkt	—	—	***S	**0	—	***S	*W	*V	—	**S	*OW	**S	**F	**S
Aneurysma	—	—	—	—	—	—	—	—	—	—	—	—	*TS	—
Ruptur	—	—	—	—	—	—	—	—	—	—	—	—	—	—
Schwielen	—	***0	***0	***0	***W	***W	***W	***OW	***OW	***OW	***OW	—	**F	**S
Cerebralarterien = sklerose	—	***0	***0	**0	**W	**W	**W	***OW	***OW	***OW	***OW	—	—	—
Gangrän, untere Extremität	—	—	—	—	—	—	—	—	—	—	—	—	—	—
Aneurysmata	—	***0	*0	—	**W	—	**OW	—	—	**OW	—	*F	—	—
Aneurysmata, Gehirngefäße	—	—	—	—	—	—	—	*V	*TF	*S	—	—	—	—

Herz / Kreislauf — Nebenbefund – Nullbefund

Befundgruppe	01	03	04	05	07	08	09	10	11	12	13	14	15	16
Coronararterien = sklerose, stenosierend	—	—	*S	—	—	—	—	—	—	*S	—	**S	—	—
Coronararterien = stenose	—	—	—	—	—	—	—	—	—	—	—	—	—	—
Coronararterien = thrombose	***0	***0	***0	—	**W	**W	**W	***OW	***OW	***OW	***OW	—	*S	*TF
Coronararterien = verschluß	—	***0	*TO	—	**W	**W	*OW	—	**OW	T/OW	—	—	—	—
Infarkt	***0	***0	*0	—	***W	**W	*W	**OW	*OW	**OW	*OW	*OW	—	—
Aneurysma	—	**0	—	—	*W	—	—	—	**OW	**OW	—	—	—	—
Ruptur	—	—	—	—	—	—	*TW	—	**OW	—	**OW	—	—	—
Schwielen	***0	***0	***0	—	**W	**W	**W	***OW	***OW	***OW	***OW	—	**F	**S
Cerebralarterien = sklerose	—	—	—	—	—	—	—	—	—	*OW	—	**S	—	—
Gangrän, untere Extremität	—	—	—	—	—	—	—	—	—	—	—	—	—	—
Aneurysmata	—	**S	—	—	**S	—	**V	—	**S	—	**S	—	—	—
Aneurysmata, Gehirngefäße	∅	—	∅	—	—	—	—	—	—	—	—	—	∅	—

Tabelle 52

Herz / Kreislauf / Befundgruppe	Gesamtbefund – Nullbefund																Hauptbefund – Nebenbefund													
	01	02	03	04	05	06	07	08	09	10	11	12	13	14	15	16	01	03	04	05	07	08	09	10	11	12	13	14	15	16
Hypertonie, sämtl.	—	—	—	—	*O	—	—	—	—	—	—	—	*OW	—	*F	*S	—	**F	—	—	—	—	—	—	·	·	·	**F	*TF	—
Hypertonie, renal	—	—	—	—	—	—	—	—	—	—	—	—	—	—	—	—	—	—	—	∅	—	—	∅	—	·	·	·	—	∅	∅
Perisplenitis	—	—	—	—	—	—	—	*S	—	—	—	—	—	*S	—	*S	∅	—	∅	∅	—	—	∅	—	·	·	·	—	—	∅
Lungenarterien = embolie	—	**V	**F	*S	***U	—	—	—	***U	***V	*F	—	***U	—	***U	***U	—	—	—	—	—	—	—	—	·	·	·	—	—	—

Tabelle 53

Herz / Kreislauf / Befundgruppe	Hauptbefund – Nullbefund														Nebenbefund – Nullbefund													
	01	03	04	05	07	08	09	10	11	12	13	14	15	16	01	03	04	05	07	08	09	10	11	12	13	14	15	16
Hypertonie, sämtl.	—	—	—	**O	*F	—	*W	—	*F	—	*OW	—	**F	*S	—	*O	—	—	—	—	—	—	—	—	—	*S	—	—
Hypertonie, renal	—	—	—	—	—	—	—	—	—	—	—	—	—	—	—	—	—	—	—	—	—	—	—	—	—	—	∅	—
Perisplenitis	∅	—	∅	∅	—	∅	∅	—	—	∅	∅	—	—	∅	—	—	—	—	—	*S	—	—	—	—	—	**S	—	*S
Lungenarterien = embolie	—	*F	*S	***U	—	—	***U	***V	*F	*S	***U	—	***F	***U	—	—	—	**TU	—	—	*U	—	—	—	*TU	—	*U	**TU

II. Atmungsorgane

1. Kurze Anmerkungen zur Ätiologie und Pathogenese chronischer Erkrankungen der Atmungsorgane

Bei keinem anderen, wichtigeren Organsystem stehen der Auswertung solch unüberwindbare Schwierigkeiten entgegen, wie beim Respirationssystem. Die Interpretation patho-anatomischer Befunde ist in besonderem Maße abhängig von

1. der Definition des jeweiligen Zustandsbildes;
2. von der Qualität der Befunderhebung und -beschreibung;
3. von der dahinterstehenden Auffassung der Ätiologie und Pathogenese chronischer Erkrankungen der Atmungsorgane.

Allein die Definition und unterschiedlichen Gliederungsmöglichkeiten des wichtigsten chronischen Lungenprozesses, des Emphysemes, weist mit aller Deutlichkeit auf diese sich summierenden Schwierigkeiten hin. Zwar bestehen bezüglich der Pathogenese z. B. des Lungenemphysemes recht konkrete Vorstellungen (MARX, 1963; KÜHNE, 1965; OTTO, 1970), doch muß die ätiologische und pathogenetische Zuordnung im einzelnen als unsicher bezeichnet werden.

Aus diesem Grunde sei nur eine gebräuchliche Gliederung der Lungenemphyseme (MARX, 1963) und eine kurze Zusammenstellung möglicher pathogenetischer Faktoren (HERBERG, 1965) aufgeführt. Nach MARX (1963) werden unterschieden

a) primäres Emphysem (Altersemphysem)
b) sekundäres Emphysem
   1. akutes Emphysem (Volumen pulmonum auctum)
   2. obstruktives, chronisch-substantielles Emphysem (Emphysemkrankheit)
   3. kompensatorisches Emphysem (Dehnungsemphysem)
   4. perifokales Emphysem (Narbenemphysem)
   5. bullöses Emphysem.

Die klinische und auch patho-anatomische Diskussion bezieht sich vornehmlich auf das obstruktive, chronisch-substantielle Lungenemphysem (ABOTT et al., 1953). Doch wird kaum ein patho-anatomischer Begriff mit solch unterschiedlichen Inhalten ausgefüllt wie gerade der Begriff des Lungenemphysemes (OTTO, 1970). Die Hauptschwierigkeit liegt darin, daß zwischen dem primären, sog. Altersemphysem der Lunge und sekundären Emphysemformen wohl in der Regel nicht in der Art unterschieden wird, daß eine solche Trennung auch aus den Sektionsdiagnosen ersichtlich ist. Aus diesem Grunde verbietet sich eine differenziertere Auswertung unseres Materiales, die in der Diskussion der Pathogenese zumindest eine solche begriffliche Trennung voraussetzt.

Von HERBERG (1965) werden folgende Faktoren diskutiert (etwas abgeändert):
1. Rauchen
2. Luftverunreinigung (einschl. Beruf)
3. soziale Verhältnisse
4. Klima und Witterung
5. Infektion
6. konstitutionelle Faktoren.

Ohne Zweifel haben viele dieser Faktoren auch für die von uns untersuchte Gruppe der Heimkehrer unmittelbare Bedeutung. Nach SCHENCK (1958) war ein erheblicher Teil der Gefangenen während der Gefangenschaft Raucher. Auch Luftverunreinigungen und „berufliche Belastungen" durch bestimmt charakterisierbare Stäube haben eine große Rolle gespielt (RÄNTSCH, 1956). Besondere Beachtung verdienen die Infektionen der Luftwege, jeweils erschwert durch klimatische Verhältnisse und die besondere „soziale" Situation der Kriegsgefangenen.

Gerade die Pathologie chronischer Lungenbefunde hat durch die Syntropieforschung starken Auftrieb erhalten. Beispielsweise werden immer wieder Korrelationen beschrieben mit Befunden, die mit einer Hyperacidität des Magens und Duodenal-Ulcera einhergehen. Leider unterliegen auch diese Befunde bezüglich ihrer Auswertbarkeit den gleichen grundsätzlichen Einschränkungen wie die Befunde des Respirationstraktes überhaupt. Zusätzliche tragende Informationen sind demnach auch durch eine Ausweitung des sekundären methodischen Ansatzes (nämlich der statistischen Auswertung) nicht zu erwarten. Dennoch wollen wir versuchen, uns einen möglichst genauen Gesamteindruck von der Situation des Respirationstraktes während und nach extremen Lebensbedingungen zu verschaffen.

2. Befunde des Respirationstraktes während der Dystrophie

Die Angaben bezüglich der Lungenbefunde in der Literatur sind von erstaunlicher Dürftigkeit. Nach den Untersuchungen der Arbeitsgruppe um HELL-WEG-LARSEN (1952) stand die Lungenentzündung nach der Dystrophie an zweiter Stelle der Todesursachenhäufigkeit unter extremen Lebensbedingungen. SCHENCK et al. (1958) bestätigen diese Beobachtungen. Bei seinen Untersuchungen kurz vor Entlassung aus der Gefangenschaft fand er anamnestisch an 334 Mitgefangenen folgende Lungenbefunde:

	Anzahl	%
Pneumonie	64	19,1
Chronische Bronchitis, Asthma bronchiale	32	9,5
Pleuritis sicca	29	8,5
Tuberkulose	16	4,8
Pleuritis exsudativa	14	4,1

Demnach nahm die Pneumonie mit Abstand immer noch die erste Stelle ein und wurde mehr als doppelt so häufig gezählt als tuberkulöse Lungenaffektionen.

Auch UEHLINGER (1948) beobachtete zahlreiche Infektionen der Lunge in seinem Sektionsgut. „Charakteristisch für alle Lungenentzündungen ist einerseits die Tendenz zur Einschmelzung und Gangrän, andererseits zur Pleuramitreaktion. Von 4 lobären Pneumonien waren 3 mit einer eitrigen Pleuritis verbunden. Die Neigung zur Infarkteinschmelzung zeigt sich in der Bildung von Infarktkavernen." Ohne allerdings ausdrücklich auf Pneumonien einzugehen, berichtet FLOTHMANN (1958) aus seinen Erfahrungen der Jahre 1950 bis 1955, daß von seinen 485 Patienten des Reviers 16 wegen Erkrankung der Atmungsorgane behandelt worden seien (hierbei wurde die Tuberkulose gesondert aufgeführt.) Von den 111 Hungertodesfällen von BHATTACHARYA und SEN (1945) sind immerhin 12 mit einer Lobärpneumonie und 7 mit einer Bronchopneumonie verstorben. Zudem litten 5 an einer chronischen Bronchitis und bei einem Verstorbenen wurden Bronchiektasen verzeichnet. Die beiden Autoren berichten von einer hochgradigen Atrophie und Verkleinerung der Lungen und in 10 Fällen zudem von einem ausgeprägten Emphysem. Ob diese 10 Fälle in die Altersklassen über 50 mit insgesamt 14 Patienten gehören, wird nicht angegeben. Bei den übrigen Autoren finden sich keine oder nur sehr geringfügige Angaben über Lungenbefunde während oder nach Dystrophie (BETTINGER, 1921; STEFKO, 1927; HAMPERL, 1932; OVERZIER, 1947; SELBERG, 1948; GLATZEL, 1948, 1954; SCHOEN und HARTMANN, 1950; GIESE, 1953; DIETZE, 1958, 1959; BANSI und PETERS, 1959; POKORNY und HILLER, 1959). Erst nach der Entlassung werden einige Aufnahmebefunde und Nachuntersuchungsergebnisse mitgeteilt.

MARX (1949) berichtet von seinen Beobachtungen, daß in all denjenigen Fällen das Lungenbild wieder schnell normalisiert war, in denen keine Tuberkulose festgestellt wurde. „Bei Röntgenuntersuchungen ist charakteristisch für die akute Dystrophie, daß oft mittelharte Fleckschatten intrapulmonal gefunden werden, die meist ohne Krankheitswert sind, denn bei späteren Kontrolldurchleuchtungen und -aufnahmen sind die Veränderungen laufend weniger zu sehen und nach etwa 2 Jahren nach der Entlassung nicht mehr nachweisbar." Es bleibt offen, um welche „mittelharte Fleckschatten" es sich hier gehandelt haben könnte. Weitere Hinweise sind uns nicht zugänglich geworden. Zusätzliche Angaben stammen von MOOSER (1949). Leider sind seinen Durchleuchtungsbefunden von 6 361 Heimkehrern keine Vergleichsfälle gegenübergestellt. Immerhin findet sich in seinem Material bei durchschnittlich 36 % seiner Fälle „eine vermehrte Lungenzeichnung".

Aufschlußreicher sind die Angaben von HELWEG-LARSEN *et al.* (1952). Die anamnestischen Angaben aus der Zeit extremer Lebensumstände ihrer Untersuchungsgruppe verteilen sich folgendermaßen:

1. Infektionen des oberen Respirationstraktes   70 %
2. „Influenza"   24 — 28 %
3. Pneumonie, Pleuritis einschl. Lungentuberkulose   13 — 16 %.

Der Vergleich der Häufigkeit von Infektionen des oberen Respirationstraktes zeigt zwischen den beiden Gruppen der Polizisten und der politisch Verfolgten keine Unterschiede (+). Von hohem Informationswert sind die Tabellen, in welchen die Häufigkeiten von Pneumonien dem Grad des Gewichtsverlustes (beides während der Haft) gegenübergestellt werden: Es findet sich eine hochsignifikante Beziehung derart, daß die Häufigkeit von Pneumonie und Pleuritis mit dem Gewichtsverlust zunimmt (+). Auswirkungen einer erhöhten Sterblichkeit sind hier (noch?) nicht zu beobachten.

Nach den Nachuntersuchungen von BANSI und PETERS (1959) wurden in den Anamnesen selten Angaben über Pneumonien und katarrhalische Infekte der oberen Luftwege gemacht. Auch werden nur gelegentlich Pleuraverschwartungen und Rippenfellentzündungen genannt. Die Autoren weisen allerdings auf die (ätiologisch hier nicht diskutierte) Bedeutung der Asbestlungen bei Heimkehrern besonders aus dem Uralgebiet hin.

DIETZE (1958, 1959) beschreibt Ergebnisse von Lungenuntersuchungen ausführlicher. Wie UEHLINGER (1948) und GLATZEL (1954) ist auch DIETZE der Ansicht, daß die Häufigkeit pleuraler Mitbeteiligungen pulmonaler Prozesse nicht unterschätzt werden dürfe, wobei allerdings narbige Restzustände stärkeren Ausmaßes selten seien. Vor allem: „Während sonst Pleuraveränderungen immer auf einen spezifischen Prozeß verdächtig sind, ist dies wohl bei Heimkehrern weit weniger der Fall." Weder Bronchitiden noch Lungenemphyseme wurden von ihm gehäuft gesehen. In seinem Patientengut der Jahre 1953–54 (539 Fälle) und 1955–56 (423 Fälle) hat er insgesamt 7 Patienten mit Bronchitis gesehen (in jedem Falle unter Mitbeteiligung der oberen Luftwege). Unter den 423 Heimkehrern beschreibt er in 19 Fällen ein deutliches Emphysem. Ein gehäuftes Auftreten von Asthma bronchiale wird von ihm nicht angegeben.

Die weiteren Autoren, die wenigstens kurz auf Befunde des Respirationstraktes eingehen, geben keine besonderen Hinweise (FISCHER, 1957; GIRGENSOHN, 1959; POKORNY und HILLER, 1959; MARX, 1963; IMMICH, 1968; IMMICH und WAGNER, 1969).

Vielleicht darf bei dieser Gesamtsituation doch der Dürftigkeit der Angaben insofern eine gewisse Bedeutung beigemessen werden, als daß eigenständige Lungenbefunde mit Ausnahme als Todesursache während der akuten Phase der Exposition hinter schwerwiegenden Befunden anderer Organsysteme in den Hintergrund getreten sind.

3. Eigene Ergebnisse (Tabellen 54 – 66 und 67 – 70, S. 132 – 137)

Bei der Auswahl der von uns untersuchten Diagnosegruppen haben wir uns vor allem von den in Abschnitt 1 genannten Forderungen leiten lassen. Es wurde darauf geachtet, daß nicht nur die interessierenden Diagnosengruppen allein diskutiert, sondern diese auch symptomatischen Befunden gegenübergestellt wurden.

Die *Silikose* der Lunge findet sich als Gesamtbefund gegenüber den Heimkehrern Ost, den Heimkehrern West, der Gruppe der Heimkehrer insgesamt, den Sektionen Heidelberg sowie den Unfällen signifikant häufiger bei den Folgefällen. Bei den vier letztgenannten Vergleichen stellt sich heraus, daß sich diese Abhängigkeit nur auf den Hauptbefund bezieht. Unterschiede bezüglich des Nebenbefundes (auch hier wiederum Einschränkungen der Aussagefähigkeit wegen der kleinen Zahl) finden sich nicht. – Ohne Zweifel liegt hier eine besondere Auswahl vor allem der Folgefälle vor. Die Zahl derjenigen Pathologischen Institute, die nicht Routinesektionen größeren Ausmaßes vornehmen, ist stärker vertreten. So gewinnen dann Sektionsfälle unter einer besonderen Fragestellung (auch unter der gutachterlichen Fragestellung bezüglich einer Silikose) eine besondere Bedeutung.

Die *Anthrakose* der Lungen zeigt bei sämtlichen Vergleichen des Gesamt- und Nebenbefundes keinerlei Unterschiede. Offensichtlich besteht jedoch bezüglich des Hauptbefundes zwischen den Heimkehrern West und den Sektionen Heidelberg ein Unterschied. Doch ist auch hier die Fallzahl klein. Wir messen diesem Befund keine weitere Bedeutung bei.

Die Diagnose *Faßthorax* wurde nur als Nebenbefund, nicht aber als Hauptbefund angegeben. Gegenüber den Heimkehrern West, den Heimkehrern insgesamt, den Folgefällen und den Unfällen fand sich in jedem Falle dieser Befund bei den Sektionen Heidelberg häufiger. Wir deuten dies als eine lokale Besonderheit des Pathologischen Institutes Heidelberg, in welchem zur Beschreibung der Lungenbefunde auch die Begutachtung der Thoraxform gehört.

Die *unspezifischen Entzündungen der Luftwege* finden sich als Gesamtbefund jeweils häufiger bei den Sektionen Heidelberg und all denjenigen Vergleichen, in denen die Vergleichsfälle insgesamt aufgeführt sind. Die Trennung zwischen Haupt- und Nebenbefund fördert hier divergierende Informationen zu Tage: Während die unspezifischen Entzündungen der Luftwege als Hauptbefund bei den Heimkehrern Ost und bei den Heimkehrern West im Vergleich zu den Kontrollfällen häufiger vorkommen, weisen die Testergebnisse bezüglich des Nebenbefundes auf umgekehrte Verhältnisse hin. Konsequenterweise ergeben auch die Teste zwischen Haupt- und Nebenbefund, daß diese Befunde bei den Heimkehrern als Hauptbefund häufiger erschienen sind. Allerdings zeigt sich bei den Vergleichen der Folgefälle gegenüber den Sektionen Heidelberg und den Unfällen zwischen Haupt- und Nebenbefund das gleiche Phänomen. – Ohne Zweifel spielen die unspezifischen Entzündungen der Luftwege bei den Heimkehrern eine größere Rolle als Hauptbefund denn bei den Vergleichsfällen. Als Nebenbefund liegen diese Verhältnisse umgekehrt. Daß hier offensichtlich ein Selektionsphänomen im Vordergrund steht, wird dadurch wahrscheinlich gemacht, daß die Vergleiche zwischen Haupt- und Nebenbefund bezüglich der Folgefälle und den Sektionen Heidelberg sowie der Unfälle bei den Folgefällen vermehrt auf diese Diagnosengruppe hinweisen. Bis auf die Vergleichsgruppe der Unfälle, in der diese Befundgruppe nur einmal als Hauptbefund erscheint, sind die beobachteten Häufigkeiten aussagekräftig.

Gerade der Befund der *Bronchiektasen* darf als Schnittpunkt diagnostischer, pathogenetischer und definitorischer Zuordnungsproblematik angesehen werden. Sie zeigen eine ähnliche Situation wie die Vergleiche der unspezifischen Entzündungen der Luftwege: Bezüglich des Gesamtbefundes finden sich Bronchiektasen häufiger bei den Sektionen Heidelberg (und damit bei den Vergleichsfällen insgesamt), für die Heimkehrer West (und auch die Heimkehrer insgesamt) wird ein ähnliches Verhalten beobachtet. Allerdings weisen die Heimkehrer West mehr Bronchiektasen auf als die Folgefälle, letztere weniger als die Sektionen Heidelberg, diese gehäuft gegenüber den Unfällen. Zwischen Haupt- und Nebenbefund finden sich bei den Heimkehrern West Unterschiede im Vergleich zu den Sektionen Heidelberg und den Unfällen – wegen der kleinen Fallzahl ist dies nicht zu verwerten. Allerdings ist diese Diagnose häufiger bei den Heimkehrern West im Vergleich zu den Folgefällen – als Hauptbefund. Die Teste zwischen Neben- und Nullbefund weisen eindeutig darauf hin, daß vor allem gegenüber den Heimkehrern (Ost und West jeweils getrennt und gemeinsam) die Sektionen Heidelberg bevorzugt mit diesem Befund belastet sind. Offensichtlich spielen auch hier erhebungsbedingte Schwerpunkte in Heidelberg eine besondere Rolle – ein Phänomen, welches sich bei ähnlichen Befunden des Respirationstraktes gleichermaßen herauskristallisierte.

Pleuraverwachsungen werden als Hauptbefund nur selten aufgeführt, die Aussagefähigkeit der Teste bezüglich des Hauptbefundes (gegenüber dem Neben- und dem Nullbefund) ist demnach eingeschränkt. Ein Teil der Abhängigkeiten, welche die Testergebnisse zwischen Gesamt- und Nullbefund deutlich werden lassen, erweisen sich als Abhängigkeiten des Nebenbefundes. Eigenartigerweise finden sich Pleuraverwachsungen bei den Heimkehrern Ost und den Heimkehrern West jeweils getrennt und gemeinsam häufiger gegenüber den Sektionen Heidelberg. Die Testgruppen bezüglich des Gesamtbefundes dürfen zwanglos als Inhomogenitätskorrelationen interpretiert werden. – Es wäre gezwungen, wollte man angesichts der besonderen lokalen Situation des Pathologischen Institutes Heidelberg (man denke an das Beispiel des Faßthorax) terminologische Eigenheiten in den Vordergrund stellen. Wir weisen diesem Ergebnis insofern eine Bedeutung zu, als offensichtlich beide Heimkehrergruppen Pleuraverwachsungen in besonderem Maße aufweisen.

Die Diagnose *Tonsillitis* wurde in den 5 Untersuchungen zu Vergleichsgruppen als Hauptbefund insgesamt nur dreimal gestellt. Die entsprechenden Teste sind demnach nicht zu verwerten. Die Abhängigkeiten, die sich auf den Vergleich zwischen Gesamt- und Nullbefund beziehen, rühren von Inhomogenitäten des Nebenbefundes her. Auch hier gewinnt man den Eindruck, daß man in Heidelberg besonders auf Veränderungen des lymphatischen Rachenringes achtet: Gegenüber den Heimkehrern Ost und West und gegenüber den Folgefällen zeigt sich jeweils eine signifikante Häufung bei der Gruppe der Sektionen Heidelberg und der Gruppe der Unfälle. Allerdings ist der Vergleich zwischen Sektionen Heidelberg und Unfällen nicht signifikant. – Ein weiterer Hinweis auf lokale Besonderheiten.

Sehr wirksam erweist sich bei der Beurteilung der Häufigkeiten der *Emphyseme* die Unterteilung in Haupt- und Nebenbefund. Bezüglich des Gesamtbefundes lassen sich keinerlei Gruppenunterschiede nachweisen. Als Hauptbefund erscheinen Emphyseme häufiger bei den Folgefällen im Vergleich zu den Heimkehrern Ost – jedoch häufiger bei den Heimkehrern Ost im Vergleich zu den Unfällen. Für die Heimkehrer West ergibt sich bezüglich der Sektionen Heidelberg und der Unfälle ein ähnliches Bild. Auch weisen die Folgefälle gegenüber den Sektionen und Unfällen häufiger ein Emphysem als Hauptbefund auf, zusätzlich findet sich eine Differenz zwischen den Sektionen Heidelberg und den Unfällen. – Gegenüber den Sektionen Heidelberg besteht wohl eine Selektion der Folgefälle und der Heimkehrer aus Ost und West bezüglich des Lungenemphysemes. – Bezüglich des Nebenbefundes allerdings sind die Heimkehrer aus Ost und West häufiger gegenüber den Folgefällen betroffen, letztere zudem häufiger gegenüber den Unfällen. Da alle anderen Teste zwischen Neben- und Nullbefund keine Differenzen brachten, dürfen die beiden letztgenannten Vergleiche nicht überbewertet werden. Wir meinen, daß sich bezüglich des Emphysemes keine Unterschiede der Art nachweisen lassen, daß die Heimkehrer häufiger (bezüglich des Nebenbefundes) als die Kontrollgruppen betroffen waren.

Wegen erhebungsbedingter Besonderheiten bezüglich der *Zahn'schen Schnürfurchen* in Heidelberg kann dieser Befund nicht als Indikator vielleicht vorhanden gewesener emphysematischer Lungenveränderungen gewertet werden. Als Hauptbefund ist diese Diagnose selbstverständlich nicht verzeichnet worden. Jedoch werden bezüglich des Gesamt- und Nebenbefundes alle diejenigen Teste positiv, welche auf ein vermehrtes Vorkommen dieses Befundes bei den Sektionen Heidelberg und den Unfällen hindeuten. Erstaunlicherweise sind diese Abhängigkeiten besonders bei den Vergleichen zwischen Neben- und Nullbefund neben den unspezifischen Entzündungen der Luftwege, der Tonsillitiden und den später noch zu erörternden Lungenfibrosen die stärksten überhaupt.

Bis auf ein einziges positives Testergebnis zwischen den Heimkehrern Ost und den Sektionsfällen Heidelberg (Nebenbefund gegen Nullbefund) erweist sich die Diagnose *Lymphknotenanthrakose* als sehr gleichmäßig verteilt.

Die *Lungenfibrose* spielt als diagnostisches Kriterium ausschließlich bei den Sektionen Heidelberg eine besondere Rolle. Die Ergebnisse sind bezüglich des Gesamtbefundes und des Nebenbefundes so auffällig konstant bei den Sektionen Heidelberg gehäuft, daß wir auch hier erhebungsbedingte Faktoren verantwortlich machen müssen. Keiner der Vergleiche zeigt ein vermehrtes Vorkommen einerseits bei den Heimkehrern oder den Folgefällen.

Um so mehr Beachtung darf der *Pulmonalarteriensklerose* geschenkt werden, gerade weil andere Nebenbefunde, die sich auf den Respirationstrakt beziehen, häufiger im Pathologischen Institut Heidelberg beobachtet wurden. Die Abhängigkeiten bezüglich des Gesamtbefundes beziehen sich hauptsächlich auf den Hauptbefund, wobei die entsprechenden Vergleiche zwischen Haupt- und Nebenbefund ähnliche Ergebnisse aufweisen. Ost- und West-Heimkehrer gleichermaßen zeigen die Pulmonalarteriensklerose häufiger gegenüber den Folgefällen, den Sektionsfällen Heidelberg und den Unfällen – zudem sind die Folgefälle häufiger als die Vergleichsfälle aus Heidelberg betroffen. Der Vergleich der Nebenbefunde zeigt beim Vergleich der Sektionsfälle Heidelberg mit den Heimkehrern Ost eine Häufung bei den Nichtheimkehrern, beim Vergleich der Heimkehrer Ost gegenüber den Unfällen doch eine Häufung bei den Heimkehrern. Die gleiche Beobachtung kommt bei den Heimkehrern West zur Darstellung. Folgefälle sind zudem häufiger betroffen als Sektionsfälle Heidelberg, häufiger als die Unfälle, letztere jedoch seltener als die Sektionsfälle Heidelberg. – Auffallend ist die Häufung dieser Diagnosengruppe als Hauptbefund bei den Heimkehrern aus Ost und West. Auffallend ist weiterhin, daß Heimkehrer aus Ost und West als Nebenbefund die Pulmonalarteriensklerose häufiger aufweisen als die Unfälle. Wir glauben, daß vor allem angesichts der terminologischen und erhebungsmäßigen Situation (welche bereits bei den Befundgruppen der Zahn'schen Schnürfurchen, der Tonsillitiden, der unspezifischen Entzündungen der Luftwege und der Lungenfibrosen diskutiert wurde) diesem Ergebnis eine besondere Bedeutung zukommt. Offensichtlich ist die Pulmonalarteriensklerose auch als Nebenbefund bei den Heimkehrern häufiger, gegenüber dem selektionsabhängigen Hauptbefund steht dies außer Frage.

	Gefangenschaftsdauer [Monate]				Entlassungsjahr		
	-60	-120	-180	180-	-1947	-1950	1950-
Anthrakose der Lunge		/				Ø	
unspez. Entzündung der Luftwege		* [o ➡]				Ø	
Bronchiektasen		/				Ø	
Pleuraverwachsungen		** [o ➡]				/	
Emphysem		*** [o ➡]				/	
Pulmonalarteriensklerose		* [o ➡]				*** [o ➡]	
Pneumonie		** [o ➡]				Ø	

Abb. 40. Einige Lungenbefunde in Abhängigkeit von Gefangenschaftsdauer (in Monaten) und Entlassungsjahr. Zeichenerklärung vgl. Abb. 36. Auffällig ist, daß einige Befunde eine Abhängigkeit von der Gefangenschaftsdauer, nicht aber vom jeweiligen Entlassungsjahr aufweisen

Die *Pneumonie* als aktuelles, terminales Krankheitsgeschehen zeigt ein buntes Bild der Art, daß bezüglich des Gesamtbefundes und auch des Hauptbefundes vor allem die Vergleichsgruppen gehäuft betroffen sind. Auffallenderweise finden sich Abhängigkeiten, die auf ein verstärktes Vorkommen von Pneumonien bei den Heimkehrern West gegenüber den Heimkehrern Ost (als Hauptbefund) hinweisen. Wie wirksam die Unterscheidung hier zwischen Haupt- und Nebenbefund ist, zeigen die Vergleiche zwischen Neben- und Nullbefund. Hier weisen Unfälle häufiger eine Pneumonie auf. Offensichtlich spielt hier die Begrenzung der Hauptdiagnosen eine besondere Rolle, weil die Zahl der traumaabhängigen Befunde (wie z.B. Frakturen und Blutungen) diese Rubrik bereits vollständig ausfüllen und für die später hinzugetretene Pneumonie (nach stärkeren Befunden, wie z.B. der Lungenembolie – hier finden sich ähnliche Verhältnisse) kein Darstellungsraum übrig blieb.

In Abbildung 40 haben wir einige Diagnosengruppen der Gefangenschaftsdauer und dem Entlassungsjahr gegenübergestellt. Die Anthrokose der Lungen und die Bronchiektasen zeigen von beiden keine Abhängigkeit. Auffallend ist die Abhängigkeit der Pleuraverwachsungen, welche sich bei den Heimkehrern Ost im Vergleich zu den Heimkehrern West mit zunehmender Gefangenschaftsdauer häufiger vorfanden, nicht jedoch mit späteren Entlassungsjahren. Für das Lungenemphysem, die unspezifischen Entzündungen der Luftwege und die Pneumonie zeigen sich ähnliche Verhältnisse. Die Häufigkeit der Pulmonalarteriensklerose nimmt signifikant mit der Gefangenschaftsdauer und (als einzige dieser Diagnosengruppen) auch mit dem Entlassungsjahr bei den Heimkehrern Ost im Vergleich zu den Heimkehrern West zu.

4. Diskussion

In Übereinstimmung mit den Beobachtungen von UEHLINGER (1948), HELWEG-LARSEN *et al.* (1952), GLATZEL (1954) und vor allem DIETZE (1958, 1959) sind auch in unserem Material pleuritische Restzustände bei den Heimkehrern Ost und West gehäuft zur Beobachtung gekommen. Die Tatsache, daß eine Abhängigkeit zwischen den beiden Heimkehrergruppen und der Gefangenschaftsdauer besteht (wobei die Heimkehrer Ost häufiger betroffen sind), unterstreicht dieses Ergebnis. Welcher Genese die Pleuritis gewesen sein mag, sei dahingestellt (DIETZE, 1958). Auch HELWEG-LARSEN *et al.* (1952) geben keine weiteren Hinweise. Vieles spricht dagegen, daß diese entzündlicher oder gar spezifischer Natur waren. Am ehesten möchten wir eine cardiale Insuffizienz zur Diskussion stellen, weil sowohl die klinische als auch patho-anatomische Symptomatik (während der Dystrophie und auch in unserem Untersuchungsgut) für eine solche Entstehung sprechen.

Als weiterer auffallender Befund hat sich in unserem Material die Pulmonalarteriensklerose herauskristallisiert. Vor allem angesichts der hochpositiven Korrelation mit einigen anderen Nebenbefunden des Respirationstraktes, bezogen auf das Pathologische Institut Heidelberg, erfährt diese Aussage eine nicht unerhebliche Stütze. Als einzige Diagnosengruppe zeigt diese zudem signifikante Differenzen bezüglich der Gefangenschaftsdauer und dem Entlassungsjahr zwischen Ost und West, wobei die Heimkehrer Ost zunehmend häufiger betroffen sind. Dieser auffallende Befund soll im Zusammenhang mit den Herz- und Gefäßbefunden diskutiert werden.

Sämtliche anderen Befundgruppen weisen entweder

1. auf zu starke lokale Besonderheiten hin und vermögen demnach reale Unterschiede zu verwischen;

    oder

2. können als so „hart" angesehen werden, daß negative Testergebnisse tatsächlich als Gruppeneigenschaften gewertet werden können.

So glauben wir, daß die Lungensilikose und auch die Pneumonie als zuverlässige Befunde gelten können, das Emphysem zumindest in seinen stärkeren Ausmaßen und wenn zusätzliche Veränderungen (wie z. B. Atelektase, Ödem oder Hyperämie) die makroskopische Befunderhebung nicht erschweren. Ein Großteil der übrigen Befunde hat sich als hochgradig lokal abhängig erwiesen.

5. Tabellenanhang

Tabelle 54

Diagnose: Silikose der Lungen	Heimkehrer West	Heimkehrer Ost	Folgefälle	Sektionen Heidelberg	Unfälle u. Suizide HD u.KA	Heimkehrer Ost u.West	Vergleichsfälle insgesamt
Hauptbefund	5	5	24	6	0	10	30
Nebenbefund	5	3	7	4	0	8	11
Gesamtbefund	10	8	31	10	0	18	41
Nullbefund	573	507	640	953	143	1080	1736

Tabelle 55

Diagnose: Anthrakose der Lungen	Heimkehrer West	Heimkehrer Ost	Folgefälle	Sektionen Heidelberg	Unfälle u. Suizide HD u.KA	Heimkehrer Ost u.West	Vergleichsfälle insgesamt
Hauptbefund	11	6	7	3	0	17	10
Nebenbefund	32	25	42	48	5	57	95
Gesamtbefund	43	31	49	51	5	74	105
Nullbefund	540	484	622	912	138	1024	1672

Tabelle 56

Diagnose: Faßthorax	Heimkehrer West	Heimkehrer Ost	Folgefälle	Sektionen Heidelberg	Unfälle u. Suizide HD u.KA	Heimkehrer Ost u.West	Vergleichsfälle insgesamt
Hauptbefund	0	0	0	0	0	0	0
Nebenbefund	11	14	14	38	1	25	53
Gesamtbefund	11	14	14	38	1	25	53
Nullbefund	572	501	657	925	142	1073	1724

Tabelle 57

Diagnose: unspez. Entz. der Luftwege	Heimkehrer West	Heimkehrer Ost	Folgefälle	Sektionen Heidelberg	Unfälle u. Suizide HD u.KA	Heimkehrer Ost u.West	Vergleichsfälle insgesamt
Hauptbefund	77	68	66	64	1	145	131
Nebenbefund	212	179	283	517	71	391	871
Gesamtbefund	289	247	349	581	72	536	1002
Nullbefund	294	268	322	382	71	562	775

Tabelle 58

Diagnose: Bronchiektasen	Heimkehrer West	Heimkehrer Ost	Folgefälle	Sektionen Heidelberg	Unfälle u. Suizide HD u.KA	Heimkehrer Ost u.West	Vergleichsfälle insgesamt
Hauptbefund	19	12	8	23	0	31	31
Nebenbefund	89	66	87	232	23	155	342
Gesamtbefund	108	78	95	255	23	186	373
Nullbefund	475	437	576	708	120	912	1404

Tabelle 59

Diagnose: Pleuraverwachsungen	Heimkehrer West	Heimkehrer Ost	Folgefälle	Sektionen Heidelberg	Unfälle u. Suizide HD u.KA	Heimkehrer Ost u.West	Vergleichsfälle insgesamt
Hauptbefund	4	3	3	2	0	7	5
Nebenbefund	224	201	237	301	49	425	587
Gesamtbefund	228	204	240	303	49	432	592
Nullbefund	355	311	431	660	94	666	1185

II. Atmungsorgane

Tabelle 60

Diagnose: Tonsillitis	Heimkehrer West	Heimkehrer Ost	Folgefälle	Sektionen Heidelberg	Unfälle u. Suizide HD u.KA	Heimkehrer Ost u.West	Vergleichsfälle insgesamt
Hauptbefund	1	1	1	0	0	2	1
Nebenbefund	3 4	2 8	3 8	114	2 1	6 2	17 3
Gesamtbefund	3 5	2 9	3 9	114	21	6 4	174
Nullbefund	5 4 8	4 8 6	6 3 2	8 4 9	122	10 3 4	16 0 3

Tabelle 61

Diagnose: Emphysem	Heimkehrer West	Heimkehrer Ost	Folgefälle	Sektionen Heidelberg	Unfälle u. Suizide HD u.KA	Heimkehrer Ost u.West	Vergleichsfälle insgesamt
Hauptbefund	114	89	139	133	8	203	280
Nebenbefund	192	184	194	355	56	376	605
Gesamtbefund	306	273	333	488	64	579	885
Nullbefund	277	242	338	475	79	519	892

Tabelle 62

Diagnose: Zahn'sche Furchen	Heimkehrer West	Heimkehrer Ost	Folgefälle	Sektionen Heidelberg	Unfälle u. Suizide HD u.KA	Heimkehrer Ost u.West	Vergleichsfälle insgesamt
Hauptbefund	0	0	0	0	0	0	0
Nebenbefund	1 1	6	14	5 2	8	17	7 4
Gesamtbefund	1 1	6	14	5 2	8	17	74
Nullbefund	572	5 0 9	6 5 7	9 1 1	135	10 8 1	170 3

Tabelle 63

Diagnose: Anthrakose der Lymphknoten	Heimkehrer West	Heimkehrer Ost	Folgefälle	Sektionen Heidelberg	Unfälle u. Suizide HD u.KA	Heimkehrer Ost u.West	Vergleichsfälle insgesamt
Hauptbefund	1	1	1	1	0	2	2
Nebenbefund	2 1	2 6	29	29	7	4 7	6 5
Gesamtbefund	2 2	27	30	30	7	49	67
Nullbefund	5 61	488	6 41	9 33	136	10 49	1710

Tabelle 64

Diagnose: Fibrose der Lunge	Heimkehrer West	Heimkehrer Ost	Folgefälle	Sektionen Heidelberg	Unfälle u. Suizide HD u.KA	Heimkehrer Ost u.West	Vergleichsfälle insgesamt
Hauptbefund	8	3	4	15	0	11	19
Nebenbefund	35	20	31	92	5	55	128
Gesamtbefund	43	23	35	107	5	66	147
Nullbefund	540	492	636	856	138	1032	1630

Tabelle 65

Diagnose: Pulmonalarterien-sklerose	Heimkehrer West	Heimkehrer Ost	Folgefälle	Sektionen Heidelberg	Unfälle u. Suizide HD u.KA	Heimkehrer Ost u.West	Vergleichsfälle insgesamt
Hauptbefund	58	48	27	12	0	106	39
Nebenbefund	101	71	99	197	12	172	308
Gesamtbefund	159	119	126	209	12	278	347
Nullbefund	424	396	545	754	131	820	1430

Tabelle 66

Diagnose: Pneumonie	Heimkehrer West	Heimkehrer Ost	Folgefälle	Sektionen Heidelberg	Unfälle u. Suizide HD u.KA	Heimkehrer Ost u.West	Vergleichsfälle insgesamt
Hauptbefund	83	46	160	249	27	129	436
Nebenbefund	75	80	59	117	27	155	203
Gesamtbefund	158	126	219	366	54	284	639
Nullbefund	425	389	452	597	89	814	1138

Tabelle 67

Respirationstrakt

Gesamtbefund – Nullbefund

Befundgruppe	01	02	03	04	05	06	07	08	09	10	11	12	13	14	15	16
Silikose der Lunge	—	—	**F	—	—	—	**F	—	—	—	***F	—	—	***F	**F	—
Anthrakose der Lunge	—	—	—	—	—	—	—	—	—	—	—	—	—	—	—	—
Faßthorax	—	—	—	—	—	—	—	*S	—	—	—	*S	—	*S	—	*S
unspez. Entz. der Luftwege	—	***V	—	***S	—	**V	—	***S	—	***V	—	***S	—	***S	—	*S
Bronchiektasen	—	**V	—	***S	—	*W	—	***S	—	**V	—	***S	—	***S	—	**S
Pleuraver=wachsungen	—	**O	—	**O	—	*W	—	*W	—	***OW	—	***OW	—	—	—	—
Tonsillitis	—	**V	—	***S	***U	***V	—	***S	***U	***V	—	***S	***U	***S	***U	—
Emphysem	—	—	—	—	—	—	—	—	—	—	—	—	—	—	—	—
Zahn'sche Furchen	—	***V	—	***S	*TU	*V	—	***S	*TU	*V	—	***S	*TU	***S	—	—
Anthrakose der Lymphknoten	—	—	—	—	—	—	—	—	—	—	—	—	—	—	—	—
Fibrose der Lunge	*W	**V	—	***S	—	—	*S	—	*S	—	—	***S	—	***S	—	**S
Pulmonalarterien=sklerose	—	—	—	—	***O	***W	***W	***W	***W	***OW	**F	—	***OW	—	***F	***S

Hauptbefund – Nebenbefund

Befundgruppe	01	03	04	05	07	08	09	10	11	12	13	14	15	16
Silikose der Lunge	—	—	—	∅	—	—	—	—	·	·	·	—	∅	∅
Anthrakose der Lunge	—	—	—	—	—	**W	—	*OW	·	·	·	—	—	—
Faßthorax	∅	∅	∅	∅	∅	∅	∅	∅	·	·	·	∅	∅	∅
unspez. Entz. der Luftwege	—	*O	***O	**O	*W	***W	**W	***OW	·	·	·	***F	***F	*S
Bronchiektasen	—	—	—	—	—	*W	*TW	**OW	·	·	·	—	—	—
Pleuraver=wachsungen	—	—	—	—	—	—	—	—	·	·	·	—	—	—
Tonsillitis	—	—	—	—	—	—	—	—	·	·	·	—	—	∅
Emphysem	—	*F	—	***O	—	***W	**W	—	·	·	·	***F	***F	*S
Zahn'sche Furchen	∅	∅	∅	∅	∅	∅	∅	∅	·	·	·	∅	∅	∅
Anthrakose der Lymphknoten	—	—	—	—	—	—	—	—	·	·	·	—	—	—
Fibrose der Lunge	—	—	—	—	—	—	—	—	·	·	·	—	—	—
Pulmonalarterien=sklerose	***O	**O	***TO	***W	***W	**TW	**OW	—	·	·	·	***F	—	—

Tabelle 68

Respirationstrakt

Hauptbefund – Nullbefund

Befundgruppe	01	03	04	05	07	08	09	10	11	12	13	14	15	16
Silikose der Lunge	—	—	—	—	**F	—	—	—	***F	—	—	***F	*F	—
Anthrakose der Lunge	—	—	—	—	**W	—	**OW	—	**OW	—	—	—	—	—
Faßthorax	∅	∅	∅	∅	∅	∅	∅	∅	∅	∅	∅	∅	∅	∅
unspez. Entz. der Luftwege	—	—	*O	***O	—	*W	***W	**OW	—	**OW	—	—	***F	**S
Bronchiektasen	—	—	**W	—	*TW	—	*OW	—	—	—	*S	—	—	—
Pleuraver=wachsungen	—	—	—	—	—	—	—	—	—	—	—	—	—	—
Tonsillitis	—	—	—	—	—	—	—	—	—	—	—	∅	—	—
Emphysem	—	—	*O	—	***W	***W	*OW	—	***OW	**OW	—	***F	**F	**S
Zahn'sche Furchen	∅	∅	∅	∅	∅	∅	∅	∅	∅	∅	∅	∅	∅	∅
Anthrakose der Lymphknoten	—	—	—	—	—	—	—	—	—	—	—	—	—	—
Fibrose der Lunge	—	—	—	—	—	—	—	—	—	—	—	—	—	—
Pulmonalarterien=sklerose	—	***O	***O	***O	***W	***W	**W	**OW	**OW	**OW	**OW	**F	*F	—

Nebenbefund – Nullbefund

Befundgruppe	01	03	04	05	07	08	09	10	11	12	13	14	15	16
Silikose der Lunge	—	—	—	—	—	—	—	—	—	—	—	—	—	—
Anthrakose der Lunge	—	—	—	—	—	—	—	—	—	—	—	—	—	—
Faßthorax	—	—	—	—	—	*S	—	—	*S	—	—	*S	—	*S
unspez. Entz. der Luftwege	—	*F	***S	*U	—	***S	—	*V	*F	***S	*U	***S	—	—
Bronchiektasen	—	—	***S	—	***S	—	**OW	—	***S	—	***S	—	—	*S
Pleuraver=wachsungen	—	—	**O	—	**W	—	**OW	—	***OW	—	—	—	—	—
Tonsillitis	—	***S	***U	—	***S	***U	***V	—	***S	***U	—	***S	***U	—
Emphysem	—	—	—	—	—	—	—	—	*OW	—	—	*S	—	—
Zahn'sche Furchen	—	***S	*TU	—	***S	*TU	***V	—	***S	*TU	*V	—	—	—
Anthrakose der Lymphknoten	—	*O	—	—	—	—	—	—	—	—	—	—	—	—
Fibrose der Lunge	—	***S	—	—	*S	—	*V	—	***S	—	—	***S	—	*S
Pulmonalarterien=sklerose	—	*S	*O	—	**W	—	—	—	—	—	**OW	**S	*F	**S

Tabelle 69

Respirationstrakt	Gesamtbefund – Nullbefund																Hauptbefund – Nebenbefund													
Befundgruppe	01	02	03	04	05	06	07	08	09	10	11	12	13	14	15	16	01	03	04	05	07	08	09	10	11	12	13	14	15	16
Pneumonie	—	***V	**F	***S	**U	***V	*F	**S	*W	**V	**F	***S	**U	*S	—	—	**W	***F	***S	—	**F	***W	—	***V	•	•	•	—	**F	**S

Tabelle 70

Respirationstrakt	Hauptbefund – Nullbefund														Nebenbefund – Nullbefund													
Befundgruppe	01	03	04	05	07	08	09	10	11	12	13	14	15	16	01	03	04	05	07	08	09	10	11	12	13	14	15	16
Pneumonie	*W	***F	***S	***U	***F	**S	—	***V	***F	***S	**U	—	—	—	—	—	—	—	—	—	*U	—	*OW	—	*U	*S	**U	—

III. Tuberkulose

1. Die Tuberkulose während der Dystrophie

Über die Bedeutung der Tuberkulose unter extremen Lebensumständen liegen zahlreiche Mitteilungen vor. Die grundsätzliche Frage, ob die Tuberkulose

1. während der akuten Phase der Dystrophie vermehrt beobachtet wurde und

2. ob dieser in der Häufigkeit der Todesursachen eine bedeutende Rolle zugesprochen werden kann,

wird praktisch einhellig bejaht (BETTINGER, 1921; BHATTACHARYA und SEN, 1945; CHORTIS, 1946; LARSON, 1946; UEHLINGER, 1947; BERG, 1948; E. H. MÜLLER, 1948; MARX, 1949; MOOSER, 1949; MÄKELT, 1950; LYDTIN, 1950; GRAFE, 1950; E. MÜLLER, 1951; WETZEL, 1952; BANSI, 1953; P. HUEBSCHMANN, 1953; HERMANNDORFER, 1953; GIESE, 1953; FISCHER, 1956, 1957; MEYERINGH, 1957; DIETZE, 1958, 1959; BANSI und PETERS, 1959; KORNHUBER, 1961; SCHILLING, 1969). Auch die theoretischen Erörterungen, die u. a. von UEHLINGER (1947, 1948) und SCRIMSHAW (1966) angestellt wurden, stimmen mit diesen Beobachtungen überein (Abb. 41, 42, und 43).

Zahlreiche Erhebungen sind den ersten erschütternden Berichten der Konzentrationslagerpopulationen zu entnehmen. Hier seien nur einige referiert.

Einen Bericht über die Verhältnisse in verschiedenen Haftanstalten in Deutschland, vor allem bezüglich der klinischen Situation gibt COCHRANE (1945). Ausführliche Untersuchungen an ehemaligen Lagerinsassen in Belsen verdanken wir LIPSCOMB (1945). Von ihm wird die Häufigkeit der Lungentuberkulosen bei den Überlebenden mit 20% angegeben. Die Autopsien verstorbener ehemaliger Lagerinsassen hätten jedoch einen wesentlich höheren Anteil an Tuberkulosen ergeben. Von 36 behandelten Patienten des gleichen Lagers fand MOLLISON (1946) in 16 Fällen eine Lungentuberkulose. Ausgedehntere Röntgenreihenuntersuchungen von Konzentrationslagerinsassen werden von PIATT (1946) angegeben. Bei 2 276 Aufnahmen wurden in nur 1 028 Fällen normale Lungenbefunde erhoben. In 27,5% seines Krankengutes fanden sich floride Tuberkulosen – neben zahlreichen Pneumonien und Herzvergrößerungen. Den Angaben von ROSENCHER (1946) zufolge wurden bei den Sektionsfällen ehemaliger Lagerinsassen aus Dachau in ca. 40% der Fälle Lungentuberkulosen gefunden, wobei nahezu sämtliche klinischen Verlaufsformen zur Darstellung kamen. Insgesamt werden in seinem (allerdings bereits ausgelesenen Untersuchungsgut) 16,7% Lungentuberkulosen beschrieben. Die Angaben von KOLLBRUNNER (1947) beziehen sich auf 6 000 ehemalige Lagerinsassen. Er fand einen außerordentlich hohen Anteil normaler Herz-Lungenbefunde (97%), so daß von diesem Autor die Frage gestellt wird, ob gerade die Primärkomplexträger weniger resistent gewesen seien und

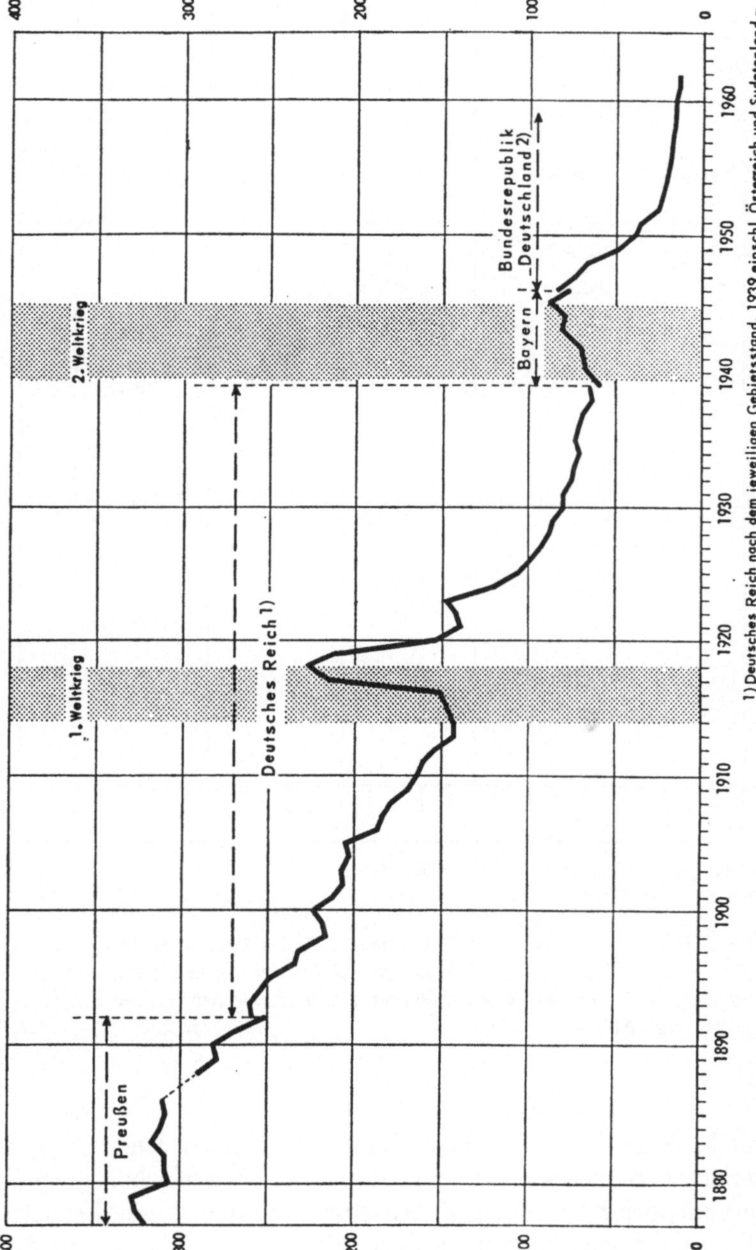

1) Deutsches Reich nach dem jeweiligen Gebietsstand, 1939 einschl. Österreich und Sudetenland.—
2) 1946 und 1947 ohne Rheinland–Pfalz und Baden.

Abb. 4. Tuberkulosesterblichkeit (sämtliche Formen) seit 1877 (auf 100 000 der Bevölkerung) (Aus: Das Gesundheitswesen der Bundesrepublik Deutschland. Zahlen, Schaubilder, Übersichten. Band 1, Ausgabe 1963; Verlag W. Kohlhammer, Stuttgart/Mainz). Zu beachten ist der kurzzeitige Anstieg der Tuberkulosesterblichkeit während und nach der beiden Weltkriege (schraffiert)

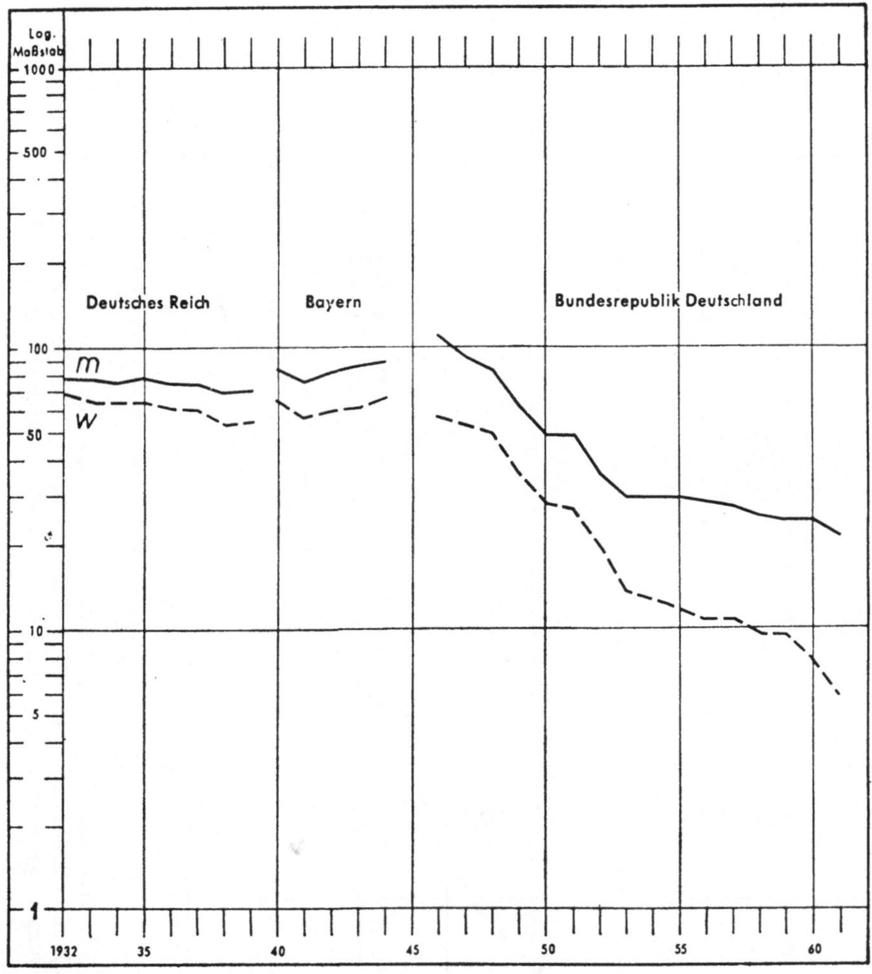

Death Rates for Tuberculosis (all Types), by Sex, from 1932 to 1961
(per 100,000 Population of the same Sex)

Abb. 42. Sterbeziffern an Tuberkulose (alle Formen) 1932 bis 1961 nach dem Geschlecht (m = männlich; w = weiblich), auf 100 000 Einwohner des jeweiligen Geschlechtes. (Aus: vgl. Abb. 41). Beachte die Divergenz zwischen den Sterbeziffern und der Sterblichkeit für die Jahre 1939 bis 1947 (vgl. Abb. 41)

bereits zuvor im Lager verstorben sind. Bei den Fällen, bei denen Lungenbefunde überhaupt erhoben werden konnten, fand er einen sehr hohen Anteil schwerer Befunde, bei einem nur geringen Anteil leichtere Veränderungen. „Auch im Schirmbild entspricht diese Bevölkerung einer Auslese von Robusten, die die KZ überlebten durch die Ausmerzung der körperlich Schwachen" (KOLLBRUNNER, 1947). Ausführliche patho-anatomische Studien bei Hungerkranken wurden bereits von BETTINGER (1921) angestellt. In sei-

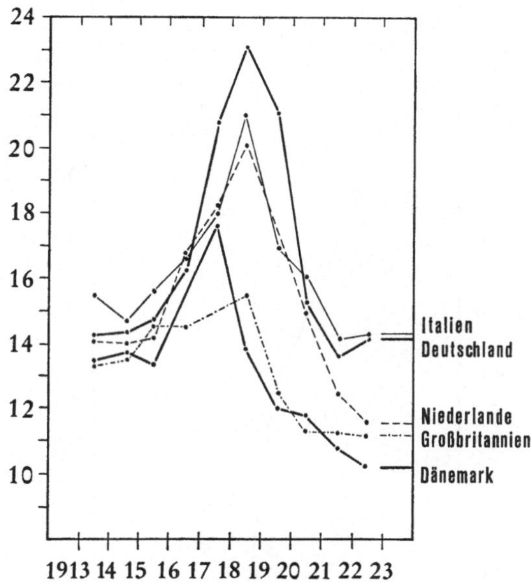

Abb. 43. Tuberkulosesterblichkeit (je 10000 Einwohner, für beide Geschlechter) der Jahre 1913 bis 1923 für die Länder Italien, Deutschland, Niederlande, Großbritannien und Dänemark. (Aus: K. Faber, 1938)

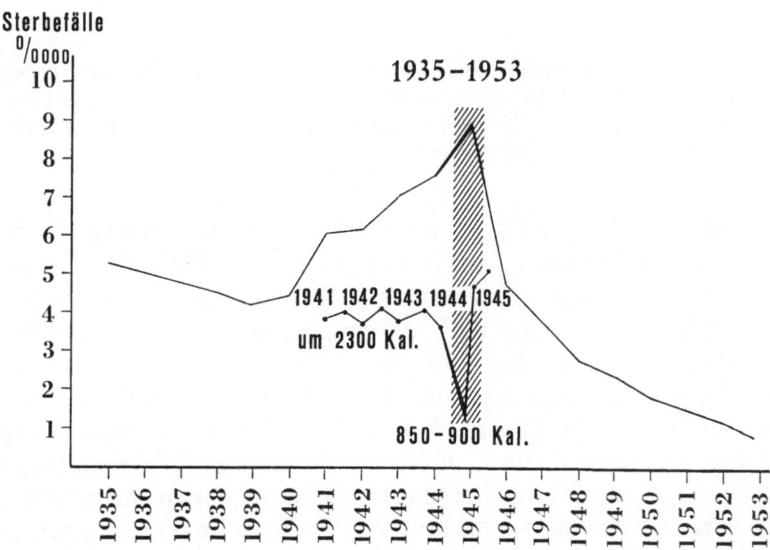

Abb. 44. Gegenüberstellung der Tuberkulosemortalität in Holland für die Jahre 1935 bis 1953 (obere Kurve) und der durchschnittlichen Kalorienmenge pro Tag und Einwohner (jedoch nur für Westholland von April 1941 bis Dezember 1945). Der zusätzliche Anstieg der Sterbefälle des Jahres 1945 fällt mit der Hungerperiode des gleichen Zeitraumes zusammen. (Aus: A. Ott, 1958, geändert)

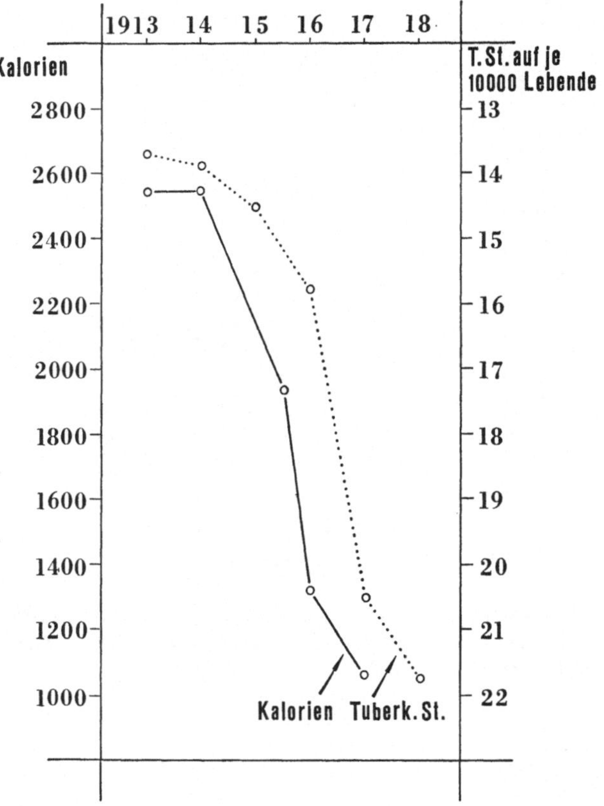

Abb. 45. Sogenannter „statistischer Versuch" von R. Wassermann: Gegenüberstellung der Tuberkulosesterblichkeit und der durchschnittlichen Kalorienmenge pro Tag und Einwohner in Deutschland. Bitte beachten: Die beiden Skalen (rechts und links) sind gegenläufig angeordnet. (Aus: R. Wassermann, 1920, verändert)

ner Untersuchungsgruppe III (in der die Ödemkrankheit mit einer chronischen Erkrankung kombiniert ist) mit insgesamt 44 Fällen, steht die Lungentuberkulose im Vordergrund. CHORTIS (1946) gibt einen ausführlichen klinischen Bericht. Aus seiner Beobachtungsgruppe von 108 Patienten mit Hungerödemen überlebte niemand aus der Gruppe, in welcher gleichzeitig schwere Ödeme und beidseitige Lungentuberkulosen (Gesamtzahl: 78) vorkamen. Aus der Gruppe, in der Ödeme mit tuberkulösen Veränderungen nur einer Lunge gefunden wurden, sind von 23 Patienten 20 verstorben; wenn aber nur geringe Ödeme mit einem nur lokalisierten pulmonalen tuberkulösen Befund zusammentraten, verstarb von 10 Patienten nur noch einer. – Mit diesen Angaben ist ein deutlicher Hinweis auf die Beziehung zwischen dem Grad der Unterernährung und der Prognose bei gleichzeitig vorhandener Lungentuberkulose gegeben (HELWEG-LARSEN, 1952; vgl. Abb. 44 und 45).

E. MÜLLER (1951) berichtet von 385 Heimkehrern, die sämtlich eine Lungentuberkulose aufwiesen. In seinem Beobachtungsgut ist bereits auffällig, daß er bei jüngeren Jahrgängen eine Häufung derjenigen Formen beobachtete, die zu schwereren und progredienteren Verläufen neigen als die älteren Jahrgänge. Er vermutete, daß es sich bei den Jüngeren um eine größere Zahl von Primärtuberkulosen handelte.

Reihenuntersuchungen größeren Ausmaßes werden von MOOSER (1949) angegeben. In seinem Patientengut von 6361 Heimkehrern fand er 4,8 % aktive und 4,9 % inaktive Lungentuberkulosen während des Untersuchungszeitraumes von November 1945 bis Juni 1946. – Offensichtlich hat dennoch während der ersten Heimkehrerwellen die Lungentuberkulose keine besondere Bedeutung gehabt.

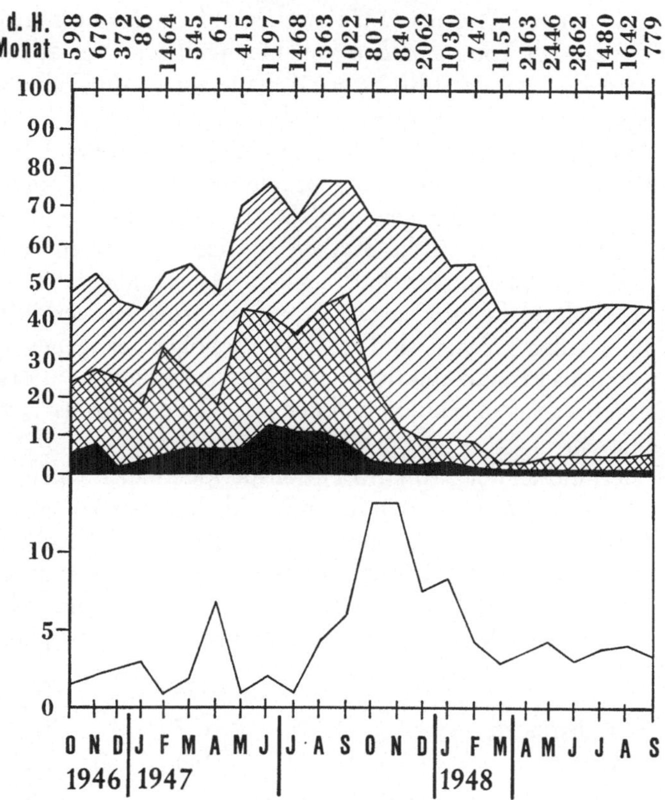

Abb. 46. Anteil der untergewichtigen Heimkehrer an der Gesamtzahl in Prozent nach Monaten (1946–1948). Oben ist die absolute Zahl der untersuchten Heimkehrer angegeben; schraffiert: Anteil der Heimkehrer mit einem Untergewicht zwischen 10 und 14 %; kariert: Untergewicht zwischen 15 und 24 %; schwarz: Untergewicht mehr als 25 %. Unten: Prozentualer Anteil der Lungentuberkulosen des gleichen Kollektives. (Aus: U. Wetzel, 1950, verändert)

Von MARX (1949) werden ähnlich niedrige Angaben gemacht. Seine Aussagen stützen sich auf 4000 „Dystrophieakten", in denen er zwischen 3 und 4% tuberkulös erkrankte Heimkehrer fand.

POKORNÁ (1950) vergleicht die Ergebnisse seiner Röntgenreihenuntersuchungen an ehemaligen Häftlingen (Gesamtzahl: 416) mit Untersuchungen an der Bevölkerung (Gesamtzahl: 25 996). Bei seinem ausgelesenen Krankengut findet er bei den ehemaligen Häftlingen in 43% tuberkulöse Prozesse, in der Bevölkerung jedoch nur 6%.

In ihren „Post mortem studies of starvation cases" berichten BHATTACHARYA und SEN (1945), daß bei 111 Todesfällen in 26 Fällen die Tuberkulose die Todeskrankheit gewesen sei. Einen ausgezeichneten Eindruck über die Verhältnisse während der Gefangenschaft verdanken wir SCHENCK *et al.* (1958). Die Arbeitsgruppe untersuchte und befragte ihre Mitgefangenen kurz vor der Entlassung (Gesamtzahl: 334) und fand in 16 Fällen (4,8%) eine Tuberkulose. Es ist anzunehmen, daß hier floride Tuberkulosen gemeint sind. Die Mitteilungen von FISCHER (1956) weisen auf einen sehr hohen Anteil der Tuberkulose an den Todesursachen von Heimkehrern (vor allem der ersten Heimkehrerperioden) hin. Mit 5 von 38 Fällen steht die Tuberkulose an 3. Stelle, insgesamt fanden sich bei 13 Fällen tuberkulöse Veränderungen. LARSON (1946) berichtet von 87 Sektionsfällen politischer Häftlinge. Er fand in 86 Fällen mehr oder weniger ausgeprägte tuberkulöse Veränderungen der Lungen (vgl. die Untersuchungen von WETZEL, Abb. 46).

Intensive patho-anatomische Studien zu diesem Problem verdanken wir GIESE (1953). Er faßt seine Ergebnisse wie folgt zusammen:

1. Die Tuberkulose, die im Hungerzustand erworben ist, verläuft exsudativ.
2. Die Hungertuberkulosen sind zu fast $^2/_3$ Folgen exogener Infektionen, diese treten als Primärinfektionen und als Reinfektionen in Erscheinung.
3. Die Exacerbationstuberkulosen bilden nur wenig mehr als $^1/_3$ der Hungertuberkulosen.
4. Die Tuberkulosen der Primärinfektionsperiode haben einen wesentlichen Anteil an der Häufung der tödlichen Nachkriegstuberkulosen.

Diese Schlußfolgerungen bekommen ein besonderes Gewicht, wenn wir die Angaben von UEHLINGER (1942) bezüglich der „normalen Tuberkulosedurchseuchung" des Schweizer Heeres betrachten. UEHLINGER unterscheidet streng zwischen Haupt- und Nebenbefund und fand folgende Häufigkeiten:

	Anzahl	%
Selbstmord	157	22,0
Unfall	344	24,4
Coronarsklerose, akute Infekte	230	20,0

Offensichtlich war die tuberkulöse Durchseuchung der vor allem jungen männlichen Bevölkerung doch nicht so hoch, wie häufig angenommen wurde (KORNHUBER, 1961). Auch aufgrund der Ausführungen von STAEMMLER (1944) erscheinen unter diesen Voraussetzungen die Folgerungen von GIESE (1953) in einem besonderen Licht. STAEMMLER berichtet, daß sich die Tuberkulosen in der Zivilbevölkerung (patho-anatomisches Untersuchungsgut der Stadt Breslau) zwischen Kriegs- und Friedenszeiten zwar im 1. und 2. Dezenium geringfügig vermehrt haben, doch sei im wesentlichen das Erscheinungsbild gleich geblieben. Auffällig sei dagegen die außerordentliche Zunahme von Tuberkulosen im 3. und 4. Dezenium. „Trotz aller statistischen Einschränkungen müssen wir also zugeben, daß hier eine Verlaufsform der Tuberkulose vorliegt, die wir vom Frieden, wenigstens von unserem Breslauer Sektionsgut nicht gekannt haben, daß also eine Änderung im anatomischen Bilde der Tuberkulose vorliegt." Die starke Tendenz zu postprimär verlaufenden, tödlichen Tuberkulosen wird mit den besonderen Einwirkungen des Wehrmachtsdienstes erklärt, vor allem mit der damit verbundenen Ansteckungsgefahr. Auch er weist auf die offensichtlich geringe Tuberkulosedurchseuchung der Gesamtbevölkerung hin (STAEMMLER, 1954; vgl. auch KOCH, 1947, 1950; LETTERER, 1948; LYDTIN, 1950).

Ähnliche Beobachtungen werden von KOCH (1947) mitgeteilt: „Wir sehen damit den ersten Schwerpunkt des Einflusses der Kriegs- und Nachkriegsbedingungen auf den Tuberkuloseablauf darin, daß ein Teil der Bevölkerung, insbesondere Jugendliche und Erwachsene beiderlei Geschlechtes, unter ungünstigen Bedingungen die Erstansteckung erwirbt und sich in erhöhtem Maße tödliche Tuberkulosen an die Erstansteckung anschließen." In seinem Untersuchungsgut scheint einer steten Abnahme der isolierten Lungentuberkulosen eine Zunahme der Generalisationstuberkulosen gegenüberzustehen (+).

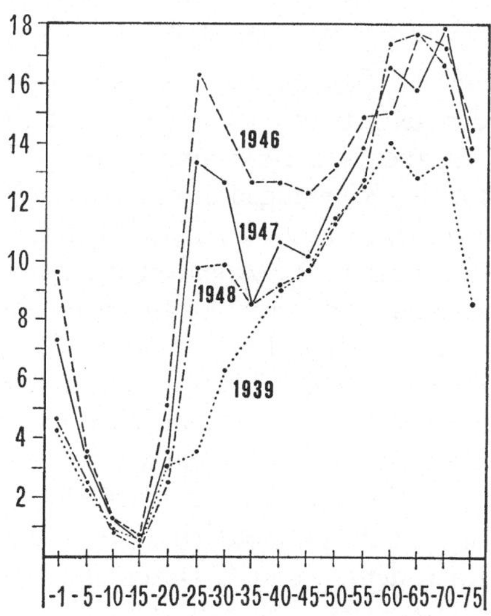

Abb. 47. Tuberkulosesterblichkeit (alle Formen) in Bayern für Männer je 10 000 Einwohner für die Jahre 1939, 1946, 1947 und 1948. Von der Zunahme der Sterblichkeit sind nicht alle Altersklassen gleichmäßig betroffen. (Nach: Bayerisches Statistisches Landesamt; aus: K. Lydtin, 1950, verändert)

145

Bezüglich der Häufigkeitsänderungen der Tuberkulose während allgemeiner Hungerzeiten gibt die Tabelle von Lydtin (1950) wertvolle Aufschlüsse (Abb. 47). In dieser ist die Tuberkulosesterblichkeit in Bayern für die Jahre 1939, 1946, 1947 und 1948 für die einzelnen Altersjahre der männlichen Bevölkerung aufgeschlüsselt. Es zeigt sich, daß die zusätzlichen Todesfälle vor allem die Jahrgänge des 2. und 3. und die des 6. und 7. Dezenium betroffen haben.

Spätere Untersuchungen von Uehlinger (1961) bekräftigen von einer anderen Seite die hier diskutierten Verhältnisse. Bei einer Gegenüberstellung von Tuberkulosefällen der Jahre 1930/31 und 1960 zeigt sich für die Altersjahre bis 70 eine deutliche säkulare Abnahme der Tuberkulosen, in den höheren Altersklassen dagegen eine Zunahme – ein pauschaler Hinweis auf die Änderung der Häufigkeiten von Tuberkulosesterbefällen in früheren Jahren gegenüber 1960.

In diesem Zusammenhang sei wiederum auf die Studie der Arbeitsgruppe um Helweg-Larsen *et al.* (1952) hingewiesen. Aus den dort angegebenen Tabellen geht hervor, daß Ödeme und Pleuritiden (tuberkulös?) zusammengehören (+). Auch hängt die Erkrankungshäufigkeit an Tuberkulose von der Stärke des Gewichtsverlustes ab (+). Diese Aussagen beziehen sich auf die Gruppe der politisch Verfolgten (+) genauso wie auf die Gruppe der Polizisten (+). Jedoch hat die Dauer der Haft allein keinen Einfluß auf die Häufigkeit der Tuberkulose (+) oder der Pleuritis (+). – Hiermit ist sehr schön der Zusammenhang zwischen Dystrophie und Tuberkulose belegt, wobei bezüglich der Haftdauer keine signifikante Restvariabilität im Untersuchungsgut der Kopenhagener Arbeitsgruppe verbleibt.

Ähnlich den pulmonalen Formen der Tuberkulose wurden auch Häufigkeitsschwankungen der extrapulmonalen Lokalisation beobachtet (Glogowski, 1965). Den Angaben von Lang und Seidl (1953) zufolge liegt der Gipfel der extrapulmonalen Streuungen in den Jahren 1945 und 1946 – dem gleichen Zeitraum, in welchem auch der Häufigkeitsgipfel der pulmonalen Tuberkulose beobachtet wurde. Die Angaben bezüglich des Streuungszeitpunktes von 324 Soldaten und Kriegsgefangenen stimmen gut mit dem Häufigkeitsgipfel der Tabellen von Lydtin (1950) überein. Leider beziehen sich die Ausführungen von Ickert (1947) nur auf eine sehr kurze Zeitspanne, so daß eine Interpretation nicht möglich ist. Eine ausführliche Durcharbeitung seines Krankenhausarchivs verdanken wir Mechow (1951). Das Beobachtungsmaterial, welches sich auf die Jahre 1932 bis 1949 beschränkt, zeigt in nahezu sämtlichen extrapulmonalen Tuberkulosemanifestationen einen Altersgipfel zwischen dem 3. und 4. Dezenium. Leider sind seine 1 561 Fälle nur nach dem Alter, nicht aber nach dem Zeitpunkt der Diagnosenstellung gegliedert. Doch kommt Lydtin (1950) in seiner Mortalitätsstatistik von Bayern zu ähnlichen Ergebnissen. Eine ausgezeichnete Studie verdanken wir Ott (1956). Er schlüsselte 1 000 Fälle von Spondylitis tuberculosa nach dem Zeitpunkt der Diagnosenstellung, den ersten Symptomen, Alter und

Geschlecht der Betroffenen auf und fand einen ausgeprägten Häufigkeitsgipfel etwa für den Zeitraum 1940 – 1950.

2. Eigene Ergebnisse (Tabellen 71 – 75 und 76 – 77, S. 152 – 154)

Bezüglich des Gesamtbefundes der 5 unterschiedenen Tuberkuloseformen ist hier nur von Bedeutung, daß sämtliche Formen bei den Heimkehrern aus Ost und West häufiger als bei den Kontrollgruppen beobachtet wurden. Auch die anschließende Trennung der Untersuchungsgruppen zeigt bezüglich des Gesamtbefundes die gleichen Ergebnisse. Die inaktive Tuberkulose als Hauptbefund gegenüber dem Nebenbefund ist bei den östlichen Heimkehrern im Vergleich zu den Sektionen Heidelberg etwas häufiger. Jedoch ist diese Aussage wegen der schwachen Zellenbesetzung (ähnliches gilt für den Vergleich gegenüber den Unfällen) und der schwachen Abhängigkeit nicht zu verwerten.

Die *aktive Lungentuberkulose* zeigt eine relativ geringe Zellenbesetzung. Als wesentlicher, zum Tode führender Befund (Hauptbefund) wurde diese bei den Heimkehrern West und den Folgefällen im Vergleich zu den Sektionen Heidelberg häufiger beobachtet. Zwischen Haupt- und Nebenbefund finden sich keine Unterschiede. Insgesamt sprechen auch die Ergebnisse bezüglich des Nebenbefundes dafür, daß aktive Lungentuberkulosen bei den Vergleichsgruppen seltener als bei den Heimkehrern aus Ost und West beobachtet wurden. Auffällig wird dies besonders gegenüber der Sektionsgruppe Heidelberg und den Unfällen.

Tuberkulöse Kavernen sind als Hauptbefund in sämtlichen Gruppen relativ selten, jedoch in gleicher Häufigkeit befundet worden. Die Heimkehrer West weisen diese häufiger als Nebenbefund auf als die Sektionen Heidelberg (wobei die Abhängigkeiten der Heimkehrer insgesamt wiederum als Gemeinsamkeitskorrelation gedeutet werden). Auffallend ist zudem, daß auch die Folgefälle signifikant häufiger tuberkulöse Kavernen aufweisen als die Sektionen Heidelberg – ein Zeichen für die relativ niedrige Sektionsrate tuberkulöser Erkrankungen in Heidelberg, trotz einer speziellen Lungenklinik im Einzugsbereich dieses Pathologischen Institutes.

Tuberkuloseresiduen (inaktive Lungentuberkulose) finden sich bei allen signifikanten Vergleichen als Haupt- und Nebenbefund häufiger bei den Heimkehrern Ost, bezüglich des Hauptbefundes alleine auch gegenüber den Heimkehrern West. Folgefälle und Sektionsfälle Heidelberg sind weniger betroffen.

Die *Lymphknotentuberkulose* entspricht etwa diesem Eindruck. Auch hier sind die Sektionen Heidelberg seltener als die Heimkehrer Ost und West (jeweils getrennt und zusammengenommen) betroffen. Doch können diese Ergebnisse wegen der geringen Besetzungszahlen ebenso wie die Teste der *extrapulmonalen Formen* nicht verwertet werden. Auffallend ist trotzdem, daß auch bei diesen die Heimkehrer Ost offensichtlich gehäuft vertreten sind.

147

10*

Faßt man diese Ergebnisse zusammen, so darf man annehmen, daß die Heimkehrer Ost

1. häufiger an einer inaktiven Tuberkulose verstorben sind und
2. zudem häufiger tuberkulöse Residuen als Nebenbefund aufwiesen als die Vergleichsgruppen.

Hinzuzufügen ist, daß die Unterschiede im ganzen schwach, die Häufigkeiten und Zellbesetzungen klein sind. Dennoch sind wir der Ansicht, daß es sich hier insgesamt um ein relativ hartes Ergebnis handelt.

3. Diskussion

Der Vergleich dieser Ergebnisse mit denen aus der Literatur bezieht sich vornehmlich auf diejenigen Untersuchungen, die sich mit Heimkehrern oder in ähnlicher Weise exponiert gewesen Personengruppen relativ lange Zeit nach der Exposition befassen.

Die Verhältnisse während der Hunger- und Dystrophiephase dürfen wir folgendermaßen zusammenfassen:

1. Unter extremen Lebensbedingungen hat die Tuberkulose ihre Verlaufsform derart geändert, daß die exsudative Variante vor allem in jüngeren Altersklassen stark in den Vordergrund getreten ist.
2. Die Gesamtsterblichkeit während der Expositionsphase unter extremen Lebensverhältnisse war außerordentlich hoch. Wir nehmen nachträglich an, daß sie zu einem großen Teil durch die Tuberkulose bedingt war.
3. Bei dem jetzt untersuchten Patientengut ist generell daher eine Auslese derart anzunehmen, daß die weniger tuberkuloseresistenten Individuen verstorben sind, die resistentere Personengruppe „übrig" geblieben ist. Inwiefern hier Wechselwirkungen in Bezug
   a) auf konstitutionelle Momente oder
   b) weitere Auslesefaktoren in Form von „Ausleseketten"
   von Bedeutung sind, kann nur vermutet, nicht aber mehr nachgewiesen werden.
   Hierzu ein Beispiel: Den Angaben vieler Untersucher und Mitgefangener zufolge haben die leptosomen Konstitutionstypen auch schwerste Formen der Dystrophie im allgemeinen besser überstanden als die Athletosomen und Pykniker. Diese Aussage wird wiederholt auch für die Phase der Wiederauffütterung nach der Entlassung bekräftigt. Nun sind aber normalerweise gerade die leptosomen Konstitutionstypen häufiger bei den Patienten vertreten, die an einer Tuberkulose erkrankt sind. Die Frage ist, ob sich diese beiden Effekte letztlich aufheben oder potenzieren derart, daß die athletosomen und pyknischen Konstitutionsformen überwiegen – Konstitutionstypen, von denen man nach klinischer Erfahrung meint, daß sie häufiger beispielsweise Herz- und Kreislauferkrankungen erliegen. Auch die Häufigkeit von Malignomen soll sich nicht gleichmäßig auf die verschiedenen Konstitutionstypen verteilen.

In jedem Falle untersuchen wir ausgelesene Restgruppen, wobei wir die Auslesekriterien und -prinzipien als solche nicht kennen. Überhaupt wird unserer Ansicht nach diesem Phänomen zu wenig Beachtung geschenkt – doch ist es bei der Diskussion der Tuberkulose von besonderer Bedeutung und sollte auch bei den nachfolgenden Interpretationsversuchen nicht aus den Augen verloren werden.

Grundsätzlich wird von vielen Autoren auch nach der Phase der akuten Dystrophie in Bezug auf mögliche Restzustände ein vermehrtes Vorkommen von tuberkulösen Restzuständen nach extremen Lebensbedingungen angenommen (SELBERG, 1947, 1948; LORBACHER, 1948; MÄRKELT, 1950; ROTHMUND, 1953; SCHEID, 1953; MEYERINGH et al., 1955; SCHENCK und SCHEID, 1966; RÄNTSCH, 1956, 1968). Eine der ersten Studien verdanken wir RÄNTSCH (1956), der 368 von 369 Heimkehrern aus östlicher Gefangenschaft, die zwischen dem 1. 9. 1955 und dem 29. 2. 1956 nach Schleswig-Holstein zurückgekehrt waren, eingehend untersuchte. In dieser methodisch ausgezeichneten Studie beobachtete er 24 (6,5 %) Fälle aktiver Tuberkulosen und 32 (9,0 %) wahrscheinlich inaktive Verlaufsformen. Tuberkuloseverdächtige Residuen ohne Krankheitswert fand er in 81 (22 %) der Fälle. Inwiefern isolierte Pleuraschwarten und -adhäsionen (42 Fälle, 11,4 %) auch mit der Tuberkulose in Verbindung gebracht werden können, sei dahingestellt.

In diesem Zeitraum fand RÄNTSCH in immerhin 3,3 % kavernöse Fälle. Er betont, daß die Häufigkeit der Tuberkulose in späteren Heimkehrerjahren zugenommen habe. Auch fand RÄNTSCH in seinem Untersuchungsgut keinen Patienten mit einer Tuberkulose, die nicht mit einiger Sicherheit als Erstinfektion angesprochen werden durfte. „Während der Gefangenschaftsjahre sind die Erstinfektionen wohl lückenlos nachgeholt worden und diese Tuberkulosen verliefen dann entweder tödlich, oder die Betroffenen kamen mit den Transporten bis Ende 1949 nach Hause."

Aus den Tabellen von RÄNTSCH (1956) kann entnommen werden, daß die Feststellung der Tuberkulose vor der Entlassung aus der Gefangenschaft von 1945 bis 1955 signifikant zugenommen hat (+). Außerdem besteht eine Abhängigkeit zwischen der Erlangung der Berufsfähigkeit und dem Zeitpunkt der Entlassung (+).

DIETZE (1959) hat 209 Todesfälle von Heimkehrern der Entlassungsjahrgänge 1948 – 1958 nach den Todesursachen aufgeschlüsselt. In 63 Fällen (30,1 %) war als Todesursache die Tuberkulose angegeben – sie nimmt damit die erste Stellung der Todesursachen insgesamt ein. Wir bezweifeln, daß sein Untersuchungsgut tatsächlich so unausgelesen ist, daß ein unmittelbarer Vergleich mit der amtlichen Todesursachenstatistik möglich wäre. Auffallend ist jedoch, daß neben der Tuberkulose die Endocarditiden und die Leberkrankheiten (nach den Carcinomen, die an 2. Stelle aufgeführt werden) die häufigsten Todesursachen darstellen.

Einen ausführlichen Bericht über die Ergebnisse zweier Nachuntersuchungsgruppen verdanken wir der Arbeitsgruppe um BANSI (BANSI und PETERS, 1959). Von den in Hamburg nachuntersuchten Heimkehrern (wobei eine möglichst vollständige Erfassung versucht wurde) gehörten 518 der Gruppe I (Entlassungsjahr 1948 – 50) und 159 der Gruppe II (Entlassungsjahr 1955 – 56) an. Immerhin kamen von den zur Nachuntersuchung Aufgeforderten der Gruppe I 64,8 %, der Gruppe II 74 % der Heimkehrer. Selbstverständlich konnten nur diejenigen Personen zur Untersuchung aufgefordert werden, die bereits in vorliegenden Adressenlisten enthalten waren, d. h., daß diese bereits zu einem vorherigen Zeitpunkt registriert sein mußten (zur Problematik der Auslese vgl. IMMICH, 1967).

Die Gesamtzahl der bei der Nachuntersuchung festgestellten Tuberkulosen divergiert stark: Während in der 1. Gruppe nur 18 (bei 29 statistisch erwarteten) Personen befundet wurden, fanden sich in der 2. Gruppe 20 (bei 9 statistisch erwarteten) Heimkehrer. Demnach hat die Zahl derjenigen überlebenden Heimkehrer signifikant zugenommen (+), die späteren Entlassungsjahrgängen angehörten und jetzt bei der Nachuntersuchung eine Tuberkulose aufwiesen. – Dies darf wohl als Hinweis auf die Absterberelation während der Gefangenschaft und auch nach der Entlassung gewertet werden (DIETZE, 1959). BANSI und PETERS (1959) sind demnach der Auffassung, daß die meisten Tuberkulosen erst in der zweiten Hälfte der Gefangenschaft und dann als Neuinfektion abgelaufen sind.

Ergänzende Mitteilungen zu seinen Untersuchungen aus dem Jahre 1956 gibt RÄNTSCH 1964. Die dem Text entnommene Tabelle zeigt zwar bezüglich der Anzahl der Verstorbenen unter den Diagnosen „aktive Tuberkulose", „inaktive Tuberkulose" und „keine Tuberkulose" keine Abhängigkeit, doch ist die von ihm mitgeteilte Beobachtungsreihe sehr klein. Er kommt – wie auch bei seinen früheren Untersuchungen – zu dem Schluß, daß „Heimkehrer-Tuberkulosen keinen ungünstigeren Verlauf aufweisen, wenn sie rechtzeitig einer wirkungsvollen Behandlung zugeführt werden".

Einen ausgezeichneten Überblick bietet die Abhandlung von RÄNTSCH aus dem Jahre 1968. In seiner Tabelle 5 findet sich bei primär offenen Tuberkulosen zwischen Dystrophikern und Nichtdystrophikern kein Unterschied bezüglich einer rezidivierenden Ausheilung einer solchen mit Nachschüben (+). Jedoch: Bei den primär geschlossenen Lungentuberkulosen sind die Dystrophiker in der Gruppe „Ausheilung ohne Nachschübe" signifikant häufiger vertreten. RÄNTSCH beobachtete demnach bei den Nichtdystrophikern signifikant häufiger Rezidive (+)! Offensichtlich besteht hier eine Auslese durch den Tod der Art, daß Dystrophiker kaum eine Chance hatten, eine „bei der Nachuntersuchung geschlossene Lungentuberkulose zu produzieren". Für die von RÄNTSCH untersuchten initialen Pleuritiden sind diese Voraussetzungen nicht gegeben: Hier sind die Dystrophiker signifikant häufiger vertreten (+). Ohne weiteres darf angenommen werden, daß die Pleuritis ein wesentlich schwächerer Auslesefaktor als die Lungentuberkulose während der Expositionsphase der Kriegsgefangenschaft gewesen ist – auch dann, wenn die Pleuritis tuberkulöser Natur gewesen sein sollte.

Aus den weiteren Tabellen ist ersichtlich, daß eine durchgemachte Dystrophie zum Zeitpunkt der Nachuntersuchung keinen Einfluß auf eine dann geschlossene Tuberkulose hatte. Offensichtlich überlagern sich hier verschiedene Phänomene. Bei einer jetzt offenen Tuberkulose spielt allerdings die Tatsache eine große Rolle, ob diese bereits zuvor offen gewesen ist und zusätzlich eine Dystrophie überlebt wurde (+). Das Zusammentreffen der beiden letzten Erkrankungen ist nach diesen Untersuchungen für das Vorhandensein einer jetzt offenen Tuberkulose verantwortlich (+). Diese Effekte verwischen sich jedoch bei der Auswertung einer mehrdimensionalen Kontingenztafel (1. Aufteilung: Vorher offene und geschlossene Tuberkulose; 2. Aufteilung: Zum Zeitpunkt der Untersuchung offene oder geschlossene Tuberkulose; 3. Aufteilung: Dystrophie ja oder nein) zu einer nur schwachen Gesamtabhängigkeit (+). Außerdem ist für die Erlangung der Arbeitsfähigkeit weder

1. die Dystrophie (+),
2. noch eine primär offene Tuberkulose (+),
3. noch eine extrapulmonale Tuberkulose (+),
4. noch irgendeine Form der Tuberkulose (+)

von Bedeutung.

Die Berechnungen am eigenen Material unterstreichen die aus der Literatur referierte Gesamtsituation. Der Gesamtbefund der inaktiven Tuberkulose ist abhängig von der Gefangenschaftsdauer derart, daß eindeutig bei einem Vergleich zwischen Heimkehrern Ost und West diejenigen aus östlicher Gewahrsamsmacht häufiger betroffen sind.

SCHENCK und SCHEID (1965) haben 501 verstorbene ehemalige Kriegsgefangene nach deren Todesursachen gegliedert und fanden die Tuberkulose in 26 Fällen an 6. Stelle. Sie stellten ähnliche Berechnungen wie WÖHME *et al.* (1968) an. Letztere versuchten nachzuweisen, daß der Bestand an Lungentuberkulose bei den VdN- (Verfolgten des Naziregimes)-Mitgliedern berechnet auf 10 000 Einwohner häufiger ist als in der Bevölkerung. Auf die grundsätzlichen Einwände gegenüber ähnlichen Berechnungen haben RANDENBORGH (1966) sowie RANDENBORGH und RAUSCHELBACH (1968) hingewiesen (vgl. S. 95 f).

4. Zusammenfassung

Wie aus der älteren Literatur zu entnehmen ist, bestehen wenig Meinungsverschiedenheiten gegenüber der Tatsache, daß Hunger und Tuberkulose in einem direkten Verhältnis zueinander stehen (SCRIMSHAW, 1966). Aus dem gesamten Material ist deutlich geworden, daß

1. während der Dystrophie die exsudative Verlaufsform überwiegt,
2. die exogene Infektion häufiger als die Exacerbationstuberkulose ist;
3. die Tuberkulose während Hunger und Dystrophie bestimmte Altersgruppen besonders befällt (in Abhängigkeit vom vorherigen Durchseuchungsgrad);

4. aus dem Material zahlreicher Autoren die hohe Sterblichkeit der Tuberkulose unter extremen Lebensbedingungen abgelesen werden kann;
5. die jetzt untersuchte Restgruppe auch gegenüber gänzlich anderen Erkrankungen von ihrer Zusammensetzung her Besonderheiten aufweisen muß;
6. zwar mit zunehmender Gefangenschaftsdauer auch die Häufigkeit der Tuberkulosen und damit die Zahl der Tuberkulosen als Hauptbefunde angestiegen sind, diese aber *dann* ihrem Verlaufe nach dem gewohnten klinischen Bilde entsprechen;
7. nur geringfügige Restbefunde, die auf die Tuberkulose bezogen werden können, offensichtlich nicht unter die Absterberelation gefallen sind und regelmäßig bei den Heimkehrern zum Zeitpunkt des Todes häufiger beobachtet wurden.

5. Tabellenanhang

Tabelle 71

Diagnose: Tbc, aktiv	Heimkehrer West	Heimkehrer Ost	Folgefälle	Sektionen Heidelberg	Unfälle u. Suizide HD u.KA	Heimkehrer Ost u.West	Vergleichsfälle insgesamt
Hauptbefund	16	13	19	12	0	29	31
Nebenbefund	28	20	17	18	3	48	38
Gesamtbefund	44	33	36	30	3	77	69
Nullbefund	539	482	635	933	140	1021	1708

Tabelle 72

Diagnose: Tbc, Kaverne	Heimkehrer West	Heimkehrer Ost	Folgefälle	Sektionen Heidelberg	Unfälle u. Suizide HD u.KA	Heimkehrer Ost u.West	Vergleichsfälle insgesamt
Hauptbefund	9	8	12	9	0	17	21
Nebenbefund	11	8	9	4	3	19	16
Gesamtbefund	20	16	21	13	3	36	37
Nullbefund	563	499	650	950	140	1062	1740

Tabelle 73

Diagnose: Tbc. inaktiv	Heimkehrer West	Heimkehrer Ost.	Folgefälle	Sektionen Heidelberg	Unfälle u. Suizide HD u.KA	Heimkehrer Ost u.West	Vergleichsfälle insgesamt
Hauptbefund	17	32	28	18	0	49	46
Nebenbefund	57	62	48	73	11	119	132
Gesamtbefund	74	94	76	91	11	168	178
Nullbefund	509	421	595	842	132	930	1599

Tabelle 74

Diagnose: Tbc. Lymphknoten	Heimkehrer West	Heimkehrer Ost	Folgefälle	Sektionen Heidelberg	Unfälle u. Suizide HD u.KA	Heimkehrer Ost u.West	Vergleichsfälle insgesamt
Hauptbefund	3	2	5	2	0	5	7
Nebenbefund	19	14	16	7	5	33	28
Gesamtbefund	22	16	21	9	5	38	35
Nullbefund	561	499	650	954	138	1060	1742

Tabelle 75

Diagnose: Tbc. extrapulmonal	Heimkehrer West	Heimkehrer Ost	Folgefälle	Sektionen Heidelberg	Unfälle u. Suizide HD u.KA	Heimkehrer Ost u.West	Vergleichsfälle insgesamt
Hauptbefund	9	3	11	5	0	12	16
Nebenbefund	11	11	5	6	0	22	11
Gesamtbefund	20	14	16	11	0	34	27
Nullbefund	563	501	655	952	143	1064	1750

III. Tuberkulose

Tabelle 76

Gesamtbefund – Nullbefund

Tuberkulose / Befundgruppe	01	02	03	04	05	06	07	08	09	10	11	12	13	14	15	16
TBC aktiv	—	*/O	—	**/O	*/O	***/W	—	***/W	*/W	***/OW	—	***/OW	*/OW	*/F	—	—
TBC Kaverne	—	—	—	*/O	—	—	—	**/W	—	*/OW	—	**/OW	—	*/F	—	—
TBC inaktiv	**/O	***/O	***/O	***/O	**/O	—	—	*/W	—	***/OW	*/OW	***/OW	*/OW	—	—	—
TBC Lymphknoten	—	—	—	**/O	—	*/W	—	***/W	—	*/OW	—	***/OW	—	**/F	—	—
TBC extrapulmonal	—	—	—	*/O	—	**/W	—	**/W	*/W	**/OW	—	**/OW	*/OW	—	—	—

Hauptbefund – Nebenbefund

Tuberkulose / Befundgruppe	01	03	04	05	07	08	09	10	11	12	13	14	15	16
TBC aktiv	—	—	—	—	—	—	—	—	•	•	•	—	—	—
TBC Kaverne	—	—	—	—	—	—	—	—	•	•	•	—	—	—
TBC inaktiv	—	—	*/O	*/TO	—	—	—	—	•	•	•	*/F	*/TF	—
TBC Lymphknoten	—	—	—	—	—	—	—	—	•	•	•	—	—	—
TBC extrapulmonal	—	**/F	—	∅	—	—	∅	—	•	•	•	—	∅	∅

Tabelle 77

Hauptbefund – Nullbefund

Tuberkulose / Befundgruppe	01	03	04	05	07	08	09	10	11	12	13	14	15	16
TBC aktiv	—	—	—	—	—	*/W	—	—	—	*/OW	—	*/F	—	—
TBC Kaverne	—	—	—	—	—	—	—	—	—	—	—	—	—	—
TBC inaktiv	**/O	—	***/O	**/O	—	—	—	**/OW	—	***/OW	**/OW	**/F	**/TF	—
TBC Lymphknoten	—	—	—	—	—	—	—	—	—	—	—	—	—	—
TBC extrapulmonal	—	—	—	—	—	—	—	—	—	—	—	*/F	—	—

Nebenbefund – Nullbefund

Tuberkulose / Befundgruppe	01	03	04	05	07	08	09	10	11	12	13	14	15	16
TBC aktiv	—	—	*/O	—	*/W	***/W	—	***/OW	*/OW	**/OW	—	—	—	—
TBC Kaverne	—	—	—	—	—	**/W	—	*/OW	—	**/OW	—	*/F	—	—
TBC inaktiv	—	**/O	**/O	—	—	—	—	***/OW	**/OW	**/OW	—	—	—	—
TBC Lymphknoten	—	—	**/O	—	—	***/W	—	**/OW	—	***/OW	—	**/F	—	*/U
TBC extrapulmonal	—	*/O	**/O	—	—	*/W	—	***/OW	*/OW	**/OW	—	—	—	—

IV. Leber

1. Vorbemerkung

Als der wichtigste chronische Leberschaden muß die Lebercirrhose angesehen werden. Daher steht die Lebercirrhose als Folgezustand möglicher Auswirkungen ätiologischer Faktoren auch bei der Diskussion von Folgezuständen nach Dystrophie im Vordergrund. In den nachfolgenden Abschnitten soll zunächst auf die formale Entstehung der Lebercirrhose eingegangen werden. Es folgt dann eine Beschreibung von Leberbefunden während der Inanition – im Stadium der Dystrophie – und eine Diskussion der Befunde bei Kwashiorkor. Nach der Diskussion zusätzlicher Noxen (wie Toxine, Alkohol), unter denen die Virus-Hepatitis ganz im Vordergrund steht, werden die eigenen Ergebnisse vorgestellt und ausführlich mit den Ergebnissen der Literatur diskutiert.

2. Formale Entstehung der Lebercirrhose

Im allgemeinen wird heute die Entstehung der Lebercirrhose so vorgestellt, daß am Anfang die irreversible initiale Parenchymschädigung mit partiellem Parenchymuntergang steht. Die irreparable Schädigung mit mehr oder weniger ausgeprägten Parenchymnekrosezonen (THALER, 1966) darf als Voraussetzung für eine spätere Cirrhose angesehen werden. Vom Endzustand (der Cirrhose) her gesehen können wir an diesen Vorgang einige formale Betrachtungen anschließen.

Zumindest initial muß die Schädigung der Leberzellen und der nachfolgende Zelluntergang schneller ablaufen, als es der aktuellen, natürlichen Regenerationsfähigkeit des Organes entspricht. Die dann resultierenden Defekte können dann nur noch narbig ausheilen. Aus den verbliebenen Parenchymanteilen – welche die Regeneration steuern – entstehen knotige Parenchymaggregate, die die ausheilenden und teilweise ausgeheilten Narbenfelder vor sich herschieben und schließlich von einem Mantel lamellär geschichteten Bindegewebes umgeben sind. Es resultiert das bekannte Bild der narbigen Defektheilung. Dieses Bild wurde früher fälschlicherweise als aktive bindegewebige Einschnürung und Abschnürung der Pseudolobuli von ehedem intaktem Parenchym gedeutet (THALER, 1966). Die Stärke des Umbaues auf der einen Seite sowie die narbigen Veränderungen auf der anderen Seite sind demnach als Gradmesser einmal für die Geschwindigkeit und Stärke der initialen Nekrose anzusehen, zum anderen aber auch Ausdruck des aktuellen und prospektiven Regenerationsvermögens der Leber. In diesem Zusammenhang ist es durchaus sinnvoll, pathogenetische und ätiologische Aspekte bei der Entstehung der Cirrhose mitzudiskutieren: Z. B. die Unterscheidung zwischen posthepatitischen und alkoholischen Cirrhoseformen – wobei Dauer und Intensität der Leberschädigung in Wechselwirkung mit dem Zustand des Organes selbst dessen narbiges Ausheilungsbild bestimmen (RÖSSLE, 1930).

Die Zahl der Noxen, die heute im Zusammenhang mit der Pathogenese der Lebercirrhose diskutiert werden, ist unübersehbar. Von Detergentien, Konservierungsmitteln, Pilzgiften, wurden letztlich auch verschiedene Genußmittel angeschuldigt. Die Suche nach zusätzlichen ätiologischen Faktoren der Lebercirrhose gewinnt immer wieder dadurch neuen Auftrieb, daß sämtliche Formen von Lebercirrhosen in der Mortalitätsstatistik (Abb. 48) und auch in den Statistiken der verschiedenen Pathologischen Institute stetig ansteigen. Es sei hier nur auf die Arbeiten von HOLZNER *et al.* (1956) sowie von LANGER und HONUS (1954) und vor allem KNOPP (1961) hingewiesen. Die Diskussion

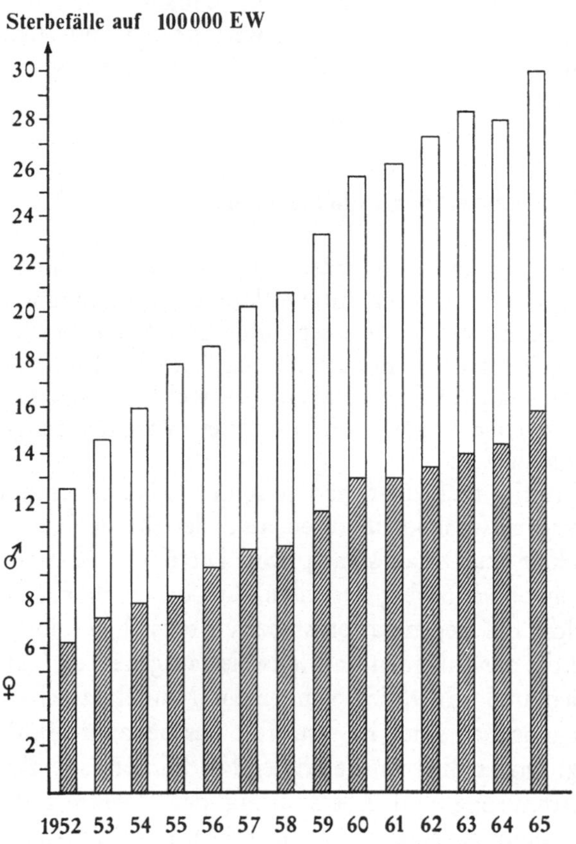

Abb. 48. Sterbefälle an Leberzirrhose auf 100 000 Einwohner der Bundesrepublik (ab 1958 einschl. Saarland; ab 1960 einschl. Berlin (West) der Jahre 1952 bis 1965. Nach einer Tabelle aus „Das Gesundheitswesen der Bundesrepublik Deutschland; Zahlen, Schaubilder, Übersichten; Band 3; Ausgabe 1968; Hgb.: Bundesministerium für Gesundheitswesen; Stuttgart/Mainz)

und die Morphogenese der Lebercirrhose ist stets verknüpft mit ihren Entstehungsfaktoren. Beispielhaft kann hier die Diskussion um die Leberverfettung und ihre Bedeutung für die Cirrhose angeführt werden. THALER (1962, 1969) untersuchte zahlreiche Patienten mit alkoholischer Fettleber, fand aber keinen (histologisch nachweisbaren) Zusammenhang zwischen dem Grad der Verfettung und dem jeweiligen Alkoholabusus sowie dem Grad der Verfettung und dem Parenchymschaden der Leber. Nach THALER ist der Übergang von Fettleber in eine Lebercirrhose selten, er betont aber, daß auch eine Fettleber einen Ikterus produzieren kann, ohne daß im Einzelfall ein Zusammenhang mit einer Lebercirrhose gegeben wäre oder ein Übergang in eine solche nachgewiesen werden müsse. – Auf die sehr detaillierte inhaltliche (WINCKELMANN, 1950) sowie formale Unterscheidung zwischen Degeneration, Entzündung und Nekrose kann hier nicht eingegangen werden (DOERR, 1957).

Auch die Morphogenese der Lebercirrhose aus der Fettleber geht über Parenchymnekrosen unterschiedlicher Ausprägung und Lokalisation. Diese können

1. mehr zentrolobulär
2. mehr diffus oder
3. mehr zonal umschrieben (wobei dieser Nekroseform eine besonders schlechte Regenerationstendenz zugeschrieben wird)

angeordnet sein. Während in den beiden ersten Fällen die Stärke der Nekrosen im Vordergrund steht und damit auf nur eine geringe zeitliche Dauer hinweist, kommt im letzteren Falle vor allem der schlechten Regenerationsfähigkeit des Organes selbst die entscheidende Bedeutung zu.

Bei der Diskussion möglicher Spätschäden der Leber – wobei hier vornehmlich die Lebercirrhose betrachtet werden soll – wird als Conditio sine qua non angesehen, daß dieses Organ über einen gewissen Zeitraum derart geschädigt wurde, daß

1. nennenswerte Parenchymuntergänge induziert wurden und
2. diese ein Ausmaß ereicht haben, welches die aktuelle (evtl. verminderte) Regenerationskraft des Organes überstiegen.

In der Diskussion um die Pathogenese der Lebercirrhose haben wir demnach nach Noxen zu suchen, die diesen Anforderungen zumindest über eine kurze Zeitspanne des Lebens genügen können.

Bereits in diesem Punkt stoßen wir auf eine (nicht nur terminologische) Schwierigkeit. Das mögliche Ausheilungsstadium des hier erörterten Schädigungsmusters kann unter diesen Aspekten auch die Narbenleber, muß nicht unbedingt die Lebercirrhose sein. Wann welcher Zustand resultiert, scheint nur für Einzelfälle (z. B. Zustände nach akuter Pilzintoxikation) bekannt. Daß eine fortschreitende Exposition gegenüber der schädigenden Noxe Voraussetzung für eine patho-anatomisch floride Cirrhose ist, scheint für die sog. Alkoholcirrhose belegt zu sein. Ob ein solcher Ablauf auch für Cirrhosen anderer Ätiologie angenommen werden kann, ist fraglich.

In diesem Zusammenhang sind die sehr weitgehenden (und wiederholt kritisierten; RUBIN und LIEBER, 1968) Folgerungen von GALL (1960) von besonderem Interesse. Aufgrund seines im Laufe von 25 Jahren angesammelten Sektionsgutes von 16 332 Fällen mit insgesamt 755 Lebercirrhosen vom Cincinnati General Hospital (Ohio, USA) kommt er zu dem Schluß, vom morphologischen Bild der Cirrhose auf deren „Ätiologie" zurückschließen zu können. Ätiologisch werden von ihm unterschieden

1. die postnekrotische Lebernekrose, welche als narbiges Ausheilungsstadium submassiver Lebernekrosen, die jeweils das gesamte Läppchen betroffen haben, anzusehen ist;
2. die ernährungsbedingte Cirrhose, in deren Anfangsstadium die „creeping fibrosis" steht, welche gleichermaßen von den Portalfeldern wie den Zentralvenen ihren Ausgang nimmt. Diese Bindegewebsstränge stoßen etwa in Läppchenmitte zusammen und führen zu einer bindegewebigen Umhüllung der Leberläppchen mit anschließender pseudoläppchenähnlicher Segmentation des Parenchymes;
3. die posthepatitische Cirrhose, welche sich aus der „universal triadal inflammation" der chronischen Hepatitis entwickelt. Die Fibrosierung des Leberparenchymes geht hier von den Glisson'schen Feldern aus und segmentiert ganze Läppchenareale in kleine und größere Gruppen – allerdings ohne wesentlich die Läppchenintimstruktur zu stören.

Nachträglich darf – um einen Hinweis auf die cardiale Situation Hungergeschädigter zu geben – angedeutet werden, daß es sich bei der „ernährungsbedingten Cirrhose" von GALL auch um eine Stauungsfibrose oder Stauungscirrhose der Leber handeln könnte. Diesen etwas ungewöhnlichen Gedanken mag man im Zusammenhang mit der am Herzen diskutierten Thiamin-Mangel-Situation sehen (vgl. S. 93 f, 105 ff). Nach WENCKEBACH (1934) neigen Beri-Beri-Herzen vor allem zur Rechtsherzinsuffizienz, in deren Gefolge auch eine Stauung der Leber resultieren kann. Sind diese Zustände chronisch, so kann sich ein indurierendes Geschehen – vielleicht gar ein Umbau des gesamten Organes – ergeben.

Bewußt wird hier auf eine formale Einteilung der Lebercirrhosen verzichtet, vor allem deshalb, weil eine solche meist morphologische und pathogenetische Prinzipien gleichermaßen miteinander vereinigt und dieserhalb bereits vom Ansatz her Deutungen impliziert, welche später nicht mehr in der gewünschten Unabhängigkeit diskutiert werden können (RÖSSLE, 1930). Ohne näher darauf einzugehen, sei die von der gebräuchlichen Gliederung leicht abweichende Aufteilung von SMETANA (1972) angegeben:

I. Portale Cirrhose
   1. Laennec'sche Cirrhose
   2. sog. kindliche Cirrhose
   3. Cirrhose bei Galaktosämie
II. Pigmentcirrhose
III. biliäre Cirrhose
IV. posthepatitische und postnekrotische Cirrhose
V. experimentelle (ernährungsbedingte) Cirrhose.

3. Die Leber während der Dystrophie

Als das zentrale Stoffwechselorgan dürfte die Leber unter dem Bilde der Dystrophie am stärksten betroffen sein. Doch stehen gerade die Befunde, welche bioptisch oder anläßlich einer Obduktion erhoben worden sind, in auffallendem Gegensatz hierzu. BETTINGER (1921) fand außer gelegentlichen Eisenablagerungen in der Leber und einer auffallenden Atrophie keine weiteren Veränderungen. In seinem „Beitrag zur geographischen Pathologie" widmet HAMPERL (1932) den „Veränderungen verschiedener Krankheiten während der Hungerszeit 1918/22" ein ganzes Kapitel, geht aber nicht auf Veränderungen der Leber ein. Auch STEFKO (1927) erwähnt in seiner vor allem den kindlichen Veränderungen gewidmeten Studie Befunde der Leber nur am Rande.

Während der Dystrophie nimmt die Leber erheblich an Gewicht und Volumen ab. Ausführliche Diskussion auch der älteren Literatur bei DAVID (1961) sowie KEYS et al. (1950). Die Rangfolge des Gewichtsverlustes einzelner Organe und Organsysteme ist einigermaßen konstant (KEYS et al., 1950). Es verändert sich nicht nur das absolute Gewicht dieses Organes, sondern auch die Relation von Lebergewicht zu den Gewichten anderer Organe und zum Gesamtkörpergewicht (GIESE und HÖRSTEBROCK, 1962). Verkleinerung und Gewichtsreduktion der Leber werden zunächst auf eine Verkleinerung der Leberzellen selbst (MÖNCKEBERG, 1915), aber auch auf eine Reduktion der Zellzahl zurückgeführt (OVERZIER, 1947).

Besonders im deutschsprachigen Schrifttum hat sich die Auffassung durchgesetzt, daß das Bild der dystrophiegeschädigten Leber dem einer Fettleber entspräche (KALK, 1950; KÜHN und STEIN, 1955; GROS, 1964). KALK (1950) nimmt an, daß ein schwerer Hungerzustand „regelmäßig zu einer Fettleber führt", KÜHN und STEIN (1955) begründen ihre Ansicht vor allem mit Parallelen zu tierexperimentellen Ergebnissen, die auf eine Verbindung zwischen Fettleber und Hungerzuständen auf der einen Seite und Fettleber und Lebercirrhose auf der anderen Seite hinzudeuten scheinen. 1964 berichtet GROS: „Das pathologisch-anatomische Substrat der dystrophiegeschädigten Leber war eine reversible Steatose."

Auch diejenigen Pathologen, welche Todesfälle nach Dystrophie beobachteten, sehen die von ihnen beobachteten Leberverfettungen im Zusammenhang mit der Grundkrankheit. Detailliertere Befunde werden von BHATTACHARYA in einer seiner früheren Arbeiten mitgeteilt (BHATTACHARYA und SEN, 1945). Anhand von 111 Hungertodesfällen, welche im Kalkuta Medical College obduziert wurden, wiesen die Autoren in 32 Fällen eine vergrößerte, verfettete Leber nach. Ausdrücklich wird jedoch darauf hingewiesen, daß es sich in diesen Fällen um eine „nutmeg-liver" gehandelt habe.

Ausführliche Protokolle und Sektionsberichte verdanken wir UHLINGER (1947, 1948). Er berichtet von 53 Obduktionen von Insassen aus Konzentrations- und Kriegsgefangenenlagern, welche bei einem minimalen Lebergewicht bis zu 790 g als auffälligsten histologischen Befund „die Verfettung der peripheren Läppchenzellen in oft beträchtlichem Grade" aufwiesen. Neben einer wechselnd ausgeprägten Stauungsatrophie, einer Ausweitung der Dissé'schen Räume, wird eine geringe Bindegewebsvermehrung der portalen Felder sowie eine meist nur diskrete lymphocytäre Infiltration derselben beschrieben.

Andere Autoren (VALET, 1951) berichten von einem morphologisch wechselnden Bild der Läppchenverfettung. Diese kann teilweise diskret vorhanden sein, teilweise auch groteske Ausmaße annehmen. Bioptische Untersuchungen von v. FALKENHAUSEN und GADAI (1947) in Inanitionsfällen scheinen diesen Befunden zu widersprechen: In diesen Fällen wurde eine nur geringe Verfettung der Epithelien beobachtet. Auch zahlreiche Pathologen, welche die Dystrophie-Todesfälle unmittelbar erlebten, berichten von keinen wesentlichen Verfettungen der Leber (OVERZIER, 1947; SELBERG, 1948; GIESE, 1958; GIRGENSOHN, 1959). Jedoch stehen diese Beobachtungen im Gegensatz zu den Mitteilungen von KALK (ab 1950), der in seinem bioptisch untersuchten Krankengut von 542 Fällen (1959) wenn nicht ausgeprägtere Veränderungen, so doch mit einiger Regelmäßigkeit eine z. T. erhebliche Verfettung der Leber vorfand (SCHMENGLER und SEILER, 1955).

Übereinstimmend wird jedoch beschrieben, daß der Glykogengehalt der Leber mit zunehmendem Grad der Dystrophie abnimmt (DAVID, 1961). Dieses Phänomen wird meist im Zusammenhang mit dem Auftreten fettfreier Vacuolen (v. FALKENHAUSEN und GAIDA, 1947; UEHLINGER, 1947; DAVID, 1961) beschrieben. Auch tierexperimentell konnte (bei nahezu sämtlichen Laboratoriumstieren, DAVID, 1961) nachgewiesen werden, daß das Leberglykogen während der ersten 48 Stunden der Hungerperiode rasch abnimmt, später aber bei fortschreitender Inanition vermehrt nachgewiesen werden kann (KEYS et al., 1952; POPPER und SCHAFFNER, 1961). Auch die Beobachtungen von SHERLOCK und WALSH (1948) entsprechen diesen Befunden. Beide haben 1948 an 21 dystrophischen Zivilpersonen aus Wuppertal, welche zwischen 6 und 46% ihres Körpergewichtes verloren hatten, Leberbiopsien befundet, jedoch weder Epithelverfettungen noch Fibrosen oder Cirrhosen nachweisen können.

Eine besondere Problematik stellt das Phänomen der Eisenspeicherung in der Leber dar. Von UEHLINGER (1947, 1948) wurde dieses Phänomen regelmäßig, wenn auch nur in diskreter Ausprägung beschrieben. Bei den 20 Inanitionsfällen von v. FALKENHAUSEN und GAIDA (1947) konnte kein Eisen nachgewiesen werden. Jedoch berichteten LUBARSCH (1921), GIESE (1944), OVERZIER (1947) und KALK (ab 1950) von teilweise ganz erheblichen Eisenablagerungen. Diese befanden sich gleichermaßen in den Leberepithelien wie in den Sternzellen und waren meist läppchenperipher angeordnet. Ob das Eisen aus dem Myoglobin der zerfallenen Muskulatur (GIESE, 1944) oder dem Hämoglobin bei einer regelmäßig beobachteten Anämie der Dystrophiker stammt (v. FALKENHAUSEN, 1947; SELBERG, 1948), sei dahingestellt. Wahrscheinlich handelt es sich hier nicht nur um eine Einlagerung von sog. Zerfallseisen, vielmehr liegt diesem Phänomen wohl eine komplexe (auch resorptiv bedingte) Eisenverwertungsstörung zugrunde (GIESE und HÖRSTEBROCK,

1962). KALK konnte 1959 berichten, daß ein Zusammenhang zwischen dem Grad der Dystrophie und der Stärke der Eisenablagerungen in der Leber besteht. Er vertrat die Ansicht, daß Siderophilien mit und ohne weitere Leberveränderungen in Verbindung mit einer Mangelernährung auf diese zu beziehen seien und zudem einen eigenen Krankheitswert besitzen. Jedoch scheinen die Eisenablagerungen (SCHMENGLER und SEILER, 1955) in der Phase der Wiederauffütterung relativ rasch aus der Leber zu verschwinden (GIESE und HÖRSTEBROCK, 1962).

Die teilweise sehr widersprüchlichen Leberbefunde sind unseres Erachtens vor allem auf
1. den unterschiedlichen Stärkegrad der Dystrophie,
2. die teilweise unbekannten bzw. nicht mitgeteilten zusätzlichen Erkrankungen der Betroffenen,
3. die meistens fehlenden Angaben über eine bereits eingesetzte Therapie im Sinne einer Wiederauffütterung
zu beziehen.

Beispielsweise lag bei einem großen Teil der Obduktionsfälle von UEHLINGER (1947, 1948) zusätzlich eine Tuberkulose vor. Ohne weiteres wird man diese für die auffallende Häufung von Leberepithelverfettungen in seinem Untersuchungsgut verantwortlich machen können. Die extremen Befunde von VALET (1951) und KALK (1959) können auf bestimmte Situationen der Wiederauffütterungsphase bezogen werden. Es bleiben die relativ harten Befunde von SELBERG (1948), OVERZIER (1947), GIESE (1958) und GIRGENSOHN (1959), welche übereinstimmend im patho-anatomischen Sektionsgut niemals stärkere Grade von Leberverfettungen nach Dystrophie beobachteten.

Auch die widersprüchlichen Befunde bezüglich der Eisenspeicherung finden allein durch die Tatsache eine hinreichende Erklärung, daß diese Depots in der Phase der Wiederauffütterung relativ schnell abgebaut werden können. Zudem ist die Bedeutung interkurrierender Infekte während der Dystrophie und vor allem auch während der Wiederauffütterungsphase von den Autoren nicht hinreichend diskutiert worden. Wir sind der Ansicht – daß – so nicht exzessive Formen der Eiseneinlagerung vorliegen – diese als ein sekundäres Phänomen ohne eigenständigen Krankheitswert vorübergehender Natur zu deuten sind.

4. Die Leber bei Kwashiorkor

Die Diskussion über Leberschäden bei Kwashiorkor (vgl. ALTMANN, 1948 – einem kindlichen Krankheitsbild, welches vor allem in Mittel- und Südafrika, Mittel- und Südamerika und in Indien und Hinterasien vorkommt, aber auch in Süditalien, Sizilien, Spanien, Portugal, Griechenland und der Türkei beobachtet wurde) geht ähnliche Wege.

Als Indizien für den Zusammenhang zwischen Kwashiorkor (QUERIDO und GROSS, 1962) und einer *später* beobachteten Lebercirrhose (SUBRA-

161

MANIAM, 1962) wurden vor allem herausgestellt (RUBIN und LIEBER, 1968; DAVIDSON, 1968):
1. Die hohe Inzidenzrate von Lebercirrhosen und peripheren Leberkrebsen in Gebieten mit mangel- und unterernährter Bevölkerung;
2. das gleichzeitige Vorkommen von Lebercirrhosen und chronischer Unterernährung bei Alkoholikern;
3. die tierexperimentellen Ergebnisse mit Mangeldiäten.

Auch hier ging die Diskussion zunächst um die initialen Veränderungen während der akuten Phase des Kwashiorkor. DAVIES (1948, 1954) beschrieb bei Kwashiorkor zunächst eine diskrete, läppchenperiphere Fettansammlung, welche mit zunehmender Dauer und Intensität der Krankheit nach läppchenzentral fortschreitet und letzlich dieses vollständig auszufüllen vermag (GILLMAN und GILLMAN, 1951; SENECAL, 1953; BROCK, 1954; DAVIES, 1954, 1955; FUHRMANN, 1954, 1959; SCHWARZ, 1954; GOPALAN *et al.*, 1957; SCROMSHAW, 1955, 1956, 1958; SYMONDS, 1956; WATERLOW und WEISZ, 1956; BRAS, 1957; HIGGINSON, 1957; WATERLOW und BRAS, 1957; TAMAELA, 1959; FINDOR *et al.*, 1969). Doch scheinen diese Veränderungen ohne größere Narben mit zunehmendem Lebensalter zu verschwinden (GILLMAN und GILLMAN, 1951; DAVIES, 1965; HIGGINSON *et al.*, 1957; SHERLOCK, 1963; COOK und HUTT, 1967). COOK und HUTT (1967) machten klinische und morphologische Leberuntersuchungen an Kindern, die mindestens 4 Jahre zuvor an Kwashiorkor gelitten hatten, und verglichen diese Ergebnisse mit denen von europäischen Kindern. Außer einer diskreten, sternförmig ausgebildeten Fibrose konnten keine weiteren späteren Veränderungen nachgewiesen werden. Zwischen beiden Gruppen zeigten die Leberfunktionsteste keinerlei Unterschiede. Es muß ausdrücklich betont werden, daß sich diese Befunde ausschließlich auf den abgeheilten und mit Erfolg therapierten Kwashiorkor nach Ablauf von einigen Jahren beziehen.

So sah bereits HIMSWORTH (1950) in den Leberveränderungen nach Unter- und Fehlernährung mehr eine Intensivierung denn Initiierung von Schäden, die bereits durch andere Faktoren induziert waren. Kwashiorkor als alleinigen Faktor mochte er nicht gelten lassen.

Verbunden mit einer hochgradigen Atrophie der enzymsezernierenden Drüsen (vor allem des Pankreas) kommt es auch zu einer Rückbildung des Dünndarmes, der Speichel- und Tränendrüsen (DAVIES, 1954). Diese, im ersten Stadium der Erkrankung aufgetretenen Veränderungen gehen wohl einher mit einer diskreten, peripher ausgebildeten Leberepithelverfettung. Doch werden zudem in den portalen Dreiecken, wie auch in den Sinusoiden, Entzündungszellen, vornehmlich Lymphocyten, beobachtet. Auch sind Einzelnekrosen (bei fehlender klinisch-serologischer Symptomatologie) beschrieben worden (FINDOR *et al.*, 1969). Bereits in diesem Stadium ist eine diffuse Verbreiterung der Retikulinfasern sowie eine deutliche Fibrosierung der Glisson'schen Felder nachweisbar (DAVIES, 1954). Die Nachuntersuchungen von HIGGINSON *et al.* (1957) sowie von GILLMAN und GILBERT (1954) bestätigen diese Beobachtungen, gehen jedoch so weit, daß sie wie GYÖRGY (1957) wesentliche spätere Veränderungen nicht mehr nachweisen können. GYÖRGY (1957) verfügt über ein sehr breites Untersuchungsgut. Er hat primäre Leberzellcarcinome auch nach Kwashiorkor beobachtet, er fand auch Lebercirrhosen nach Kwashiorkor. Letztere wiesen jedoch zudem „cholangitische" und „cholangiolitische Veränderungen" auf. GYÖRGY diskutierte, ob das seltene Vorkommen von Folgeerkrankungen der Leber nach Kwashiorkor nicht auch Ausdruck der hohen Sterblichkeit dieser Erkrankung mit einer nur sehr geringen Zahl von Überlebenden sein könnte.

Die z. T. stark divergierenden Leberbefunde im Zusammenhang mit dem Kwashiorkor können derart subsumiert werden, daß

1. offensichtlich stärkergradige Leberbefunde nicht zum Bilde des floriden Kwashiorkor gehören;
2. der einzige einigermaßen konstante Leberbefund wohl der einer schütteren, läppchenperipher betonten Epithelverfettung ist.

Für beide Mangelerkrankungen (für die Dystrophie und den Kwashiorkor gleichermaßen) gilt der grundsätzliche Vorbehalt, daß Patienten mit vielleicht stärkergradigen Leberbefunden nicht die floride Phase jener Erkrankungen überlebt haben. Im gesamten Untersuchungsgut beider Krankheitsbilder kamen selbstverständlich nur Überlebende, nicht aber aufgrund der erhöhten Sterblichkeit zugrundegegangene Individuen zur Untersuchung.

5. Alimentäre Leberschädigung im Tierexperiment

Gerade die außerordentlich widersprüchlichen Leberbefunde nach Dystrophie und Kwashiorkor haben immer wieder die Frage aufgeworfen, ob nicht tierexperimentell gewonnene Ergebnisse die Diskussion um die Morpho- und Pathogenese möglicher Leberschädigungen bereichern könnten.

Seit BEST (1952) ist bekannt, daß zumindest in den Anfangsstadien der Inanition bei verschiedenen Laboratoriumstieren der Fettgehalt der Leber vermindert ist. Nach einem gewissen Intervall von einigen Tagen (nach KEYS und BROZEK, 1950 – 13 Tage) kann jedoch der Fettgehalt der Leber mit zunehmender Versuchsdauer wieder zunehmen (vgl. hierzu HIMSWORTH, 1947; GILLMAN und GILLMAN, 1951; SCHWARZ, 1954). Nach DAVID (1961), der die experimentelle Inanition an nahezu sämtlichen Laboratoriumstieren nachgearbeitet hat, sind die Befunde über den quantitativen Fettgehalt der Leber entscheidend von der Phase des Hungers abhängig. In dieser Weise erklärt er die Beobachtungen von DIBLE und LIBMAN (1934) und KALK (1950), die eindeutige Fettgehaltserhöhungen vorfanden. Bereits SCHLICHT (1955) beschrieb einen eindeutig phasenhaften Verlauf des Leberfettgehaltes. Auch sind diese Schwankungen erheblich von Alter und Geschlecht der Versuchstiere abhängig (DAVID, 1961).

An dieser Stelle sei kurz auf die zahlreichen Experimente eingegangen, welche sich mit den alimentär erzeugten Lebercirrhosen bei den verschiedenen Tierspezies befassen. Die ersten Experimente gehen auf RICH und HAMILTON

(1940) sowie CHAIKOFF und CORNER (1940) zurück. Die beiden letzten Autoren beschreiben eine konsequente Fettdiät am Hund. Zahlreiche Autoren beschäftigen sich mit der Ratte, wie z. B. HOFFBAUER (1959) und OHTA *et al.* (1963) u. a. Die Arbeiten von HARTROFT (1950, 1953, 1958, 1963) sind insofern bekannt geworden, als er Fettcysten in der Leber sowie das sog. „pseudoalkoholic intracellular hyalin" nachweisen konnte. Die Untersuchungen von BULL (1955) wurden unter bestimmten zusätzlichen Fragestellungen am Schaf gemacht.

Größere Bedeutung besitzen sicherlich die Untersuchungen von HIMSWORTH und GLYNN (1944), welche nach unserem Wissen als erste versuchten, Lebercirrhosen bei Primaten alimentär zu erzeugen. Weitere Studien und Übersichten zu diesem Problem stammen von WILGRAM (1959); WILGRAM und TALOR (1959); GAISFORD und ZUIDMA (1965) und SMETANA und GEER (1967).

Es seien zwei grundsätzliche Einwände gestattet, die bei der Durchsicht der Literatur von experimentell erzeugten alimentären Lebercirrhosen entstanden sind:

1. Trotz der Ausführungen von GILLMAN und GILLMAN (1951), WAHI (1949), NICOL (1954) und SHERLOCK (1955) scheint es zweifelhaft, ob die im Tierexperiment induzierten und beobachteten alimentären Leberschädigungen mittelbar oder unmittelbar auf die Situation am Menschen übertragen werden können. Besonders zu denken gibt in diesem Zusammenhang eine Versuchsserie, in welcher nachgewiesen wurde, daß die normale Armee-Trocken-Kost bei bestimmten Versuchstieren als cirrhogene Diät angesehen werden muß (vgl. HIGGINSON *et al.,* 1957; DAVID, 1961; SMETANA, 1972).

2. In nur wenigen der mitgeteilten, vor allem älteren experimentellen Untersuchungen werden histologische Schnitte der alimentär alterierten Lebern gezeigt. Nach HOFMANN (persönliche Mitteilung) besteht der dringende Verdacht, daß zumindest ein Teil der angeblich erzeugten „Cirrhosen" tatsächlich als Fibrosen zu interpretieren sind; eine mögliche Fehlinterpretation könnte demnach von den Besonderheiten der Leberfeinstruktur der betreffenden Spezies auf der einen Seite und deren anders geartete Reagibilität auf der anderen Seite herrühren.

Mit den gleichen Vorbehalten sind die tierexperimentellen Ergebnisse bezüglich der Ausdehnung und des Schweregrades der Epithelverfettung im Zustande der Inanition zu bewerten. Auch die Lebertoxizität verschiedener Substanzen kann für den Menschen eine gänzlich andere als für bestimmte Tierspezies sein (in diesem Zusammenhange sei nur an die unterschiedliche Wirkung von Knollenblätterpilz-Toxinen auf die Leber des Menschen und die des Kaninchens erinnert).

6. Hepatitis

Die für die Untersuchungsgruppe der Heimkehrer aus fremden Gewahrsams-
mächten bedeutendste leberschädigende Noxe ist sicherlich die infektiöse
Hepatitis. Die konventionelle Unterscheidung zwischen epidemischer und
Serumhepatitis soll im Folgenden nicht vorgenommen werden, weil sie ge-
wollt und mehr einer willkürlichen Interpretation denn tatsächlich nachweisbaren Unterschieden gleichkäme. Nach den einschlägigen Berichten scheint
jedoch einiges dafür zu sprechen, daß die epidemische Hepatitis ihrer Häufigkeit nach stark im Vordergrund stand (BURGMANN und BURGMANN, 1964;
BURGMANN, 1972). Bezüglich der Morphologie und der pathoanatomisch-
histologischen Kriterien, einschließlich den Bezügen zur klinischen Symptomatik wird auf die einschlägige neuere Literatur verwiesen (RUEBNER und
SLUSSER, 1968; STOCKINGER, 1969; BIANCHI, 1970; JOKELAINEN, 1970;
POPPER und UDENFRIEND, 1970; SCHAFFNER, 1970; SELMAIR *et al.*, 1970;
GERBER, 1971; GEDIK *et al.*, 1971; HUANG, 1971; HÜBNER, 1971; R. MÜLLER
et al., 1971; NEMETSCHEK-GANSLER, 1971; POPPER, 1971; NOWOLAWSKI
et al., 1972; ORCEL *et al.*, 1972; NIELSEN *et al.*, 1973).

GUTZEIT (beratender Internist des Heeres während des 2. Weltkrieges)
schätzt die Gesamtzahl der an epidemischer Gelbsucht erkrankten Soldaten
auf etwa 5 Millionen (BURGMANN, 1972). Retrospektiv dürfen wir annehmen,
daß es sich in der großen Mehrzahl dieser Fälle um Erkrankungen an akuter
Virushepatitis gehandelt hat (SCHENCK, 1959; BURGMANN, 1972). Die starke
Zunahme der infektiösen Gelbsucht in Zeiten sozialer Unruhe ist ein bekanntes und immer wiederkehrendes Phänomen. BURGMANN (1972) beschreibt von
1675 bis zum Jahre 1900 insgesamt 89 überlieferte Gelbsuchtepidemien. Meist
traten diese im Zusammenhang mit Hungersnöten oder kriegerischen Ereignissen auf. Das endemische und offensichtlich an Jahreszeiten gebundene Auftreten der Gelbsucht wird nicht nur für das Heer (während des 2. Weltkrieges), sondern auch aus der Gefangenschaft immer wieder berichtet (HEL-
WEG-LARSEN *et al.*, 1952; HESS-THAYSEN *et al.*, 1952; SCHENCK, 1959).

Für dieses Phänomen wurde nicht nur die Kasernierungssituation des je-
weils betroffenen Bevölkerungsteiles mit den ungenügenden hygienischen
Verhältnissen verantwortlich gemacht, sondern auch eine besondere
„Empfänglichkeit“ und „Resistenzschwäche“ (SELBERG, 1948; ZSCHAU und
WICHMANN, 1950, 1951; KALK, 1955; WILDHIRT, 1955; DIETZE, 1956, 1957,
1958 sowie GIRGENSOHN, 1959), die sich offensichtlich im Stadium der dekom-
pensierten oder in späteren Jahren mehr oder weniger kompensierten
(SCHENCK, 1959) Dystrophie auswirkte.

Bedeutsam in diesem Zusammenhang sind die Untersuchungen von
KALLAI *et al.* (1967). Die Autoren berichten von einer Hepatitisepidemie in
Bosnien (Jugoslawien), die 1963 ausbrach, 1964 ihren Gipfel hatte und ab
1965 wieder abklang. Die Beobachtungen dieser Autoren können folgendermaßen zusammengefaßt werden:

1. Die Sterblichkeit war bei Frauen im generationsfähigen Alter etwa zehnmal höher als bei gleichaltrigen Männern;
2. von den Frauen waren sonders Schwangere im 1. und 2. Schwangerschaftsdrittel betroffen, diese wiesen eine besonders hohe Letalität auf;
3. Morbidität und Letalität waren in den verschiedenen ethnischen Gruppen (Serben, Kroaten, Mohammedaner) verschieden. Am häufigsten erkrankten die Mohammedaner und verstarben auch wesentlich häufiger an Hepatitis als Serben und Kroaten. Der Lebensstandard des mohammedanischen Bevölkerungsanteils ist in diesem Gebiet, in welchem die Epidemie ausbrach, am niedrigsten. Der tägliche Kalorienbedarf der Mohammedaner wird fast ausschließlich durch Kohlenhydrate gedeckt, Eiweiß fehlt fast völlig als Nahrungsmittel.

In der Diskussion der Pathogenese der Lebercirrhose wird der Hepatitis in der ikterischen sowie anikterischen Form eine besondere Bedeutung beigemessen. Zahlreiche Verfolgungsstudien ikterischer und auch anikterischer Hepatitisformen (KLATSKIN, 1958; CHUNG *et al.*, 1964 und 1965) haben – wenn auch nicht ohne Widersprüche im Detail (z. B. NEEFE *et al.*, 1955, welche anhand einer ausgedehnten Studie an ehemaligen Teilnehmern des 2. Weltkrieges die Ansicht vertreten, daß u. a. die nach einem längeren symptomfreien Intervall auftretenden Lebersymptome eher mit einer neuen Infektion oder einem anderen zusätzlichen Prozeß in Zusammenhang zu bringen sind, als mit den aus der initialen Infektion resultierenden Folgezuständen) – einen Zusammenhang zwischen Hepatitis und Lebercirrhose (jeweils unterschiedlicher Ausprägung und Verlaufsform) wahrscheinlich gemacht (KAUFMANN, 1931; TARSNER, 1943; LUCKE, 1944; NEEFE, 1946; SHERLOCK, 1948; HAVENS, 1948; PATEK, 1950; PERKENS *et al.*, 1950; KUNKEL und LABBY, 1950; LUCKÉ und MALLORY, 1946; MALLORY, 1947; FERNANDO und THANABALASINDERAN, 1951; TAHLER, 1952; CHARMOT *et al.*, 1953; BAGGENSTOSS und STAUFFER, 1953; AMANO, 1953; HALL *et al.*, 1953; NEEFE *et al.*, 1954; SMETANA, 1956; KLATSKIN, 1958; GITNICK *et al.*, 1969; BEBE-SIMON, 1970). Inwiefern eine akute, komplikationslos verlaufende Hepatitis später als Ursache einer Lebercirrhose angesehen werden kann, ist fraglich. Nach den Untersuchungen von CHARLMERS und SEBESTYEN (1962) sowie von zahlreichen anderen Autoren, kann nicht ohne weiteres ein solcher Zusammenhang angenommen werden. Hierfür sprechen vor allem die detaillierten Untersuchungen von CULLINAN *et al.* (1958) sowie von CHUTTANI *et al.* (1966) und COOPER *et al.* (1966). Auch im deutschsprachigen Schrifttum finden sich Autoren, die vor einer Überbewertung der Hepatitis als Cirrhoseursache warnen (THALER, 1966).

Bereits MAGYAR (1956) hat anhand der anamnestischen Untersuchungen von 142 an Lebercirrhose leidenden Patienten in nur 9 Fällen einen anamnestischen Hinweis auf eine Hepatitis *allein* gefunden, in 16 Fällen wurden zusätzliche Angaben wie Alkohol, Malaria, Lues, Hungerödem gemacht.

Die langjährigen Nachkontrollen von CULLINAN *et al.* (1958) an Soldaten, die während des 2. Weltkrieges eine Hepatitis durchgemacht hatten, zeigten, daß keiner dieser Männer nach einem Intervall von 10 Jahren eine Cirrhose zeigte (diese Aussage wird allerdings durch die fehlende Angabe von Biopsien und Sektionen relativiert). Ähnliche Angaben werden auch von den Truppen des 2. Weltkrieges gemacht. Von 95 000 an infektiöser Hepatitis erkrankten Soldaten belief sich die Zahl der wegen Lebercirrhose pensionierten Veteranen auf nur 76 (1958).

CHUTTANI *et al.* (1966) berichten über Nachuntersuchungen an 304 Patienten und deren 1 070 Familienangehörigen. Die Patienten hatten während der großen Hepatitisepidemie in Delhi eine Hepatitis durchgemacht. Nach einem zeitlichen Intervall von 5 Jahren fand sich bei Nachuntersuchungen weder klinisch-funktionell noch bioptisch ein Anhalt für das Vorliegen einer Lebercirrhose oder eines anderen Leberschadens.

Untersuchungen über die anikterische Form der Hepatitis sprechen jedoch für eine schlechtere Prognose. So konnten COOPER *et al.* (1966) in einer Studie in Taiwan unter 3 529 zufällig ausgewählten Soldaten in 2,3 % (= 81 Fälle) klinisch und auch serologisch Symptome nachweisen, die auf eine Hepatitis deuteten. Von diesen 81 Soldaten wurden 66 biopsiert, davon hatten 57 Patienten eine Hepatitis. Die Nachbeobachtung dieser Patienten ergab, daß Formen der anikterischen Hepatitis wohl eher in chronische Hepatitiden übergehen scheinen, als ikterische Verläufe (diese Aussage gilt nur gegenüber gewissen methodischen Vorbehalten dieser Studie). Jedenfalls weisen die klinischen und morphologischen Nachuntersuchungen auf einen hohen Anteil bleibender pathologischer Leberbefunde hin.

1967 gaben ANDERSON und VELLAR (1967) ihre Nachbeobachtungsergebnisse an 373 Hepatitispatienten bekannt. Die von ihnen beschriebenen Todesfälle, die immer unmittelbar nach der akuten Erkrankung auftraten, beziehen die Autoren auf die epidemische (nicht die Serum-) Hepatitis. Jungen Männern und Frauen werden nach deren Ergebnissen eine bessere Prognose als älteren Frauen gegeben.

KRIEG und WEIGL (1969) führten eine Totalerhebung und -verfolgung von Hepatitisfällen im Stadt- und Landkreis Eisenhüttenstadt durch. Von den 923 Fällen konnten 82,5 % nachuntersucht werden: Es fanden sich 4 Fälle von Lebercirrhose, die sämtlich unmittelbar aus der akuten Hepatitis hervorgegangen waren. Bei den 59 Patienten mit chronischer Hepatitis war nach 2 – 7jähriger Beobachtungszeit noch kein Übergang in Cirrhosen festgestellt worden.

In einer ausgezeichneten Verfolgungsstudie von 5 393 Soldaten, die im 2. Weltkrieg eine Hepatitis durchgemacht hatten und 2 696 Kontrollpersonen konnten BEEBE und SIMON (1970) zeigen, daß eine durchgemachte Hepatitis nicht das Risiko einer Lebercirrhose erhöht. Im Gegenteil: Nach ihrem Untersuchungsgut haben junge Männer ein zweimal geringeres Risiko eine Lebercirrhose in den nächsten 20 Jahren zu erwerben als die Kontrollpersonen. Auch die Todesursachenstatistik scheint ähnliche Hinweise zu geben.

Es scheint vieles dafür zu sprechen, daß die Hepatitis in ihrer komplikationslosen Form nicht als ätiologischer Faktor für das gehäufte Auftreten von

Lebercirrhosen allein diskutiert werden kann. Doch gerade die hier zitierten Untersuchungen lassen u. a. folgende Fragen unbeantwortet:

1. Spielen vor allem bei den Wehrmachtsstudien nicht konstitutionelle Momente eine Rolle (Stichwort: Musterung)?
2. Kommt der Unterscheidung in ikterische und anikterische Hepatitis nicht eine größere prognostische Bedeutung zu?
3. Offensichtlich spielen andere *und* zusätzliche Faktoren dann eine Rolle, wenn bei einem Cirrhoseträger anamnestisch eine Hepatitis angegeben wird. Welches sind diese?

Ohne Zweifel stellt die Hepatitis eine der wichtigsten während der Gefangenschaft abgelaufenen Lebererkrankungen dar. Gerne vergessen wird die Tatsache, daß während und auch nach der Gefangenschaft häufig Bluttransfusionen durchgeführt werden (LABERKE, 1949; ALPERIN, 1950), wobei das Risiko der Transfusionshepatitis wohl recht hoch war. Inwiefern beispielsweise andere Erkrankungen wie die Cholangitis eine Rolle gespielt haben, läßt sich nachträglich nicht eruieren. Ob die Hepatitis alleine oder aber in Verbindung mit der Dystrophie (evtl. auch diese alleine) für einen anschließend beobachteten Leberschaden verantwortlich gemacht werden kann, soll mit den eigenen Untersuchungsergebnissen diskutiert werden.

7. Eigene Ergebnisse (Tabellen 78 – 88 und 89 – 90, S. 185 – 188)

Von den zahlreichen durchgerechneten Vergleichen zwischen den einzelnen Untersuchungs- und Vergleichsgruppen werden in den Tabellen nur die 57 wichtigsten Vergleiche angegeben. Die Vergleiche beziehen sich auf folgende Diagnosengruppen:

a) Gallenblase und Gallenwege. Der Zustand nach *Cholecystektomie* (wielange diese Operation zurück lag, konnte wegen fehlender Angaben nicht eruiert werden) erscheint als Gesamt- und Nebenbefund im Vergleich zu den Heimkehrern insgesamt im Sektionsgut Heidelberg signifikant häufiger – bei letzterem auch gehäuft gegenüber den Folgefällen (Nebenbefund). Keinerlei Gruppenunterschiede zeigen sich bezüglich der *Cholangitis* und *Cholangiolitis*.

Die *Cholecystitis* als Hauptbefund ist häufiger bei den Sektionsfällen Heidelberg gegenüber den Heimkehrern (auch Heimkehrer West) zu finden. Als Gesamtbefund kommt er bei den Heimkehrern aus Ost und West gegenüber den Unfällen, bei den Sektionen Heidelberg allerdings häufiger gegenüber den Folgefällen und Unfällen zur Darstellung. Bezüglich des Nebenbefundes findet sich ausschließlich ein Unterschied gegenüber den Unfällen bei den Sektionen Heidelberg.

Die Befunde der *Cholelithiasis* (auch hier konnte wegen fehlender Angaben keine Differenzierung bezüglich der Art und Zusammensetzung der Konkremente gemacht werden) bieten ein bunteres Bild. Bezüglich des Haupt-

168

befundes zeigt sich bei den Vergleichsfällen eine Häufung gegenüber den Heimkehrern, bezüglich des Gesamtbefundes allerdings bei den Heimkehrern nur gegenüber den Unfällen. Entsprechend finden sich häufiger bei den Folgefällen und Sektionen Gallekonkremente im Vergleich zu den Unfällen. Auch als Hauptbefund findet sich gegenüber den Heimkehrern eine Häufung bei den Folgefällen und Sektionsfällen. Bezüglich des Nebenbefundes sind die Heimkehrer im Vergleich zu den Unfällen, allerdings auch die Vergleichsfälle gegenüber den Unfällen, stärker betroffen.

Es finden sich keine Gruppierungen, die auf einen Unterschied zwischen den Heimkehrern Ost und Heimkehrern West hinweisen – dieses als empfindlichstes Indiz für eine jeweils diesen beiden Gruppen zukommende Eigenschaft. Die Unterschiede gegenüber den Unfällen können zwanglos durch eine allgemeine, doch stärkergradige Gesamtselektion (bei einer multifaktoriellen Genese der Cholelithiasis nach GROSSE (1966)) bedingt sein, worauf zudem die Unterschiede der übrigen Vergleichsgruppen gegenüber den Unfallgruppe hinweisen.

Unserer Ansicht nach sind in dem von uns untersuchten Material die hier angegebenen Gallenwegserkrankungen in der Gruppe der Heimkehrer nicht häufiger aufgetreten als in den jeweils mituntersuchten Vergleichsgruppen. Trotz der Möglichkeit, daß die Gallenwegserkrankungen auch als Sekundärerkrankung eine nicht unwesentliche Rolle spielen könnten (vgl. die Diskussion mit den Ergebnissen aus der Studie von POKORNY und HILLER [1959]), sind in unserem Material keine derartigen Beziehungen darzustellen.

b) Leber. Unter den verschiedenen Diagnosengruppen, welche die Situation der Leberbefunde beschreiben sollen, wurde aus verschiedenen Gründen auch die *Hepatitis* ausgewählt. Bezüglich des Gesamtbefundes und des Hauptbefundes (letzterer im Vergleich zum Nebenbefund) findet sie sich ausschließlich bei den Sektionsfällen, resp. den Vergleichsfällen häufiger. Die letzten Vergleiche sind dabei als Gemeinsamkeitskorrelation bei einem bestehenden Unterschied gegenüber den Sektionsfällen Heidelberg anzusehen. Ähnliche Verhältnisse finden sich bezüglich des Hauptbefundes. Als Nebenbefund jedoch wird die Hepatitis häufiger bei den Heimkehrern Ost gegenüber den Folgefällen beschrieben.

Wir messen diesen Ergebnissen keine besondere Bedeutung bei. Daß die Heimkehrer aus Ost häufiger zum Zeitpunkt des Todes an Hepatitis litten als die Folgefälle, kann angesichts der Gesamtsituation des stärkeren Befalls vor allem der Vergleichsfälle durchaus im Bereich der Irrtumswahrscheinlichkeit liegen.

Stärkere Unterschiede kommen bezüglich der *Lebercirrhose* zur Darstellung. Als Gesamtbefund wurde diese Diagnose häufiger bei den Heimkehrern Ost im Vergleich zu den Heimkehrern West und zu sämtlichen Vergleichsgruppen gestellt – mit einer Ausnahme finden sich diese Verhältnisse auch bei den Heimkehrern West, wobei jedoch die Sektionsfälle häufiger als die Folgefälle betroffen sind, letztere zudem häufiger als die Unfälle.

Eigenartigerweise wurde dieser Befund ungefähr gleich häufig als Haupt- und Nebenbefund erhoben, zwischen beiden finden sich nur bei den Folgefällen im Vergleich zu den Heimkehrern West auffallende Unterschiede.

Der Hauptbefund entspricht in etwa dem Bild des Gesamtbefundes – ein deutlicher Hinweis auf die hochgradige Selektion des Untersuchungsgutes. Bezüglich des Nebenbefundes findet sich kein signifikanter Unterschied zwischen den Heimkehrern Ost und West – jedoch bei beiden eine deutliche Differenz gegenüber den Folgefällen. Die Heimkehrergruppe zeigt jeweils auch Unterschiede gegenüber jeder einzelnen Vergleichsgruppe.

Die akute *Leberdystrophie* ist erwartungsgemäß ein Befund, der bei den Kontrollgruppen dominiert – wobei allerdings die Vergleichsgruppe der Sektionen Heidelberg im Vordergrund steht. Als Nebenbefund wurde diese Diagnose häufiger bei den Heimkehrern Ost im Vergleich zu den Heimkehrern West sowie im Vergleich zu den Folgefällen gestellt.

Die Tatsache, daß sich bezüglich der Heimkehrer Ost keine Differenz zu den Heimkehrern West bei der Lebercirrhose dargestellt hat, wird in gewisser Weise durch das vermehrte Vorkommen der Leberdystrophie „korrigiert". Auch wurde die Lebercirrhose gleich häufig bei den Heimkehrern Ost wie bei den Sektionen Heidelberg als auch bei den Unfällen Heidelberg als Nebenbefund gefunden – ein Ergebnis, das sehr über die Zusammensetzung von Untersuchungs- und Vergleichsgruppen insgesamt zu denken gibt.

Das Symptom des *Ikterus* betrachten wir in diesem Zusammenhange mehr als Kontrollvariable der Art, daß in der Regel (meist handelt es sich um einen hepatitischen Ikterus) dieses Symptom vor allem mit den Leberschäden als Hauptbefund einhergehen sollte. Dieses stimmt weitgehend mit den Befunden der Lebercirrhose und der Leberdystrophie überein. Mehr noch als für den Ikterus gilt dies für das *Lebercoma*, wobei die Testwerte allerdings wegen der kleinen Fallzahlen nur mit Vorbehalten interpretiert werden dürfen.

Die *Epithelverfettung* der Leber wird gegenüber sämtlichen Untersuchungsgruppen als Nebenbefund jeweils bei den Unfällen häufiger beobachtet (als Ausdruck eines mehr oder weniger akuten finalen Zustandsbildes). Die Vergleiche mit der Untersuchungsgruppe der Heimkehrer Ost zeigt stets eine Häufung des Befundes bei den Vergleichsfällen – eigenartigerweise findet sich dieser Befund niemals gehäuft in der Untersuchungsgruppe. Der Vergleich zwischen der Gruppe der Heimkehrer Ost und den Sektionen Heidelberg bezüglich der *braunen Atrophie der Leber* weist diesen Befund der Heimkehrergruppe häufiger zu. Bis auf die entsprechende Gemeinsamkeitskorrelation bezüglich des Nebenbefundes bei den Sektionen Heidelberg und der Gruppe der Unfälle erweist sich das Gesamtuntersuchungsgut als homogen. Bezüglich des Nebenbefundes findet sich auch hier kein Unterschied zwischen der Heimkehrergruppe aus Ost im Vergleich zur Heimkehrergruppe West.

Die Aussagekraft der getesteten Diagnosegruppen schwankt sehr. Bezüglich der Gruppeneigenschaft der Heimkehrer kommt wohl nur der Lebercirrhose (einschl. der hiervon pathophysiologisch abhängigen und gleicher-

maßen getesteten Befunde) eine gewisse Bedeutung zu. Ausdrücklich muß festgestellt werden, daß nicht nur die Heimkehrergruppe Ost, sondern auch die Heimkehrergruppe West nach diesem Merkmal ausgelesen erscheint. Ob bei einer solch starken Selektion (als Zeichen dafür mag der signifikante Unterschied zwischen der Heimkehrergruppe West auch gegenüber den Folgefällen gewertet werden) nicht auch die Unterscheidung zwischen Haupt- und Nebenbefund in seiner Aussagekraft grundsätzlich in Frage stellt, sei nur angedeutet. Doch wird man gerade in diesem Punkte vor allem bezüglich des Gesamtergebnisses des Leberbefundspektrums dennoch annehmen dürfen, daß die Heimkehrergruppe Ost (in Bezug auf die Heimkehrergruppe West und die Vergleichsgruppen)
1. häufiger diesem Leiden (bezüglich des Hauptbefundes) erlegen ist;
2. häufiger dieses Leiden auch als Nebenbefund aufweist.

Zusätzlich zu den Häufigkeitsunterschieden zwischen den einzelnen Untersuchungs- und Vergleichsgruppen wurde geprüft, ob ein Zusammenhang besteht zwischen dem Entlassungsjahr auf der einen Seite und der Gefangenschaftsdauer auf der anderen (wegen zu kleiner Fallzahl konnte jeweils nur die Abhängigkeit für den Gesamtbefund geprüft werden). Das *jetzige Untersuchungsgut* weist darauf hin, daß zwischen den Angehörigen der Entlassungsjahre 1947 und 1950 ein signifikanter Anstieg der Leberepithelverfettung zum Zeitpunkt des Todes beobachtet wurde – gegenüber den nachfolgenden Entlassungsjahrgängen finden sich keine Unterschiede zwischen Ost und West. Die gleiche Beobachtung wurde für die Cholelithiasis und die Lebercirrhose gemacht, wobei bei der letzteren Erkrankung nochmals

	Gefangenschaftsdauer [Monate]				Entlassungsjahr		
	-60	-120	-180	180-	-1947	-1950	1950-
Cholelithiasis	* [o →]				∅		
Leberzirrhose	** [o →]				** [o →]		
Verfettung	** [o →]				* [o →]		
Ulcus, Duodenum	* [o →]				∅		
Peritonealverwachsungen	／				∅		

Abb. 49. Abhängigkeit einiger Befunde des Magen-Darm-Traktes von Gefangenschaftsdauer und Entlassungsjahr. Weitere Erläuterungen vgl. Abb. 36

ein signifikanter Anstieg für die nach 1950 heimgekehrten Kriegsgefangenen zu beobachten ist.

Die Auswertung nach der Gefangenschaftsdauer deckt sich in etwa mit den Ergebnissen der Entlassungsjahre: Signifikantes Ansteigen der Leber-epithelverfettung, der Lebercirrhose und der Cholelithiasis mit der Dauer der Gefangenschaft (jeweils unterschiedlich nach 60, 120, 180 und über 180 Monaten) (vgl. Abb. 49).

Die zuletzt vorgestellten Berechnungen sind mit großem Vorbehalt zu interpretieren, weil für einzelne Fragestellungen nicht einmal in der Hälfte der Fälle Antworten aus den uns zur Verfügung gestellten Unterlagen zu erhalten waren. Jedoch stimmen diese gut mit den oben diskutierten Vergleichen und den daraus gezogenen Schlußfolgerungen überein.

8. Diskussion

Zunächst sollen die aus der Literatur bekannten Ansätze ausführlicher diskutiert werden.

Die Aussagekraft der mitgeteilten Befunde hängt gerade bei Erkrankungen der Leber und deren Erörterung im Zusammenhang mit möglichen ätiologischen und pathogenetischen Faktoren von der Art der Diagnosensicherung ab. Die verläßlichsten Aussagen erwarten wir in den Fällen, in denen
1. Biopsien (seit IVERSEN und ROHOLM, 1939)
   oder
2. Sektionsergebnisse
vorgelegt werden. Ausschließlich klinisch-funktionelle Leberbefunde werden zwar ausführlich diskutiert, können aber nur im Zusammenhang mit morphologischen Ergebnissen gewertet werden.

Weniger Beachtung finden gegenwärtig Fragestellungen, die sich mit dem Einfluß der Konstitution auf die Lebercirrhose beschäftigen (WEWALKA, 1969). Aus den uns zur Verfügung gestellten Unterlagen der Heimkehrer finden sich keine diesbezüglichen Angaben. Doch berichtet SCHENCK (1973), daß in seinem Heimkehrer-Material deutliche Hinweise auf Abhängigkeiten zwischen der Lebercirrhose und der Konstitution nachweisbar seien.

Eine epidemiologisch wichtige und vor allem methodisch korrekte Untersuchung stammt non NEFZGER (1970). Er untersuchte Kriegsgefangenengruppen verschiedener Gewahrsamsländer und fand die Lebercirrhose (nach den Unfällen und der Tuberkulose) immerhin an dritter Stelle der Todesursachen innerhalb seiner 12 Untersuchungsjahre. Leider ist seine Gruppe der amerikanischen Gefangenen, die in Deutschland längere Zeit unter extremen Verhältnissen gelebt hatten, für eine statistische Aussage zu klein.

In seinen zahlreichen Arbeiten spricht KALK (1950) von der „Cirrhose der Heimkehrer". Für KALK ist, wie auch für GRAFE (1950), die anamnestische Angabe einer durchgemachten Dystrophie der entscheidende Hinweis für einen solchen Zusammenhang (WINCKELMANN, 1950). Auch ZSCHAU und

WICHMANN (1950, 1951), die ihre Patienten klinisch meist längere Zeit nach einer schweren, allgemeinen Dystrophie beobachteten, berichten von zahlreichen Lebercirrhosen und sehen durchaus einen Zusammenhang zwischen Dystrophie und Lebercirrhose. Eine etwas vorsichtigere Stellung zu diesem Problem nimmt BALDERMANN (1951) ein. Für ihn sind die möglicherweise häufigen zusätzlichen Erkrankungen wie Hepatitis, Malaria, Wolhynisches Fieber, Ruhr und Typhus unter Umständen mindestens ebenso wichtig wie die Dystrophie selbst. VALET (1951) stellt die Morphogenese der dystrophiebedingten Fettleber und deren Übergang in eine Lebercirrhose in den Vordergrund. Ausführliche klinische Beobachtungen verdanken wir BANSI (1953). Unter Hinweis auf die Verhältnisse beim Kwashiorkor sieht auch er einen Zusammenhang zwischen Dystrophie und Lebercirrhose, verweist aber vor allem in seinen späteren Arbeiten (BANSI und BÖDIKER, 1955) auch auf die Bedeutung anderer möglicher Faktoren. Formal sieht FICK (1954) einen wesentlichen „Faktor in der verringerten Resistenz des Leberparenchymes" im Zusammenhang mit einem erhöhten Hepatitis-Risiko. Ähnliche Ansichten – jedoch mit stärkeren Akzenten zur Dystrophie – werden von DEGLMANN (1954) vertreten. Unter Hinweis auf tierexperimentelle Ergebnisse sehen KÜHN und STEIM (1955) eine direkte Beziehung zwischen alimentär bedingtem Eiweißmangel (in seiner klinischen Manifestation als Dystrophie oder Kwashiorkor) und der Lebercirrhose. Die von KALK (1955, 1956, 1959) immer wieder beschriebene Koinzidenz von Fettleber und Eisenspeicherung nach Dystrophie, wird von SCHMENGLER und SEILER (1955) auch als Vorstadium einer später sich entwickelten Lebercirrhose verstanden. Hepatitis auf der einen Seite, der Dystrophie auf der anderen werden von WILDHIRT (1955) etwa gleiche Bedeutung als Ursachen für die Lebercirrhose zugeschrieben.

Von besonderem Interesse sind in diesem Zusammenhang die Untersuchungen von DIETZE (1956). Anhand seines nahezu vollständigen und damit fast unausgelesenen Untersuchungsgutes von 221 Heimkehrern konnte er unmittelbar nach der Heimkehr in 38 Fällen klinisch eindeutig Funktionsstörungen der Leber nachweisen. Jedoch bleibt er gegenüber der Frage, ob diese zu einer Lebercirrhose führen könnten oder bereits Symptom einer solchen seien, sehr zurückhaltend. Ein Jahr später (1957) berichtet der gleiche Autor, daß bei keinem der von ihm beschriebenen Heimkehrer mit Leberfunktionsstörungen sich diese Funktionsstörungen inzwischen zurückgebildet hätten. 1959 schließlich interpretiert DIETZE seine Ergebnisse derart, daß bei einem sehr hohen Durchseuchungsgrad zunächst die zahlreichen Infekte, diese aber auch in Verbindung mit der Dystrophie, für ein vermehrtes Auftreten von Lebercirrhosen bei Heimkehrern verantwortlich zu machen sind. Zehn Jahre später werden vom gleichen Autor Untersuchungen über Todesursachen und Begleiterkrankungen zum Zeitpunkt des Todes bekannt gegeben (DIETZE, 1967). Die von ihm registrierten 308 Todesfälle (des Zeitraumes 1948 – 1964) wiesen zum Zeitpunkt des Todes zu 72 (23%) schwere Leberschädigungen auf. Allerdings wird der Auswahlmodus dieser Untersuchungsgruppe nicht beschrieben.

Aufgrund ihrer sehr eingehenden Untersuchungen kommen POKORNY und HILLER (1959) zu dem Schluß, daß beide Faktoren – die Dystrophie und die Hepatitis – bei der Diskussion der Pathogenese der Lebercirrhose berücksichtigt werden müssen. Auch GIGGLEBERGER (1959) diskutiert Dystrophie und Hepatitis gleichermaßen, wenn er auch der Hepatitis eine größere Bedeutung für die Lebercirrhose zuspricht (GROS, 1960). Auch IMMICH und WAGNER (1969) beschreiben anhand einer klinisch-prospektiven Untersuchungsreihe vermehrt „Leberparenchymschäden" bei Heimkehrern, diskutieren aber nicht deren mögliche Ursachen. Auch über Beziehungen dieser Befunde zu möglichen anamnestischen Angaben wird nichts mitgeteilt.

Mit der sog. „Berliner Leberaktion 1967/1968" wurde in Berlin eine breit angelegte Massenuntersuchung von 11 000 Berufstätigen gestartet (LAUDAHN, 1969). Über die Untersuchungskriterien liegen uns genauere Angaben nicht vor, jedoch ist bekannt geworden, daß ehemalige Kriegsteilnehmer und Internierte in der Gruppe der „Verdächtigen" auf eine Leberkrankheit mit 36 % stark überrepräsentiert waren.

GROS (1964) sieht nicht nur in der Fettleber eine unmittelbare Dystrophiefolge, sondern auch in der Lebercirrhose die Endstation der dystrophiebedingten Fettleber. GROS stimmt hier mit POPPER und SCHAFFNER (1954) überein, die nach Auswertung von 31 869 Autopsien der Jahre 1929 bis 1954 mit insgesamt 122 Lebercirrhosen und 686 schweren Fettlebern das sog. Fettleber-Cirrhose-Syndrom durch Fehlernährung (Malnutrition) postulierten. POPPER und SCHAFFNER (1954) schreiben der Fehlernährung allerdings einen wesentlich stärkeren Einfluß in der Genese der Lebercirrhose zu als der Unterernährung.

Es ist nachträglich schwierig, sich ein möglichst genaues Bild der möglichen Einflußfaktoren bei der Genese der Lebercirrhosen bei Heimkehrern zu machen. Angesichts der Tatsache, daß zusätzliches, besser und genauer erhobenes Material nicht mehr wird zu erreichen sein, haben wir uns entschlossen, sämtliche erreichbaren Arbeiten daraufhin zu prüfen, ob die darin enthaltenen Tabellen und Tafeln einer nachträglich statistischen Auswertung zugeführt werden können.

Zunächst sei noch einmal auf die Untersuchungen von DIETZE (1958) hingewiesen. Bei einer Gegenüberstellung der von ihm untersuchten Heimkehrer der Jahre 1953/54 und 1955/56 konnte eine signifikante Abhängigkeit (+) der Art nachgewiesen werden, daß die Hepatitis bei den früher heimgekehrten Soldaten häufiger als bei den später heimgekehrten eruiert werden konnte. Trotzdem war gerade in dieser Gruppe (1953/54) das klinische Testergebnis der Leberfunktionsproben signifikant häufiger im Normbereich (+). Diese (von ihm nicht diskutierte) Diskrepanz in seinem Untersuchungsgut scheint auf eine Auswirkung anderer Faktoren als ausschließlich der Hepatitis hinzuweisen.

Von Interesse sind in diesem Zusammenhang auch die Angaben von BANSI und PETERS (1959). Bei den beiden unterschiedenen Heimkehrergruppen (1948/50 und 1955/56) fanden sich bei etwa gleicher Altersgliederung (+) zunächst keine signifikanten Abweichungen bezüglich des Körpergewichtes (+). Jedoch haben nach den Angaben von BANSI und PETERS die Angehörigen der ersten Gruppe (1948/50) signifikant häufiger (+) eine lipophile Dystrophie durchgemacht als die Angehörigen der zweiten Gruppe (1955/56). Im Gegensatz zu DIETZE (1958) finden sich jedoch bei BANSI und PETERS signifikant mehr Hepatitisinfektionen in der Anamnese der Heimkehrer der späteren Gruppe (1955/56) (+). Auch die Laborteste (Bromthalein, Gammaglobulin, Urobilinogen) sind in der zweiten Heimkehrergruppe signifikant häufiger pathologisch (+), wobei dieses gut mit den ebenfalls signifikant vermehrt positiven Lebertesten (+) übereinstimmt.

Eine umfassende Tabelle wird von GROS und HENNEMANN (1959) mitgeteilt. Die nachträglich errechnete 5 × 4-Kontingenztafel ergab einschließlich der verschiedenen orthogonalen Vergleiche, daß

1. eine Gesamtabhängigkeit der Tafel besteht zwischen Hepatitisresiduen, Fettleber, chronischer Hepatitis mit Cholangiohepatitis, Lebercirrhose und „ohne Befund" einerseits sowie Dystrophie, Dystrophie und Hepatitis, Dystrophie und sonstige Erkrankungen und Dystrophie, Hepatitis und sonstige Erkrankungen zusammen andererseits (jeweils Angaben aus der Anamnese der Heimkehrer) (+);
2. die verschiedenen orthogonalen Vergleiche nur einen Unterschied bezüglich der Untersuchungsbefunde nach der Rückkehr und den anamnestischen Angaben zwischen Dystrophie und Dystrophie mit Hepatitis aufweisen (+).

Alle anderen Vergleiche zeigten keine Abhängigkeit (+). Leider sind in diesen ausgezeichneten Tabellen nicht Dystrophiker und Nicht-Dystrophiker oder diese nach verschiedenen Gradeinteilungen der Dystrophie getrennt aufgeführt.

Schwieriger gestaltet sich die Interpretation des Untersuchungsgutes von KALK (1955). Hierbei handelt es sich um 367 ausgewählte Patienten, die sämtlich an Lebercirrhose litten. Die Angaben über einen durchgemachten Hungerzustand in der Anamnese und eine abgelaufene Hepatitis sind jeweils signifikant (+).

In der Mitteilung von MEYERINGH (1957; Abb. 50) finden sich Angaben über die Häufigkeit von Leberspätschäden der verschiedenen Heimkehrerjahrgänge. Nach den dort referierten Angaben findet sich ein signifikanter Unterschied der Häufigkeit der Leberschäden zwischen den Heimkehrerjahrgängen 1952/54 (MEYERINGH und CINDAL) und 1956 (KILIAN, DIETZE und FISCHER) der Art, daß sich die Zahl der Leberschäden zwischen diesen beiden Beobachtungszeiträumen etwa verdreifacht hat (+). Zu ähnlichen Ergebnissen kommen die Untersuchungen von MEYERINGH et al. (1955), welche (unter nachträglicher Zusammenfassung der Gruppe der verdächtigen und der nachgewiesenen Leberschäden) eine strenge Beziehung dieser Folgezustände zur positiven Hepatitisamnese zeigen (+).

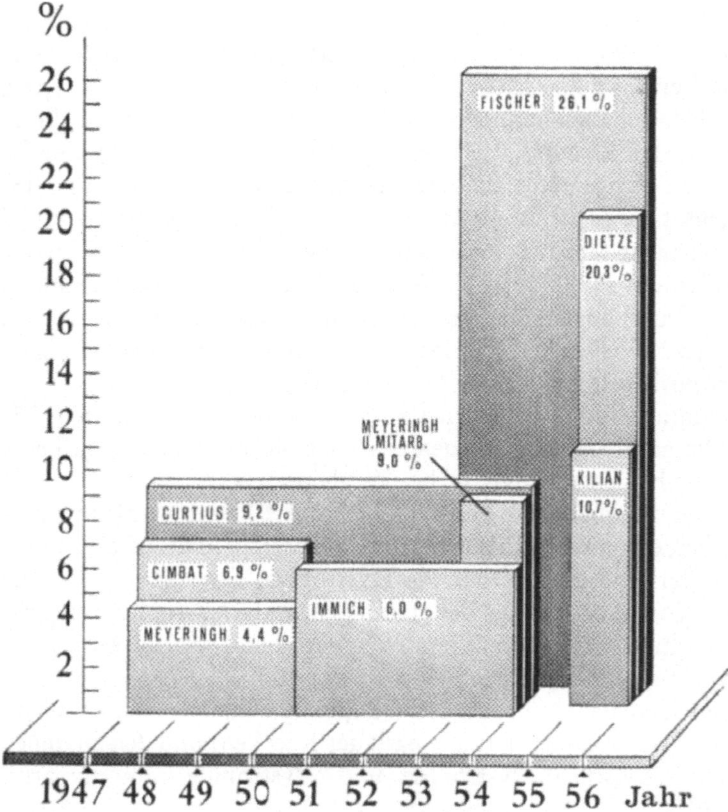

Abb. 50. „Leberschäden bei Heimkehrern" nach einer Tabelle von Meyeringh (1957). Die Länge der Quader entspricht dem Beobachtungszeitraum in Jahren, die jeweilige Höhe dem Prozentsatz der jeweils beobachteten „Leberschäden". Das von Meyeringh (1957) aufgeführte Untersuchungsgut repräsentiert eine Gesamtfallzahl von 5706 Heimkehrern, über deren Auswahlmodus keine Angaben gemacht werden. Wir bezweifeln allerdings, daß diese Häufigkeitsänderungen ausschließlich auf Selektionseffekte zu beziehen sind, vor allem deshalb, weil der relative Anteil der *insgesamt* untersuchten Heimkehrer von 1947 bis 1956 stark angestiegen ist

OETZMANN (1957) unterscheidet drei verschiedene Heimkehrergruppen nach den Jahren 1946/49, 1953/54 und 1955/56. Die nachträglichen Berech-nungen zeigen (+), daß in seinem ausführlich referierten Untersuchungsgut zwischen allen drei Gruppen ein signifikantes Ansteigen der Hepatitishäufig-keit nachgewiesen werden kann. Demnach nimmt die Häufigkeit einer in der Gefangenschaft durchgemachten Hepatitis signifikant mit der Dauer der Gefangenschaft zu. Diese Angaben werden dadurch erhärtet, daß der von OETZMANN (1957) untersuchte Anteil der Heimkehrer, gemessen an der Ge-samtzahl der heimgekehrten Gefangenen, größer geworden ist – ein nicht unwesentlicher Hinweis auf eine zumindest nicht zunehmende sekundäre Aus-lese.

Die Untersuchungen von BANSI und BÖDIKER (1955) entsprechen diesen Angaben. Die von ihnen als Faktoren zur Lebercirrhose aufgeführten Erkrankungen (des Magens, der Galle, chronische Infekte und „ohne anamnestische Angaben") liefern nur bezüglich der Hepatitis einen signifikanten Wert (+). Im Hinblick auf die sonstigen aufgeführten Magen-Darm-Erkrankungen lassen sich anhand dieses Untersuchungsgutes keine signifikanten Beziehungen nachweisen (+). Auch die Untersuchungen von POKORNY und HILLER (1959) zeigen für Ruhr, Malaria und Typhus zusammen keine Beziehung zur Lebercirrhose (+). Doch findet sich eine negative Beziehung zwischen Cirrhose und Leberparenchymschaden (+) und Ruhr, Malaria und Typhus (+) – ein deutlicher Hinweis auf die geringen Überlebenschancen derjenigen Gefangenen, die an mehreren Erkrankungen nacheinander oder gar gleichzeitig gelitten haben. Während die Dystrophie alleine bezüglich einer später beobachteten Cirrhose keinerlei Hinweis auf eine Korrelation ergibt (+), gehen Cirrhose und klinisch beobachtete Parenchymschäden eindeutig mit einer anamnestisch erhobenen Dystrophie zusammen (+). Außerdem ist interessant, daß die Hepatitis mit der Cholecystopathie (+), letztere zudem mit der Lebercirrhose hoch korreliert (+).

Auch in diesem Zusammenhang gibt die Studie von POKORNY und HILLER (1959) einen ausgezeichneten (wenn auch nachträglich errechneten) Überblick. Weder die Häufigkeit von Cholecystitiden noch die von Lebercirrhosen ist von den drei angegebenen Altersgruppierungen abhängig (+). Vielmehr korreliert die Hepatitis mit der Dystrophie in der Weise, daß ein Zusammentreffen beider Erkrankungen hochsignifikant seltener beobachtet als erwartet wurde (+). Auch die nachweisbare hochsignifikante Beziehung zwischen Dystrophie und Cholecystopathie (unter diesem Begriff wurden sämtliche Gallenblasen- und Gallenwegsbefunde zusammengefaßt), weist darauf hin, daß ein Zusammentreffen beider Erkrankungen seltener als erwartet beobachtet wurde (+). Nach diesen nachträglichen Berechnungen der Untersuchungsergebnisse von POKORNY und HILLER lassen sich *direkt* keine Anhaltspunkte dafür finden, daß zwischen Dystrophie und Cholecystopathie auf der anderen Seite positiv-korrelative Beziehungen bestehen.

Auch die von BANSI und PETERS (1959) angegebene Tabelle weist auf eine ähnliche Konstellation hin: Die beiden von ihnen untersuchten Gruppen der Heimkehrerjahrgänge 1948/50 und 1955/56 weisen einen signifikanten Unterschied in der Häufigkeit der anamnestischen Angaben bezüglich einer durchgemachten Gelbsucht auf. In der Gruppe der früher heimgekehrten Kriegsgefangenen wurden 89 Fälle im Vergleich zu 103 erwartet, in der später heimgekehrten Gruppe waren die Verhältnisse umgekehrt: 46 beobachteten standen 31 erwartete Fälle gegenüber. Wir werten dies als einen deutlichen Hinweis auf einen Häufigkeitswandel der Gelbsucht während der Gefangenschaft. Diese Zahlen stimmen mit den Berichten von SCHENCK (1970) überein.

Die doch unerwarteten Ergebnisse werden durch die ausgezeichnete Nachuntersuchungsstudie von der Arbeitsgruppe um HELWEG-LARSEN *et al.*

(1952) unterstrichen. Diese Studie zählt zu den bestuntersuchten Erhebungen zu dem Problem der Folgeschäden nach Dystrophie überhaupt. Von den zahlreichen dort referierten Ergebnissen seien nur einige zur Illustration der Erhebungsgüte angegeben:

1. Der Gewichtsverlust der Inhaftierten nimmt mit der Dauer der Haft zu (+);
2. von den beiden untersuchten Haftgruppen (politisch Verfolgte in der Altersgruppierung etwas jünger; Polizisten, in der Altersgruppierung etwas älter) wies die Gruppe der Polizisten eine wesentlich größere Latenzperiode bis zum Auftreten von Hungerödemen auf (+). Jedoch kann dieses daherrühren, daß die Gesamtmortalität in dieser Gruppe während des gleichen Zeitraumes signifikant höher war (+), und sich auch die Altersgliederung der Gruppe dadurch offensichtlich geändert hat;
3. das Auftreten von Ödemen hängt nicht von der Zeitdauer der Haft ab (+) (dies ist ein deutlicher Hinweis auf die Bedeutung der Selektion durch den Tod), jedoch von der Gruppe (die Polizisten litten signifikant häufiger an Ödemen) (+). Offensichtlich haben die Polizisten früher und häufiger ihre Ödeme bekommen, sind aber auch häufiger mit diesen oder durch diese verstorben.
4. Die Höhe des Gewichtsverlustes korreliert nur bei den politisch Verfolgten mit den anamnestisch angegebenen Ödemen, nicht aber bei den Polizisten (+). Auch dies wiederum ein deutlicher Hinweis auf die Absterberelation.
5. Die Häufigkeit der Ödeme korreliert hoch mit der Häufigkeit der erhaltenen Rote-Kreuz-Pakete in beiden Gruppen derart, daß mit der Häufigkeit der Pakete auch die Zahl der Ödeme zurückging (+).

Diese an sich banalen Ergebnisse sollen demonstrieren, welche Aussagekraft dieser ausgezeichneten Studie zuzuschreiben ist. In keiner der uns aus der Literatur bekannten Arbeiten zu diesem Problem kann deutlicher der Einfluß der Selektion durch den Tod abgelesen werden als in „Famine disease in german concentrations-camps, complications and sequels".

Trotz dieser Unterschiede zwischen den untersuchten Gruppen der Polizisten und der politisch Inhaftierten zeigen diese bezüglich der Infektionsrate des oberen Respirationstraktes (Katarrh, Sinusitis, Otitis media, Tonsillitis, Angina Plaut-Vincenti) keine signifikanten Unterschiede (+). Jedoch korrelieren Pleuritis und Pneumonie hoch mit dem jeweiligen Gewichtsverlust beider Gruppen (+).

Während sich bei den meisten Diagnosen und Diagnosengruppen Abhängigkeiten nachweisen lassen, die sich auf den allgemeinen Einfluß der Haft und die Häufigkeiten der jeweiligen Erkrankungen beziehen, finden sich für die Hepatitis keinerlei derartige Beziehungen. Die relative Häufigkeit der Hepatitis ist in beiden Gruppen ungefähr gleich, auch zeigt diese im Vergleich zum Verlust des Körpergewichtes bei beiden Gruppen keine signifikante Abhängigkeit (+).

Gerade die oben zitierten, harten Ergebnisse unterstreichen die Tatsache, daß zwischen dem Grad der Dystrophie und der Häufigkeit der Hepatitis keine Beziehung nachzuweisen ist. (Noch einmal soll ausdrücklich darauf hingewiesen werden, daß es sich bei dem Untersuchungsgut der Arbeitsgruppe um HELWEG-LARSEN um eine nahezu vollständige Nachuntersuchung sämtlicher aus der Haft entlassener Inhaftierten und nicht um eine ausgelesene Gruppe handelt).

MEYERINGH, DIETZE und HAESELER (1955) bemühten sich ebenfalls, möglichst sämtliche Heimgekehrte vollständig zu erfassen. Die jetzt angeführten nachträglichen Berechnungen ergaben, daß die Hepatitisanamnese in den Fällen positiv war, in denen zum Zeitpunkt der Untersuchung ein Leberschaden festgestellt wurde (+).

HOFFMANN *et al.* (1972) zeigen in einer Tabelle, daß Dystrophie und Hepatitis gleichzeitig mit einer floriden Cirrhose korrelieren, nicht aber die Dystrophie alleine (+) oder die Hepatitis alleine (+). Auch die Ergebnisse von GROS und HENNEMANN (1959) gehen etwa in die gleiche Richtung, wobei die Lebercirrhose mit Dystrophie (+) sowie mit Hepatitis (+) jeweils alleine keine Abhängigkeit, sondern erst die Kumulation von Dystrophie und Hepatitis bezüglich der später beobachteten Lebercirrhose signifikante Ergebnisse bringt (+). Weiterhin kann den Angaben von GROS und HENNEMANN entnommen werden, daß zwischen der Gefangenschaftsdauer und dem nachträglich diagnostizierten „Leberschaden" keine Abhängigkeit besteht (+). Nach ihrem Krankengut ist in diesem Zusammenhang allein die Hepatitisanamnese entscheidend (+).

Einen interessanten weiteren Diskussionsbeitrag verdanken wir THALER (1967). Er gibt zu bedenken, daß in Österreich in den Jahren des Hungers 1948 und 1949 die Todesfälle an akuter Lebernekrose stark angestiegen waren und diese erst mit der Normalisierung der Ernährungssituation abfielen. Jedoch wurden ähnliche Beobachtungen ein Jahr zuvor in Basel gemacht, wo es aber, im Gegensatz zu Österreich, keinerlei Ernährungsschwierigkeiten gab (WERTHEMANN, 1948). THALER weist darauf hin, daß der Schluß, daß unter- oder fehlernährte Personen gegen Hepatitisviren weniger resistent seien als normal ernährte, nicht zwingend sei. Umgekehrt könne der Schluß nicht entkräftet werden, daß zu jener Zeit das Hepatitisvirus generell virulenter gewesen sei.

Faßt man die Ergebnisse der zahlreichen Heimkehrerstudien zusammen, so ist auffällig, daß

1. die Hepatitisinfektion in den ersten und schweren Jahren der Gefangenschaft seltener als in den nachfolgenden Jahren gewesen ist: Zwischen Dystrophie und Hepatitis besteht eine starke negative Korrelation;
2. in den späteren Jahren mit Verbesserung der allgemeinen Ernährungssituation und bei gleichzeitigem Ingangkommen der Paketaktionen offensichtlich die Zahl der Hepatitisinfektionen zugenommen hat: Die Teste zwischen Dystrophie und Hepatitis zeigen keine oder gar eine positive Abhängigkeit.

Während der Gefangenschaft mag immer in den Fällen tatsächlich eine Dystrophie bestanden haben, in denen in der Anamnese diesbezügliche Angaben gemacht wurden. An der Ehrlichkeit und Güte der Aussagen werden keine Zweifel erhoben. Nur: Aus keiner der uns bekannten Untersuchungen ist ersichtlich, ob tatsächlich zum Zeitpunkt der Gelbsucht auch gleichzeitig die stärksten Grade der Dystrophie durchgemacht wurden. Wir nehmen an, daß diese Krankheitsbilder oft zeitlich nacheinander und nicht unbedingt gleichzeitig abgelaufen sind. Für die nachfolgenden Ausführungen mag dies von Bedeutung sein.

Es seien einige zusätzliche gedankliche Ausführungen gestattet. In dem von uns untersuchten Sektionsgut dieser Studie sind zahlreiche Möglichkeiten einer negativen Korrelation zwischen verschiedenen Krankheitsbildern gegeben. Bei einer genauen Durchsicht dieser Beziehungen fällt immer wieder auf, daß

1. nicht so sehr in dem jetzt untersuchten patho-anatomischen Sektionsgut die negative Korrelation einzelner Krankheitsbilder untereinander aufgrund einer hochgradigen Selektion durch den Tod während der Gefangenschaft auffällig ist – wie eigentlich zu erwarten, als
2. die wohl wesentlich stärkeren sekundären Auslesefaktoren *nach* der Heimkehr.

Hauptschwierigkeit dieser Studie ist, die Auswirkungen der sekundären Auslesefaktoren zu beschreiben.

Offensichtlich aber konzentriert sich die Erörterung des Problemes, ob zwischen Hepatitis und Dystrophie eine Syntropie oder Dystropie besteht, auf die Absterberelation – jedenfalls nicht vornehmlich auf das Wirksamwerden sekundärer Auslesefaktoren – und damit auf die Selektion durch den Tod während der Gefangenschaft. Bei keinem der in dieser Studie diskutierten Befundgruppen sind „äußere" und „innere" Unsicherheitsfaktoren so gegensätzlich zu beurteilen!

Die Hepatitis während der Haft und Gefangenschaft gehörte sicherlich nicht zu den Erkrankungen, die die höchste Letalität aufwies. Man darf annehmen, daß die Tuberkulose unter extremen Lebensbedingungen mit Abstand mehr Opfer gefordert hat. Dennoch können wir für die Tuberkulose nicht in diesem Ausmaß negative Korrelationen zwischen Dystrophie und Tuberkulose errechnen – obwohl doch mit Sicherheit weit mehr an dieser Befundkombination unter extremen Lebensbedingungen zugrundegegangen sind.

SCRIMSHAW (1966) verdanken wir die Durcharbeitung der Literatur bezüglich der synergistischen und antagonistischen Wechselwirkungen zwischen Ernährung und Infektion. Während der Unterernährung können Infektionen

1. eher als unter normalen Verhältnissen Schäden für den Betroffenen bewirken;
2. das schon bestehende Ernährungsdefizit verstärken und
3. in Wechselwirkung beider Faktoren ernste Konsequenzen für den Patienten heraufbeschwören.

Die Art der Infektion (unter der Fragestellung des Synergismus oder Antagonismus) ist nicht gleichgültig: So wird zwischen Mangelernährung

1. und Infektionskrankheiten durch Bakterien, Rickettsien, Darmwürmer und -Protozoen ein Synergismus (BEISEL, 1966),
2. und Viren, Würmern und Protozoen oft beides,
3. und extracellulär wirkenden Mikroorganismen mehr ein Synergismus, gegenüber intracellulär wirkenden Erregern jedoch ein Antagonismus zugrunde gelegt,
4. und Infektionskrankheiten dann ein Antagonismus eher angenommen, wenn die Erreger obligat von Enzym- oder Stoffwechselsystemen des Wirtes abhängig sind oder weitergehende Ansprüche an die allgemeinen „Ernährungsverhältnisse" stellen als der Wirt selbst.

Ohne näher auf die Stoffwechselleistungen und -veränderungen einzugehen, welche von den verschiedenen Viruserregern in der Wirtszelle induziert werden, sind wir der Ansicht, daß auch das Hepatitisvirus obligat an bestimmte Systeme der Wirtszelle einschließlich besonderer Anforderungen von der „Ernährungssituation" des Wirtes her gebunden ist. Der Antagonismus zwischen Dystrophie und Virushepatitis wäre demnach eine folgerichtige Beobachtung.

Ohne weiteres lassen sich hiernach die deletären Folgen für die Leber in den Fällen anschaulich machen, in denen es trotz der Dystrophie zu einer Hepatitisinfektion gekommen ist. Es braucht nicht weiter ausgeführt zu werden, daß *dann* Parenchymuntergänge sehr wohl auch in größerem Ausmaß vorstellbar sind, die am Anfang (stationärer oder auch florider) narbiger Ausheilungszustände stehen. Die dann hohe positive Korrelation zwischen Dystrophie und Hepatitis auf der einen Seite und Lebercirrhose auf der anderen findet hiermit eine adäquate Erklärung.

Von anderen Virusinfektionskrankheiten, wie Masern und Keuchhusten, sind unter dystrophieähnlichen Verhältnissen klinisch deletäre Verläufe bekannt (SCHENCK, 1970).

Wie sind jedoch die Lebercirrhosen zu deuten, deren Träger eine späte, nicht mit der maximalen Phase der Dystrophie zusammenfallende Gelbsucht angeben? Unserer Ansicht nach spielen hier die zahlreichen zusätzlichen Infektionen des Magen-Darmbereiches eine besondere Rolle: Aus den Angaben verschiedener Autoren ließen sich immer wieder Beziehungen zwischen diesen Erkrankungen und einer später beobachteten Cirrhose nachweisen. Auch die Untersuchungsergebnisse von IMMICH (1967) und IMMICH und WAGNER (1969) deuten auf einen solchen Zusammenhang hin.

9. Zusammenfassung

Unserer Ansicht nach handelt es sich bei der sog. „Heimkehrercirrhose" nicht um ein eigenständiges, bisher nicht bekanntes Krankheitsbild. Aus den zahlreichen aus der Literatur bekannten Tabellen konnte wahrscheinlich gemacht werden, daß

1. die Selektion durch den Tod das wohl entscheidende Kriterium für die im nachhinein untersuchte Heimkehrerpopulation darstellt;
2. daß trotzdem bestimmte Erkrankungen korrelativ mit einem Leberspätschaden bzw. der Lebercirrhose in Beziehung stehen.

Hierbei hat sich herauskristallisiert, daß

1. die Dystrophie allein wohl nicht als alleiniger Faktor für die Genese der Lebercirrhose ausreicht;
2. zusätzlich zur Dystrophie die Hepatitis (in zeitlich besonderer Abhängigkeit) in ihrem wohl meist unkomplizierten Verlauf treten muß, um den Folgezustand einer Lebercirrhose zu zeitigen;
3. in der Kumulation weiterer infektiöser Magen-Darm-Erkrankungen zusätzliche Faktoren bezüglich der Lebercirrhose begründet liegen;
4. die infektiösen Magen-Darm-Erkrankungen allein nicht zur Erklärung einer später beobachteten Lebercirrhose ausreichen;
5. eine weitere Kumulation möglicher anderer Risiken keine zusätzlichen Abhängigkeiten mehr zu Tage fördert.

Alle diese Angaben beziehen sich nur auf das hier diskutierte Untersuchungsgut und schließen den Interpretationsfehler bezüglich der Selektion durch den Tod mit ein. Einige weitere Teilergebnisse sind zumindest unerwartet. Es erhebt sich insbesondere die Frage, inwiefern

1. eine fehlende oder gar negative Korrelation zwischen Hepatitis und Dystrophie auf eine erhöhte Letalität zurückgeführt werden muß oder
2. tatsächlich eine negative Korrelation zwischen beiden angenommen werden kann.

Vor allem die Ergebnisse von KALLAI *et al.* (1967) scheinen für eine erhöhte Sterblichkeit zu sprechen. Auch kann bei den Ergebnissen der Arbeitsgruppe um HELWEG-LARSEN (1952) das Argument einer Selektion durch den Tod bei einer Gesamtmortalität während der Haft von 35 % (Gruppe der politisch Verfolgten) und 51 % (Gruppe der Polizisten) trotz dieser Differenz angesichts der divergierenden Altersgliederung nicht voll entkräftet werden.

Angesichts der Argumente von THALER (1967) ist es auch ohne Bedeutung, ob eine besondere Resistenzschwäche der Betroffenen auf der einen Seite oder eine größere Virulenz der Erreger auf der anderen diskutiert wird. Für uns ist jetzt von Wichtigkeit, daß wir nicht mit Sicherheit zu entscheiden vermögen, ob

1. eine hochgradige positive Syntropie mit nachfolgender sehr hoher Absterberelation im Vordergrund steht, und jetzt fälschlicherweise eine Dystropie vorgetäuscht wird oder ob
2. von vorneherein eine starke Dystropie bestand.

Nach Diskussion der epidemiologischen wie pathophysiologischen Faktoren neigen wir eher zu der Annahme, daß zwischen Dystrophie und Hepatitis eine Dystropie besteht.

In dem von uns untersuchten Sektionsmaterial kommt eine starke Selektion bezüglich der Lebercirrhose insgesamt – gekennzeichnet durch die Häufungen des Hauptbefundes – zur Darstellung. Selbstverständlich bleibt diese hochgradige Selektion – im Sinne der „LUBARSCH-PFAUNDLER-BERKSON's Fallacy" – nicht ohne Auswirkungen auch auf eine mögliche Selektion der Nebenbefunde. Einschließlich der Berechnungen der Abhängigkeit der einzelnen Diagnosengruppen von Entlassungsjahr und Dauer der Gefangenschaft kommen wir dennoch zu der Auffassung, daß angesichts des gesamten statistischen Auswertungsbefundes die Gruppe der Heimkehrer aus östlichen Gewahrsamsländern häufiger an einer Lebercirrhose litten, als sämtliche Vergleichsgruppen. Auf die Interpretation fehlender Differenzen bei einigen Vergleichsgruppen wurde bereits hingewiesen. Sicherlich liegt hier eine gewisse Unsicherheit vor. Dennoch wird sich der, der sich die Mühe der nachträglichen statistischen Begutachtung des gesamten erreichbaren statistischen Materials zu diesem Problem unterworfen hat, mehr dahingehend entscheiden, daß trotz vieler formaler Mängel und methodischer Einwände das Phänomen des chronischen Leberschadens nach Gefangenschaftssituation sich wie ein roter Faden durch die an Widersprüchen außerordentlich reiche Diskussion hindurchzieht.

Unseres Erachtens stehen diese Ergebnisse nicht im Gegensatz zu dem Erlaß des Bundesministers für Arbeit und Sozialordnung vom 31. 10. 1963, nach dem bei einem fortgeschrittenen Leberschaden ein ursächlicher Zusammenhang mit schädigenden Erkrankungen der Gefangenschaft anerkannt werden kann, wenn für das Leberleiden und den damit verbundenen Begleitkrankheiten außer der Dystrophie und den genannten Infektionskrankheiten (hier werden die bereits diskutierten Erkrankungen aufgezählt), keine begründete medizinische Ursache besteht (ohne Autor, 1970).

Der entscheidende Abschnitt dieses Erlasses soll im Wortlaut wiedergegeben werden (Rdschr. BMA vom 20. August 1970 – V 6 – 5681.1 – 2042/70):

„Bei einer nachgewiesenen *Lebercirrhose* kann ein ursächlicher Zusammenhang mit schädigenden Einflüssen der Gefangenschaft als wahrscheinlich angesehen werden, wenn

a) die Gefangenschaft mindestens ein Jahr lang mit extremen Lebensbedingungen verbunden war oder die Überzeugung zu gewinnen ist, daß der Antragsteller in der Gefangenschaft eine Hepatitis durchgemacht hat und

b) weder aus dem morphologischen Bild der Lebercirrhose noch aus anderen Umständen begründet auf eine schädigungsabhängige Entwicklung geschlossen werden kann.

Das Fehlen von Brückensymptomen sieht bei einem solchen Sachverhalt der Annahme eines ursächlichen Zusammenhanges nicht entgegen."

Dieser Erlaß wird offensichtlich den Verhältnissen voll gerecht, vor allem deshalb, weil auf Ätiologie und Pathogenese des Leberschadens im einzelnen nicht eingegangen wird. Wir stehen damit im Gegensatz zu der Ansicht von MARTINI und BODE (1970), die von einer „inzwischen in der Bundesrepublik auf dem Verwaltungswege vorgenommenen Entscheidung der Anerkennung eines ursächlichen Zusammenhanges zwischen Lebercirrhose und einem vorausgegangenen Hungerzustand" sprechen. Die Autoren führen weiter aus: „Die Lösung eines wissenschaftlichen Problemes auf dem Verwaltungswege ist sicherlich einmalig. Es gibt bisher keine Beweise dafür, daß Mangelernährung allein in irgendeinem Teil der Welt ein entscheidender Faktor für die Entstehung einer Lebercirrhose ist".

Wir möchten unsererseits betonen, daß sich der Erlaß vom 31. 10. 1963 auf die gesamte Gefangenschaftssituation in pathogenetischer Hinsicht und nicht auf die Dystrophie allein bezieht.

Auch die formale Entstehungsweise der Cirrhose (THALER, 1962) weist darauf hin, daß bei der Cirrhose der Heimkehrer mehrere Faktoren diskutiert werden müssen. Im Zustande der Inanition (Dystrophie und Kwashiorkor) allein, sind am Menschen niemals Leberepithelnekrosen ausgedehnteren Ausmaßes beobachtet worden, im Tierexperiment allerdings konnten sie wiederholt reproduziert werden (DAVID, 1961). Auch muß retrospektiv angenommen werden, daß stärkere und stärkste Grade der Epithelverfettung nicht zum Bilde der Dystrophie gehören. Der Übergang von einer Fettleber über die sog. Fettleberhepatitis zur Fettcirrhose kann deshalb nur in Ausnahmefällen und bei dem Vorhandensein zusätzlicher Noxen (z. B. dem Alkohol) diskutiert werden. Für die Phase der Wiederauffütterung mag diesen Verläufen durchaus eine gewisse Bedeutung zukommen.

Jedoch kann ohne weiteres angenommen werden, daß die Regenerationsfähigkeit des Leberparenchyms im Zustande der Dystrophie erheblich eingeschränkt ist. Zusätzliche Noxen, wie die Hepatitis oder infektiöse Magen-Darm-Erkrankungen, können dann ein Organ treffen, welches stärker in Mitleidenschaft gezogen wird als eine „gesunde" Leber. Das Ausmaß der Nekrosen selbst erscheint von untergeordneter Bedeutung, entscheidend erscheint uns das Verhältnis zwischen der Größe des Parenchymunterganges und dem Regenerationsvermögen der Leber. Gerade die Kumulation verschiedener pathogenetischer Faktoren, welche anhand des Zahlenmaterials der zitierten Autoren nachgewiesen werden konnte, stützt diese These.

10. Tabellenanhang

Tabelle 78

Diagnose: Cholelithiasis	Heimkehrer West	Heimkehrer Ost	Folgefälle	Sektionen Heidelberg	Unfälle u. Suizide HD u.KA	Heimkehrer Ost u.West	Vergleichsfälle insgesamt
Hauptbefund	0	5	1 0	1 2	0	5	2 2
Nebenbefund	5 6	4 5	6 5	9 2	6	1 0 1	1 6 3
Gesamtbefund	5 6	5 0	7 5	1 0 4	6	1 0 6	1 8 5
Nullbefund	5 2 7	4 6 5	5 9 6	8 5 9	1 3 7	9 9 2	1 5 9 2

Tabelle 79

Diagnose: Cholezystitis	Heimkehrer West	Heimkehrer Ost	Folgefälle	Sektionen Heidelberg	Unfälle u. Suizide HD u.KA	Heimkehrer Ost u.West	Vergleichsfälle insgesamt
Hauptbefund	2	5	6	1 5	0	7	2 1
Nebenbefund	3 6	2 8	3 0	6 3	3	6 4	9 6
Gesamtbefund	3 8	3 3	3 6	7 8	3	7 1	1 1 7
Nullbefund	5 4 5	4 8 2	6 3 5	8 8 5	1 4 0	1 0 2 7	1 6 6 0

Tabelle 80

Diagnose: Cholangitis, Cholangiolitis	Heimkehrer West	Heimkehrer Ost	Folgefälle	Sektionen Heidelberg	Unfälle u. Suizide HD u.KA	Heimkehrer Ost u.West	Vergleichsfälle insgesamt
Hauptbefund	2	1	4	8	0	3	1 2
Nebenbefund	8	8	7	1 3	1	1 6	2 1
Gesamtbefund	1 0	9	1 1	2 1	1	1 9	3 3
Nullbefund	5 7 3	5 0 6	6 6 0	9 4 2	1 4 2	1 0 7 9	1 7 4 4

IV. Leber

Tabelle 81

Diagnose: Cholezystektomie	Heimkehrer West	Heimkehrer Ost	Folgefälle	Sektionen Heidelberg	Unfälle u. Suizide HD u.KA	Heimkehrer Ost u.West	Vergleichsfälle insgesamt
Hauptbefund	1	3	5	4	0	4	9
Nebenbefund	8	8	9	27	0	16	36
Gesamtbefund	9	11	14	31	0	20	45
Nullbefund	574	504	657	932	143	1078	1732

Tabelle 82

Diagnose: Hepatitis	Heimkehrer West	Heimkehrer Ost	Folgefälle	Sektionen Heidelberg	Unfälle u. Suizide HD u.KA	Heimkehrer Ost u.West	Vergleichsfälle insgesamt
Hauptbefund	6	3	7	21	0	9	28
Nebenbefund	8	10	3	18	0	18	21
Gesamtbefund	14	13	10	39	0	27	49
Nullbefund	569	502	661	924	143	1071	1728

Tabelle 83

Diagnose: Leberzirrhose	Heimkehrer West	Heimkehrer Ost	Folgefälle	Sektionen Heidelberg	Unfälle u. Suizide HD u.KA	Heimkehrer Ost u.West	Vergleichsfälle insgesamt
Hauptbefund	74	106	63	110	4	180	177
Nebenbefund	23	18	5	22	3	41	30
Gesamtbefund	97	124	68	132	7	221	207
Nullbefund	486	391	603	831	136	877	1570

Tabelle 84

Diagnose: Leberdystrophie	Heimkehrer West	Heimkehrer Ost	Folgefälle	Sektionen Heidelberg	Unfälle u. Suizide HD u.KA	Heimkehrer Ost u.West	Vergleichsfälle insgesamt
Hauptbefund	6	5	13	59	0	11	72
Nebenbefund	2	9	1	7	2	11	10
Gesamtbefund	8	14	14	66	2	22	82
Nullbefund	575	501	657	897	141	1076	1695

Tabelle 85

Diagnose: Ikterus	Heimkehrer West	Heimkehrer Ost	Folgefälle	Sektionen Heidelberg	Unfälle u. Suizide HD u.KA	Heimkehrer Ost u.West	Vergleichsfälle insgesamt
Hauptbefund	15	9	8	16	0	24	24
Nebenbefund	44	80	62	90	4	124	156
Gesamtbefund	59	89	70	106	4	148	180
Nullbefund	524	426	601	857	139	950	1597

Tabelle 86

Diagnose: Leberkoma	Heimkehrer West	Heimkehrer Ost	Folgefälle	Sektionen Heidelberg	Unfälle u. Suizide HD u.KA	Heimkehrer Ost u.West	Vergleichsfälle insgesamt
Hauptbefund	1	5	12	5	0	6	17
Nebenbefund	3	8	1	4	0	11	5
Gesamtbefund	4	13	13	9	0	17	22
Nullbefund	579	502	658	954	143	1081	1755

Tabelle 87

Diagnose: Verfettung, Leber	Heimkehrer West	Heimkehrer Ost	Folgefälle	Sektionen Heidelberg	Unfälle u. Suizide HD u.KA	Heimkehrer Ost u.West	Vergleichsfälle insgesamt
Hauptbefund	19	14	15	29	5	33	49
Nebenbefund	129	83	159	198	43	212	400
Gesamtbefund	148	97	174	227	48	245	449
Nullbefund	435	418	497	736	95	853	1328

Tabelle 88

Diagnose: braune Atrophie, Leber	Heimkehrer West	Heimkehrer Ost	Folgefälle	Sektionen Heidelberg	Unfälle u. Suizide HD u.KA	Heimkehrer Ost u.West	Vergleichsfälle insgesamt
Hauptbefund	1	0	0	0	0	1	0
Nebenbefund	12	15	16	12	0	27	28
Gesamtbefund	13	15	16	12	0	28	28
Nullbefund	570	500	655	951	143	1070	1749

Tabelle 89

Leber / Galle

Gesamtbefund – Nullbefund

Befundgruppe	01	02	03	04	05	06	07	08	09	10	11	12	13	14	15	16
Cholelithiasis	—	—	—	—	*/O	—	—	—	*/W	—	—	—	*/OW	—	*/F	*/S
Cholezystitis	—	—	—	—	*/O	—	—	—	*/W	—	—	—	*/OW	*/S	—	*/S
Cholangitis, Cholangiolitis	—	—	—	—	—	—	—	—	—	—	—	—	—	—	—	—
Cholezystektomie	—	—	—	—	—	—	—	—	—	—	—	—	*/S	—	—	*/TS
Hepatitis	—	—	—	—	—	—	—	—	—	—	—	—	*/S	**/S	—	*/S
Leberzirrhose	**/O	**/*/O	**/*/O	**/*/O	**/*/O	**/W	**/*/W	—	**/*/W	**/*/OW	**/*/OW	**/*/OW	**/*/OW	*/S	*/F	**/S
Leberdystrophie	—	—	—	**/*/S	—	**/*/V	—	**/*/S	—	**/*/V	—	**/*/S	—	**/*/S	—	*/S
Ikterus	**/*/O	**/*/O	**/*/O	**/*/O	**/*/O	—	—	—	**/W	**/OW	—	—	**/*/OW	—	**/F	**/S
Leberkoma	*/O	*/O	—	**/O	—	—	—	—	—	—	—	—	—	—	—	—
Verfettung	**/W	**/V	**/F	*/S	**/*/U	—	—	—	*/W	—	—	—	**/U	—	—	**/O
braune Atrophie	—	*/O	—	*/O	—	—	—	—	—	—	—	—	—	—	—	—

Hauptbefund – Nebenbefund

Befundgruppe	01	03	04	05	07	08	09	10	11	12	13	14	15	16
Cholelithiasis	—	—	—	—	**/F	**/S	ø	*/V	·	·	·	—	—	—
Cholezystitis	—	—	—	—	—	*/S	—	—	·	·	·	—	—	—
Cholangitis, Cholangiolitis	—	—	—	—	—	—	—	—	·	·	·	—	—	—
Cholezystektomie	—	—	—	—	—	—	—	—	·	·	·	—	—	—
Hepatitis	—	—	—	ø	—	—	—	*/V	·	·	·	—	ø	ø
Leberzirrhose	—	—	—	—	**/F	—	—	—	·	·	·	—	—	—
Leberdystrophie	—	**/F	**/*/S	—	—	—	—	**/TV	·	·	·	—	—	—
Ikterus	—	—	—	—	*/W	—	—	—	·	·	·	—	—	—
Leberkoma	—	*/TF	—	—	—	—	—	**/V	·	·	·	—	ø	ø
Verfettung	—	—	—	—	—	—	—	—	·	·	·	—	—	—
braune Atrophie	—	ø	ø	ø	—	—	—	—	·	·	·	ø	ø	ø

Tabelle 90

Leber / Galle

Hauptbefund – Nullbefund

Befundgruppe	01	03	04	05	07	08	09	10	11	12	13	14	15	16
Cholelithiasis	—	—	—	—	**/F	**/*/TS	ø	*/V	*/F	*/S	—	—	—	—
Cholezystitis	—	—	—	—	—	*/S	—	—	—	*/S	—	—	—	—
Cholangitis, Cholangiolitis	—	—	—	—	—	—	—	—	—	—	—	—	—	—
Cholezystektomie	—	—	—	—	—	—	—	—	—	—	—	—	—	—
Hepatitis	—	*/S	—	—	—	—	—	—	**/S	—	—	—	—	—
Leberzirrhose	**/*/O	**/*/O	**/*/O	**/*/O	*/W	—	**/*/W	**/*/OW	**/*/OW	**/*/OW	**/*/OW	—	*/F	**/S
Leberdystrophie	—	**/*/S	—	—	**/S	—	**/*/V	—	**/S	—	**/S	—	**/S	—
Ikterus	—	—	—	—	—	—	—	—	—	—	—	—	—	—
Leberkoma	—	—	**/F	—	—	—	*/F	—	—	*/F	—	—	—	—
Verfettung	—	—	—	—	—	—	—	—	—	—	—	—	—	—
braune Atrophie	—	ø	ø	ø	—	—	—	—	—	—	—	ø	ø	ø

Nebenbefund – Nullbefund

Befundgruppe	01	03	04	05	07	08	09	10	11	12	13	14	15	16
Cholelithiasis	—	—	—	—	—	*/W	*/V	—	—	*/OW	—	—	*/F	*/S
Cholezystitis	—	—	—	—	—	—	—	—	—	—	—	—	—	*/S
Cholangitis, Cholangiolitis	—	—	—	—	—	—	—	—	—	—	—	—	—	—
Cholezystektomie	—	—	—	—	—	—	—	—	—	—	*/S	—	*/S	—
Hepatitis	*/O	—	—	—	—	—	—	*/OW	—	—	—	—	—	—
Leberzirrhose	**/*/O	—	—	—	**/W	—	—	**/*/OW	**/*/OW	**/*/OW	—	—	—	—
Leberdystrophie	*/O	**/TO	—	—	—	—	—	—	—	—	—	—	—	—
Ikterus	**/*/O	**/*/O	**/*/O	**/*/O	—	—	*/W	*/OW	—	—	*/OW	—	**/F	**/S
Leberkoma	—	*/TO	—	—	—	—	—	*/OW	—	—	—	—	—	—
Verfettung	*/W	**/*/F	*/S	**/*/U	—	—	*/U	*/V	*/F	—	**/U	—	—	**/U
braune Atrophie	—	—	*/O	—	—	—	—	—	—	—	*/OW	—	—	—

188

V. Pankreas

1. Das Pankreas während der Dystrophie

Die mitgeteilten Befunde bezüglich des Pankreas sind außerordentlich dürftig. UEHLINGER (1948) hat seine Fälle bezüglich der Pankreasveränderungen nicht systematisch untersucht, fand aber auch keine wesentlichen Besonderheiten. Ausführlichere Befunde teilt OVERZIER (1947) mit, der in auffallender Weise in allen seinen untersuchten Fällen (5) den „großen Reichtum der Drüsenzellen an Zymogenkörnchen" bemerkenswert fand. Die insgesamt beträchtliche Reduzierung des Organes (bis auf die Hälfte seines Normalgewichtes nach MEYERS (1917, vgl. GIESE und HÖRSTEBROCK, 1962) führt OVERZIER auf den Schwund des Pankreasfettgewebes zurück. Retrospektiv sind GIESE und HÖRSTEBROCK der Ansicht, daß eine geringe, wenn auch unzureichende Nahrungsaufnahme auch kurz vor dem Tode zu einer Aktivierung der Sekretbildung in den exokrinen Drüsen und damit auch des Pankreas ausreicht. GUALANDI und BRACALI (1957) werten Pankreasfibrosen als Folge länger dauernder Ernährungsstörungen. Beim Kwashiorkor und auch bei anderen Arten der Malnutrition sind alle Enzyme, die Amylase, die Lipasen, die Ribonuclease und das Trypsinogen vermindert, nicht dagegen die Pankreassaftmenge (BECKER, 1973).

Ausführlichere Beschreibung des Pankreas im Zustande des Kwashiorkor verdanken wir DAVIES (1948, 1954). Neben den Tränen- und Speicheldrüsen hat er die histologischen Befunde am Pankreas ausführlich beschrieben als eine stärkergradige Atrophie der Acinusepithelien mit erheblicher Degranulation. DAVIES ist der Ansicht, daß diesen Befunden wohl eine größere Bedeutung als der von ihm ebenfalls beschriebenen peripheren Läppchenverfettung der Leber zukommt.

2. Eigene Ergebnisse (Tabellen 91 – 92 und 93 – 94, S. 190 – 191)

Die Durchsicht der signifikanten Teste zeigt, daß in den meisten Fällen der Pankreasbefund Hauptbefund gewesen ist – nur die Heimkehrer West zeigen gegenüber den Sektionen Heidelberg eine auffällige Häufung. Doch müssen auch hier, wegen der sehr geringen Fallzahl, erhebliche Einschränkungen bezüglich der Aussagekraft gemacht werden.

3. Diskussion

Anhand unseres Materials kann keine Aussage über mögliche Folgeschäden am Pankreas nach Dystrophie gemacht werden. Welche Befunde tatsächlich während der akuten Phase der Inanition vorgelegen haben, kann den dürftigen Angaben, welche aus der Literatur zu entnehmen sind, nicht nachvollzogen werden. Es drängt sich jedoch die Frage auf, warum die Glandula parotis (in vielen Fällen bereits während der Dystrophie, öfter jedoch erst nach Überstehen der akuten Phase) häufig schmerzfrei und weich angeschwollen ist (GIRGENSOHN, 1959; GIESE und HÖRSTEBROCK, 1962). Auch GILLMAN und GILLMANN (1951) haben bei Kwashiorkor ähnliche Symptome beschrieben. Die Genese dieser Anschwellung ist unklar (BANSI, 1949). Ob es sich hierbei um ein Ödem der Drüse, eine Fettdurchwachsung, eine Arbeitshypertrophie oder gar eine inkretorische Fehlsteuerung handelt, bleibt dunkel. Offensichtlich jedoch sind die Spätbefunde nach überstandener Dystrophie diskret.

4. Tabellenanhang

Tabelle 91

Diagnose: Pankreatitis, akut	Heimkehrer West	Heimkehrer Ost	Folgefälle	Sektionen Heidelberg	Unfälle u. Suizide HD u.KA	Heimkehrer Ost u.West	Vergleichsfälle insgesamt
Hauptbefund	1	3	4	11	0	4	15
Nebenbefund	2	4	3	9	1	6	13
Gesamtbefund	3	7	7	20	1	10	28
Nullbefund	580	508	664	943	142	1088	1749

Tabelle 92

Diagnose: Pankreatitis.chron.	Heimkehrer West	Heimkehrer Ost	Folgefälle	Sektionen Heidelberg	Unfälle u. Suizide HD u.KA	Heimkehrer Ost u.West	Vergleichsfälle insgesamt
Hauptbefund	0	3	1	15	0	3	16
Nebenbefund	4	7	7	19	2	11	28
Gesamtbefund	4	10	8	34	2	14	44
Nullbefund	579	505	663	929	141	1084	1733

Tabelle 93

Gesamtbefund – Nullbefund

Pankreas / Befundgruppe	01	02	03	04	05	06	07	08	09	10	11	12	13	14	15	16
Pankreatitis, akut	–	–	–	–	–	–	–	*S	–	–	–	*S	–	–	–	–
Pankreatitis, chronisch	–	–	–	–	–	**V	–	***S	–	*V	–	***S	–	**S	–	–

Hauptbefund – Nebenbefund

Pankreas / Befundgruppe	01	03	04	05	07	08	09	10	11	12	13	14	15	16
Pankreatitis, akut	–	–	–	–	–	–	–	–	•	•	•	–	–	–
Pankreatitis, chronisch	–	–	–	–	–	–	∅	–	•	•	•	–	–	–

Tabelle 94

Hauptbefund – Nullbefund

Pankreas / Befundgruppe	01	03	04	05	07	08	09	10	11	12	13	14	15	16
Pankreatitis, akut	–	–	–	–	–	–	–	–	–	*S	–	–	–	–
Pankreatitis, chronisch	–	–	–	–	–	**S	∅	*V	–	**S	–	**S	–	–

Nebenbefund – Nullbefund

Pankreas / Befundgruppe	01	03	04	05	07	08	09	10	11	12	13	14	15	16
Pankreatitis, akut	–	–	–	–	–	–	–	–	–	–	–	–	–	–
Pankreatitis, chronisch	–	–	–	–	–	*W	–	–	–	–	–	–	–	–

VI. Magen-Darm-Trakt

1. Magen und Darm während der Dystrophie

Die meisten Autoren sind übereinstimmend der Ansicht, daß bezüglich des
Magen-Darm-Traktes der „anatomische Untersuchungsbefund äußerst ergeb-
nisarm" ist (UEHLINGER, 1948; GIRGENSOHN, 1959), so nicht andere, sekundäre Erkrankungen das patho-anatomische Bild während der Dystrophie bestimmen. Von besonderem Interesse ist in diesem Zusammenhang die Beschreibung von RÜD (1959):

> „... es handelt sich um einen Patienten, den ich im Jahre 1947 (während der Gefangen-
> schaft, Anmerkung des Verfassers) wegen eines Ileus mit Dünndarmgangrän rechtsseitig hemi-
> colektomieren mußte. Der Patient hatte einen klassischen dystrophischen Papierdarm. Nach
> einem Jahr fuhr er nach Hause und vor zwei Jahren bat er mich, ihm seinen Magen zu rese-
> zieren, weil er an einem Magenulcus litt. Nun hatte ich Gelegenheit... bei der Relaparotomie
> festzustellen, daß der Darm zwar nicht mehr papierdünn war, aber immerhin noch ganz
> erheblich dünner als bei normalen Patienten ...".

In den Anfangsstadien chronischer Hungerzustände und bei schnell an
Inanition verstorbener Patienten wurde vor allem ein gastritischer Reiz-
zustand (OVERZIER, 1947; SELBERG, 1948) beobachtet. Nach MEYERINGH
et al. (1955) und SCHEID (1953) können hierfür auch konstitutionelle Faktoren in Betracht gezogen werden.

Stehen nicht andere interkurrierende Erkrankungen im Vordergrund, so
wird übereinstimmend (SELBERG, 1948; GIRGENSOHN, 1959) von der hochgradigen Atrophie und des bis an die Grenze zur Perforation gespannten
Darmes berichtet. Jedoch sieht GIRGENSOHN (1959) in den „papierdünnen
Hungerdärmen" mehr ein sekundäres Phänomen des stets vorhandenen Me-
teorismus infolge Fehlernährung, An- oder Hypazidität und Dysbakterie.
HOTTINGER (1948) hat Parallelen zwischen dem patho-anatomischen Befund
des Darmes bei Dystrophie der Erwachsenen und der Säuglings-Dystrophie
gezogen.

Entsprechend der unterschiedlichen Verlaufsform (trockene oder feuchte)
Dystrophie, sind auch am Darm entsprechende Befunde erhoben worden
(OVERZIER, 1947; UEHLINGER, 1948; GIRGENSOHN, 1959; GIESE und HÖRSTE-
BROCK, 1962). Offensichtlich beginnt das Schleimhautödem in den unteren
Dickdarmbereichen (mit Maximum im Colon sigmoideum) und erreicht in
fortgeschritteneren Stadien die unteren und schließlich auch die oberen Dünn-
darmschlingen. Gleichzeitig mit der in der Leber beobachteten Eisenspeiche-
rung wurde eine solche im oberen Teil der Dünndarmschleimhaut beobachtet
(OVERZIER, 1947). Auch hier ist unklar, ob es sich zunächst um eine Eisen-
resorptions- und Transportstörung handelt, oder um sekundäre Phänomene
vermehrter Eisenausscheidung in den ersten Phasen der Wiederauffütterung
(SELBERG, 1947).

Auch die zahlreichen infektiösen Darmerkrankungen (Glatzel, 1948; Grafe, 1950; Hefner und Wunnenberg, 1952) während der Dystrophie weichen von dem gewohnten patho-anatomischen Bilde nicht ab (Giese und Hörstebrock, 1962). Die ausführlichen anamnestischen Untersuchungen von Schenck et al. (1958) an insgesamt 334 Kriegsgefangenen kurz vor der Heimkehr, vermögen einen recht guten Überblick über die Häufigkeit und die Art der durchgemachten Darmerkrankungen zu geben:

	Anzahl der Fälle	%
Ruhr	67	20
Gastritis und Ulcus	57	17
Hämorrhoiden einschließlich Hämorrhoidenoperationen	26	7,7
Hernien und Herniotomien	21	6,2
Typhus abdominalis	13	3,8
Fleckfieber	7	2,1
Paratyphus	6	1,8
Amöbenruhr	2	0,6
Parotitis chronica	1	0,3

Die nachträglichen anamnestischen Angaben späterer Untersuchungen stimmen auffallend gut mit den Erhebungen von Schenck et al. (1958) überein (Lipscomb, 1945; Rosencher, 1946; Leyton, 1946; Mollison, 1946; Overzier, 1947; Uehlinger, 1948; Laberke, 1949; Schoen und Hartmann, 1950; Lorenz, 1950; Valet, 1951; Scheid, 1953; Meyeringh et al., 1955; Paschlau, 1955; Dietze, 1957, 1958; Pokorny und Hiller, 1959; Fischer, 1967). Neben den üblichen Infektionskrankheiten des Darmes sind auffallend häufig pseudomembranöse und auch ulceröse Colitiden beschrieben worden (Giese und Hörstebrock, 1962). Trotz widersprüchlicher Angaben in der Literatur sind wahrscheinlich Appendicitiden nicht häufiger zur Beobachtung gekommen (Rüd, 1959).

Einige Autoren, wie Lipscomb (1945), unterscheiden bakteriell-bedingte von ernährungsbedingten Diarrhoen – offenbar haben letztere auch in der Phase der Wiederauffütterung eine besondere Rolle gespielt. Nachträglich ist es sehr schwierig, eine solche Unterscheidung nachzuvollziehen (Valet, 1951). Die detaillierten Untersuchungen von Helweg-Larsen et al. (1952) erbringen zunächst den Nachweis, daß die Todesfälle ihres Untersuchungsgutes eine signifikante jahreszeitliche Abhängigkeit (+) zwischen der Gruppe der Hunger- und derjenigen der Diarrhoe-Todesfälle aufweisen. Auch zeigt sich eine Abhängigkeit der Gruppen (Polizisten auf der einen Seite gegenüber politisch Inhaftierten auf der anderen) zwischen Hunger-Diarrhoen, ernährungsbedingten und infektiösbedingten Diarrhoen (+), wobei die politisch Verfolgten stärker als die Polizisten betroffen waren. Für eine solche Unterscheidung spricht die Tatsache, daß in den Fällen seltener Hungerdiarrhoen angegeben wurden (+), in denen eine regelmäßige Versorgung mit Rote-Kreuz-Paketen durchgeführt wurde.

Bedeutsam erscheint zudem, daß zwischen dem Körpergewichtsverlust und durchgemachten Diarrhoen eine hochsignifikante Beziehung (+) besteht – ein deutlicher Hinweis auf die Tatsache, daß die Dystrophie allein nicht ausschließlich als Hungerfolge gedeutet werden kann. Gleichermaßen zeigt sich eine Abhängigkeit (+) zwischen Polyurie und Diarrhoe – wobei sich diese allerdings nur auf die Hungerdiarrhoe bezieht.

Uns erscheint es auch nachträglich gerechtfertigt, den interkurrierenden Darmerkrankungen während der Dystrophie die entscheidende Rolle für Ablauf, Stärkegrad und Absterberate zuzuschreiben (ZSCHAU und WICHMANN, 1951; BEISEL, 1966).

Die weiteren aus der Literatur zu entnehmenden Ergebnisse beziehen sich auf Untersuchungen und Nachuntersuchungen von ehemaligen Kriegsgefangenen nach der Rückkehr. Hinweise auf den Verlauf von Salzsäuremangelzuständen des Magens geben die Tabellen von PASCHLAU (1955). Hier zeigt sich, daß nur im ersten Jahr nach der Rückkehr ein signifikanter Abfall der Anzahl der an- und subaciden gegenüber den normaciden Heimkehrern festgestellt wurde (+) – die zusätzlichen Teste (+) für die nachfolgenden der insgesamt 5 Beobachtungsjahre brachten ab dem zweiten Jahr keine Unterschiede mehr. Das bedeutet, daß in dem Untersuchungsgut von PASCHLAU die Häufigkeit der Sub- oder Anacidität des Magens sich nur während des ersten, nicht aber während der nachfolgenden Jahre signifikant ändert. Auch die Untersuchungen von BANSI (1953) brachten keine Änderungen der Häufigkeitsverhältnisse von sub- bzw. anaciden Magenbefunden bei späteren Untersuchungen.

Aufschlußreich sind die Untersuchungen von POKORNY und HILLER (1950). Sie fanden keine Abhängigkeit der Ulcera, der Gastritiden und der Enterocolitiden sowie der funktionellen Störungen vom Alter (+). Jedoch ließen sich auch hier signifikante Unterschiede (+) zwischen normo- und hypoaciden Patienten nachweisen, welche zunächst kurz nach der Entlassung oder später untersucht wurden: Hypoacide Heimkehrer wurden kurz nach der Entlassung sehr viel häufiger beobachtet als bei späteren Untersuchungen. Jedoch deuten die weiteren von POKORNY und HILLER angegebenen Tabellen darauf hin, daß konstitutionelle Momente eine besondere Rolle zu spielen scheinen (SCHOEN, 1956). Zwischen den von den Autoren unterschiedenen Konstitutionstypen (Pykniker, Normaltyp, Astheniker) sind (im Gegensatz zu den Berechnungen von IMMICH (1967) und IMMICH und WAGNER [1969]) im Vergleich zu der Gesamtzahl der beobachteten Heimkehrer sehr wohl Unterschiede anzunehmen (ein Test verbietet sich an der von den Autoren angegebenen Tabelle).

Nur wenig Beachtung hat in der Literatur die teilweise doch erhebliche Verwurmung vor allem der russischen Kriegsgefangenen gefunden. Die Lamblieninfektion spielte wegen der Verseuchung der dortigen Brunnen

(Bansi und Peters, 1959) eine größere Rolle. Auch wurde ein Befall mit dem Zwergbandwurm Hymenolepsis nana (Teusch, 1950) beobachtet. Wie hoch der Prozentsatz der durch Lamblien induzierten Gelbsuchtformen ist, kann nicht abgeschätzt werden. Unter 2022 untersuchten Heimkehrern der Mainzer Arbeitsgruppe Pokorny und Hiller (1959) fanden sich im Duodenalsaft in 25 Fällen Lamblien (wurde von allen Patienten Duodenalsaft gewonnen?). Von Bansi und Peters (1959) wurden diesbezügliche Untersuchungen nicht gemacht.

Auch wird immer wieder auf den vorzeitigen Zahnverfall und Zahnverlust der Heimkehrer hingewiesen (Lorenz, 1950; Schenck et al., 1958; Bansi und Peters, 1959).

2. Das Ulcusproblem

Hamperl (1932) berichtete in seinen Studien über die Hungerperiode in Rußland der Jahre 1918/22 über ein gehäuftes Auftreten von Magenulcera. Eine Reihe weiterer Untersuchungen scheint zu bestätigen, daß in Zeiten äußerster psychischer Beanspruchung und in Zeiten des Hungers die Häufigkeit von Magen- und Duodenalgeschwüren ansteigt.

Von besonderem Interesse sind in diesem Zusammenhang die Beobachtungen von Stewart und Winser (1942), die von 1937 bis 1940 ein signifikantes Ansteigen von perforierten Magen- und Duodenalulcera im Krankengut von 16 Londoner Kliniken beobachteten. Der Anstieg bezog sich nur auf die Monate September und Oktober 1940 – den gleichen Zeitraum, in dem London schweren Luftangriffen ausgesetzt war. Weder in der Geschlechtsverteilung (93 %ₒ der Betroffenen waren Männer) noch in dem Verhältnis der Magen- zu den Duodenalulcera (dieses betrug 1,6 : 1) oder in der Altersgliederung waren Unterschiede gegenüber der Vor- und Nachbeobachtungsperiode festzustellen. Die gleiche Arbeitsgruppe (Spicer et al., 1944) konnte 2 Jahre später bestätigen, daß die Häufigkeit perforierter Ulcera wieder auf den alten, vorherigen Stand zurückgekehrt war.

Palmer (1970) gibt in seiner ausgezeichneten Studie einen Überblick über mögliche exogene Einflüsse auf die Häufungen von Gastrointestinalgeschwüren. Er berichtet, daß bei besonders exponierten Wehrmachtsangehörigen (z. B. Piloten) weder bei den Alliierten noch bei den deutschen Streitkräften eine Häufung von Geschwüren beobachtet worden waren. Allerdings war die Gastritis eine weit verbreitete Krankheit (Paschlau, 1955). Zudem scheinen direkte Traumata keine Rolle in der Genese der Ulcera zu spielen Crohn et al., 1946). Palmer kommt zu dem Schluß, daß nicht die Häufigkeit der Geschwürsbildungen selbst in Zeiten besonderer Belastungen ansteigt, sondern nur deren mögliche Komplikation – so auch die Zahl der Perforationen oder Blutungen (Grafe, 1950).

Außer bei den Untersuchungen von HAMPERL (1932) handelt es sich jeweils um Beobachtungen an normal ernährten Personengruppen. Während des Stadiums der Inanition und Dystrophie sind nur selten Geschwürsbildungen des Magen-Darm-Traktes zur Beobachtung gekommen (LEYTON, 1946; OVERZIER, 1947; SELBERG, 1947, 1948; KALK, 1950; ZSCHAU, 1950; MEYERINGH, 1950, 1952; ZSCHAU und WICHMANN, 1951; HEFNER und WUNNENBERG, 1952; HELWEG-LARSEN *et al.*, 1952; SCHEID, 1953; MEYERINGH *et al.*, 1955; PASCHLAU, 1955; DIETZE, 1957; SCHENCK *et al.*, 1958; RÜD, 1959; GIRGENSOHN, 1959; POKORNY und HILLER, 1959). Aufschlußreich sind die Beobachtungen von WOLF (PALMER, 1970), der von 1500 amerikanischen Kriegsgefangenen unter japanischer Gewahrsamsmacht berichtet. WOLF teilt mit, daß frühere Ulcusträger während der Gefangenschaft niemals diesbezügliche Beschwerden angegeben hätten, die auf eine Ulcuserkrankung hinweisen könnten – diese jedoch sofort nach der Heimkehr wieder auftraten. PALMER sieht hierin nicht so sehr einen Hinweis der Fehl- und Mangelernährung auf den gesamten Magen-Darm-Trakt, als ein psychisches Problem der „Konfrontation mit der Freiheit" – einem Phänomen, wie es auch nach der Befreiung von Negersklaven und KZ-Häftlingen beobachtet wurde (RÜD, 1959; HERBERG, 1967).

3. Eigene Ergebnisse und Diskussion (Tabellen 95 – 105 und 106 – 107, S. 199 – 202)

Die Vergleiche bezüglich des *Magenulcus* und der *Ulcusnarbe* im Magen bringen zwischen den Untersuchungs- und Vergleichsgruppen keinerlei Unterschiede.

Das *Duodenalulcus* zeigt dagegen keine homogene Verteilung: Als Gesamtbefund stellte es sich gegenüber den Sektionsfällen Heidelberg und den Unfällen häufiger bei den Heimkehrern Ost dar – im Vergleich zu den Sektionen Heidelberg ebenfalls häufiger bei den Folgefällen. Eine Häufung findet sich bezüglich des Hauptbefundes bei den Folgefällen und Sektionen gegenüber den Heimkehrern Ost, ähnlich wie bei den Sektionen Heidelberg gegenüber den Heimkehrern West. Dies erklärt auch die Gemeinsamkeitskorrelation gegenüber den Vergleichsfällen insgesamt.

Die Teste des Hauptbefundes gegen den Nebenbefund bestätigen diese Aussage, gegenüber den verschiedenen Vergleichsgruppen ist das Duodenalulcus häufiger als Haupt-, denn als Nebenbefund im Vergleich zu den Heimkehrern beschrieben worden. Die Heimkehrer Ost zeigen bezüglich des Nebenbefundes eine Häufung von Duodenalulcera gegenüber den Folgefällen und den Sektionsfällen gleichzeitig, die Heimkehrer West gegenüber den Sektionsfällen Heidelberg. Die Teste der Heimkehrergruppen insgesamt gegen die Vergleichsfälle insgesamt und die Sektionen Heidelberg entsprechen diesem Bilde. Auch weisen die Folgefälle häufiger als die Sektionen Heidelberg das Duodenalulcus als Nebenbefund auf.

196

Ulcusnarben fanden sich im *Duodenum* als Nebenbefund bei den Heimkehrern Ost häufiger als bei den Heimkehrern West und den Folgefällen. Letztere sind ebenfalls häufiger als die Sektionsfälle Heidelberg betroffen. Der ungegliederte Befund (Gesamtbefund) entspricht im wesentlichen dieser Aussage.

Magen- und Duodenalulcus selbst sind Krankheitsbilder mit kürzerer Zeitdauer, als daß man einen Zusammenhang zwischen dem Zeitpunkt der Entlassung aus der Gefangenschaft und dem Zeitpunkt des Todes annehmen könnte. Warum die Heimkehrer Ost häufiger Duodenalulcera aufweisen, ist uns nicht ohne weiteres erklärlich. Auffallenderweise besteht zudem noch eine Abhängigkeit zwischen Gefangenschaftsdauer und Duodenalulcera derart, daß im Vergleich zu den Heimkehrern West die Heimkehrer Ost häufiger mit zunehmender Gefangenschaftsdauer betroffen sind. Doch kann in diesem Zusammenhang die korrelationsstatistische Frage von Bedeutung sein, inwiefern sich hier das „Ulcus als zweite Krankheit" mit anderen primären Erkrankungen manifestiert. Untersuchungen an einem ähnlich ausgelesenen Krankengut wie dem hier vorgestellten stammen von SEILER (1969). Auch gewinnt die Frage nach der so oft und von sämtlichen Untersuchern gleichmäßig beschriebenen vegetativen Labilität an Bedeutung (HOCHREIN und SCHLEICHER, 1956).

Größere Bedeutung dürfte der Häufung von Ulcusnarben ebenfalls bei den Heimkehrern Ost zukommen. Als Ursachen für dieses Phänomen stellen wir außer grundsätzlichen methodischen Einwänden zur Diskussion:

1. Eine besondere Reagibilität des gesamten Personenkreises, welcher einmündet in eine erhöhte Krankheitsanfälligkeit und somit zu einer Kumulation von Befunden – eben auch dem Duodenalulcus – führt. Letztlich wäre hier ein Symptom eines stärkeren Auslesefaktors gegeben;
2. eine (unbekannte) Grundkrankheit, die als Sekundärphänomen zu beiden – dem abgeheilten und dem floriden – Duodenalulcus führt. Andere Argumente (wie z. B. eine grundsätzlich verschiedene Befunderhebung) erscheinen von untergeordneter Bedeutung.

Die Ergebnisse bezüglich der Diagnosengruppe *Magenoperation* gestatten wegen der hochgradigen Auslese besonders der Vergleichsfälle keine sichere Aussage. Immerhin mag angedeutet sein, daß die Unterscheidung zwischen Haupt- und Nebenbefund einen großen Teil der signifikanten Unterschiede bezüglich des Gesamtbefundes letztlich auf die eine Aussage relativiert, daß bei den Sektionen Heidelberg Magenoperationen häufiger beobachtet werden als bei den Heimkehrern West – eine Aussage, welche ohne weiteres der täglichen Erfahrung im Sektionssaal entspricht. Wir werten dieses Ergebnis als deutlichen Hinweis auf die Wirksamkeit des methodischen Ansatzes.

Der *Zustand nach Appendektomie* brachte in keinem der angesetzten Testgruppen Unterschiede.

Schwierig ist die Deutung der Ergebnisse bezüglich der *Peritonealverwachsungen.* Zunächst mag es sich um sekundäre Phänomene durchgemachter

Operationen handeln – was aber bei einem Vergleich von Ergebnissen der Magenoperationen und der Appendektomie nicht wahrscheinlich ist. Auffällig ist zunächst, daß sämtliche Abhängigkeiten des Gesamtbefundes sich als Abhängigkeiten bezüglich des Nebenbefundes herauskristallisieren, wobei nur die Heimkehrer Ost gegenüber den Unfällen häufiger diesen Befund als Nebenbefund aufweisen – in sämtlichen übrigen Vergleichen die Heimkehrergruppe West häufiger betroffen ist. Wir können für die z. T. sehr starken Unterschiede keine Erklärung finden.

Darmpolypen finden sich über sämtliche Untersuchungs- und Vergleichsgruppen gleichmäßig verteilt, während *Darmdivertikel* häufiger bei den Heimkehrern Ost befundet wurden: Bezüglich des Gesamtbefundes bei den Vergleichsfällen insgesamt und den Sektionen Heidelberg sowie bezüglich des Nebenbefundes bei den Heimkehrern Ost vermehrt gegenüber den Heimkehrern West. Die beobachteten Zahlen insgesamt sind klein, der Befund als solcher als „weicher" Befund zu betrachten. Die Aussage darf mithin nicht überbewertet werden. Dennoch darf die Andeutung erlaubt sein, daß die zahlreichen, geradezu die Dystrophie steuernden Darmerkrankungen sehr wohl Restzustände erklären könnten, auf deren Boden sich leichter Divertikel entwickeln.

Die Gruppenunterschiede bezüglich der Darmdivertikel sind nicht sehr ausgeprägt. Ähnliche Vorbehalte sind bei der Befundgruppe der *Hämorrhoiden* zu machen. Ob hier den Testergebnissen bei der geringen Zahl der positiven Befunde Aussagekraft zukommt, muß bezweifelt werden. Immerhin wurde die Diagnose bei Unfällen keinmal gestellt – was sicherlich nicht für das „sehr seltene" Leiden in der Bevölkerung (in der Krankenkassenstatistik spielt diese Erkrankung eine große Rolle) spricht, denn vielmehr als Maßstab für die Qualität der Befunderhebung und Aufzeichnung zu werten ist.

Peritonealhernien weisen auch einige Unterschiede bezüglich der Untersuchung von Vergleichsgruppen auf, diese sind aber wegen der sehr geringen Befundzahl insgesamt nicht zu verwerten.

Von den wenigen auswertungswürdigen Befunden haben wohl nur die Ulcusnarben im Duodenum eine gewisse Bedeutung von der Heimkehrergruppe Ost. Hierbei sind jedoch wegen der geringen Fallzahl in den einzelnen Untersuchungs- und Vergleichsgruppen erhebliche Einschränkungen bezüglich der Verallgemeinerungswürdigkeit dieser Ergebnisse zu machen. Insgesamt stehen die gewonnenen Ergebnisse nicht im Gegensatz zu den pathoanatomischen Befunden während und nach der akuten Phase einer durchgemachten Dystrophie und den jeweils zu erwartenden Folgezuständen. Wesentliche Befunde sind nicht zu erwarten. Wenn hier nicht aufgeführte Restzustände (wie z. B. die chronische Gastritis oder die Pseudomelanose) in einer Beziehung zu einer durchgemachten Dystrophie stehen, kann eine Aussage deshalb nicht gemacht werden, weil eine konsequente Auswertung anhand unseres Untersuchungsgutes nicht möglich ist. Zusätzlich sind in diesem Zusammenhang vor allem die funktionellen und damit die klinischen Befunde von Interesse, über die jedoch aus den Unterlagen praktisch keine Informationen zu gewinnen sind.

Gerade die sehr „weichen" und in ihrer Gesamtzahl relativ seltenen Befunde lassen die Grenzen des gesamten statistischen Ansatzes dieser Studie in aller Deutlichkeit erkennen und stellen sämtliche interpretativen Versuche grundsätzlich in Frage. Dennoch: Wären spektakuläre Befunde auch morphologisch nachweisbar gewesen, hätten sie unseres Erachtens auch in den uns zur Verfügung gestellten Unterlagen ihren Niederschlag gefunden.

4. Tabellenanhang

Tabelle 95

Diagnose: Ulcus, Magen	Heimkehrer West	Heimkehrer Ost	Folgefälle	Sektionen Heidelberg	Unfälle u. Suizide HD u.KA	Heimkehrer Ost u.West	Vergleichsfälle insgesamt
Hauptbefund	12	8	20	29	1	20	50
Nebenbefund	19	14	21	20	5	33	46
Gesamtbefund	31	22	41	49	6	53	96
Nullbefund	552	493	630	914	137	1045	1681

Tabelle 96

Diagnose: Ulcusnarbe, Magen	Heimkehrer West	Heimkehrer Ost	Folgefälle	Sektionen Heidelberg	Unfälle u. Suizide HD u.KA	Heimkehrer Ost u.West	Vergleichsfälle insgesamt
Hauptbefund	0	0	0	0	0	0	0
Nebenbefund	11	13	16	15	4	24	35
Gesamtbefund	11	13	16	15	4	24	35
Nullbefund	572	502	655	948	139	1074	1742

Tabelle 97

Diagnose: Ulcus, Duodenum	Heimkehrer West	Heimkehrer Ost	Folgefälle	Sektionen Heidelberg	Unfälle u. Suizide HD u.KA	Heimkehrer Ost u.West	Vergleichsfälle insgesamt
Hauptbefund	8	6	20	25	0	14	45
Nebenbefund	17	27	19	10	3	44	32
Gesamtbefund	25	33	39	35	3	58	77
Nullbefund	558	482	632	928	140	1040	1700

Tabelle 98

Diagnose: Ulcusnarbe, Duodenum	Heimkehrer West	Heimkehrer Ost	Folgefälle	Sektionen Heidelberg	Unfälle u. Suizide HD u.KA	Heimkehrer Ost u.West	Vergleichsfälle insgesamt
Hauptbefund	0	0	1	1	0	0	2
Nebenbefund	6	14	10	3	0	20	13
Gesamtbefund	6	14	11	4	0	20	15
Nullbefund	577	501	660	959	143	1078	1762

Tabelle 99

Diagnose: Magenoperation	Heimkehrer West	Heimkehrer Ost	Folgefälle	Sektionen Heidelberg	Unfälle u. Suizide HD u.KA	Heimkehrer Ost u.West	Vergleichsfälle insgesamt
Hauptbefund	9	7	16	43	0	16	59
Nebenbefund	18	26	35	63	6	44	104
Gesamtbefund	27	33	51	106	6	60	163
Nullbefund	556	482	620	857	137	1038	1614

Tabelle 100

Diagnose: Appendektomie	Heimkehrer West	Heimkehrer Ost	Folgefälle	Sektionen Heidelberg	Unfälle u. Suizide HD u.KA	Heimkehrer Ost u.West	Vergleichsfälle insgesamt
Hauptbefund	0	1	14	9	41	1	64
Nebenbefund	17	16	31	44	86	33	161
Gesamtbefund	17	17	45	53	127	34	225
Nullbefund	566	498	626	910	16	1064	1552

Tabelle 101

Diagnose: Peritonealver - wachsungen	Heimkehrer West	Heimkehrer Ost	Folgefälle	Sektionen Heidelberg	Unfälle u. Suizide HD u.KA	Heimkehrer Ost u.West	Vergleichsfälle insgesamt
Hauptbefund	1	1	0	0	0	2	0
Nebenbefund	66	50	47	67	2	116	116
Gesamtbefund	67	51	47	67	2	118	116
Nullbefund	516	464	624	896	141	980	1661

Tabelle 102

Diagnose: Polyp, Darm	Heimkehrer West	Heimkehrer Ost	Folgefälle	Sektionen Heidelberg	Unfälle u. Suizide HD u.KA	Heimkehrer Ost u.West	Vergleichsfälle insgesamt
Hauptbefund	0	0	1	2	0	0	3
Nebenbefund	13	9	22	21	4	22	47
Gesamtbefund	13	9	23	23	4	22	50
Nullbefund	570	506	648	940	139	1076	1727

Tabelle 103

Diagnose: Divertikel, Darm	Heimkehrer West	Heimkehrer Ost	Folgefälle	Sektionen Heidelberg	Unfälle u. Suizide HD u.KA	Heimkehrer Ost u.West	Vergleichsfälle insgesamt
Hauptbefund	0	1	0	4	0	1	4
Nebenbefund	6	14	15	23	4	20	42
Gesamtbefund	6	15	15	27	4	21	46
Nullbefund	577	500	656	936	139	1077	1731

Tabelle 104

Diagnose: Hämorrhoiden	Heimkehrer West	Heimkehrer Ost	Folgefälle	Sektionen Heidelberg	Unfälle u. Suizide HD u.KA	Heimkehrer Ost u.West	Vergleichsfälle insgesamt
Hauptbefund	0	0	0	0	0	0	0
Nebenbefund	17	13	14	11	0	30	25
Gesamtbefund	17	13	14	11	0	30	25
Nullbefund	566	502	657	952	143	1068	1752

Tabelle 105

Diagnose: Hernie	Heimkehrer West	Heimkehrer Ost	Folgefälle	Sektionen Heidelberg	Unfälle u. Suizide HD u.KA	Heimkehrer Ost u.West	Vergleichsfälle insgesamt
Hauptbefund	0	0	0	4	0	0	4
Nebenbefund	1	4	5	14	0	5	19
Gesamtbefund	1	4	5	18	0	5	23
Nullbefund	582	511	666	945	143	1093	1754

Tabelle 106

Magen / Darm — Gesamtbefund – Nullbefund

Befundgruppe	01	02	03	04	05	06	07	08	09	10	11	12	13	14	15	16
Ulcus, Magen	—	—	—	—	—	—	—	—	—	—	—	—	—	—	—	—
Ulcusnarbe Magen	—	—	—	—	—	—	—	—	—	—	—	—	—	—	—	—
Ulcus, Duodenum	—	—	—	*0	*0	—	—	—	—	—	—	—	—	*F	—	—
Ulcusnarbe, Duodenum	*0	***0	—	***0	—	—	—	—	—	—	—	—	—	*F	—	—
Magenoperation	—	*V	—	**S	—	***TV	*F	***S	—	***V	—	***S	—	*S	—	*S
Appendektomie	—	—	—	—	—	—	—	—	—	—	—	—	—	—	—	—
Peritonealver= wachsungen	—	**0	—	*0	***0	***W	**W	**W	***W	***OW	**OW	**OW	***OW	—	*F	*S
Polyp / Darm	—	—	—	—	—	—	—	—	—	—	—	—	—	—	—	—
Divertikel Darm	*0	—	—	—	—	*V	—	*S	—	—	—	—	—	—	—	—
Hämorrhoiden	—	—	—	*0	—	*W	—	*W	—	*OW	—	**OW	—	—	—	—
Hernie	—	—	—	—	—	*V	—	**S	—	*V	—	**S	—	—	—	—

Magen / Darm — Hauptbefund – Nebenbefund

Befundgruppe	01	03	04	05	07	08	09	10	11	12	13	14	15	16
Ulcus, Magen	—	—	—	—	—	—	—	—	·	·	·	—	—	—
Ulcusnarbe Magen	ø	ø	ø	ø	ø	ø	ø	ø	·	·	·	ø	ø	ø
Ulcus, Duodenum	—	**F	***S	—	—	**S	—	***V	·	·	·	—	—	—
Ulcusnarbe, Duodenum	ø	—	—	ø	—	—	ø	—	·	·	·	—	ø	ø
Magenoperation	—	—	*S	—	—	—	—	—	·	·	·	—	—	—
Appendektomie	—	—	—	ø	—	—	—	—	·	·	·	—	—	—
Peritonealver= wachsungen	—	—	—	—	—	—	—	—	·	·	·	ø	ø	ø
Polyp / Darm	ø	—	—	ø	—	—	ø	—	·	·	·	—	—	—
Divertikel Darm	—	—	—	—	ø	—	ø	—	·	·	·	—	ø	—
Hämorrhoiden	ø	ø	ø	ø	ø	ø	ø	ø	·	·	·	ø	ø	ø
Hernie	ø	ø	—	ø	ø	—	ø	—	·	·	·	—	ø	ø

Tabelle 107

Magen / Darm — Hauptbefund – Nullbefund

Befundgruppe	01	03	04	05	07	08	09	10	11	12	13	14	15	16
Ulcus, Magen	—	—	—	—	—	—	—	—	—	—	—	—	—	—
Ulcusnarbe, Magen	ø	ø	ø	ø	ø	ø	ø	ø	ø	ø	ø	ø	ø	ø
Ulcus, Duodenum	—	—	—	—	—	—	*V	*F	*S	—	—	*TF	—	—
Ulcusnarbe, Duodenum	ø	—	—	ø	—	ø	—	—	—	ø	—	—	—	—
Magenoperation	—	—	**S	—	—	**S	—	**V	—	**S	—	**S	—	—
Appendektomie	—	—	ø	—	—	—	—	—	—	—	—	—	—	—
Peritonealver= wachsungen	—	—	—	—	—	—	—	—	—	ø	ø	ø	—	—
Polyp / Darm	ø	—	ø	—	—	ø	—	—	—	ø	—	—	—	—
Divertikel / Darm	—	—	—	—	ø	—	ø	—	—	—	—	ø	—	—
Hämorrhoiden	ø	ø	ø	ø	ø	ø	ø	ø	ø	ø	ø	ø	ø	ø
Hernie	ø	ø	—	ø	ø	—	ø	—	—	ø	—	ø	—	—

Magen / Darm — Nebenbefund – Nullbefund

Befundgruppe	01	03	04	05	07	08	09	10	11	12	13	14	15	16
Ulcus, Magen	—	—	—	—	—	—	—	—	—	—	—	—	—	—
Ulcusnarbe, Magen	—	—	—	—	—	—	—	—	—	—	—	—	—	—
Ulcus, Duodenum	**0	***0	—	—	—	**W	—	***OW	—	***OW	—	**F	—	—
Ulcusnarbe, Duodenum	**0	—	***0	—	—	—	—	***OW	—	***OW	—	**F	—	—
Magenoperation	—	—	—	—	—	**S	—	**V	—	**S	—	—	—	—
Appendektomie	—	—	—	—	—	—	—	—	—	—	—	—	*U	—
Peritonealver= wachsungen	—	***0	**W	**W	***W	***OW	***OW	**OW	***OW	—	—	—	*F	*S
Polyp / Darm	—	—	—	—	—	—	—	—	—	—	—	—	—	—
Divertikel / Darm	*0	—	—	—	—	—	—	—	—	—	—	—	—	—
Hämorrhoiden	—	—	*0	—	—	*W	—	*OW	—	**OW	—	—	—	—
Hernie	—	—	—	—	—	—	—	—	*S	—	—	*S	—	—

VII. Uropoetisches System

1. Das uropoetische System während der Dystrophie

Während der Dystrophie werden offenbar nur geringfügige Veränderungen an den Nieren und ableitenden Harnorganen beobachtet (GIESE und HÖRSTE-BROCK, 1962). BETTINGER (1921) fand die Nieren stets unverändert. Auch kann er die Beobachtungen von HÜLSES (BETTINGER, 1921), der gelegentlich eine fettige Degeneration der Epithelien beobachtet hatte, nicht bestätigen. HAMPERL (1932) geht nicht auf die patho-anatomischen Veränderungen der Nieren und der ableitenden Harnwege ein. Er beschreibt jedoch, daß die Harnblasenentzündungen auf fast die Hälfte zurückgegangen waren, auch die Entzündungen des Nierenbeckens auf fast $^1/_3$. Ergiebiger sind wiederum die Sektionsstudien von BHATTACHARYA und SEN (1945). Immerhin beobachteten die Autoren bei 111 Hungertodesfällen einen Fall einer subakuten und einen einer akuten Nephritis. Ihre makroskopischen und mikroskopischen Beschreibungen der übrigen Fälle scheinen jedoch stärkergradige Veränderungen an den Nieren auszuschließen. VON FALKENHAUSEN und GAIDA (1947) machten darauf aufmerksam, „daß das in gewöhnlichen Zeiten seltene Bild der nicht zur Abszedierung führenden Paranephritis jetzt häufiger ist". Die Autoren stützen ihre Aussage auf operative Interventionen, zu welchen sie sich nach teilweise erheblicher Verschlechterung der Symptomatologie entschlossen hatten.

Nach den umfangreichen Untersuchungen von OVERZIER (1947) beträgt die durchschnittliche Gewichtsabnahme der Niere etwa 8 – 9 % ihres jeweiligen ursprünglichen Gewichtes. Weitere Besonderheiten werden von ihm nicht beschrieben (VALET, 1951). UEHLINGER (1947, 1948) machte an seinem Untersuchungsgut ähnliche Beobachtungen. Er vertritt die Ansicht, daß rheumatische Affektionen und Glomerulonephritiden u. a. als Infektionskrankheiten in den Konzentrationslagern nicht häufiger aufgetreten waren. – Einen guten Überblick bieten auch bezüglich der Erkrankungen des uropoetischen Systemes die Erhebungen von SCHENCK *et al.* (1958):

1. Nephrolithiasis	15 — 4,4 %
2. Nephritis	14 — 4,1 %
3. Pyelitis	6 — 1,8 %

Demnach litten immerhin 35 (mehr als 10 %) der Kriegsgefangenen unmittelbar vor ihrer Heimkehr an Erkrankungen der Nieren oder ableitenden Harnwege.

HELWEG-LARSEN (1952) kommen zu dem Schluß, daß das rheumatische Fieber in deutschen Konzentrationslagern ungewöhnlich selten aufgetreten ist. Auch fanden sie bei nur einem Patienten ihres gesamten Untersuchungsgutes eine Glomerulonephritis. Gegenüber der anamnestischen Angabe von Cystiden und Pyelitiden sind sie deshalb sehr zurückhaltend, weil diesbezügliche Beschwerden von seiten der dystrophiebedingten Polyurie fehlgedeutet sein könnten.

Nach den Ausführungen von SCRIMSHAW (1966) und den klinischen Untersuchungen von BEISEL (1966) ist es sehr wohl vorstellbar, daß Harnwegsinfekte in vermehrtem Maße während der Dystrophie aufgetreten sind. Offenbar hat die hohe Sterblichkeit der Dystrophie selbst und anderer Erkrankungen ein relatives Ansteigen in den jeweiligen Untersuchungsgruppen verhindert. Außerdem muß auf die schwierigen klinischen und nicht ganz zweifelsfreien patho-anatomischen Befunde hingewiesen werden.

Während der Hungerdystrophie kommt es zu einem teilweise extrem vermehrten Abbau körpereigenen Eiweißes. SCHENCK (1973) beobachtete während der akuten Phase ein gehäuftes Auftreten von Harnsteinen. Mit der Besserung der allgemeinen Ernährungssituation waren diese in den späteren Jahren der Gefangenschaft nicht mehr zur Beobachtung gekommen.

2. Eigene Ergebnisse (Tabellen 108 – 116 und 117 – 118, S. 208 – 211)

Urocystitiden werden durchgehend bei den Sektionen Heidelberg und den Unfällen Heidelberg signifikant häufiger als bei den Heimkehrern und den Folgefällen beobachtet. Als Hauptbefund tritt diese Diagnosengruppe selten in Erscheinung, Differenzen zwischen Haupt- und Nebenbefund sind wegen der kleinen Fallzahl daher nur mit Vorbehalt zu interpretieren. Die größten Unterschiede zeigen dabei interessanterweise die Vergleiche mit den Heimkehrern Ost und West gleichermaßen sowie mit den Folgefällen. Auch hier wollen wir unterstellen, daß eine genauere Befunderhebung und -aufzeichnung zumindest für einen Teil dieser signifikanten Unterschiede verantwortlich ist. Ob zusätzlich sekundäre Einflußfaktoren von seiten des Einzugsgebietes (große Chirurgie und große Innere Klinik) besonders bezüglich iatrogener Maßnahmen (Katheterismus) eine Rolle spielen, kann nur angedeutet werden. Für diese Argumentation spricht, daß bei den aufgeführten Vergleichen auch die Unfälle vermehrt Urocystitiden aufweisen.

Als Gesamtbefund wurde die *interstitielle Nephritis* gegenüber den Heimkehrern Ost, den Heimkehrern insgesamt und den Folgefällen in der Gruppe der Sektionsfälle Heidelberg signifikant häufiger beschrieben. Differenzen zwischen Haupt- und Nebenbefund kommen nicht zur Darstellung, wohl aber eine Beziehung der Hauptbefunde derart, daß bei nahezu sämtlichen Vergleichen der Sektionsfälle Heidelberg mit den übrigen Vergleichsgruppen erstere häufiger betroffen waren. Offensichtlich ist diese Diagnose doch mit einem erheblichen Selektionseffekt belastet.

Insgesamt relativ selten kamen *Glomerulonephritiden* zur Beobachtung. Die insgesamt 40 beschriebenen Fälle verteilen sich gleichmäßig auf die verschiedenen Befundklassen und Vergleichsgruppen. Wegen zeilen- oder spaltenweiser Nullbesetzung konnten zahlreiche Teste nicht berechnet werden.

Die *Urolithiasis* fand sich als Hauptbefund insgesamt in nur 8 Fällen. Demnach sind die Teste zwischen Haupt- und Nebenbefund sowie Haupt- und Nullbefund nicht zu verwerten. Doch auch bezüglich des Gesamtbefundes und den Vergleichen zwischen Neben- und Nullbefund finden sich keinerlei Gruppenunterschiede, obwohl diese Diagnose immerhin 74mal verzeichnet wurde.

Die drei nächsten Krankheitsgruppen betreffen die *Nierenarterienstenose*, die *Arteriosklerose* und *Arterio-Arteriolosklerose* der Niere. Die Nierenarterienstenose wurde in sämtlichen Untersuchungs- und Vergleichsgruppen nur selten angegeben. Gruppenunterschiede sind nicht aufgetreten, doch verbietet sich wegen der geringen Fallzahl eine Interpretation. Die Arteriosklerose der Niere wurde dagegen relativ häufig als Haupt- und auch als Nebenbefund aufgeführt. Bezüglich des Gesamtbefundes findet sich bei den Sektionen Heidelberg gegenüber den Heimkehrern Ost und bei den Heimkehrern West gegenüber den Folgefällen eine Häufung dieses Befundes. Jedoch kommt er bei den Sektionen Heidelberg häufiger als bei den Heimkehrern insgesamt zur Beobachtung. Auch ist die Differenz gegenüber den Folgefällen hochsignifikant. Bei den Heimkehrern West ist die Diagnose gehäuft gegenüber sämtlichen Vergleichsgruppen (mit Ausnahme der Heimkehrer Ost) aufgeführt. Auch die Gemeinsamkeitskorrelation der übrigen Vergleiche haben unseres Erachtens hier ihre Ursache. Insgesamt scheint dieser Befund als Hauptbefund im Vergleich zum Nebenbefund häufiger bei den Heimkehrern (Ost und West) zur Darstellung gekommen zu sein. – Betrachten wir nur den Nebenbefund (im Vergleich zum Nullbefund), so zeigt sich eine erstaunlich gleichmäßige Verteilung dieser Diagnosengruppe. Der Vergleich mit den Heimkehrern Ost, mit den Heimkehrern insgesamt und mit den Folgefällen zeigt ein signifikantes Abschneiden der Sektionsfälle Heidelberg. – Auch die Befundgruppe der Arterio-Arteriolosklerose gewinnt durch die Trennung von Haupt- und Nebenbefund stark an Information. Während bezüglich des Gesamtbefundes die Heimkehrer West und die Sektionsfälle Heidelberg häufiger betroffen zu sein scheinen, zeigt der Vergleich zwischen Haupt- und Nullbefund, daß hiervon ausschließlich die Heimkehrer West betroffen sind. Als Hauptbefund spielt diese Diagnosengruppe zudem bei den Heimkehrern Ost im Vergleich zu den Sektionen Heidelberg und den Unfällen eine größere Rolle. Erst die Gruppenvergleiche bezüglich des Nebenbefundes heben eindeutig hervor, daß die Sektionen Heidelberg gleichermaßen wie die Unfälle vermehrt betroffen sind.

Während es sich bei der Diagnosengruppe der Arterio-Arteriolosklerose der Niere um sekundäre Selektionsfaktoren (HÖPKER, 1970) bezüglich des Hauptbefundes handelt, werden von uns für das signifikante Abschneiden der Heidelberger Untersuchungsgruppe in Bezug auf den Nebenbefund vor allem erhebungsbedingte Faktoren verantwortlich gemacht. Auch die Arteriosklerose der Nieren scheint vornehmlich ein solches terminologisches Problem zu sein. Hier weist die Häufung des Nebenbefundes bei den Sektionen Heidelberg auf Verhältnisse hin, welche der Häufigkeitsanalyse bezüglich des Hauptbefundes völlig entgegengesetzt sind. – Insgesamt darf die Darstellung der Unterschiede durchaus der Wirksamkeit des methodischen Ansatzes zugeschrieben werden.

Die *Schrumpfniere* ist als ein (pathogenetisch) sekundäres Phänomen zu betrachten. Bezüglich des Gesamtbefundes kommt eine deutliche Häufung bei den Heimkehrern West gegenüber den Vergleichsfällen insgesamt und den Unfällen zur Darstellung. Die weiteren Befunde widersetzen sich einer plausiblen Deutung. Es fand sich ein signifikanter Unterschied zwischen Haupt- und Nebenbefund der Art, daß bei den Folgefällen und den Sektionen im Vergleich zu den Heimkehrern Ost die Schrumpfniere als Hauptbefund häufiger beobachtet wurde. Bei den Heimkehrern West zeigt sich das gleiche Phänomen, ebenso bei den Heimkehrern insgesamt. Dennoch zeigt der Hauptbefund über sämtliche Untersuchungs- und Vergleichsgruppen eine Gleichverteilung. Folgefälle und Sektionen zeigen bezüglich des Nebenbefundes im Vergleich zu den Heimkehrern Ost und im Vergleich zu den Heimkehrern West signifikant weniger Schrumpfnieren, eine Gruppeneigenschaft, die auch bei den Testen bezüglich der Heimkehrer insgesamt teilweise hochsignifikant wird. Ob die Differenz zwischen Haupt- und Nebenbefund bei den Heimkehrern Ost und West bezüglich der Schrumpfniere nicht doch auf eine unterschiedliche Einschätzung der diagnostischen Wertigkeit dieses Befundes angesichts einer teilweise vorhandenen, teilweise nicht vorhandenen klinischen Diagnostik gewertet werden kann? Immerhin dürfen wir davon ausgehen, daß die Heimkehrerfälle in der Regel nicht so lange dem diagnostischen Apparat der dem jeweiligen Institut vorgeschalteten Kliniken ausgesetzt waren wie die Vergleichsfälle. Vielleicht könnte hiermit zumindest ein Teil der Unterschiede erklärt werden.

Die *Urämie* muß als symptomatischer Endzustand unterschiedlicher Nierenerkrankungen bezeichnet werden. Daß diese Diagnose häufiger als Hauptbefund denn als Nebenbefund in Erscheinung tritt, ist nicht verwunderlich. Bei den insgesamt sehr geringen Gruppenunterschieden in Bezug auf den Gesamtbefund und den Hauptbefund ist die Gruppe der Sektionen Heidelberg häufiger betroffen. Die Teste zwischen Neben- und Nullbefund offenbaren eine homogene Situation. Auch hier sind wir geneigt, äußere Auslesefaktoren (bezüglich der vorgeschalteten Kliniken) für diese Situation verantwortlich zu machen.

3. Diskussion

Von den wenigen stärkeren Unterschieden, welche die Vergleiche einiger Diagnosengruppen des uropoetischen Systemes gezeigt haben, hat sich ein Teil als örtlich bedingte Variabilität herausgestellt. Doch scheinen unserer Ansicht nach den Unterschieden bezüglich der Schrumpfniere eine gewisse Aussagekraft zuzukommen. Alle anderen Diagnosen können nicht in dem Zusammenhang des vermehrten Auftretens bei den untersuchten Gruppen der Heimkehrer aus Ost und West diskutiert werden.

In seinen 92 obduzierten Fällen berichtet FISCHER (1956), daß er in 3 Fällen eine Nephritis resp. Nephrosklerose beobachtete. Allerdings beträgt bei ihm die Zeit zwischen Entlassung bzw. dem Stadium der Dystrophie und dem Tode der Patienten nur einige Monate oder wenige Jahre. – Ein Jahr später (1957) berichtet der gleiche Autor von 31 (32?) Obduktionsfällen, bei welchen er einen Fall einer chronischen Nephritis beobachtet hatte. Weder 1956 noch 1957 werden von FISCHER Schrumpfnieren erwähnt. In Übereinstimmung mit den bereits zitierten Angaben von SCHENCK et al. (1958) hatte bereits ZSCHAU (1950) häufig Nierenbecken- und Harnleiterkonkremente beobachtet. Die Nachuntersuchungen von DIETZE (1958) geben keine Hinweise auf derartige Befunde, obwohl er diese auch diskutiert und ausdrücklich danach gefahndet hat. Auch entzündliche Nierenerkrankungen werden von ihm nicht gehäuft angegeben. – Die Analyse der Todesursachen von 209 verstorbenen Heimkehrern (DIETZE, 1959) weist mit 14 an Nierenkrankheiten verstorbenen Heimkehrern dieser Erkrankungsgruppe immerhin den 6. Rang der Todesursachen zu. Demnach sind insgesamt 6,7% der Heimkehrer nach einem zeitlichen Untersuchungsintervall von 10 Jahren an Nierenkrankheiten verstorben (Angaben über die Auswahl dieser Fälle werden nicht gemacht.

Da der Schrumpfniere eine polyätiologische Genese zugrunde liegt, die summarische Wirksamkeit äußerer Auslesefaktoren wegen der erschwerten diagnostischen Möglichkeiten nur schwer möglich ist, zudem die Differenzen zwischen Haupt- und Nebenbefund dann auf Auslesefaktoren hinweisen, die für eine Häufung bei den Vergleichsgruppen und nicht bei den Heimkehrern sprechen, sind wir der Ansicht, daß tatsächlich die Heimkehrer aus Ost und West häufiger an einer Schrumpfniere litten als die Vergleichsgruppen. Interessanterweise sind die Abhängigkeiten der Vergleiche, die sich auf die Heimkehrer beziehen nicht so stark wie diejenigen der Heimkehrer West. Ob dies nicht auch dem Phänomen der Auswahl der Robusteren zuzuordnen ist? (Wegen der geringen Fallzahl konnte die Abhängigkeit dieses Befundes von der Gefangenschaftsdauer und dem Entlassungszeitpunkt nicht getestet werden.)

Die Frage nach der Entstehung der Schrumpfniere bei Heimkehrern ist nur schwer zu beantworten. Während sämtlicher größerer kriegerischer Ereignisse während der letzten hundert Jahre wurden gehäuft Glomerulonephritiden beschrieben. Zusätzlich zum Streptokokkeninfekt treten äußere Bedingungen wie Kälte, Nässe u. a. (ZOLLINGER, 1966), welche das epidemische Auftreten erklären sollen. Während lange Zweifel bestanden, ob diese sog. Feldnephritis auch als Glomerulonephritis anzusprechen ist, „wird heute mehrheitlich angenommen, daß es sich um eine durch bestimmte konditionelle Faktoren (Nässe, Kälte usw.) in ihrer Gestalt leicht abgewandelte, sonst aber typische Streptokokkenglomerulonephritis" handelt (ZOLLINGER, 1966).

Das lange zeitliche Intervall und vor allem der offensichtliche Charakter des Überraschungsbefundes sprechen dagegen, daß die Feldnephritis als alleiniger Faktor für immerhin mindestens 20 Jahre später beobachtete Schrumpfnieren angesehen werden kann. Im Zusammenhang mit zusätzlichen chronischen Harnwegsinfekten (SELBERG, 1947) und allgemeiner Dystrophie unter extremen Lebensbedingungen ist es sehr wohl vorstellbar, daß während der Gefangenschaft der sog. Pyelonephritis eine gewisse Bedeutung zukommen konnte. Hierfür sprechen auch die zeitlichen Verhältnisse.

Selbstverständlich haben wir versucht, nachträglich die Diagnosen der Schrumpfnieren entsprechend ihrer Patho- und Morphogenese zu differenzieren. Von vorneherein waren alle Diagnosen in dieser Form codiert worden. Nur: Bezüglich der Schrumpfnieren waren die Angaben so dürftig und wenig differenziert, daß weitergehende Auswertungen nicht möglich waren.

4. Tabellenanhang

Tabelle 108

Diagnose: Urozystitis	Heimkehrer West	Heimkehrer Ost	Folgefälle	Sektionen Heidelberg	Unfälle u. Suizide HD u.KA	Heimkehrer Ost u.West	Vergleichsfälle insgesamt
Hauptbefund	4	5	6	35	0	9	41
Nebenbefund	38	31	54	150	16	69	220
Gesamtbefund	42	36	60	185	16	78	261
Nullbefund	541	479	611	778	127	1020	1516

Tabelle 109

Diagnose: interstitielle Nephritis	Heimkehrer West	Heimkehrer Ost	Folgefälle	Sektionen Heidelberg	Unfälle u. Suizide HD u.KA	Heimkehrer Ost u.West	Vergleichsfälle insgesamt
Hauptbefund	19	13	21	54	2	32	77
Nebenbefund	16	14	18	28	5	30	51
Gesamtbefund	35	27	39	82	7	62	128
Nullbefund	548	488	632	881	136	1036	1649

Tabelle 110

Diagnose: Glomerulonephritis	Heimkehrer West	Heimkehrer Ost	Folgefälle	Sektionen Heidelberg	Unfälle u. Suizide HD u.KA	Heimkehrer Ost u.West	Vergleichsfälle insgesamt
Hauptbefund	6	9	6	14	0	15	20
Nebenbefund	1	0	2	2	0	1	4
Gesamtbefund	7	9	8	16	0	16	24
Nullbefund	576	506	663	947	143	1082	1753

Tabelle 111

Diagnose: Urolithiasis	Heimkehrer West	Heimkehrer Ost	Folgefälle	Sektionen Heidelberg	Unfälle u. Suizide HD u.KA	Heimkehrer Ost u.West	Vergleichsfälle insgesamt
Hauptbefund	1	2	3	2	0	3	5
Nebenbefund	17	11	16	19	3	28	38
Gesamtbefund	18	13	19	21	3	31	43
Nullbefund	565	502	652	942	140	1067	1734

Tabelle 112

Diagnose: Nierenarterienstenose	Heimkehrer West	Heimkehrer Ost	Folgefälle	Sektionen Heidelberg	Unfälle u. Suizide HD u.KA	Heimkehrer Ost u.West	Vergleichsfälle insgesamt
Hauptbefund	1	0	1	7	0	1	8
Nebenbefund	2	4	5	5	0	6	10
Gesamtbefund	3	4	6	12	0	7	18
Nullbefund	580	511	665	951	143	1091	1759

Tabelle 113

Diagnose: Arteriosklerose	Heimkehrer West	Heimkehrer Ost	Folgefälle	Sektionen Heidelberg	Unfälle u. Suizide HD u.KA	Heimkehrer Ost u.West	Vergleichsfälle insgesamt
Hauptbefund	23	15	11	16	0	38	27
Nebenbefund	108	86	104	223	27	194	354
Gesamtbefund	131	101	115	239	27	232	381
Nullbefund	452	414	556	724	116	866	1396

Tabelle 114

Diagnose: Arterio—Arteriolo—sklerose, Niere	Heimkehrer West	Heimkehrer Ost	Folgefälle	Sektionen Heidelberg	Unfälle u. Suizide HD u.KA	Heimkehrer Ost u.West	Vergleichsfälle insgesamt
Hauptbefund	20	12	8	14	0	32	22
Nebenbefund	66	41	59	189	21	107	269
Gesamtbefund	86	53	67	203	21	139	291
Nullbefund	497	462	604	760	122	959	1486

Tabelle 115

Diagnose: Schrumpfniere	Heimkehrer West	Heimkehrer Ost	Folgefälle	Sektionen Heidelberg	Unfälle u. Suizide HD u.KA	Heimkehrer Ost u.West	Vergleichsfälle insgesamt
Hauptbefund	12	8	17	26	0	20	43
Nebenbefund	22	15	7	12	2	37	21
Gesamtbefund	34	23	24	38	2	57	64
Nullbefund	549	492	647	925	141	1041	1713

Tabelle 116

Diagnose: Urämie	Heimkehrer West	Heimkehrer Ost	Folgefälle	Sektionen Heidelberg	Unfälle u. Suizide HD u.KA	Heimkehrer Ost u.West	Vergleichsfälle insgesamt
Hauptbefund	8	10	19	36	1	18	56
Nebenbefund	6	6	3	10	2	12	15
Gesamtbefund	14	16	22	46	3	30	71
Nullbefund	569	499	649	917	140	1068	1706

Tabelle 117

Gesamtbefund – Nullbefund

Uropoetisches System / Befundgruppe	01	02	03	04	05	06	07	08	09	10	11	12	13	14	15	16
Urozystitis	—	***V	—	***S	—	***V	—	***S	—	***V	—	***S	—	***S	—	*S
interstitielle Nephritis	—	—	—	*S	—	—	—	—	—	—	—	*S	—	*S	—	—
Glomerulonephritis	—	—	—	—	—	—	—	—	—	—	—	—	—	—	—	—
Urolithiasis	—	—	—	—	—	—	—	—	—	—	—	—	—	—	—	—
Nierenarterienstenose	—	—	—	—	—	—	—	—	—	—	—	—	—	—	—	—
Arteriosklerose	—	—	—	*S	—	—	*W	—	—	—	OW	*S	—	***S	—	—
Arterio–Arteriolosklerose	*W	***V	—	***S	—	—	*W	**S	—	**OW	—	***S	—	***S	—	—
Schrumpfniere	—	—	—	—	—	*W	—	—	*W	*OW	—	—	*OW	—	—	—
Urämie	—	—	—	—	—	—	—	*S	—	—	—	*S	—	—	—	—

Hauptbefund – Nebenbefund

Uropoetisches System / Befundgruppe	01	03	04	05	07	08	09	10	11	12	13	14	15	16
Urozystitis	—	—	—	—	—	—	—	—	·	·	·	—	—	—
interstitielle Nephritis	—	—	—	—	—	—	—	—	·	·	·	—	—	—
Glomerulonephritis	—	—	—	∅	—	—	∅	—	·	·	·	—	∅	∅
Urolithiasis	—	—	—	—	—	—	—	—	·	·	·	—	—	—
Nierenarterienstenose	—	—	—	∅	—	—	∅	—	·	·	·	—	∅	∅
Arteriosklerose	—	—	*0	—	—	**W	*TW	***OW	·	·	·	—	—	—
Arterio–Arteriolosklerose	—	—	***0	*0	—	***W	*TW	***OW	·	·	·	—	—	—
Schrumpfniere	—	*F	*S	—	**F	**S	—	***V	·	·	·	—	—	—
Urämie	—	—	—	—	—	—	—	—	·	·	·	—	—	—

Tabelle 118

Hauptbefund – Nullbefund

Uropoetisches System / Befundgruppe	01	03	04	05	07	08	09	10	11	12	13	14	15	16
Urozystitis	—	—	***S	—	—	***S	—	**V	—	***S	—	***S	—	*TS
interstitielle Nephritis	—	—	**S	—	—	*S	—	—	—	**S	—	*S	—	*S
Glomerulonephritis	—	—	—	—	—	—	—	—	—	—	—	—	—	—
Urolithiasis	—	—	—	—	—	—	—	—	—	—	—	—	—	—
Nierenarterienstenose	—	—	—	∅	—	—	—	—	—	—	—	—	—	—
Arteriosklerose	—	—	—	—	**W	**W	*TW	***OW	*OW	*OW	*TOW	—	—	—
Arterio–Arteriolosklerose	—	—	—	—	**W	*W	*TW	**OW	*OW	—	—	—	—	—
Schrumpfniere	—	—	—	—	—	—	—	—	—	—	—	—	—	—
Urämie	—	—	—	—	—	**S	—	*V	—	**S	—	—	—	—

Nebenbefund – Nullbefund

Uropoetisches System / Befundgruppe	01	03	04	05	07	08	09	10	11	12	13	14	15	16
Urozystitis	—	—	***S	*U	—	***S	—	***V	—	***S	*U	***S	—	—
interstitielle Nephritis	—	—	—	—	—	—	—	—	—	—	—	—	—	—
Glomerulonephritis	—	—	—	∅	—	—	—	—	—	—	—	—	—	—
Urolithiasis	—	—	—	—	—	—	—	—	—	—	—	—	—	—
Nierenarterienstenose	—	—	—	—	—	—	—	—	—	—	—	—	—	—
Arteriosklerose	—	—	*S	—	—	—	—	—	—	**S	—	***S	—	—
Arterio–Arteriolosklerose	—	—	***S	*U	—	***S	—	***V	—	***S	—	***S	*U	—
Schrumpfniere	—	*0	*0	—	**W	**W	—	***OW	**OW	**OW	—	—	—	—
Urämie	—	—	—	—	—	—	—	—	—	—	—	—	—	—

VIII. Skelettsystem

1. Knochenveränderungen während der Dystrophie

Die Mitteilungen über Knochenveränderungen während der Dystrophie sind
außerordentlich spärlich. Die Gründe hierfür liegen auf der Hand: Röntgenuntersuchungen konnten während der Gefangenschaft niemals gemacht werden und detailliertere patho-anatomische Untersuchungen des Knochen-
systemes waren aus technischen (und physischen!) Gründen nicht möglich
(GIRGENSOHN, 1959). SCHMITT (1949) berichtet als erster über die „Hungerosteopathie der Erwachsenen" nach dem 2. Weltkrieg. Eingehend wird diskutiert, ob von einer Hungerosteopathie oder einer Osteoporose im klassi-
schen Sinne hervorgerufen durch chronische Hungerzustände gesprochen werden soll (ZUR, 1949). ZUR beschreibt sog. „Hustenfrakturen" der Rippen, die
er nach lang anhaltenden starken Hustenanfällen und Osteoporose beobachtet
hatte. Interessant ist die röntgenologische Untersuchung der Patienten, die
auf den Autor den Eindruck einer Pseudarthrosenbildung machte: „Es findet
sich eine gewisse Lücke, die Begrenzung dieser Lücke ist aufgetrieben, man
vermeint Veränderungen wie an einem Gelenk im Sinne von Arthrosis
deformans zu sehen mit Randwulst- und Schnabelbildungen, die Diagnose
scheint röntgenologisch klar". In einigen der von ZUR beschriebenen Fälle
konnte eine histologische Untersuchung gemacht werden: „Die Histologie unserer Pseudarthrosenbildung ergab jedoch, daß die Lücke im Bilde durch einen endostalen und periostalen Kallus überbrückt ist, der eine fasrige Struktur und nur wenig chondro-metaplastische Knochenbildung aufweist. Die
Auftreibung der Ränder, die wie Randwülste und Schnabelbildungen einer
Arthrosis deformans erscheinen, sind histologisch neugebildete periostale
Knochenbrücken, die die Frakturstellen so knotig und wulstig auftreiben.
Außerdem sollte die Annahme, die Frakturenden könnten nicht wesentlich
aneinander reiben, nicht unbedingt gegeben sein, da der geschilderte Mecha-
nismus, bleibt der Husten weiter bestehen, erst recht eine weitere Reibung
der Bruchenden plausibel macht. Damit zeigt es sich, daß man mit der rein
röntgenologischen Annahme einer Pseudarthrose an den Rippen sehr vor-
sichtig sein soll, histologisch sieht die Fraktur ganz anders aus."
Auch ZSCHAU (1950) bestätigte im wesentlichen die Beobachtungen von
ZUR. Er konnte allein von Herbst bis Ende 1946 von 900 Patienten in 63
Fällen Frakturen an den vorderen Enden der Rippen klinisch nachweisen und
bei 12 Sektionen diese Diagnose bestätigen.
Pathophysiologisch soll (im Zusammenhang mit infarktbegünstigenden
Faktoren ausführlicher erörtert) die Phytansäure erwähnt werden, welche
zusammen mit einem relativen Vitamin-D-Mangel und nahezu fehlender

UV-Licht-Exposition doch erheblichen Einfluß auf den Kalkstoffwechsel und damit auch auf mögliche Umbauvorgänge des Knochens haben könnte.

Sicherlich mögen andere Erkrankungen, wie z. B. die Spondylitis tuberculosa auch unter extremen Lebensbedingungen eine erhebliche Rolle gespielt haben (OTT, 1956). Offenbar jedoch war die Sterblichkeit dieser Patienten so hoch, daß von den 334 untersuchten Heimkehrern kurz vor der Entlassung (1955) Erkrankungen dieser Art von SCHENCK *et al.* (1958) nicht mehr beobachtet wurden. Auch die ausführliche Studie von HELWEG-LARSEN (1952) geht nicht näher auf diesen gesamten Erkrankungskomplex ein.

2. Eigene Ergebnisse   (Tabellen 120 – 126 und 127 – 128, S. 216 – 218)

Zunächst muß bemerkt werden, daß sämtliche Skelettbefunde vornehmlich Befunde sind, die als Nebenbefund in Erscheinung treten. Nur in Ausnahmefällen erscheinen demnach die nachfolgenden Diagnosengruppen als Hauptbefund. Dies hat selbstverständlich auch auf die Wirksamkeit der Unterscheidung zwischen Haupt- und Nebenbefund insofern einen Einfluß, als die Vergleiche bezüglich des Nebenbefundes eigentlich als solche zu werten sind, die dem Gesamtbefund entsprechen. Bei den hier vorgestellten Diagnosengruppen sind wir demnach nicht in der Lage, äußerlich bedingte Selektionseffekte (sog. sekundäre Selektionsfaktoren) zu charakterisieren.

Die degenerativen Veränderungen des Skelettes kamen insgesamt 97mal zur Beobachtung, wobei die Zahl der Hauptbefunde mit 4 außerordentlich gering ist. Die einzig auffallenden Vergleiche sind die zwischen den Heimkehrern Ost und den Vergleichsfällen insgesamt sowie den Sektionen Heidelberg bezüglich des Gesamtbefundes und des Nebenbefundes. Auch die Heimkehrer West zeigen bezüglich des Nebenbefundes vermehrt degenerative Erkrankungen des Skelettes als die Sektionen Heidelberg. Jedoch sind die Folgefälle ebenfalls häufiger als die Sektionen Heidelberg betroffen. – Unter dieser Diagnosengruppe wurden alle diejenigen Skeletterkrankungen zusammengefaßt, die degenerativer Natur sind und durch die nachfolgenden Diagnosengruppen nicht beschrieben werden.

Die Diagnosengruppe *Atrophie des Skelettes* wurde bei uns nur insgesamt sechsmal dokumentiert – eine Aussage ist nicht möglich, auch wenn auffällig ist, daß bei den Heimkehrern diese Diagnose immerhin fünfmal, jedoch bei den Sektionen Heidelberg nur einmal gestellt wurde.

Die Diagnosengruppe *Osteoporose* wurde relativ häufig verzeichnet, spielt jedoch erwartungsgemäß als Hauptbefund praktisch keine Rolle. Sämtliche signifikanten Vergleiche gegenüber den Heimkehrern Ost, den Heimkehrern insgesamt sowie den Folgefällen sind zugunsten der Sektionen Heidelberg ausgefallen. Auch die Tatsache, daß zwischen den Folgefällen und den Heimkehrern (Ost sowie West) kein Unterschied besteht, weist darauf hin, daß offensichtlich erhebungsbedingte Differenzen diese positiven Testergebnisse vortäuschen.

Etwas anders liegen die Verhältnisse bei der Diagnosengruppe der *Degeneration der Wirbelsäule*. Hierunter wurden alle diejenigen Begriffe zusammengefaßt, die nicht als Osteoporose bezeichnet wurden. Ob sich die Häufung bei den Heimkehrern Ost im Vergleich zu den Sektionen Heidelberg (ähnliche Verhältnisse liegen bei den Heimkehrern insgesamt bezüglich der Vergleichsfälle insgesamt und den Sektionen Heidelberg vor) auf terminologische Differenzen beziehen, könnte vor allem aufgrund des Testergebnisses zwischen den Folgefällen und den Sektionen Heidelberg angenommen werden. Offenbar werden degenerative Erkrankungen des Skelettes auf der einen Seite und Osteoporose auf der anderen Seite für ähnliche patho-anatomische Zustände an den verschiedenen Erhebungsorten unterschiedlich benutzt.

Zur Illustration dieser Aussage haben wir daher die Häufigkeiten der Befundgruppen (*Osteoporose* und *degenerative Erkrankungen des Skelettes*) addiert und gegenüber den einzelnen Untersuchungs- und Vergleichsgruppen ausgetestet. Auffallenderweise findet sich jetzt kein Unterschied zwischen diesen Gruppen (sowohl bezüglich des Gesamtbefundes, als auch bezüglich des Nebenbefundes). Wir werten dies als einen deutlichen Hinweis auf die oben geschilderte erhebungsbedingte Gesamtsituation (Tabelle 119).

Arthrosen am Hüftgelenk bzw. *am Hüft- und Kniegelenk* wurden nur sehr selten befundet. Bis auf die Tatsache, daß die Hüftgelenksarthrose häu-

	(1)	(2)	(3)	(4)	(5)
Heimkehrer West (1)	—	0,609	2,173	0,323	1,238
Heimkehrer Ost (2)	0,609	—	0,507	0,103	0,017
Folgefälle (3)	2,475	0,507	—	1,117	0,067
Sektionen Heidelberg (4)	0,845	3,206	0,657	—	0,108
Unfälle u. Suizide HD und KA (5)	1,238	0,017	0,103	0,017	—

Tabelle 119. Befundgruppe von „Osteoporose" und „degenerative Skeletterkrankungen" zusammengenommen bei den verschiedenen Vergleichen zwischen den Untersuchungs- (Heimkehrer Ost und West) und Vergleichsgruppen (Folgefälle, Sektionen Heidelberg, Unfälle und Suizide HD und KA), getrennt für den Gesamtbefund (obere Hälfte) und Nebenbefund (untere Hälfte). Zwischen den Untersuchungsgruppen finden sich bezüglich der *Befundgruppe* (im Gegensatz zu den Einzeldiagnosen) keine Unterschiede mehr, was auf unterschiedliche terminologische Gepflogenheiten hinweisen könnte

figer als Hauptbefund denn die Kniegelenksarthrose verzeichnet wurde, können wegen der kleinen Fallzahl keine Aussagen gemacht werden.

Frakturen des Skelettes kamen relativ häufig zur Darstellung. Die Testung des Gesamtbefundes weist auf einen häufigeren Befall sämtlicher Vergleichsgruppen gegenüber den Heimkehrern Ost und West hin. Die Unterschiede zwischen Haupt- und Nebenbefund sind wegen der geringen Häufigkeit von Frakturen als Hauptbefund zu vernachlässigen. Auch die Verteilung der signifikanten Ergebnisse bezüglich des Nebenbefundes weisen auf ein Überwiegen dieser Veränderungen bei den Vergleichsfällen, vor allem in der Gruppe der Unfälle hin.

3. Diskussion

Bezüglich der von uns getesteten Diagnosengruppen konnten anhand unseres Materiales keine Unterschiede zwischen den Heimkehrern und den Vergleichsgruppen herausgearbeitet werden derart, daß ein häufigerer Befall bestimmter Skeletterkrankungen bei den Heimkehrern gegeben wäre. Auf die Bedeutung der terminologischen Gewohnheiten und die Tatsache, daß sämtliche Befundgruppen vornehmlich den Charakter von Nebenbefunden haben, wurde bereits ausführlich eingegangen. Beides mindert die Aussagekraft dieser Ergebnisse erheblich.

Die Mitteilungen aus der Literatur weisen jedoch auf Zusammenhänge zwischen „Stammskelettveränderungen nach Dystrophie" hin (SASSEN und SCHENKELBERG, 1958). Das Untersuchungsgut dieser Autoren setzt sich aus 100 Spätheimkehrern zusammen, dessen genauer Auswahlmodus leider nicht näher beschrieben wird. Jedoch werden die Untersuchungsergebnisse an den Heimkehrern mit denen von einer etwa gleichgroßen Gruppe von Testpersonen verglichen. Die Ergebnisse werden dahingehend zusammengefaßt, daß bei den Heimkehrern und den Testpersonen grundsätzlich gleiche Veränderungen gefunden, diese jedoch bei den Heimkehrern etwa 10 Jahre früher beobachtet wurden (wir erlauben uns, bei dieser Aussage einige methodische Vorbehalte anzumelden). STÖLZEL und TASCHER (1959) weisen ebenfalls auf einen möglichen Zusammenhang zwischen einer in der Gefangenschaft durchgemachten „Mangelosteopathie" und nachfolgenden Skelettbeschwerden hin. Die gutachterliche Seite dieses Fragenkomplexes wird ausführlich von HACKENBROCH (1971) besprochen. Ohne jedoch genaueres Zahlenmaterial anzugeben, berichtet KLIMKOWA-DEUTSCHOWA (1971) über eine Untersuchungsgruppe von 700 Patienten, von denen sie 160 eingehenderen Skelettuntersuchungen unterwarf und sie mit 163 Testpersonen verglich. Die Autorin schreibt: „Abschließend möchte ich sagen, daß wir anhand unserer Untersuchungen eine statistisch signifikante Vermehrung von Osteoporosen bei unseren Kranken mit Lageranamnese feststellen konnten, weiterhin auch ein Vorrücken des Vorkommens der Osteoporose bei Männern in dieser Krankengruppe".

LÖNNUM (1971) hebt vor allem die Bedeutung multipler Traumen auf die Wirbelsäule hervor. Er findet deutliche Abhängigkeiten von „Röntgenveränderungen an der Wirbelsäule" vom Alter, der Schwere der Haft und ernsteren Rückentraumen. Die von ihm beobachteten 18 Fälle mit Wirbelfrakturen bezieht der Autor auf die anamnestische Angabe der Patienten, die zumeist eine Hungerosteopathie durchgemacht hätten.

Auch im Zusammenhang mit den Skeletterkrankungen und vor allem den degenerativen Skelettveränderungen spielt bei der Begutachtung der Begriff des Anlageleidens eine besondere Rolle. HOFFMANN (1971) unterscheidet grundsätzlich zwischen einer Gelenkknorpeldegeneration als physiologischen Prozeß und der Verschleißarthrose als Krankheit.

Wir vermögen anhand unseres Materials diesen Ausführungen keine aussagekräftigen Untersuchungsergebnisse entgegenzusetzen. Die Frage, ob tatsächlich Skelettveränderungen auch nach einem längeren Intervall nach der Dystrophie beobachtet werden, vermögen wir nicht zu entscheiden. Offenbar jedoch erscheinen mögliche Gruppenunterschiede in der einen wie in der anderen Richtung nicht sehr ausgeprägt.

4. Tabellenanhang

Tabelle 120

Diagnose: Skelett. degenerative Erkrankungen	Heimkehrer West	Heimkehrer Ost	Folgefälle	Sektionen Heidelberg	Unfälle u. Suizide HD u.KA	Heimkehrer Ost u.West	Vergleichsfälle insgesamt
Hauptbefund	0	0	0	4	0	0	4
Nebenbefund	20	27	23	17	6	47	46
Gesamtbefund	20	27	23	21	6	47	50
Nullbefund	563	488	648	942	137	1051	1727

Tabelle 121

Diagnose: Skelett. Atrophie	Heimkehrer West	Heimkehrer Ost	Folgefälle	Sektionen Heidelberg	Unfälle u. Suizide HD u.KA	Heimkehrer Ost u.West	Vergleichsfälle insgesamt
Hauptbefund	0	0	0	0	0	0	0
Nebenbefund	4	1	0	1	0	5	1
Gesamtbefund	4	1	0	1	0	5	1
Nullbefund	579	514	671	962	143	1093	1776

Tabelle 122

Diagnose: Osteoporose	Heimkehrer West	Heimkehrer Ost	Folgefälle	Sektionen Heidelberg	Unfälle u. Suizide HD u.KA	Heimkehrer Ost u.West	Vergleichsfälle insgesamt
Hauptbefund	0	0	1	1	0	0	2
Nebenbefund	29	18	28	67	6	47	101
Gesamtbefund	29	18	29	68	6	47	103
Nullbefund	554	497	642	895	137	1051	1674

Tabelle 123

Diagnose: Wirbelsäule. Degeneration	Heimkehrer West	Heimkehrer Ost	Folgefälle	Sektionen Heidelberg	Unfälle u. Suizide HD u.KA	Heimkehrer Ost u.West	Vergleichsfälle insgesamt
Hauptbefund	0	0	0	4	0	0	4
Nebenbefund	16	24	20	14	6	40	40
Gesamtbefund	16	24	20	18	6	40	44
Nullbefund	567	491	651	945	137	1058	1733

Tabelle 124

Diagnose: Hüft-,Kniegelenk. Arthrose	Heimkehrer West	Heimkehrer Ost	Folgefälle	Sektionen Heidelberg	Unfälle u. Suizide HD u.KA	Heimkehrer Ost u.West	Vergleichsfälle insgesamt
Hauptbefund	1	1	0	1	0	2	1
Nebenbefund	7	5	3	6	0	12	9
Gesamtbefund	8	6	3	7	0	14	10
Nullbefund	575	509	668	956	143	1084	1767

Tabelle 125

Diagnose: Hüftgelenk. Arthrose	Heimkehrer West	Heimkehrer Ost	Folgefälle	Sektionen Heidelberg	Unfälle u. Suizide HD u.KA	Heimkehrer Ost u.West	Vergleichsfälle insgesamt
Hauptbefund	1	1	0	1	0	2	1
Nebenbefund	0	0	0	3	0	0	3
Gesamtbefund	1	1	0	4	0	2	4
Nullbefund	582	514	671	959	143	1096	1773

VIII. Skelettsystem

Tabelle 126

Diagnose: Skelett.Frakturen	Heimkehrer West	Heimkehrer Ost	Folgefälle	Sektionen Heidelberg	Unfälle u. Suizide HD u.KA	Heimkehrer Ost u.West	Vergleichsfälle insgesamt
Hauptbefund	1	0	4	6	0	1	10
Nebenbefund	45	45	46	76	17	90	139
Gesamtbefund	46	45	50	82	17	91	149
Nullbefund	537	470	621	881	126.	1007	1628

Tabelle 127

Skelett — Befundgruppe — Gesamtbefund – Nullbefund

Befundgruppe	01	02	03	04	05	06	07	08	09	10	11	12	13	14	15	16
Skelett, degenerative Erkrankungen	—	** O	—	** O	—	—	—	—	—	* OW	—	** OW	—	—	—	—
Skelett, Atrophie	—	—	—	—	—	* TW	—	—	—	—	—	—	—	—	ø	—
Osteoporose	—	* V	—	** S	—	—	—	—	—	—	—	** S	—	* S	—	—
Wirbelsäule, Degeneration	—	—	—	—	—	—	—	—	—	—	—	* OW	—	—	—	—
Hüft-,Kniegel. Arthrose	—	—	—	—	—	—	—	—	—	* OW	—	—	=	—	—	—
Hüftgelenk, Arthrose	—	—	—	—	—	—	—	—	—	—	—	—	—	—	ø	—
Skelett, Frakturen	—	*** V	** F	—	*** U	*** V	** F	* S	*** U	*** V	** F	* S	*** U	—	*** U	*** U

Skelett — Befundgruppe — Hauptbefund – Nebenbefund

Befundgruppe	01	03	04	05	07	08	09	10	11	12	13	14	15	16
Skelett, degenerative Erkrankungen	ø	ø	—	ø	ø	—	ø	—	•	•	•	—	ø	—
Skelett, Atrophie	ø	ø	ø	ø	ø	ø	ø	ø	•	•	•	ø	ø	ø
Osteoporose	ø	—	—	ø	—	—	ø	—	•	•	•	—	—	—
Wirbelsäule, Degeneration	ø	ø	—	ø	ø	—	ø	—	•	•	•	—	ø	—
Hüft-,Kniegel. Arthrose	—	—	—	ø	—	—	ø	—	•	•	•	—	ø	ø
Hüftgelenk, Arthrose	ø	ø	—	ø	ø	—	ø	—	•	•	•	ø	ø	ø
Skelett, Frakturen	—	—	—	* TU	* TF	—	** TU	** V	•	•	•	—	—	* U

Tabelle 128

Skelett — Befundgruppe — Hauptbefund – Nullbefund

Befundgruppe	01	03	04	05	07	08	09	10	11	12	13	14	15	16
Skelett, degenerative Erkrankungen	ø	ø	—	ø	ø	—	ø	—	ø	—	ø	—	ø	—
Skelett, Atrophie	ø	ø	ø	ø	ø	ø	ø	ø	ø	ø	ø	ø	ø	ø
Osteoporose	ø	—	—	ø	—	—	ø	—	—	ø	—	—	—	—
Wirbelsäule, Degeneration	ø	ø	—	ø	ø	—	ø	—	ø	—	ø	—	ø	—
Hüft-,Kniegel. Arthrose	—	—	—	—	—	—	—	—	—	ø	—	—	—	—
Hüftgelenk, Arthrose	—	—	—	—	—	—	—	—	—	—	—	—	ø	—
Skelett, Frakturen	—	** F	—	*** U	** F	* TS	*** TU	*** V	** F	* TS	*** TU	—	*** TU	*** TU

Skelett — Befundgruppe — Nebenbefund – Nullbefund

Befundgruppe	01	03	04	05	07	08	09	10	11	12	13	14	15	16
Skelett, degenerative Erkrankungen	—	—	*** O	—	—	* W	—	* OW	—	** OW	—	* F	—	—
Skelett, Atrophie	—	—	—	—	—	—	—	—	—	—	—	—	ø	—
Osteoporose	—	—	** S	—	—	—	—	—	—	** S	—	* S	—	—
Wirbelsäule, Degeneration	—	—	*** O	—	—	—	—	* OW	—	** OW	—	* F	—	—
Hüft-,Kniegel. Arthrose	—	—	—	—	—	—	—	—	—	—	—	—	—	—
Hüftgelenk, Arthrose	ø	ø	—	ø	ø	—	ø	—	ø	—	ø	—	ø	—
Skelett, Frakturen	—	—	—	*** U	—	—	*** U	*** V	—	—	*** U	—	*** U	*** U

IX. Zentralnervensystem und Psyche

1. Zentralnervensystem und Psyche während der Dystrophie

Wohl keines der hier inhaltlich diskutierten Themen fußt auf einer solch reichhaltigen Literatur wie die Diskussion um Schäden und Nachwirkungen am Zentralnervensystem und der Psyche. KORNHUBER (1961) geht sehr ausführlich auf die „Psychologie und Psychiatrie der Kriegsgefangenschaft" ein. In dem Bericht der Arbeitsgruppe um HELWEG-LARSEN (1952) werden die von ihnen untersuchten ehemaligen Inhaftierten auch nach ihrem sozialen Verhalten während der Haft unterschieden. Die Gruppe der Betroffenen, deren Verhalten mit „antisozial" bezeichnet wird, weist eine Sterblichkeit von 30% auf: Von insgesamt 538 Gefangenen verstarben 175. In der Vergleichsgruppe (der politisch Verfolgten) verstarben hingegen von 1 815 Verhafteten nur 235, dies entspricht einem Prozentsatz von 13. Dieser Unterschied ist hochsignifikant ($+$). Wichtig erscheint uns, daß nicht nur das allgemeine Verhalten ganzer Bevölkerungsteile unter extremen Lebensbedingungen deren Überlebenschancen ganz erheblich beeinflussen, als vielmehr die Tatsache, daß gerade bezüglich dieser Eigenschaften auch eine starke Auslese stattfindet. SCHULTE und STIAWA (1958) beschreiben das Problem folgendermaßen:

„Grundsätzlich ist nun auch zum Problem der Statistik . . . anzuführen, daß in den bisherigen Aufstellungen die Zahl der Dauergeschädigten viel zu sehr mit der der Überlebenden konfrontiert wurde, anstatt mit den dystrophisch schwerst Geschädigten, die verstorben sind. Wir müssen uns doch darüber im klaren sein, daß die meisten, die eine ernstliche Dystrophieschädigung des Zentralnervensystems davongetragen haben, nicht mit dem Leben davongekommen sind. Das lehren ja auch die Sektionsergebnisse im Zuge akuter Hungerdystrophien. Hier sind die totgeweihten Dystrophiker zu nennen, welche zahlreiche Ärzte in Gefangenschaft sahen. Diese Kranken verloren jeden Eigenantrieb, waren völlig stumpf, ohne Anteilnahme und Interesse . . . Wenn einige von diesen Hirngeschädigten die akuten Stadien doch überstanden haben, so haben manche einen gewissen Defekt zurückbehalten. Diese mit Defekt Davongekommenen waren wahrscheinlich gerade nicht die besonders anfälligen Strukturen, sondern im Gegenteil oft recht widerstandsfähige. Die anderen werden den akuten Stadien wahrscheinlich eher zum Opfer gefallen sein. Wir sehen hier noch einmal eine Erklärung und Bestätigung dafür, daß wir unter den so Hirngeschädigten keineswegs gehäuft konstitutionell abartige oder praesenil Disponierte finden."

Einer Studie von HOLLE (1948) verdanken wir die ausführliche Durcharbeitung und Beschreibung plötzlicher Todesfälle nach schwerer Inanition.

„Bei schwerer chronischer Inanition kann ohne vorausgehende Krankheit tiefes Coma und plötzlicher Tod eintreten. Häufig besteht gleichzeitig eine Hypoglykämie. Die Kranken werden oft mit der Diagnose Apoplexie in das Krankenhaus eingeliefert. Der Sektionsbefund spricht für eine zentral-nervöse Todesursache ... Die Hirnsubstanz ist ödematös ... sehr eindrucksvolle Ganglienzelldegenerationen fanden sich in Groß- und Kleinhirn, häufig in Verbindung mit lokaler Hyperämie ... Als auslösende Ursache für den plötzlichen Tod werden Hypoglykämien angenommen."

Neben HOLLE (1948) beschreiben auch andere Autoren meist stärker ausgeprägte Hirnödeme bei an chronischer Dystrophie Verstorbenen (OVERZIER, 1948; UEHLINGER, 1948; WILKE, 1950, 1961; ZSCHAU und WICHMANN, 1951). Diese ödematösen Hirnschwellungen werden auch unabhängig von peripheren Ödemen beobachtet. (HOLLE, 1948; WILKE, 1950; ZSCHAU und WICHMANN, 1951). Die Genese des Hirnödems ist nicht geklärt (GIESE und HÖRSTEBROCK, 1962). Ungeklärt ist auch die Frage, ob Hirnödeme dieser Art auch bei denjenigen Dystrophikern vorkamen, welche die akute Phase überlebt haben. Dann allerdings könnten als späte Rest- und Folgezustände Defekte diskutiert werden, die im Sinne von HALLERVORDEN (1939) als „Spätfolgen von Hirnschwellung und Hirnödem" in Betracht kommen. Vor allem SCHULTE (1953) und SCHULTE und STIAWA (1958) haben immer wieder die Ansicht vertreten, daß es auch eine allein durch Dystrophie bedingte Hirnschädigung geben müsse. Sie haben auf die Parallele zur Säuglingsdystrophie hingewiesen. Jedoch konnten Nachuntersuchungen auch nach lang dauernder Säuglingsdystrophie keine eindeutigen Intelligenzdefekte, wohl aber in einzelnen Fällen einen geistigen Entwicklungsrückstand nachweisen (GIESE und HÖRSTEBROCK, 1962). Auch die klinischen Zeichen möglicher hirnatrophischer Prozesse, z. B. im Encephalogramm, sind sehr diskret (SCHULTE und STIAWA, 1958). Neuere Untersuchungen von DOBING (1969) scheinen jedoch für einen „Hirnschaden" nach Unterernährung zumindest bei Kindern zu sprechen.

Angesichts dieser Situation finden sich in der Literatur zahlreiche Arbeiten, die vornehmlich gutachterlich gestützte Einzelfallbeschreibungen darstellen. Zusammen mit einer psychiatrisch-klinischen Symptomatik wird oft eine mögliche Verbindung zwischen hirnatrophischen Prozessen (demonstriert an Ventriculographien) und den jeweils beobachteten „cerebralen Defektsyndromen" (SCHULTE, 1953) gesehen (BERINGER und MALLISON, 1949; SCHULTE, 1951; PETRY, 1954; RAUSCHELBACH, 1954; KOLLE, 1958; MÜLLER-HEGEMANN, 1966). Einige Autoren nehmen jedoch eine differenziertere Haltung ein, wie z. B. BRONISCH (1953), der zwischen einem stationären Defekt und fortschreitenden hirnatrophischen Prozessen unterscheidet.

Auf die zahlreichen psychiatrischen Krankheitsbilder kann hier nicht eingegangen werden. BAEYER, HÄFNER und KISKER (1964) verdanken wir Hinweis und Durcharbeitung der Gesamtproblematik seelisch geschädigter ehemaliger Verfolgter. Während BERINGER und MALLISON (1949) mehr von „vorzeitigen Versagenszuständen" sprechen, BALDERMANN (1951) von „abnormen psychischen Reaktionen", werden von Schulte (1953) und Kolle (1958) mehr die „cerebralen Defektsyndrome" und das „organische Psychosyndrom" in den Vordergrund gestellt. Vor allem hinsichtlich neurotisch-funktioneller Störungen und in Bezug auf Fragen der Rehabilitation (Müller-Hegemann, 1966) sind gutachterliche Zusammenhangsfragen von großer Bedeutung (Kornhuber, 1961) – auch in forensischer Hinsicht (von Baeyer, 1957). Bereits Rauschelbach (1954) hat auf die versorgungsrechtliche Problematik hingewiesen (Wenzel, 1965). Auf die Lösung des gesellschaftlichen Konfliktes dieser klinisch manifesten Krankheitsbilder nach Verfolgung hat Jacob (1961) gedrängt. Gleichzeitig hat er den Begriff des Anlageleidens auch in diesem Zusammenhang kritisch durchleuchtet (Jacob, 1971).

Helweg-Larsen *et al.* (1952) beschreiben zur Kritik der akuten Dystrophie auch die Polyneuritis. Die Korrelation zwischen Neuritis und Hungerödem ist in der von dieser Arbeitsgruppe untersuchten Personengruppe hochsignifikant ($+$). Weitere Hinweise auf neurologische Spätschäden, welche nicht kreislaufbedingt sind (Zülch, 1958) fanden sich in der Literatur nicht.

Angaben über mögliche Auswirkungen eines Vitamin-B_1-Mangels auf das Zentralnervensystem liegen nur von experimenteller Seite vor. Die Hauptschwierigkeit liegt in der Tatsache, daß man isolierte Vitamin-B_1-Mangelzustände ohne gleichzeitige erhebliche Störung der Nahrungsaufnahme nicht zu erzeugen vermag. Auch sind teilweise die vom Versuchstier abhängigen funktionellen und morphologischen Schädigungen sehr variabel, wobei auch die Polyneuritis kein spezifisches Vitamin-B_1-Mangelsymptom ist (Studer *et. al.*, 1962). Ist es gestattet, die Frage nach möglichen Spätschäden am Zentralnervensystem einmal in umgekehrter Weise zu stellen?: Welche anderen Symptome als die der Hirnatrophie und einer gesteigerten „vegetativen Labilität" sollen den Experimentatoren als Arbeitshypothesen mitgegeben werden?

2. Eigene Ergebnisse (Tabellen 129–140 und 141–142, S. 226–229)

Morbus PICK wurde insgesamt zehnmal beobachtet, *Morbus ALZHEIMER* nicht. Die aufgeführten Vergleiche sind nur der Vollständigkeit wegen erwähnt. Die *Gehirnatrophie* zeigt bezüglich des Gesamtbefundes bei sämtlichen Vergleichen keine Gruppenunterschiede. Haupt- und Nebenbefund verteilen sich jedoch derart, daß gegenüber den Heimkehrern Ost und den Heimkehrern West diese Diagnose als Hauptbefund häufiger bei den Folgefällen zur Beobachtung gekommen ist. Während es sich bezüglich des Hauptbefundes wiederum um eine gleichmäßige Verteilung auf sämtliche Untersuchungs- und Vergleichsgruppen handelt, zeigen die Heimkehrer Ost im Vergleich zu den Folgefällen eine Häufung der Gehirnatrophie bezüglich des

Nebenbefundes. Der Vergleich zwischen den Heimkehrern und den Vergleichsfällen jeweils insgesamt weist ebenfalls auf einen häufigeren Befall der Heimkehrer hin. – Die Gruppenunterschiede insgesamt sind gering, die nachgewiesenen Testergebnisse zudem nur schwach signifikant.

Die beiden Befunde *Hydrocephalus internus* und *Hydrocephalus externus* ebenso wie die undifferenzierte Angabe *Hydrocephalus* können als symptomatisch für die Gehirnatrophie angesehen werden. Die Befundgruppe des Hydrocephalus ohne nähere Angabe zeigt bis auf die Differenz eines transformierten Wertes keinerlei Gruppenunterschiede – wegen der außerordentlich kleinen Zahl von nur 21 Befunden besitzt dieses keine Aussagekraft. Auch der Befund des Hydrocephalus externus weist keine Gruppenunterschiede auf. Der Hydrocephalus internus wurde insgesamt 53mal beobachtet: Als Gesamtbefund findet er sich häufiger bei den Heimkehrern Ost im Vergleich zu den Vergleichsfällen insgesamt sowie zu den Sektionen Heidelberg, gegenüber letzteren auch häufiger bei den Heimkehrern West. Die Heimkehrer insgesamt weisen zudem diesen Befund häufiger auf als die Vergleichsfälle insgesamt und die Sektionen Heidelberg. Interessanterweise sind die Folgefälle häufiger betroffen als die Sektionen Heidelberg. – Zwischen Haupt- und Nebenbefund findet sich nur eine Gemeinsamkeitskorrelation zwischen den Heimkehrern insgesamt und den Vergleichsfällen insgesamt, die ohne Aussagekraft ist. Der Vergleich der Heimkehrer Ost und der Heimkehrer West jeweils mit den Sektionen Heidelberg weist einen deutlich häufigeren Befall der Heimkehrer auf. Diese Beziehung spiegelt sich auch in den Vergleichen der Heimkehrer insgesamt zu den Vergleichsfällen insgesamt und zu den Sektionen Heidelberg wider. Auch hier kommt deutlich zum Ausdruck, daß die Folgefälle häufiger als die Sektionsfälle Heidelberg einen Hydrocephalus internus in ihren Sektionsdiagnosen aufweisen. – Wegen der Präsens eines Neuropathologischen Institutes in Heidelberg wurde immer befürchtet, daß Diagnosen und Diagnosengruppen dieses Fachgebietes besonders häufig verzeichnet werden (für die Diagnose des Hirnödemes wurde ein solcher Nachweis geführt; HÖPKER, 1970). Der Vergleich bezüglich des Gesamtbefundes und des Nebenbefundes zwischen den Folgefällen und Sektionen, der jeweils ein gehäuftes Auftreten dieser Diagnose bei den Folgefällen deutlich macht, zeigt, daß ein solcher Effekt zumindest nicht von der Bedeutung ist, daß er bei der Interpretation der diskutierten Vergleiche berücksichtigt werden müßte. Wir sind der Ansicht, daß erhebungsbedingte lokale Differenzen nicht die Gruppenunterschiede bezüglich der Diagnosengruppe Hydrocephalus internus zu erklären vermögen.

Die *Leptomeningofibrose* zeigt dagegen etwas anders gelagerte Verhältnisse. Sämtliche signifikanten Vergleiche zwischen Gesamt- und Nullbefund, bei denen direkt oder indirekt die Gruppe der Sektionen Heidelberg beteiligt ist, zeigen eine signifikante Vermehrung dieser Diagnosengruppe bei den Vergleichsfällen. Zwischen Haupt- und Nebenbefund sowie zwischen Haupt- und Nullbefund konnten wegen fehlender Zellenbesetzung meist keine Teste gemacht werden. Das dargestellte Korrelationsmuster findet sich in gleicher Weise bei den Vergleichen zwischen Neben- und Nullbefund. – Die auffallende Häufung von 41 bei insgesamt 56 Fällen von Leptomeningofibrosen im pathoanatomischen Sektionsgut Heidelberg kann nur durch örtliche Besonderheiten (vor allem bezüglich der Erhebung) erklärt werden (s. o.). Um so härter jedoch ist das Ergebnis bezüglich des Hydrocephalus internus zu bewerten, welches trotz der offensichtlichen lokalen Besonderheiten in Heidelberg den Heimkehrern vermehrt diesen Befund zuweist.

Blutungen und *Erweichungen* des Gehirnes zeigen interessante Unterschiede. Während die Gehirnblutungen bei sämtlichen Vergleichen, an denen die Unfallgruppe beteiligt ist, auch in dieser gehäuft nachgewiesen wird (mit Ausnahme der Folgefälle, welche bezüglich des Gesamtbefundes und Nebenbefundes eine Häufung gegenüber den Sektionen Heidelberg aufweisen), zeigt sich für die Hirnerweichung ein völlig anderes Bild. Hirnerweichungen wurden insgesamt 180mal beobachtet – von dieser Fallzahl her ist eine Beurteilung möglich. Die Verteilung zwischen Haupt- und Nebenbefund ist dergestalt, daß von der Vergleichstechnik her Aussagen gemacht werden dürfen. Gegenüber den Vergleichsfällen insgesamt, den Sektionen Heidelberg, den Unfällen und Suiziden weisen die Heimkehrer West bezüglich des Gesamtbefundes vermehrt Hirnerweichungen auf. Dies zeigt sich auch bei den beiden Vergleichen der Heimkehrer insgesamt. Als Hauptbefund jedoch wurden Erweichungen vermehrt bei den Folgefällen und Sektionsfällen Heidelberg gegenüber den Heimkehrern Ost, bei den Sektionen Heidelberg auch gegenüber den Heimkehrern West beobachtet. Die Abhängigkeiten der zusätzlichen Vergleiche werden hierdurch hervorgerufen. Demnach finden sich auch hochsignifikante Unterschiede zwischen den Folgefällen und den Sektionsfällen Heidelberg bezüglich des Vergleiches der Heimkehrer Ost und Heimkehrer West. Der Vergleich der Nebenbefunde weist darauf hin, daß die Heimkehrer insgesamt Hirnerweichungen signifikant häufiger aufweisen als die Vergleichsfälle insgesamt, die Folgefälle und die Sektionen Heidelberg. Diese Abhängigkeiten werden hervorgerufen durch ein vermehrtes Auftreten bei den Heimkehrern Ost im Vergleich zu den Folgefällen und den Sektionen Heidelberg und den Heimkehrern West gegenüber den gleichen Kontrollgruppen. Daß bei den Folgefällen bezüglich des Nebenbefundes vermehrt Hirnerweichungen im Vergleich zu den Sektionen Heidelberg beobachtet werden, unterstreicht die Annahme, daß es sich hier tatsächlich um ein bis zu einem gewissen Grade selektionsunabhängiges Phänomen handeln könnte. Die Gesamtsituation der Vergleichsergebnisse ähnelt sehr derjenigen, welche bereits mit der Befundgruppe des Hydrocephalus internus diskutiert wurde. Außerdem ist die Häufigkeit der Hirnerweichungen abhängig von der Gefangenschaftsdauer: Auch hier sind die Heimkehrer Ost gegenüber den Heimkehrern West häufiger betroffen (ausführliche Diskussion vgl. Herz-Kreislaufsystem).

Die drei Befundgruppen *Epilepsie, Alkoholismus* und *psychiatrische Erkrankungen* sind insgesamt nur sehr selten in den Gutachten- sowie Sektionsprotokollen vorgekommen. Detailliertere Aussagen über unterschiedliche Häufigkeitsverteilungen sind hier daher nicht möglich.

3. Diskussion

Es ist schwer, die geschilderten Befunde und ihr gruppendifferentes Erscheinungsbild zu interpretieren. Einerseits darf die – nur angedeutete – wissenschaftliche Diskussion ernährungsbedingter Spätschäden des Gehirnes (wobei besonders die Atrophie im Vordergrund steht) keinesfalls als abgeschlossen gelten. Ob die Häufung des Hydrocephalus internus bei den Heimkehrern Ost und West tatsächlich ein von sekundären selektiven Einflüssen unabhängiges Phänomen darstellt, kann nicht entschieden werden. Die Frage zielt auch nicht daraufhin, ob irgendwelche Selektionsfaktoren direkt (nach der Heimkehr) zu einer Häufung von Patienten mit Hydrocephalus internus im Patientengut geführt haben könnten. Vielmehr muß gefragt werden, ob nicht die (gutachterlichbedingte) Auslese beider Untersuchungsgruppen so stark und im statistischen Sinne „penetrant" ist, daß sämtliche zusätzlichen Prozeduren nur Relikte dieser Phänomene aufzuspüren vermögen. Es sei dahingestellt, ob dieser grundsätzliche Einwand auch in dem gleichen Maße für die Diagnosengruppe der Gehirnerweichungen gelten kann.

Gegen ein nur selektionsabhängiges Phänomen spricht allerdings, daß die übrigen Diagnosen, wie beispielsweise die Leptomeningofibrose oder andere, bereits erörterte Diagnosengruppen, sehr wirksam durch die zahlreichen Befund- und Gruppenvergleiche beschrieben werden konnten. Außerdem spricht dagegen, daß jeweils der Vergleich zwischen Folgefällen und Sektionen Heidelberg bezüglich des Nebenbefundes bei den beiden fraglichen Diagnosengruppen jeweils zugunsten der Folgefälle entschieden ist.

Diskutiert werden muß jedoch die Tatsache, daß ein Hydrocephalus praktisch nur in den Fällen eine Chance hat als Hauptbefund aufgeführt zu werden, in denen „wesentlichere" (im Sinne des jetzt erfolgten Todeseintrittes) Befunde fehlten. Streng genommen sollte in diesem und ähnlich gelagerten Fällen der Vergleich der Nebenbefunde beurteilt werden wie ein solcher der Gesamtbefunde.

Trotz dieser methodischen Unsicherheiten möchten wir auf einen Zusammenhang mit dem Vitamin-B_1-Mangel hinweisen, der möglicherweise für den Herzmuskel auch als Spätschaden diskutiert werden sollte. Beide – Herzmuskelzelle und Nervenzelle – sind Zellen mit einem hohen Kohlenhydratumsatz, mithin von Stoffwechselvorgängen abhängig, die über die Decarboxylase gesteuert werden. Ein wichtiges Coenzym der Decarboxylasen ist das Vitamin-B_1 (Thiamin). Die von HELWEG-LARSEN et al. (1952) beschriebenen Polyneuritiden sind unserer Ansicht nach Symptome eines

Thiaminmangels (es kommen selbstverständlich auch andere Vitamine der B-Gruppe in Frage). Ob spätere Veränderungen auch auf Zustände der Inanition bzw. des Vitaminmangels bezogen werden können, ist unbekannt. Auch die tierexperimentellen Hinweise sind nicht sehr ergiebig (Zusammenstellung bei STUDER *et al.*, 1962).

Ohne Zweifel spielen auch die patho-physiologischen Bedingungen, die zu den untersuchten Endzuständen jeweils geführt haben, bei der Beurteilung der Aussagefähigkeit der angeführten Vergleiche eine gewisse Rolle. Während über die Mechanismen zur Entstehung eines Hydrocephalus praktisch keine gesicherten Arbeitshypothesen derart bestehen, welche eine faktorielle Zuordnung auch in unserem Untersuchungsgut möglich machten, müssen für die Blutungen und Erweichungen des Gehirnes besondere situationsbedingte Verhältnisse gefordert werden. Unter dem Oberbegriff der Gehirnblutungen haben wir sämtliche Blutungsübel zusammengefaßt, so die (meist hypertonisch bedingte) Hirnmassenblutung wie auch die unterschiedlichen Lokalisations- und Ausprägungsformen der traumatischen Blutungen. Die Gruppenvergleiche haben dann auch gezeigt, daß das Vorherrschen traumatisch bedingter Blutungsübel im Gehirn in der Gruppe der Unfälle sämtliche anderen möglichen Effekte verwischt. In diesem konkreten Falle – so müssen wir feststellen – war sicherlich die Zusammenfassung zu einer solchen Diagnosengruppe nicht gerechtfertigt.

Die Erweichungen des Gehirnes sind kreislaufbedingt derart, daß entweder eine vasculäre oder eine allgemein kreislaufabhängige Ursache gefordert werden muß (siehe dort). Die Häufung von Hirnerweichungen in bestimmten Untersuchungs- und auch Vergleichsgruppen läßt daher die Frage offen, ob am Herzen oder am gesamten Gefäßsystem Befunde in einer ähnlichen Gruppenabhängigkeit nachzuweisen sind, die auf ein mögliches Zusammengehen mit der Gehirnerweichung hinweisen. Vordringlich denken wir hier an intra- und auch extrakranielle arteriosklerotische Veränderungen sowie Schädigungen des Herzens selbst, welche über einen zumindest passageren Blutdruckabfall zu Zirkulationsstörungen des Gehirnes führen können.

4. Tabellenanhang

Tabelle 129

Diagnose: M. Pick	Heimkehrer West	Heimkehrer Ost	Folgefälle	Sektionen Heidelberg	Unfälle u. Suizide HD u.KA	Heimkehrer Ost u.West	Vergleichsfälle insgesamt
Hauptbefund	1	1	0	1	0	2	1
Nebenbefund	4	0	3	0	0	4	3
Gesamtbefund	5	1	3	1	0	6	4
Nullbefund	578	514	668	962	143	1092	1773

IX. Zentralnervensystem und Psyche

Tabelle 130

Diagnose: M. Alzheimer	Heimkehrer West	Heimkehrer Ost	Folgefälle	Sektionen Heidelberg	Unfälle u. Suizide HD u.KA	Heimkehrer Ost u.West	Vergleichsfälle insgesamt
Hauptbefund	0	0	0	0	0	0	0
Nebenbefund	0	0	0	0	0	0	0
Gesamtbefund	0	0	0	0	0	0	0
Nullbefund	583	515	671	963	143	1098	1777

Tabelle 131

Diagnose: Atrophie, Gehirn	Heimkehrer West	Heimkehrer Ost	Folgefälle	Sektionen Heidelberg	Unfälle u. Suizide HD u.KA	Heimkehrer Ost u.West	Vergleichsfälle insgesamt
Hauptbefund	5	5	13	8	1	10	22
Nebenbefund	23	27	18	31	5	50	54
Gesamtbefund	28	32	31	39	6	60	76
Nullbefund	555	483	640	924	137	1038	1701

Tabelle 132

Diagnose: Hydrocephalus internus	Heimkehrer West	Heimkehrer Ost	Folgefälle	Sektionen Heidelberg	Unfälle u. Suizide HD u.KA	Heimkehrer Ost u.West	Vergleichsfälle insgesamt
Hauptbefund	4	1	7	4	0	5	11
Nebenbefund	10	13	10	4	0	23	14
Gesamtbefund	14	14	17	8	0	28	25
Nullbefund	569	501	654	955	143	1070	1752

Tabelle 133

Diagnose: Hydrocephalus externus	Heimkehrer West	Heimkehrer Ost	Folgefälle	Sektionen Heidelberg	Unfälle u. Suizide HD u.KA	Heimkehrer Ost u.West	Vergleichsfälle insgesamt
Hauptbefund	0	0	1	0	0	0	1
Nebenbefund	2	3	1	2	0	5	3
Gesamtbefund	2	3	2	2	0	5	4
Nullbefund	581	512	669	961	143	1093	1773

Tabelle 134

Diagnose: Hydrocephalus	Heimkehrer West	Heimkehrer Ost	Folgefälle	Sektionen Heidelberg	Unfälle u. Suizide HD u.KA	Heimkehrer Ost u.West	Vergleichsfälle insgesamt
Hauptbefund	0	1	2	0	0	1	2
Nebenbefund	2	7	4	3	2	9	9
Gesamtbefund	2	8	6	3	2	10	11
Nullbefund	581	507	665	960	141	1088	1766

Tabelle 135

Diagnose: Leptomeningofibrose	Heimkehrer West	Heimkehrer Ost	Folgefälle	Sektionen Heidelberg	Unfälle u. Suizide HD u.KA	Heimkehrer Ost u.West	Vergleichsfälle insgesamt
Hauptbefund	0	0	0	1	0	0	1
Nebenbefund	3	3	8	38	3	6	49
Gesamtbefund	3	3	8	39	3	6	50
Nullbefund	580	512	663	924	140	1092	1727

Tabelle 136

Diagnose: Blutung, Gehirn	Heimkehrer West	Heimkehrer Ost	Folgefälle	Sektionen Heidelberg	Unfälle u. Suizide HD u.KA	Heimkehrer Ost u.West	Vergleichsfälle insgesamt
Hauptbefund	11	8	17	22	4	19	43
Nebenbefund	20	24	33	26	16	44	75
Gesamtbefund	31	32	50	48	20	63	118
Nullbefund	552	483	621	915	123	1035	1659

Tabelle 137

Diagnose: Erweichung, Gehirn	Heimkehrer West	Heimkehrer Ost	Folgefälle	Sektionen Heidelberg	Unfälle u. Suizide HD u.KA	Heimkehrer Ost u.West	Vergleichsfälle insgesamt
Hauptbefund	19	11	33	56	3	30	92
Nebenbefund	53	45	30	24	6	98	60
Gesamtbefund	72	56	63	80	9	128	152
Nullbefund	511	459	608	883	134	970	1625

Tabelle 138

Diagnose: Epilepsie	Heimkehrer West	Heimkehrer Ost	Folgefälle	Sektionen Heidelberg	Unfälle u. Suizide HD u.KA	Heimkehrer Ost u.West	Vergleichsfälle insgesamt
Hauptbefund	2	0	4	1	1	2	6
Nebenbefund	3	0	1	0	0	3	1
Gesamtbefund	5	0	5	1	1	5	7
Nullbefund	578	515	666	962	142	1093	1770

Tabelle 139

Diagnose: Alkoholimus	Heimkehrer West	Heimkehrer Ost	Folgefälle	Sektionen Heidelberg	Unfälle u. Suizide HD u.KA	Heimkehrer Ost u.West	Vergleichsfälle insgesamt
Hauptbefund	1	1	4	6	1	2	11
Nebenbefund	0	0	1	3	2	0	6
Gesamtbefund	1	1	5	9	3	2	17
Nullbefund	582	514	666	954	140	1096	1760

Tabelle 140

Diagnose: psychiatrische Erkrankungen	Heimkehrer West	Heimkehrer Ost	Folgefälle	Sektionen Heidelberg	Unfälle u. Suizide HD u.KA	Heimkehrer Ost u.West	Vergleichsfälle insgesamt
Hauptbefund	1	0	5	7	0	1	12
Nebenbefund	0	0	0	5	0	0	5
Gesamtbefund	1	0	5	12	0	1	17
Nullbefund	582	515	666	951	143	1097	1760

Tabelle 141

Zentralnervensystem und Psyche

Gesamtbefund – Nullbefund

Befundgruppe	01	02	03	04	05	06	07	08	09	10	11	12	13	14	15	16
M. Pick	—	—	—	—	—	—	—	—	—	—	—	—	—	—	—	—
M. Alzheimer	∅	∅	∅	∅	∅	∅	∅	∅	∅	∅	∅	∅	∅	∅	∅	∅
Atrophie	—	—	—	—	—	—	—	—	—	—	—	—	—	—	—	—
Hydrocephalus internus	—	*O	—	**O	—	—	—	*W	—	*OW	—	**OW	—	**F	—	—
Hydrocephalus externus	—	—	—	—	—	—	—	—	—	—	—	—	—	—	—	—
Hydrocephalus	—	—	—	*TO	—	—	—	—	—	—	—	—	—	—	—	—
Leptomeningofibrose	—	**V	—	***S	—	***V	—	***S	—	***V	—	***S	—	—	—	—
Blutung	—	—	—	**U	—	—	—	***U	—	—	—	—	***U	*F	*U	***U
Erweichung	—	—	—	—	—	**W	—	**W	*W	**OW	—	*OW	—	—	—	—
Epilepsie	—	—	—	—	—	—	—	—	—	—	—	—	—	—	—	—
Alkoholismus	—	—	—	—	—	—	—	—	—	—	—	—	*S	*TU	—	—
psychiatrische Erkrankungen	—	*TV	*TS	∅	—	—	*TS	—	**V	—	***S	—	—	—	—	—

Hauptbefund – Nebenbefund

Befundgruppe	01	03	04	05	07	08	09	10	11	12	13	14	15	16
M. Pick	—	∅	∅	—	—	∅	—	·	·	·	·	—	∅	∅
M. Alzheimer	∅	∅	∅	∅	∅	∅	∅	∅	·	·	·	—	∅	∅
Atrophie	—	*F	—	—	*F	—	—	—	·	·	·	—	—	—
Hydrocephalus internus	—	—	—	∅	—	—	∅	*V	·	·	·	—	∅	∅
Hydrocephalus externus	∅	—	∅	∅	—	∅	∅	—	·	·	·	—	∅	∅
Hydrocephalus	∅	∅	∅	—	∅	∅	—	·	·	·	·	—	—	∅
Leptomeningofibrose	∅	∅	—	∅	∅	—	∅	—	·	·	·	—	∅	—
Blutung	—	—	—	—	—	—	—	—	·	·	·	—	—	—
Erweichung	—	***F	***S	—	**F	***S	—	***V	·	·	·	*S	—	—
Epilepsie	∅	∅	∅	∅	—	—	—	—	·	·	·	—	—	∅
Alkoholismus	∅	—	—	—	—	—	—	—	·	·	·	—	—	—
psychiatrische Erkrankungen	∅	∅	∅	∅	∅	∅	—	∅	—	·	·	·	∅	∅

Tabelle 142

Zentralnervensystem und Psyche

Hauptbefund – Nullbefund

Befundgruppe	01	03	04	05	07	08	09	10	11	12	13	14	15	16
M. Pick	—	—	—	—	—	—	—	—	—	—	—	—	—	∅
M. Alzneimer	∅	∅	∅	∅	∅	∅	∅	∅	∅	∅	∅	∅	∅	∅
Atrophie	—	—	—	—	—	—	—	—	—	—	—	—	—	—
Hydrocephalus internus	—	—	—	—	—	—	—	—	—	—	—	—	—	—
Hydrocephalus externus	∅	—	∅	∅	—	∅	∅	—	—	∅	∅	—	—	∅
Hydrocephalus	—	—	—	—	—	∅	∅	—	—	—	—	—	—	∅
Leptomeningofibrose	∅	∅	—	∅	∅	—	∅	—	∅	—	∅	—	∅	—
Blutung	—	—	—	—	—	—	—	—	—	—	—	—	—	—
Erweichung	—	*F	**S	—	—	*S	—	**V	*F	**S	—	—	—	—
Epilepsie	—	—	—	—	—	—	—	—	—	—	—	—	—	—
Alkoholismus	—	—	—	—	—	—	—	—	—	—	—	—	—	—
psychiatrische Erkrankungen	—	—	—	∅	—	—	—	*TV	—	—	—	—	—	—

Nebenbefund – Nullbefund

Befundgruppe	01	03	04	05	07	08	09	10	11	12	13	14	15	16
M. Pick	—	—	∅	∅	—	—	—	—	—	—	—	—	—	∅
M. Alzneimer	∅	∅	∅	∅	∅	∅	∅	∅	∅	∅	∅	∅	∅	∅
Atrophie	*O	—	—	—	—	—	**OW	—	—	—	—	—	—	—
Hydrocephalus internus	***O	—	—	**W	—	**OW	—	***OW	—	*F	—	—	—	—
Hydrocephalus externus	—	—	—	—	—	—	—	—	—	—	—	—	—	—
Hydrocephalus	—	—	—	—	—	—	—	—	—	—	—	—	—	—
Leptomeningofibrose	—	—	***S	—	—	***S	—	***V	—	***S	—	***S	—	—
Blutung	—	—	**U	—	—	***U	—	—	—	—	***U	*F	***U	***U
Erweichung	—	**O	***O	—	**W	**W	—	***OW	***OW	***OW	—	*F	—	—
Epilepsie	—	∅	∅	—	—	—	—	—	—	—	—	—	—	∅
Alkoholismus	∅	—	—	—	—	—	—	—	—	*TU	—	—	—	—
psychiatrische Erkrankungen	∅	∅	—	∅	∅	—	∅	—	∅	—	∅	—	∅	—

X. Endokrinium und Genitale

1. Veränderungen während der Dystrophie

Die meisten der häufiger zitierten Untersucher haben sich ausführlich mit mikroskopischen und auch histologischen Veränderungen des gesamten inkretorischen Drüsensystems während chronischer Hungerzustände beschäftigt. Hier sind vor allem zu nennen BETTINGER, 1921; STEFKO, 1927; HAMPERL, 1932; BHATTACHARYA und SEN, 1945; OVERZIER, 1947, 1948, 1949, 1950; UEHLINGER, 1947, 1948; SELBERG, 1947, 1948; HOLLE, 1948; VALET, 1951; ZSCHAU und WICHMANN, 1951; FISCHER, 1956; FLOTHMANN, 1959; GIRGENSOHN, 1959; RÜD, 1959; GIESE und HÖRSTEBROCK, 1962. Im Zusammenhang mit der Arteriosklerose und dem Herzinfarkt ist näher auf Störungen der Schilddrüse und der Nebenschilddrüsen eingegangen worden. Es ist ohne weiteres einzusehen, daß in der oftmals stürmisch verlaufenden Wiederauffütterungsphase hochgradig dystrophisch geschädigter Heimkehrer Regulationsstörungen des innersekretorischen Systemes vorübergehend manifest wurden. Gleichlautend sind die Beobachtungen passagerer Blutdrucksteigerungen sowie stärkerer Ausbildungsgrade der sog. „vegetativen Dystonie". – Einhellig wird jedoch berichtet, daß der innersekretorische Apparat während der akuten Phase der Dystrophie relativ zum Körpergewicht weniger an Gewicht verliert, zudem in der Regel keine nennenswerten morphologisch faßbaren Veränderungen zur Darstellung kamen. Eine ausführlichere Zusammenstellung verdanken wir ZUBIRÁN und GOMETZ-MONT (1953).

2. Eigene Ergebnisse (Tabellen 143 – 149 und 150 – 151, S. 232 – 234)

Der *Diabetes mellitus* findet sich bezüglich des Gesamtbefundes und auch bezüglich des Nebenbefundes mit Ausnahme des Vergleiches gegenüber den Kontrollfällen insgesamt regelmäßig häufiger bei den Vergleichsfällen. Auffallend ist die unterschiedliche Gewichtung dieser Diagnose als Haupt- und Nebenbefund derart, daß in den allermeisten Fällen dem Diabetes mellitus die Rolle des Hauptbefundes zugesprochen wurde. Hier spiegelt sich sicher stärker das ätio-pathogenetische Denken der nachträglich beurteilenden Ärztin wider, als es der Bedeutung dieses Befundes im jeweiligen Einzelfall entspricht. Gerade beim Diabetes mellitus werden die Grenzen der angesetzten Differenzierungsmethodik sichtbar.

Das *diabetische Coma* kann bei insgesamt 3 Beobachtungen nicht verwertet werden.

230

Die *Hypertrophie und Hyperplasie der Nebenniere* wurde in aller Regel als Nebenbefund verzeichnet. Unterschiede finden sich bezüglich des Nebenbefundes bei den Heimkehrern West im Vergleich zu den Unfällen, in ähnlicher Weise bei den Heimkehrern insgesamt gegenüber der gleichen Kontrollgruppe. Zudem sind die Folgefälle stärker als die Unfälle betroffen. Wir glauben, daß es sich angesichts der gleichmäßigen Verteilung dieser Befundgruppe um ein Ergebnis handelt, welches wohl innerhalb der Irrtumswahrscheinlichkeit liegt.

Insgesamt kamen 322 Fälle von *Struma* zur Beobachtung. Abgesehen von den Differenzen zwischen Haupt- und Nebenbefund, denen wegen der geringen Fallzahl nur wenig Bedeutung beizumessen ist, zeigt sich erstaunlicherweise eine fast vollständig gleichmäßige Verteilung über sämtliche Vergleiche zwischen den Untersuchungs- und Kontrollgruppen. Nur sind die Unfälle häufiger betroffen als die Sektionsfälle Heidelberg!

Auch die *Hodenatrophie*, die insgesamt nur als Nebenbefund dokumentiert wurde, kommt besonders im Vergleich zu den Heimkehrern West bei den Sektionen Heidelberg häufiger vor. Vergleiche der Kontrollfälle insgesamt und der Heimkehrer insgesamt sind entsprechend einer Gemeinsamkeitskorrelation zu werten. Nahezu identische Verhältnisse der durchgeführten Teste ergeben sich bezüglich der *Prostatahypertrophie*. Auch hier kann in unserem Untersuchungsgut davon gesprochen werden, daß die Prostatahypertrophie bei den Heimkehrern häufiger in Erscheinung tritt. Um so erstaunlicher ist die Tatsache, daß die *Balkenharnblase* bei den Vergleichen gegenüber den Heimkehrern West, den Heimkehrern insgesamt und den Unfällen bezüglich des Gesamtbefundes und auch des Nebenbefundes bei den Folgefällen häufiger verzeichnet wurde. Auffallend ist der Befund vor allem deshalb, weil diese Ergebnisse ein anderes Verteilungsmuster als dasjenige der Prostatahypertrophie aufweist. Wir sind am ehesten geneigt, terminologische und erhebungsbedingte lokale Unterschiede der einzelnen Pathologischen Institute und Prosekturen für diese Differenzen anzuschuldigen.

3. Diskussion

„Vorzeitige Versagenszustände" (BERINGER und MALLISON, 1949) werden in der Regel besonders im sexuellen Bereich als psychisch angesehen (BANSI, 1957). Diese Aussage wird vor allem durch die Untersuchung von BANSI (1957) gestützt, der an 500 z. T. erheblich potenzgestörten Heimkehrern Fertilitäts-Untersuchungen vornehmen ließ. Im auffallenden Gegensatz zum klinischen Beschwerdebild wurden keinerlei Ejakulatsveränderungen festgestellt. Ohne Zweifel jedoch hat die gestörte Potentia coeundi der Heimkehrer erhebliche medizinische Probleme aufgeworfen (BALDERMANN, 1951; STAEHLER, 1952; HEBER, 1953; DEGLMANN, 1954; BORELL, 1956). Gelegentlich kamen jedoch auch ein Azoospermie (STAEHLER, 1952) oder auch eine

Hydrocele (HEBER, 1953) zur Beobachtung. Auch BANSI und PETERS (1959) beschrieben bei ihren beiden untersuchten Heimkehrergruppen eine Beeinträchtigung der sexuellen Sphäre, vor allem bei den Spätheimkehrern. Es ist fraglich, ob die Ergebnisse der Arbeitsgruppe um HELWEG-LARSEN (1952) in diesem Punkt auf die Situation der Heimkehrer und vor allem der Spät- und Spätest-Heimkehrer übertragen werden können. Immerhin ist die Exposition unter extremen Lebensbedingungen bei den Heimkehrern zumindest um den Faktor drei verlängert.

Die übrigen Befunde entsprechen – soweit sie aus unserem Material beurteilbar sind – den Mitteilungen aus der Literatur (DIETZE, 1958; POKORNY und HILLER, 1959). Soweit aus der Literatur ersichtlich, sind auch (so nicht besondere Situationen vorlagen) grundsätzlich divergierende gutachterliche Äußerungen nicht mitgeteilt worden.

4. Tabellenanhang

Tabelle 143

Diagnose: Diabetes mellitus	Heimkehrer West	Heimkehrer Ost	Folgefälle	Sektionen Heidelberg	Unfälle u. Suizide HD u.KA	Heimkehrer Ost u.West	Vergleichsfälle insgesamt
Hauptbefund	6	10	31	29	1	16	61
Nebenbefund	7	5	1	18	4	12	23
Gesamtbefund	13	15	32	47	5	28	84
Nullbefund	570	500	639	916	138	1070	1693

Tabelle 144

Diagnose: Diabetisches Koma	Heimkehrer West	Heimkehrer Ost	Folgefälle	Sektionen Heidelberg	Unfälle u. Suizide HD u.KA	Heimkehrer Ost u.West	Vergleichsfälle insgesamt
Hauptbefund	0	0	1	1	0	0	2
Nebenbefund	0	0	1	0	0	0	1
Gesamtbefund	0	0	2	1	0	0	3
Nullbefund	583	515	669	962	143	1098	1774

Tabelle 145

Diagnose: Nebenniere, Hyper = trophie, Hyperplasie	Heimkehrer West	Heimkehrer Ost	Folgefälle	Sektionen Heidelberg	Unfälle u. Suizide HD u.KA	Heimkehrer Ost u.West	Vergleichsfälle insgesamt
Hauptbefund	0	0	3	15	0	0	18
Nebenbefund	43	37	53	64	4	80	121
Gesamtbefund	43	37	56	79	4	80	139
Nullbefund	540	478	615	884	139	1018	1638

Tabelle 146

Diagnose: Struma	Heimkehrer West	Heimkehrer Ost	Folgefälle	Sektionen Heidelberg	Unfälle u. Suizide HD u.KA	Heimkehrer Ost u.West	Vergleichsfälle insgesamt
Hauptbefund	3	2	0	4	0	5	4
Nebenbefund	68	52	79	92	22	120	193
Gesamtbefund	512	461	592	867	121	973	1580
Nullbefund	71	54	79	96	22	125	197

Tabelle 147

Diagnose: Hodenatrophie	Heimkehrer West	Heimkehrer Ost	Folgefälle	Sektionen Heidelberg	Unfälle u. Suizide HD u.KA	Heimkehrer Ost u.West	Vergleichsfälle insgesamt
Hauptbefund	0	0	0	0	0	0	0
Nebenbefund	23	28	40	78	9	51	127
Gesamtbefund	23	28	40	78	9	51	127
Nullbefund	560	487	631	885	134	1047	1650

Tabelle 148

Diagnose: Prostatahypertrophie	Heimkehrer West	Heimkehrer Ost	Folgefälle	Sektionen Heidelberg	Unfälle u. Suizide HD u.KA	Heimkehrer Ost u.West	Vergleichsfälle insgesamt
Hauptbefund	0	2	3	6	0	2	9
Nebenbefund	64	68	94	149	22	132	265
Gesamtbefund	64	70	97	155	22	134	274
Nullbefund	519	445	574	808	121	964	1503

X. Endokrinium und Genitale

Tabelle 149

Diagnose: sog. Balkenharnblase	Heimkehrer West	Heimkehrer Ost	Folgefälle	Sektionen Heidelberg	Unfälle u. Suizide HD u. KA	Heimkehrer Ost u. West	Vergleichsfälle insgesamt
Hauptbefund	0	0	2	2	0	0	4
Nebenbefund	57	56	93	118	11	113	222
Gesamtbefund	57	56	95	120	11	113	226
Nullbefund	526	459	576	843	132	985	1551

Tabelle 150

Endokrinium Genitale — **Gesamtbefund – Nullbefund**

Befundgruppe	01	02	03	04	05	06	07	08	09	10	11	12	13	14	15	16
Diabetes mellitus	–	–	–	–	–	** V	* F	** S	–	** V	* F	** S	–	–	–	–
Diabetisches Koma	∅	–	–	–	∅	–	–	–	∅	–	–	–	∅	–	–	–
Nebenniere Hypertrophie Hyperplasie	–	–	–	–	–	–	–	–	* W	–	–	–	* OW	–	* F	* S
Struma	–	–	–	–	–	–	–	–	–	–	–	–	–	–	–	–
Hodenatrophie	–	–	–	–	–	** V	–	** S	–	** V	–	** S	–	–	–	–
Prostatahypertrophie	–	–	–	–	–	** * V	–	** S	** V	* V	–	* S	–	–	–	–
sog. Balkenharnblase	–	–	–	–	–	–	* F	–	–	* V	* F	–	–	–	* F	–

Endokrinium Genitale — **Hauptbefund – Nebenbefund**

Befundgruppe	01	03	04	05	07	08	09	10	11	12	13	14	15	16
Diabetes mellitus	–	–	–	–	** * TF	–	–	–	·	·	·	** * F	** TF	–
Diabetisches Koma	∅	∅	∅	∅	∅	∅	∅	∅	·	·	·	–	∅	∅
Nebenniere Hypertrophie Hyperplasie	∅	–	** S	∅	–	** S	∅	** * V	·	·	·	* S	–	–
Struma	–	–	–	–	–	–	–	–	·	·	·	–	∅	–
Hodenatrophie	∅	∅	∅	∅	∅	∅	∅	∅	·	·	·	∅	∅	∅
Prostatahypertrophie	–	–	–	–	–	–	∅	–	·	·	·	–	–	–
sog. Balkenharnblase	∅	–	–	∅	–	–	∅	–	·	·	·	–	–	–

Tabelle 151

Endokrinium Genitale — **Hauptbefund – Nullbefund**

Befundgruppe	01	03	04	05	07	08	09	10	11	12	13	14	15	16
Diabetes mellitus	–	* F	–	–	** * F	* S	–	** V	** * F	* S	–	–	* F	–
Diabetisches Koma	∅	–	–	∅	–	–	∅	–	–	–	∅	–	–	–
Nebenniere Hypertrophie Hyperplasie	∅	–	** S	∅	–	** S	∅	** * V	–	** * S	∅	* S	–	–
Struma	–	–	–	–	–	–	–	–	–	–	–	∅	–	–
Hodenatrophie	∅	∅	∅	∅	∅	∅	∅	∅	∅	∅	∅	∅	∅	∅
Prostatahypertrophie	–	–	–	–	–	–	∅	–	–	–	–	–	–	–
sog. Balkenharnblase	∅	–	–	∅	–	–	∅	–	–	–	∅	–	–	–

Endokrinium Genitale — **Nebenbefund – Nullbefund**

Befundgruppe	01	03	04	05	07	08	09	10	11	12	13	14	15	16
Diabetes mellitus	–	–	–	–	–	–	–	–	* OW	–	–	** S	* TU	–
Diabetisches Koma	∅	–	∅	∅	–	∅	∅	–	–	∅	∅	–	–	∅
Nebenniere Hypertrophie Hyperplasie	–	–	–	–	–	–	* W	–	–	–	* OW	–	* F	–
Struma	–	–	–	–	–	–	–	–	–	–	–	–	–	* U
Hodenatrophie	–	–	–	–	–	** S	–	** V	–	** S	–	–	–	–
Prostatahypertrophie	–	–	–	–	–	* S	–	* V	–	* S	–	–	–	–
sog. Balkenharnblase	–	–	–	–	* F	–	–	–	* F	–	–	–	* F	–

XI. Malignome
(Tabellen 152 – 162 und 163 – 164, S. 236 – 239)

1. Ergebnisse und Diskussion

Carcinome, Sarkome und Leukämien zeigen in der Häufigkeit abhängig von den verschiedenen Untersuchungs- und Vergleichsgruppen teilweise erhebliche Divergenzen. Insgesamt jedoch muß man feststellen, daß nur die Heimkehrer West im Vergleich zu den Unfällen vermehrt *Lungencarcinome* und somit wahrscheinlich auch vermehrt *Carcinome ohne Differenzierung nach der Lokalisation* aufweisen. Auf die Fragwürdigkeit dieser Aussage braucht angesichts nur eines einzigen Carcinomfalles in der Unfallgruppe nicht ausdrücklich hingewiesen zu werden. Sämtliche anderen Vergleiche zeigen eindeutig, daß die Vergleichsgruppen stärker als die Heimkehrer Ost und West von Malignomen betroffen sind. Besonders problematisch ist in diesem Zusammenhang die Unterscheidung zwischen Haupt- und Nebenbefund. Geht man zurück auf die Häufigkeitsverteilungen, so fällt auf, daß insgesamt bei den Heimkehrern 192 Carcinome beobachtet wurden. Hiervon entfallen jeweils 85 als Hauptbefund auf die Heimkehrergruppe Ost und die Heimkehrergruppe West. 12- resp. 10mal wurde ein Carcinom als Nebenbefund eingestuft. Bei den Folgefällen ergibt sich ein anderes Bild: Von insgesamt 161 beobachteten Carcinomen wurden 148 als Hauptbefund und 13 als Nebenbefund eingestuft. Noch extremer wird die Situation, wenn man Haupt- und Nebenbefund der Carcinome in der Gruppe der Sektionen Heidelberg vergleicht. Von insgesamt 283 Fällen fiel die Entscheidung bei 278 Fällen für den Hauptbefund, bei nur 5 Fällen für den Nebenbefund. – Unserer Ansicht nach kann dies nicht nur als Auswirkung der therapeutischen Bemühungen vorgeschalteter Kliniken gedeutet werden (dies wäre besonders in Heidelberg gegeben). Sicherlich spielt vor allem bei den Gutachtenfällen die Tatsache eine Rolle, daß bei einem vorgegebenen und bereits bekannten (aller Wahrscheinlichkeit nach auch „anerkannten") Leiden die Auffassung vorherrschend war, daß ein dann interkurrent auftretendes Carcinom angesichts der (gutachterlichen) Gesamtsituation den Charakter eines Nebenbefundes erhält. Doch zeigen sich immerhin bis auf die Vergleiche der Heimkehrer Ost und Heimkehrer West mit den Unfällen nur im Hinblick auf die Carcinome ohne Lokalisationsdifferenzierung Unterschiede derart, daß die Heimkehrer häufiger betroffen sind. In allen anderen Fällen sind wegen zu kleiner Fallzahl entweder keine Teste möglich oder diese nicht signifikant gewesen.

Insgesamt vertreten wir die Ansicht, daß in unserem Untersuchungsgut Malignome in der Untersuchungsgruppe nicht häufiger zur Darstellung gekommen sind.

2. Tabellenanhang

Tabelle 152

Diagnose: Pankreas, Carcinom	Heimkehrer West	Heimkehrer Ost	Folgefälle	Sektionen Heidelberg	Unfälle u. Suizide HD u.KA	Heimkehrer Ost u.West	Vergleichsfälle insgesamt
Hauptbefund	3	5	12	13	0	8	25
Nebenbefund	0	1	1	0	0	1	1
Gesamtbefund	3	6	13	13	0	9	26
Nullbefund	580	509	658	950	143	1089	1751

Tabelle 153

Diagnose: Gallenblase, Gallenwege, Carcinom	Heimkehrer West	Heimkehrer Ost	Folgefälle	Sektionen Heidelberg	Unfälle u. Suizide HD u.KA	Heimkehrer Ost u.West	Vergleichsfälle insgesamt
Hauptbefund	2	2	4	10	0	4	14
Nebenbefund	0	1	0	0	0	1	0
Gesamtbefund	2	3	4	10	0	5	14
Nullbefund	581	512	667	953	143	1093	1763

Tabelle 154

Diagnose: Oesophagus, Carcinom	Heimkehrer West	Heimkehrer Ost	Folgefälle	Sektionen Heidelberg	Unfälle u. Suizide HD u.KA	Heimkehrer Ost u.West	Vergleichsfälle insgesamt
Hauptbefund	1	2	3	12	0	3	15
Nebenbefund	0	1	0	0	0	1	0
Gesamtbefund	1	3	3	12	0	4	15
Nullbefund	582	512	668	951	143	1094	1762

Tabelle 155

Diagnose: Leukämie	Heimkehrer West	Heimkehrer Ost	Folgefälle	Sektionen Heidelberg	Unfälle u. Suizide HD u.KA	Heimkehrer Ost u.West	Vergleichsfälle insgesamt
Hauptbefund	3	1	10	28	0	4	38
Nebenbefund	0	0	0	1	0	0	1
Gesamtbefund	3	1	10	29	0	4	39
Nullbefund	580	514	661	934	143	1094	1738

Tabelle 156

Diagnose: Sarkome	Heimkehrer West	Heimkehrer Ost	Folgefälle	Sektionen Heidelberg	Unfälle u. Suizide HD u.KA	Heimkehrer Ost u.West	Vergleichsfälle insgesamt
Hauptbefund	1	6	7	26	2	7	35
Nebenbefund	4	2	2	1	0	6	3
Gesamtbefund	5	8	9	27	2	13	38
Nullbefund	578	507	662	936	141	1085	1739

Tabelle 157

Diagnose: Carcinome	Heimkehrer West	Heimkehrer Ost	Folgefälle	Sektionen Heidelberg	Unfälle u. Suizide HD u.KA	Heimkehrer Ost u.West	Vergleichsfälle insgesamt
Hauptbefund	85	85	148	278	1	170	427
Nebenbefund	12	10	13	5	0	22	18
Gesamtbefund	97	95	161	283	1	192	445
Nullbefund	486	420	510	680	142	906	1332

Tabelle 158

Diagnose: Darm, Carcinom	Heimkehrer West	Heimkehrer Ost	Folgefälle	Sektionen Heidelberg	Unfälle u. Suizide HD u.KA	Heimkehrer Ost u.West	Vergleichsfälle insgesamt
Hauptbefund	1	1	5	16	0	2	21
Nebenbefund	0	0	1	0	0	0	1
Gesamtbefund	1	1	6	16	0	2	22
Nullbefund	582	514	665	947	143	1096	1755

XI. Malignome

Tabelle 159

Diagnose: Magen, Carcinom	Heimkehrer West	Heimkehrer Ost	Folgefälle	Sektionen Heidelberg	Unfälle u. Suizide HD u.KA	Heimkehrer Ost u.West	Vergleichsfälle insgesamt
Hauptbefund	13	9	16	36	0	22	52
Nebenbefund	2	1	0	1	0	3	1
Gesamtbefund	15	10	16	37	0	25	53
Nullbefund	568	505	655	926	143	1073	1724

Tabelle 160

Diagnose: Prostata, Carcinom	Heimkehrer West	Heimkehrer Ost	Folgefälle	Sektionen Heidelberg	Unfälle u. Suizide HD u.KA	Heimkehrer Ost u.West	Vergleichsfälle insgesamt
Hauptbefund	3	6	4	6	0	9	10
Nebenbefund	0	0	0	0	0	0	0
Gesamtbefund	3	6	4	6	0	9	10
Nullbefund	580	509	667	957	143	1089	1767

Tabelle 161

Diagnose: Rectum, Carcinom	Heimkehrer West	Heimkehrer Ost	Folgefälle	Sektionen Heidelberg	Unfälle u. Suizide HD u.KA	Heimkehrer Ost u.West	Vergleichsfälle insgesamt
Hauptbefund	1	2	6	13	0	3	19
Nebenbefund	0	0	0	0	0	0	0
Gesamtbefund	1	2	6	13	0	3	19
Nullbefund	582	513	665	950	143	1095	1758

Tabelle 162

Diagnose: Lunge, Carcinom	Heimkehrer West	Heimkehrer Ost	Folgefälle	Sektionen Heidelberg	Unfälle u. Suizide HD u.KA	Heimkehrer Ost u.West	Vergleichsfälle insgesamt
Hauptbefund	36	25	65	85	1	61	151
Nebenbefund	2	1	3	1	0	3	4
Gesamtbefund	38	26	68	86	1	64	155
Nullbefund	545	489	603	877	142	1034	1622

Tabelle 163

Malignome / Befundgruppe	Gesamtbefund – Nullbefund															
	01	02	03	04	05	06	07	08	09	10	11	12	13	14	15	16
Pankreas	—	—	—	—	—	—	*F	—	—	—	*F	—	—	—	—	—
Gallenblase, Gallenwege	—	—	—	—	—	—	—	—	—	—	—	—	—	—	—	—
Ösophagus	—	—	—	—	—	—	*S	—	—	—	*S	—	—	—	—	—
Leukämie	—	**V	*TF	***S	—	**V	—	***S	—	**V	**F	***S	—	*S	—	*TS
Sarkome	—	—	—	—	—	*V	—	**S	—	—	**S	—	*S	—	—	—
Carcinome	—	**V	***F	***S	***O	***V	***F	***S	***W	***V	***F	***S	**OW	*S	***F	***S
Darm	—	*V	—	*S	—	*V	—	**S	—	**V	—	***S	—	—	—	—
Magen	—	—	*S	—	—	—	—	—	—	—	*S	—	—	—	*S	—
Prostata	—	—	—	—	—	—	—	—	—	—	—	—	—	—	—	—
Rectum	—	—	—	—	—	—	—	*S	—	*V	—	**S	—	—	—	—
Lunge	—	**V	***F	**S	*O	—	*F	—	**W	**V	***F	**S	**OW	—	***F	***S

Malignome / Befundgruppe	Hauptbefund – Nebenbefund													
	01	03	04	05	07	08	09	10	11	12	13	14	15	16
Pankreas	—	—	—	∅	—	∅	∅	—	•	•	•	—	∅	∅
Gallenblase, Gallenwege	—	—	—	∅	∅	∅	∅	—	•	•	•	∅	∅	∅
Ösophagus	—	—	—	∅	∅	∅	∅	—	•	•	•	∅	∅	∅
Leukämie	∅	∅	—	∅	∅	—	∅	—	•	•	•	—	∅	∅
Sarkome	—	—	—	—	—	**TS	—	*TV	•	•	•	—	—	—
Carcinome	—	—	**TS	—	—	***TS	—	***V	•	•	•	**S	—	—
Darm	∅	—	∅	∅	—	∅	∅	—	•	•	•	—	∅	∅
Magen	—	—	∅	—	—	∅	—	—	•	•	•	—	∅	∅
Prostata	∅	∅	∅	∅	∅	∅	∅	∅	•	•	•	∅	∅	∅
Rectum	∅	∅	∅	∅	∅	∅	∅	∅	•	•	•	∅	∅	∅
Lunge	—	***F	***S	—	—	—	—	—	•	•	•	—	—	—

Tabelle 164

Malignome / Befundgruppe	Hauptbefund – Nullbefund													
	01	03	04	05	07	08	09	10	11	12	13	14	15	16
Pankreas	—	—	—	—	*F	∅	∅	—	*F	—	—	—	—	—
Gallenblase, Gallenwege	—	—	—	—	—	—	—	—	—	—	—	—	—	—
Ösophagus	—	—	—	—	*TS	—	—	—	**S	—	—	—	—	—
Leukämie	—	*TF	***S	—	—	***S	—	**V	**F	***S	—	—	—	*TS
Sarkome	—	—	—	—	—	***S	—	**V	—	***S	*S	—	—	—
Carcinome	—	*F	***S	***O	***F	***S	***W	***V	***F	***S	**OW	*S	***F	***S
Darm	—	*S	—	—	**S	—	**V	—	***S	—	—	—	—	—
Magen	—	*S	—	—	—	—	—	—	*S	—	—	—	—	*TS
Prostata	—	—	—	—	—	—	—	—	—	—	—	—	—	—
Rectum	—	—	—	—	—	*S	—	*V	—	**S	—	—	—	—
Lunge	—	**F	**S	*O	*F	—	**W	**V	**F	**S	**OW	—	***F	***S

Malignome / Befundgruppe	Nebenbefund – Nullbefund													
	01	03	04	05	07	08	09	10	11	12	13	14	15	16
Pankreas	—	—	—	—	—	∅	∅	—	—	—	—	—	—	∅
Gallenblase, Gallenwege	—	—	—	—	∅	∅	∅	—	—	—	—	∅	∅	∅
Ösophagus	—	—	—	—	∅	∅	∅	—	—	—	—	∅	∅	∅
Leukämie	∅	∅	—	∅	∅	—	∅	—	∅	—	∅	—	∅	—
Sarkome	—	—	—	—	—	—	—	—	—	—	—	—	—	—
Carcinome	—	*O	—	—	*W	—	—	—	—	*OW	—	*F	—	—
Darm	∅	—	∅	∅	—	∅	∅	—	—	∅	∅	—	—	∅
Magen	—	—	—	—	—	—	—	—	—	—	—	—	∅	—
Prostata	∅	∅	∅	∅	∅	∅	∅	∅	∅	∅	∅	∅	∅	∅
Rectum	∅	∅	∅	∅	∅	∅	∅	∅	∅	∅	∅	∅	∅	∅
Lunge	—	—	—	—	—	—	—	—	—	—	—	—	—	—

XII. Sonstiges
(Tabellen 165 – 177 und 178 – 181, S. 241 – 246)

1. Ergebnisse und Diskussion

Um einen möglichst genauen Einblick in das von uns untersuchte Material zu bekommen, wurden noch einige zusätzliche – nicht sehr aussagekräftige – Diagnosengruppen getestet. Der Vollständigkeit wegen sei auf diese eingegangen.

Bei den 133 Patienten, bei denen patho-anatomisch die Diagnose *Adipositas* vorgelegen hatte, zeigt sich bezüglich des Nebenbefundes kein Unterschied. Auffallend ist jedoch, daß die Heimkehrer West gegenüber den Heimkehrern Ost und gegenüber den Sektionen Heidelberg die Adipositas als Hauptbefund signifikant häufiger aufwiesen. Dem gegenüber findet sich eine Häufung bezüglich des Gesamtbefundes und entsprechend auch bezüglich des Nebenbefundes bei der *Exsikkose*: Hier sind die Heimkehrer Ost und auch die Heimkehrer West signifikant häufiger als die Folgefälle resp. die Sektionen Heidelberg betroffen. Auch für die *Kachexie* ergeben sich ähnliche Verhältnisse. Zusätzlich zeigt der Vergleich zwischen Gefangenschaftsdauer und der Kachexie (als Gesamtbefund), daß die Heimkehrer Ost mit zunehmender Gefangenschaftsdauer gegenüber den Heimkehrern West signifikant häufiger diese Diagnose aufwiesen. Ausdrücklich müssen wir hier darauf hinweisen, daß hier nicht unmittelbare Symptome der Dystrophie erwogen werden können deshalb, weil zwischen Entlassung aus der Gefangenschaft und Sterbedatum durchschnittlich 10 Jahre vergangen sind. Exsikkose und Kachexie sind – welcher Genese auch immer – als Symptome zu werten, die die Heimkehrer häufiger aufweisen. Die Tatsache, daß physisch reduzierte Patienten eher „vorgealtert" erscheinen und kränklich wirken, könnte andeuten, daß hier ein tiefergehender Selektionsmechanismus auf die Auswahl der Gutachtenfälle gewirkt hat. Das gleiche gilt für die Diagnosengruppe der *Anämien*.

Unterschiede bezüglich der *Sepsis* oder des *Rheumatismus* sind für unsere Fragestellung von untergeordneter Bedeutung. *Gicht* und *Amyloidose* wurden so selten befundet, daß sich eine Aussage verbietet. Wiederum eine bevorzugte Diagnosengruppe im Sektionsgut Heidelberg scheint die *Altersinvolution* zu sein: Diese findet sich als Nebenbefund signifikant häufiger im Sektionsgut Heidelberg gegenüber den Heimkehrern West und den Folgefällen. Narben der Haut und Schußverletzungen finden sich erwartungsgemäß bevorzugt bei den Heimkehrern gegenüber sämtlichen Vergleichsgruppen. Auf eine Besonderheit muß jedoch ausdrücklich hingewiesen werden: Die Vergleiche der Nebenbefunde zwischen Heimkehrern Ost und den

Heimkehrern West fallen immer zugunsten der Heimkehrer West aus. Was bedeutet das? Offensichtlich ist auch dies wiederum ein Hinweis auf die erheblich geringeren Überlebenschancen derjenigen Kriegsgefangenen, welche sich Verletzungen in Gefangenschaft östlicher Gewahrsamsländer zugezogen haben. *Auch bei den Amputationen der unteren Extremität* kommt ein solches Phänomen zur Darstellung. *Amputationen der oberen Extremität* wurden hingegen nur 34mal beobachtet, die diesbezüglichen Teste gestatten keine Aussage.

2. Tabellenanhang

Tabelle 165

Diagnose: Adipositas	Heimkehrer West	Heimkehrer Ost	Folgefälle	Sektionen Heidelberg	Unfälle u. Suizide HD u.KA	Heimkehrer Ost u.West	Vergleichsfälle insgesamt
Hauptbefund	11	3	5	6	0	14	11
Nebenbefund	49	32	44	65	13	81	122
Gesamtbefund	60	35	49	71	13	95	133
Nullbefund	523	480	622	892	130	1003	1644

Tabelle 166

Diagnose: Exsikkose	Heimkehrer West	Heimkehrer Ost	Folgefälle	Sektionen Heidelberg	Unfälle u. Suizide HD u.KA	Heimkehrer Ost u.West	Vergleichsfälle insgesamt
Hauptbefund	12	8	14	23	0	20	37
Nebenbefund	54	48	31	54	7	102	92
Gesamtbefund	66	56	45	77	7	122	129
Nullbefund	517	459	626	886	136	976	1648

Tabelle 167

Diagnose: Kachexie	Heimkehrer West	Heimkehrer Ost	Folgefälle	Sektionen Heidelberg	Unfälle u. Suizide HD u.KA	Heimkehrer Ost u.West	Vergleichsfälle insgesamt
Hauptbefund	16	12	31	53	0	28	84
Nebenbefund	59	58	48	80	7	117	135
Gesamtbefund	75	70	79	133	7	145	219
Nullbefund	508	445	592	830	136	953	1558

XII. Sonstiges

Tabelle 168

Diagnose: Anämie	Heimkehrer West	Heimkehrer Ost	Folgefälle	Sektionen Heidelberg	Unfälle u. Suizide HD u.KA	Heimkehrer Ost u.West	Vergleichsfälle insgesamt
Hauptbefund	8	9	39	11	0	17	50
Nebenbefund	36	26	46	21	7	62	74
Gesamtbefund	44	35	85	32	7	79	124
Nullbefund	539	480	586	931	136	1019	1653

Tabelle 169

Diagnose: Sepsis	Heimkehrer West	Heimkehrer Ost	Folgefälle	Sektionen Heidelberg	Unfälle u. Suizide HD u.KA	Heimkehrer Ost u.West	Vergleichsfälle insgesamt
Hauptbefund	2	3	5	31	2	5	38
Nebenbefund	3	0	3	4	0	3	7
Gesamtbefund	5	3	8	35	2	8	45
Nullbefund	578	512	663	928	141	1090	1732

Tabelle 170

Diagnose: Rheumatismus	Heimkehrer West	Heimkehrer Ost	Folgefälle	Sektionen Heidelberg	Unfälle u. Suizide HD u.KA	Heimkehrer Ost u.West	Vergleichsfälle insgesamt
Hauptbefund	14	13	26	32	0	27	58
Nebenbefund	2	4	8	13	1	6	22
Gesamtbefund	16	17	34	45	1	33	80
Nullbefund	567	498	637	918	142	1065	1697

Tabelle 171

Diagnose: Gicht	Heimkehrer West	Heimkehrer Ost	Folgefälle	Sektionen Heidelberg	Unfälle u. Suizide HD u.KA	Heimkehrer Ost u.West	Vergleichsfälle insgesamt
Hauptbefund	0	0	0	1	0	0	1
Nebenbefund	0	2	0	1	0	2	1
Gesamtbefund	0	2	0	2	0	2	2
Nullbefund	583	513	671	961	143	1096	1775

Tabelle 172

Diagnose: Amyloidose	Heimkehrer West	Heimkehrer Ost	Folgefälle	Sektionen Heidelberg	Unfälle u. Suizide HD u.KA	Heimkehrer Ost u.West	Vergleichsfälle insgesamt
Hauptbefund	2	0	0	1	0	2	1
Nebenbefund	9	3	6	2	0	1 2	8
Gesamtbefund	11	3	6	3	0	1 4	9
Nullbefund	5 7 2	5 1 2	6 6 5	9 6 0	143	10 8 4	17 6 8

Tabelle 173

Diagnose: Altersinvolution	Heimkehrer West	Heimkehrer Ost	Folgefälle	Sektionen Heidelberg	Unfälle u. Suizide HD u.KA	Heimkehrer Ost u.West	Vergleichsfälle insgesamt
Hauptbefund	1	3	2	2	0	4	4
Nebenbefund	2 8	3 9	4 8	9 9	9	6 7	15 6
Gesamtbefund	2 9	4 2	5 0	101	9	7 1	16 0
Nullbefund	5 5 4	4 7 3	6 2 1	8 6 2	134	10 2 7	16 17

Tabelle 174

Diagnose: Haut, Narben	Heimkehrer West	Heimkehrer Ost	Folgefälle	Sektionen Heidelberg	Unfälle u. Suizide HD u.KA	Heimkehrer Ost u.West	Vergleichsfälle insgesamt
Hauptbefund	0	0	0	0	0	0	0
Nebenbefund	2 0 0	1 0 0	8 1	2 3	2	3 0 0	10 6
Gesamtbefund	2 0 0	1 0 0	8 1	2 3	2	3 0 0	10 6
Nullbefund	3 8 3	4 1 5	5 9 0	9 4 0	141	7 9 8	16 71

Tabelle 175

Diagnose: Schußverletzung	Heimkehrer West	Heimkehrer Ost	Folgefälle	Sektionen Heidelberg	Unfälle u. Suizide HD u.KA	Heimkehrer Ost u.West	Vergleichsfälle insgesamt
Hauptbefund	1 5	2	2	6	0	1 7	8
Nebenbefund	3 9	1 6	4	1 2	0	5 5	1 6
Gesamtbefund	5	1 8	6	1 8	0	7 2	2 4
Nullbefund	5 2 9	4 9 7	6 6 5	9 4 5	143	10 2 6	17 5 3

243

Tabelle 176

Diagnose: obere Extremität, Amputation	Heimkehrer West	Heimkehrer Ost	Folgefälle	Sektionen Heidelberg	Unfälle u. Suizide HD u.KA	Heimkehrer Ost u.West	Vergleichsfälle insgesamt
Hauptbefund	0	1	0	0	0	1	0
Nebenbefund	6	1	1 2	1 2	2	7	2 6
Gesamtbefund	6	2	1 2	1 2	2	8	2 6
Nullbefund	5 77	5 13	6 59	9 51	141	10 90	17 51

Tabelle 177

Diagnose: untere Extremität Amputation	Heimkehrer West	Heimkehrer Ost	Folgefälle	Sektionen Heidelberg	Unfälle u. Suizide HD u.KA	Heimkehrer Ost u.West	Vergleichsfälle insgesamt
Hauptbefund	3	2	2	1 2	0	5	1 4
Nebenbefund	3 1	1 0	1 8	3 2	1	4 1	5 1
Gesamtbefund	3 4	1 2	2 0	4 4	1	4 6	6 5
Nullbefund	5 49	5 03	6 51	9 19	142	10 52	17 12

Tabelle 178

Gesamtbefund – Nullbefund

Sonstiges / Befundgruppe	01	02	03	04	05	06	07	08	09	10	11	12	13	14	15	16
Adipositas	* W	—	—	—	—	* W	—	* W	—	—	—	—	—	—	—	—
Exsikkose	—	** O	* O	—	—	** W	** W	* W	* W	*** OW	** OW	* OW	* OW	—	—	—
Kachexie	—	—	—	—	** O	—	—	—	** W	—	—	—	** OW	—	* F	** S
Anämie	—	—	*** F	** O	—	—	** F	*** W	—	—	*** F	*** OW	—	*** F	** F	—
Sepsis	—	** V	—	*** S	—	* V	—	*** S	—	*** V	—	** S	—	** S	—	—
Rheumatismus	—	—	—	—	—	—	* F	—	—	—	* V	* F	* S	—	* F	* S
Gicht	—	—	—	—	—	—	ø	—	ø	—	—	—	—	ø	—	—
Amyloidose	—	—	—	—	** TW	—	** W	—	* OW	—	* OW	—	—	—	—	—
Altersinvolution	* O	—	—	—	—	** V	—	*** S	—	* V	—	*** S	—	* S	—	—
Haut, Narben	*** W	*** O	*** O	*** O	*** O	*** W	*** W	*** W	*** W	** OW	** OW	** OW	** OW	** OW	** F	*** F
Schußverletzung	*** W	*** O	*** O	—	* TO	*** W	*** W	*** W	*** W	*** OW	*** OW	*** OW	*** OW	**	—	—
obere Extremität, Amputation	—	—	* F	—	—	—	—	—	—	—	* F	—	—	—	—	—

Hauptbefund – Nebenbefund

Sonstiges / Befundgruppe	01	03	04	05	07	08	09	10	11	12	13	14	15	16
Adipositas	—	—	—	—	—	—	—	—	·	·	·	·	—	—
Exsikkose	—	* F	* S	—	—	—	—	* V	·	·	·	·	—	—
Kachexie	—	*** F	*** S	—	* F	* S	—	*** V	·	·	·	·	—	—
Anämie	—	* F	—	—	** F	—	—	** V	·	·	·	·	—	* TF
Sepsis	—	—	ø	—	—	—	—	—	·	·	·	·	—	—
Rheumatismus	—	—	—	—	—	—	—	—	·	·	·	·	—	—
Gicht	ø	ø	—	ø	ø	ø	ø	—	·	·	·	ø	ø	ø
Amyloidose	—	ø	—	ø	—	—	ø	—	·	·	·	·	ø	ø
Altersinvolution	—	—	—	—	—	—	—	—	·	·	·	·	—	—
Haut, Narben	—	ø	ø	ø	ø	ø	ø	ø	·	·	·	ø	ø	ø
Schußverletzung	—	—	—	ø	—	—	ø	—	·	·	·	·	ø	ø
obere Extremität, Amputation	—	ø	ø	ø	—	—	—	—	·	·	·	ø	ø	ø

Tabelle 179

Hauptbefund – Nullbefund

Sonstiges / Befundgruppe	01	03	04	05	07	08	09	10	11	12	13	14	15	16
Adipositas	* W	—	—	—	—	* W	—	—	—	—	—	—	—	—
Exsikkose	—	—	—	—	—	—	—	—	—	—	—	—	—	—
Kachexie	—	—	** S	—	—	* S	—	** OW	* F	*** S	* T OW	—	*** F	** S
Anämie	—	*** F	—	—	*** F	—	—	—	* V	*** F	—	*** F	*** F	—
Sepsis	—	—	*** S	—	—	*** S	—	*** V	—	*** S	—	—	—	—
Rheumatismus	—	—	—	—	—	—	—	—	—	—	* TF	* TS	—	—
Gicht	ø	ø	—	ø	ø	—	ø	—	ø	—	ø	—	—	—
Amyloidose	—	ø	—	ø	—	—	—	—	—	—	ø	—	—	—
Altersinvolution	—	—	—	—	—	—	—	—	—	—	—	—	—	—
Haut, Narben	ø	ø	ø	ø	ø	ø	ø	ø	ø	ø	ø	ø	ø	ø
Schußverletzung	** W	—	—	—	—	*** W	*** W	* OW	* OW	* OW	—	—	—	—
obere Extremität, Amputation	—	—	—	—	—	ø	ø	ø	—	—	—	ø	ø	ø

Nebenbefund – Nullbefund

Sonstiges / Befundgruppe	01	03	04	05	07	08	09	10	11	12	13	14	15	16
Adipositas	—	—	—	—	—	—	—	—	—	—	—	—	—	—
Exsikkose	** O	** O	—	** W	* W	—	*** OW	*** OW	*** OW	—	—	—	—	—
Kachexie	* O	—	* O	—	—	* W	*** OW	*** OW	—	* OW	—	—	—	—
Anämie	—	** O	—	—	*** W	—	—	—	—	*** OW	—	*** F	—	—
Sepsis	—	—	ø	—	—	—	—	—	—	—	—	—	—	—
Rheumatismus	—	—	—	—	—	—	—	—	* S	—	—	—	—	—
Gicht	—	—	—	ø	—	—	ø	—	—	—	—	—	ø	—
Amyloidose	—	—	—	—	—	—	—	—	** TW	—	* OW	—	* OW	—
Altersinvolution	—	—	—	—	—	—	—	—	*** S	—	*** V	—	*** S	* S
Haut, Narben	*** W	*** O	*** O	*** O	*** W	*** W	*** W	*** OW	*** OW	*** OW	*** OW	*** F	*** F	—
Schußverletzung	*** W	*** O	*** O	* TO	*** W	*** W	*** W	*** OW	*** OW	*** OW	*** OW	—	—	—
obere Extremität, Amputation	* F	—	—	—	—	—	—	—	—	—	* V	* F	—	—

XII. Sonstiges

Tabelle 180

Sonstiges	Gesamtbefund – Nullbefund																Hauptbefund – Nebenbefund													
Befundgruppe	01	02	03	04	05	06	07	08	09	10	11	12	13	14	15	16	01	03	04	05	07	08	09	10	11	12	13	14	15	16
untere Extremität, Amputation	*W	—	—	*S	—	*W	*W	—	*W	—	—	—	*OW	—	—	*S	—	—	—	—	—	*S	—	—	·	·	·	—	—	—

Tabelle 181

Sonstiges	Hauptbefund – Nullbefund														Nebenbefund – Nullbefund													
Befundgruppe	01	03	04	05	07	08	09	10	11	12	13	14	15	16	01	03	04	05	07	08	09	10	11	12	13	14	15	16
untere Extremität, Amputation	—	—	—	—	—	—	—	—	—	*S	—	*S	—	—	**W	—	—	—	*W	—	*W	—	—	—	—	—	—	—

Teil III

Zusammenfassung

Zusammenfassung

Vom Bundesministerium für Arbeit und Soziales wurden uns insgesamt 1 098 beurteilbare und auswertbare Sektionsgutachten ehemaliger Heimkehrer aus östlicher und westlicher Gefangenschaft überlassen. Für die hier vorgestellte Auswertung wurden benutzt:
1. Die Sektionsdiagnosen,
2. die Angaben über Wehrdienst und Gefangenschaft.

Im Auftrag des Bundesministeriums für Arbeit und Soziales sollte untersucht werden, ob anhand dieses Untersuchungsgutes Spätschäden nach extremen Lebensbedingungen nachgewiesen werden können.

Nach einer ersten gründlichen Durchsicht des Gesamtmateriales haben wir eine kurze und bündige Antwort auf die uns gestellte Frage gegeben: Die Antwort hieß *Nein*.

Die wissenschaftliche Fragestellung der hier vorgestellten Untersuchung wurde folgendermaßen abgeändert:

„Welche Informationen können überhaupt noch zusammengetragen werden, die auf somatische Spätschäden nach extremen Lebensbedingungen hindeuten könnten?".

Somit stellte das uns überlassene Sektionsmaterial nur eine – wenn auch die wichtigste – Informationsquelle von vielen möglichen anderen dar.

Zunächst haben wir uns Gedanken gemacht, welche Auslese- und Auswahlbedingungen auf die jetzt untersuchte Gruppe der ehemaligen Kriegsgefangenen gewirkt haben könnte. Hierbei haben vor allem die sog. äußere Selektion und die Selektion durch den Tod eine bedeutsame Rolle gespielt. Für den Ansatz der Vergleichsgruppen war von besonderer Bedeutung, daß sich die Untersuchungsgruppe der Heimkehrer aus östlichen und westlichen Gewahrsamsländern nach nahezu sämtlichen Kriterien, die von epidemiologischer und auch statistischer Seite als konstant vorausgesetzt werden, als in hohem Maße inhomogen erwies:
1. Die Studie ist retrospektiv, d. h. zum Zeitpunkt der Erhebung war das Auswertungsziel nicht bekannt;
2. die Sektionsfälle wurden über einen längeren Zeitraum von mehreren Jahren erhoben und auch gesammelt;
3. die Fälle stammen aus zahlreichen verschiedenen Pathologischen Instituten und Prosekturen;
4. zudem handelt es sich in allen Fällen um Gutachtenfälle, d. h. es ist ein zusätzlicher, im einzelnen unbekannter Auswahlmodus anzunehmen.

Aus epidemiologischer Sicht konnten nur zwei Vorzüge festgestellt werden:
1. Sämtliche Probanden waren verstorben;

2. von allen ehemaligen Heimkehrern aus Ost und West war eine Sektionsdiagnose vorhanden.

Die genauere Durchsicht der Herkunft der Fälle zeigte, daß etwa ein Drittel der Institute weit mehr als zwei Drittel der Fälle zur Verfügung gestellt hatten. Auch erwies sich die Altersgliederung der beiden Heimkehrergruppen aus Ost und West als nahezu gleich. Die bestehenden Unterschiede wurden durch eine besondere Gewichtung ausgeglichen.

Vor der Auswertung war bereits die Frage von Interesse, ob nach der Gefangenschaftsdauer oder nach der Höhe der Minderung der Erwerbsfähigkeit von vorneherein eine Auslese bestand. Für beide Faktoren jedoch konnte ein systematischer Fehler ausgeschlossen werden.

Für die Vergleiche wurden folgende Kontrollgruppen gewählt:

1. Sog. Folgefälle: Hierunter verstehen wir die jeweils folgenden alters- und geschlechtsgleichen Fälle aus denjenigen Instituten, aus denen der betreffende Gutachtenfall stammt. Wir versprechen uns von dieser Vergleichsgruppe vor allem Aussagen über die in diesen Instituten geübte Befundung;

2. die Gruppe der Sektionsfälle Heidelberg: Diese zeichnet sich durch eine sehr konstante Befundung und ein in diesem Zeitraum konstant gebliebenes Einzugsgebiet aus;

3. als eine zusätzliche Gruppe, die nicht unter die natürliche Absterbebewegung fällt, haben wir Unfälle und Suizide der Pathologischen Institute Heidelberg und Karlsruhe zusammengefaßt.

Diese drei Vergleichsgruppen wurden den beiden Untersuchungsgruppen der Heimkehrer aus östlichen und westlichen Gewahrsamsländern gegenübergestellt. Insgesamt wurden von 2 875 Sektionsfällen die Todesursache (bis 3 Diagnosen), die Grundkrankheit (1 Diagnose), Hauptbefunde (einschl. der Grundkrankheit 6 Diagnosen) und die Nebenbefunde (bis 49 Diagnosen) codiert und elektronisch gespeichert.

Als Hauptbefund haben wir diejenigen Diagnosen definiert, die aus der Sicht eines nachträglich beurteilenden Arztes in Kenntnis der Gesamtinformation der Gutachtenakte für den jetzt erfolgten Todeseintritt des Patienten verantwortlich gemacht werden müssen. Bei der Definition der Todesursache haben wir uns im wesentlichen an die Vorschriften für die Handhabung der Leichenbeschauscheine gehalten. Für Klinik und Pathologie führt die Unterscheidung zwischen Haupt- und Nebenbefund zu völlig verschiedenen Situationen. Während bei der Klinik die Art und Symptomatik der Erkrankungen über die BERKSON's Fallacy zur Einweisung in die Krankenanstalt führt, können wir in der Pathologie diesen Fehler erst nachträglich nach Erhebung des gesamten patho-anatomischen Befundes abschätzen. Wir sprechen daher (auch aus historischen Gründen) von der LUBARSCH-PFAUNDLER-BERKSON's Fallacy.

Zunächst haben wir in bewährter Weise die Ranghäufigkeiten der Diagnose von den einzelnen Untersuchungs- und Vergleichsgruppen miteinander verglichen, jedoch haben sich keine wesentlichen Unterschiede ergeben. Mit anderen Worten: Es mußten sensiblere Instrumente geschaffen werden, um quantitative Aussagen über die Diagnosenstruktur der Untersuchungs- und Vergleichsgruppen machen zu können. Wir haben daher die 149 von uns geprüften Diagnosengruppen nach Haupt- und Nebenbefund gegliedert, der Häufigkeit entsprechend nach geordnet und für jede Diagnose den Rang als Haupt- und Nebenbefund gegenübergestellt – jeweils getrennt für alle Untersuchungs- und Vergleichsgruppen. Die Ergebnisse dieser Vergleiche können wie folgt zusammengefaßt werden:

1. Die Unterscheidung zwischen Haupt- und Nebenbefund hat zu einem deutlichen Unterschied der jeweiligen Streuungen zwischen den Vergleichen der Haupt- und den Vergleichen der Nebenbefunde geführt;
2. Hauptbefunde weisen einen wesentlich geringeren Korrelationskoeffizienten auf als Nebenbefunde;
3. die stärkere Streuung der Hauptbefunde beziehen wir auf die LUBARSCH-PFAUNDLER-BERKSON's Fallacy;
4. ein systematischer Fehler durch die Unterscheidung von Haupt- und Nebenbefund konnte nicht nachgewiesen werden.

Nach einer solchen eingehenden Prüfung des Gesamtmaterials konnte der statistische Vergleich zwischen den einzelnen Untersuchungs- und Vergleichsgruppen nach den verschiedenen Befunden versucht werden. Im einzelnen wurde so vorgegangen, daß ein großer Teil der möglichen Gruppenvergleiche jeweils getrennt nach Gesamt-, Haupt- und Nebenbefund errechnet wurde. Getestet wurden in der Regel Vierfeldertafeln nach χ^2 mit den – wenn nötig – erforderlichen Transformationen.

Es wurde bereits darauf hingewiesen, daß die Angaben unseres Untersuchungskollektives nur eine – wenn auch die wesentlichste – Informationsquelle dieser Studie darstellen. Die zweite, nicht weniger wichtige waren für uns die erreichbaren Literaturangaben. Leider ist uns nur eine deutsch- und eine englischsprachige Studie bekannt geworden, in welcher unter gleicher Thematik die Teststatistik zur Anwendung gekommen ist. In sämtlichen anderen Untersuchungen wurden in der Regel keine statistischen Prüfungen vorgenommen. Wir haben daher sämtliche Arbeiten daraufhin geprüft, ob verwertbare Tabellen angegeben waren. Fanden sich diese, so haben wir nachträglich die entsprechenden Prüfverfahren angewandt. Wir haben uns also so verhalten, daß wir entsprechend der vom Autor angegebenen und auch meist bearbeiteten Hypothese die ihm unbekannten Testverfahren nachgeholt haben. Insgesamt sind wir nach ausführlicher Diskussion methodischer und inhaltlicher Einwände zu folgenden Resultaten gekommen:

1. Es hat den Anschein, als ob die Heimkehrer aus Ost und West vermehrt Herzinfarkte aufweisen;
2. jedoch findet sich die allgemeine Arteriosklerose und die Coronararteriensklerose bei Heimkehrern nicht vermehrt;

3. vermehrt finden sich dagegen Herzmuskelschwielen und Coronararterienthrombosen bei Heimkehrern;

Es ist nicht ganz einfach, mit allen Vorbehalten diese scheinbar widersprüchlichen Resultate zu interpretieren.

4. Tuberkulöse Restzustände ohne eigentlichen Krankheitswert sind bei Heimkehrern gehäuft festzustellen;

5. Heimkehrer weisen vermehrt eine Lebercirrhose auf;

6. die Dystrophie alleine reicht offensichtlich nicht zur Erklärung dieser später auftretenden Lebercirrhose aus;

7. erst die Kombination von Dystrophie und Hepatitis korreliert positiv mit einer später auftretenden Lebercirrhose;

8. auch eine Hepatitis alleine vermag in dem hier vorgestellten Untersuchungsgut nicht eine Lebercirrhose zu erklären;

9. weiter liegen in der Kumulation mit zusätzlichen Magen-Darm-Erkrankungen infektiöser Natur Faktoren begründet, die mit der Lebercirrhose korrelieren;

10. allerdings zeigen Magen-Darm-Erkrankungen alleine keine Beziehungen zur Lebercirrhose;

11. die Kumulation mit anderen Erkrankungen zeigt ebenfalls keine Abhängigkeit zur Lebercirrhose;

12. außerdem konnte eine negative Korrelation zwischen Hepatitis und Dystrophie nachgewiesen werden. Die Hepatitis ist nicht eine Krankheit extremer Hungerzustände!

Diese Ergebnisse stimmen mit experimentell gewonnenen pathophysiologischen Erkenntnissen gut überein.

13. Die Heimkehrer scheinen vermehrt Ulcusnarben des Duodenum aufzuweisen;

14. Peritonealverwachsungen kommen gehäuft vor;

15. Heimkehrer zeigen vermehrt Schrumpfnieren;

16. wir haben außerdem ein gehäuftes Auftreten des Hydrocephalus internus beobachtet;

17. die Heimkehrer zeigen vermehrt Hirnerweichungen.

Bei den zusätzlich geprüften Diagnosen und Diagnosengruppen konnten keine verwertbaren Unterschiede gefunden werden. Sämtliche Ergebnisse beziehen sich auf die Gesamtzahl der Vergleiche, wobei verständlicherweise den Vergleichen bezüglich der Nebenbefunde die weitaus größte Bedeutung zukommt.

Neben den hier vorgestellten Ergebnissen finden sich sämtliche zur Berechnung herangezogenen Tabellen und Tafeln. Auch wurde großer Wert darauf gelegt, negativ verlaufende Testberechnungen (d. h. solche Teste, die keinen signifikanten Unterschied erbracht hatten) mit aufzuführen. – Die Studie schließt mit einem ausführlicheren Literaturverzeichnis.

Teil IV

Literatur

1. Literatur, Teil I

Acheson, E. D.: Medical Record Linkage. London: Oxford University Press 1967.

Acheson, E. D.: Medical Record Linkage. Meth. Inf. Med. *8*, 1–6 (1969).

Adam, J., Scharf, J.-H., Enke, H.: Methoden der statistischen Analyse in Medizin und Biologie. Stuttgart: Gustav Fischer Verlag 1971.

Agnese, G., Balestra, U.: Classification problems in epidemiology studied by multivariate analysis. G. igiene med. Preventia *11*, 115–132 (1970).

Ahrens, H.: Varianzanalyse. Berlin: Akademie-Verlag 1967.

Allerbeck, K.: Datenverarbeitung in der empirischen Sozialforschung. Stuttgart: Teubner Studienskripten 1972.

American Medical Association: SNDO Standard Nomenclature of Diseases and Operations. Current Medical Terminologie 4. u. 5. Ausgabe (1964/65).

Anderson, J. A., Boyle, J. A.: Computer Diagnosis: Statistical Aspects. Brit. med. Bull. *24*, 230–235 (1968).

Anderson, T. W.: Mortality from ischemic heart dieseases. Changes in middle-aged men since 1900. J. Amer. med. Ass. *224*, 336–338 (1973).

Angrist, A.: Fitting the Old-Fashioned Autopsy into the Modern Medical Scene. Amer. J. clin. Path. *45*, 202–207 (1966).

Apostel, L., Mandelbrot, B.: Linguistique Statistique Macroscopique. Logique, Language et Théorie de l'Information. Bibliothèque scientifique internationale. Paris: Press Univ. de France 1957.

Armitage, P.: The Chi-square Test for Heterogenity of Proportions after Adjustment for Stratification. J. roy. statist. Soc. *28*, 150–163 (1966).

Arntz, H.: Das ICSU/UNESCO-Projekt (UNISIST). Nachr. Dokum. *20*, 36–38 (1969).

Arntz, H.: Die DK – eine Vielfacettenklassifikation. Nachr. Dokum. *21*, 139–142 (1970).

Ashton, E. H., Zuckerman, S.: Maß und Zahl in der Morphologie. Ergebnisse der medizinischen Grundlagenforschung (Hrsg. K. Fr. Bauer). Stuttgart: Thieme 1956.

Augsburger, W.: Korrelationsstatistische Analyse mehrdimensionaler, topologisch ausgeprägter Datenfelder. Habilitationsschrift, Heidelberg (1972).

Austin, C. J.: Time-shared computing: Implications for medical libraries. Bull. med. Libr. Ass. *57*, 116–124 (1969).

Bader, G.: Statistische Untersuchungen über die Todesursachen der Totgeborenen und Säuglinge im Sektionsmaterial des Pathologischen Institutes Jena. Dtsch. Gesundh.-Wesen *18*, 643–646 (1963).

Bahn, R. C., Schmit, R. W., Young, G. G.: An Information-Retrieval System for research associated with the post mortem examination. Mayo Clin. Proc. *39*, 835–840 (1964).

Ball, M. J.: An Overview of Total Medical Information Systems. Meth. int. Med. *10*, 73–82 (1971).

Barnard, G. A.: Significance Tests for 2 x 2 Tables Biometrika *34*, 123–138 (1947).

Barnett, G. O., Greenes, R. A., Grossmann, J. H.: Computer Processing of Medical Text Information. Meth. Inf. Med. *8*, 177–182 (1969).

Baron, D. N.: Fraser, P. M.: The digital Computer in the Classification and Diagnosis of Diseases. Lancet *4*, 1066–1069 (1965).

Baron, B. N., Fraser, P. M.: Medical Applications of Taxonomie Methods. Brit. med. Bull. *24*, 236–240 (1968).

Barth, H.: Darstellung und Analyse des Zusammenhangs zwischen Variablen des sozialen Wandels durch Polynome. Werkstattpapiere Bd. 2, zur Analyse und Planung gesellschaftlicher Veränderungen (Hgb. Helmut Klages). Meisenheim: Verlag Anton Hain 1972.

Bartholomay, A. F.: Some mathematical Aspects of the Medical Diagnostic Process. I. A. general mathematical modell. Bull math. Biophys. *33*, 413–424 (1971).

Bátori, J.: Generative Grammatik und maschinelle Sprachanalyse. IBM-Nachrichten *208*, 890–896 (1971).

Bauer, F. L., Goos, G.: Informatik. Eine einführende Übersicht. Teil I u. II. Berlin–Heidelberg–New York: Springer 1971.

Baumann, U.: Psychologische Taxometrie. Eine Modellstudie über Ähnlichkeitskoeffizienten, Q-Clusteranalyse und Q-Faktorenanalyse. Berlin–Stuttgart–Wien: Verlag Hans Huber 1971.

Beebe, G. W., Simon, A. H.: Ascertainment of mortality in the U.S. veteran population. Amer. J. Epid. *89*, 636–643 (1969).

Beckenkamp, H. W.: Möglichkeit und Notwendigkeit zur Anwendung statistischer Verfahren und moderner Dokumentationsmethoden in der arbeitsmedizinischen Forschung. Int. Arch. Gewerbepath. Gewerbehyg. *19*, 546–558 (1962).

Beckenkamp, H. W.: Untersuchungen über den Beruf als Krankheitsursache II. Meth. Inf. Med. *3*, 26–28 (1964).

Beckenkamp, H. W., Zeyer, H. G.: Körperkonstitution und Berufseinmündung unter besonderer Berücksichtigung der Steinkohlenbergleute. Int. Arch. Gewerbepath. Gewerbehyg. *19*, 184–196 (1962).

Becker, H.: Pathologisch-anatomischer Diagnosenschlüssel. Als Manuskript gedruckt 1963.

Becker, H.: Neue Wege einer maschinellen Dokumentation von pathologisch-anatomischen Befunden. Verh. dtsch. Ges. Path. *48*, 221–225 (1964).

Becker, H.: Zum Problem der Erfassung und Auswertung medizinischer Befunde. Wien. klin. Wschr. *76*, 852–854 (1964).

Becker, H.: Befunddokumentation in der Pathologie: Erfahrungen mit einer Maschinenlochkartei. Meth. Inf. Med. *4*, 30–35 (1965).

Becker, H.: Aufbau und Auswertung einer pathologisch-anatomischen Diagnosenkartei durch Computereinsatz. Meth. Inf. Med. *5*, 105 (1966).

Becker, H.: Automatic Processing of Surgical Biopsy Reports. Beitr. Path. *146*, 301–315 (1972).

Becker, H., Breitenloher, H., Lang, Chr., Schwarz, F.: Computer in der Pathologie: Methodik und Erfahrungen nach Auswertung von 27 000 Sektionsprotokollen. Meth. Inf. Med. *8*, 60–67 (1969).

Becker, J., Hayes, R. M.: Information Storage and Retrieval: Pools, Elements, Theories. New York–London–Sydney: Willy & Sons 1963.

Becker, H., Moskon, A.: Einsatz des IBM-Lochkartenverfahrens zur Befundauswertung in einem Institut für Pathologie. IBM-Nachrichten *14*, 2433–2457 (1967).

Bellmann, R.: Mathematical experimentation and biological research. Fed. Proc. *21*, 109–111 (1962).

Bense, M.: Theorie der Texte. Köln: Kiepenheuer u. Wietsch 1962.

Bense, M.: Semiotik. Allgemeine Theorie d. Zeichen. S. 79 (1967).

Bense, M.: Einführung in die informationstheoretische Ästhetik. Grundlegung und Anwendung i. d. Texttheorie. 147 S. (1969).

Benson, E. S.: The Concept of the Normal Range. Hum. Path. *3*, 152–155 (1972).

Berg, H., Krisemet, O.: Bemerkungen zur statistischen Auswertung von Sektionsprotokollen. Zbl. allg. Path. path. Anat. *88*, 106–110 (1952).

Berger, E. R.: Nachrichtentheorie und Codierung. In: Taschenbuch der Nachrichtenverarbeitung (Hgb. K. Steinbuch), 2. Aufl., 56–83. Berlin–Heidelberg-New York: Springer 1967.

Berkson, J.: Limitations of the applications of fourfold table analysis to hospital data. Biomet. Bull 2, 47–53 (1946).

Berkson, J.: Competing expontential risks with particular reference to the study of smoking and lung cancer. Amer. Stat. Ass. *55*, 415–428 (1960).

Berndt, H.: Krebs und Beruf. Eine statistische Untersuchung über das Magen- und Bronchialkarzinom. Krebsarzt *18*, 289–296 (1963).

Bleyl, U., Höpker, W.-W.: Dissiminierte intravasale Gerinnung und pulmonale hyaline Membranen bei connatalen cyanotischen Herzfehlern. Virchows Arch. Abt. A Path. Anat. *350*, 225–337 (1970).

Blohm, H.: Ist die „Informatik" am praktischen Bedarf vorbeikonzipiert? Nachr. Dokum. *23*, Nr. 1, 30–31 (1972).

Bochnik, H. J., Brozio, E., Donike, H., Pittrich, W., Wildbrandt, K.: Aufgaben und Organisation einer klinischen Auswertungsabteilung. Erfahrungen mit elektronischer Datenverarbeitung und mathematisch-statistischen Analysen. Meth. Inf. Med. 6, 51–64 (1967).

Bock, H. E., Eggstein, M.: Diagnostik-Informationssystem. Berlin–Heidelberg–New York: Springer 1970.

Borden, G. A., Watts, J. J.: A computerized language analysis system. Comput. Humanit. 5, 129–141 (1971).

Boyle, J. A., Anderson, J. A.: Computer Diagnosis: Clinical Aspects. Brit. med. Bull 24, 224–229 (1968).

Bradbury, R.: Unthinking man and his thinking machines. Amer. Document. 19, 371–374 (1968).

Braines, S., Suslow, A.: Bioholographie. Ideen exakt. Wissens 9, 583–590 (1971).

Braun, R. N., Freitag, A., Buchmayer, E., Leitner, I.: Über eine Systematik für die Fälle der Allgemeinpraxis. Münch. med. Wschr. 106, 1660–1662 (1964).

Bridges-Webb, C.: Epidemiology in Family Practise. Med. J. Aust. 26, 1101–1104 (1969).

Brooke, B. N.: The Logic of Hospital Case-Note. Lancet 1, 738–740 (1962).

Burbanz, F.: A segmential space-time cluster Analysis of Cancer Mortality in the United States: Etiologie Implications. Amer. J. Epidem. 95, 393–417 (1972).

Burkitt, D. P.: Related Disease – Related cause? Lancet 2, 1229 (1969).

Burkitt, D. P., Stanefield, J. P., Church, J. C. T.: A Medical Research Safari: Fruits and Frustrations. Cent. Afr. J. Med. 16, 197–201 (1970).

Burt, C.: A comparison of factor analysis and analysis of variance. Brit. J. Psychol., Statist. Sect. 1, 3–26 (1948).

Burt, C.: Test reliability estimated by analysis of variance. Brit. J. Statist. Psych. 8, 103-118 (1955).

Buschmann, G.: Verlaufsdokumentation in der Inneren Medizin. In: Fritze, E., Wagner, G., Dokumentation des Krankheitsverlaufes, S. 53–55. Stuttgart–New York: F. K. Schattauer Verlag 1969.

Carlson, H. A., Bell, E. T.: A statistical study of the occurrence of Cancer and Tuberculosis in 11.195 post mortem Examinations. J. Cancer Res. 13, 126–135 (1929).

Carpenter, H. M.: System for Storage and Retrieval of Data from Autopsies. Amer. J. Clin. Path. 38, 449–467 (1962).

Cattell, R. B.: Handbook of multivariate experimental psychology. Chicago 1966.

Cattell, R. B.: Factor Analysis. An introduction and manuel for the Psychologist and Social Scientist. New York: Harper & Brothers, Publishers 1952.

Cavalli-Sforza, L.: Biometrie. Grundzüge biologisch-medizinischer Statistik. Stuttgart: Gustav Fischer Verlag 1969.

Chiang, C. L.: Introduction to stochastic Process in Biostatistics. New York–London–Sidney: Willy & Sons 1968.

Chomsky, N.: Aspekte der Syntax-Theorie. Frankfurt/M.: Suhrkamp Verlag 1969.

Christian, W.: Zur Problematik der Morbiditätsuntersuchungen. Gesundheitspolitik 11, 268–288 (1969).

Christian, W.: Morbiditätsstatistische Untersuchungen. Inhalt und Methoden. Öff. Gesundh.-Wes. 31, 529–536 (1969).

Cleverdon, C. W.: The testing and evaluation of the operating efficiency of the intellectual stages of information retrieval systems. In: Atherton, P.: Classification research, S. 445. Kopenhagen 1965.

Cochrane, A. L.: Validation of Screening Procedures. Brit. med. Bull. 27, 3–8 (1971).

Collen, M. F.: Multiphasic Screening as a Diagnostic Method in Preventive Medicine. Meth. Inf. Med. 4, 71–75 (1965).

Comitee on Nomenclature and Classification of Disease: SNOP Systematized Nomenclature of Pathology. Coll. Amer. Path. Chicago (1965).

Cornet, G.: Die latenten Herde der Tuberkulose und die Tuberkulindiagnostik im Lichte neuerer Forschung. Berl. klin. Wschr. 359, 392–398 (1904).

257

Cramer, W.: Vergleichende statistische Betrachtungen über den Magenkrebs. Z. Krebsforsch. *34*, 531–540 (1931).

Creasy, M. A.: Analysis of variance as an alternative to factor analysis. J. row. statist. Soc. B *19*, 318–325 (1957).

Crocker, D. W.: Automation in Anatomic Pathology. Hum. Path. *3*, 1–3 (1972).

Cutler, J. S., Ederer, F.: Maximum utilization of the life table method in analyzing survival. J. chron. Dis. *8*, 699–712 (1958).

Dammin, G. J.: The Armed Forces Epidemiological Board – 1969. Milit. Med. *134*, 289–290 (1969).

Diem, K., Lentner, C.: Documenta Geigy. Wissenschaftliche Tabellen. Geigy A.G. Pharma, Basel, 7. Aufl. (1969).

Diemer, A.: Klassifikation, Thesaurus und was dann? Das Problem der „dritten Generation" in Dokumentation und Information. Nachr. Dokum. *23*, Nr. 2, 52–57 (1972).

Doerr, W.: Wandlungen der Krankheitsforschung. Über Standpunkte in der Pathologie 150 Jahre nach R. Virchows Geburtstag. Jb. Heidelberger Akad. Wiss. *1971*, 54–77.

Doerr, W. (Hgb.), Köhn, K., Jansen, H.: Gestaltwandel klassischer Krankheitsbilder. Berlin–Göttingen–Heidelberg: Springer 1957.

Dombal de, F. T., Leaper, D. J., Staniland, J. R., McCann, A. P., Horrocks, J. C.: Computer-aided diagnosis of acute abdominal pain. Brit. med. J. 2, 9–13 (1972).

Dombal de, F. T., Horrocks, J. C., Staniland, J. R., Guillou, P. J.: Pattern-Recognation: A comparison of the performance of clinicans and non-clinicans – with a note on the performance of a computer-based system. Meth. Int. Med. *11*, 32–37 (1972).

Dorn, H. F.: Some applications of biometry in the collection and evaluation of medical data. J. chron. Dis. *1*, 638–663 (1955).

Dorn, H. F.: Uses and significance of multiple cause fabulations for mortality statistics. Amer. J. publ. Hlth. *54*, 400–406 (1964).

Dudeck, J.: Computer-Analyse des Elektrokardiogrammes. Med. Monatsspiegel Merck *3*, 56–60 (1971).

Dunn, H. L.: Record Linkage. Amer. J. Hlth. *36*, 1412–1416 (1946).

Dressler, W.: Modelle und Methoden der Textsyntax. Folia Linguistica *4*, 64–71 (1970).

Eckart, W., Eckart, N., Michael, K.: Planung im Gesundheitswesen. Quickborn: Verlag Schnelle 1970.

Eckert, H.: Die Todesursachen im hohen Alter. Dtsch. Gesundh.-Wes. *19*, 1473–1481 (1964).

Eggers, H. (Hgb.): Erstes Kolloquium über Syntax natürlicher Sprachen und Datenverarbeitung. Saarbrücken, 29. – 30. 4. 1963. Wiesbaden: Franz Steiner Verlag 1964.

Ehlers, C. Th.: Direkte maschinelle Erfassung von Krankenblattdaten. Meth. Inf. Med. *6*, 108–115 (1967).

Ehlers, C. Th.: Untersuchungen über die ärztliche Belastung in einer chirurgischen Universitätsklinik. Med. Welt *19*, 1595–1602 (1968).

Ehlers, C. Th., Hollberger, N., Proppe, A.: Computer: Werkzeug der Medizin. Berlin–Heidelberg– New York: Springer 1970.

Eichhorn, S.: Information, Kommunikation und elektronische Datenverarbeitung im Krankenhaus. IBM-Seminar 25. – 27. 10. 1968.

Einfalt, W. A.: Vergleichende Krebs-Sektionsstatistik in Bayern 1945–1950. Z. Krebsforsch. *58*, 711–725 (1952).

Einfalt, W. A.: Internationale Sektionsstatistik. Notwendigkeit und Möglichkeit. Schweiz. Z. allg. Path. *18*, 946–950 (1955).

Eitner, S., Hinke, H.: Faktorenanalytische Studien zur Programmierung von Schwerpunktkomplexen der geroarbeitshygienischen Forschung und Praxis. Z. Alternsforsch. *22*, 221–229 (1969).

Escher, H., Lienert, G. A.: Ein informationsanalytischer Test auf partielle Kontingenz in Dreiwegtafeln. Meth. Inf. Med. *10*, 48–55 (1971).

Farr, L. E.: Computer und komplizierte ärztliche Probleme. Meth. Inf. Med. *5*, 167–171 (1966).

Fassl, H.: Zusatzklassifikation zur Kennzeichnung von Personen ohne akute Beschwerden oder Krankheiten. Meth. Inf. Med. 7, 141–151 (1968).

Feichtinger, G.: Stochastische Modelle demographischer Prozesse. Berlin–Heidelberg–New York: Springer 1971.

Feigl, G., Rohrbach, H.: Einführung in die höhere Mathematik. Berlin 1953.

Flaskemper, P.: Grundriß der sozialwissenschaftlichen Statistik I und II. Hamburg: Verlag Richard Meiner 1959.

Fletscher, C. M.: The problem of the observer variation in medical diagnosis with special reference to chest diseases. Meth. Inf. Med. 3, 98–103 (1964).

Florey, C. du: A study of the validity of the diagnosis of stroke in mortality data. II. Comparison by computer of autopsy and dimical records with death certificates. Amer. J. Epid. 89, 15–24 (1969).

Fox, J. P.: Prospective Studies defined: A comment on a report on the use of hospital data in epidemiologie research. Amer. J. Epid. 91, 231–232 (1970).

Franke, M.: Bagatellerkrankungen – ihre Diskriminierung und sozialhygienische Relevanz. Med. Welt 20, 2728–2733 (1969).

Franke, F., Ziegler, H.-K.: Die Bedeutung der Sektion für das Versorgungswesen. Med. Sachverst. 65, 162–166 (1969).

Frege, G.: Logische Untersuchungen, S. 219–221. Göttingen: Vandenhoeck & Ruprecht, 1966.

Frege, G.: Funktion, Begriff, Bedeutung. Fünf logische Studien, S. 144–145. Göttingen: Vandenhoeck & Ruprecht 1969.

Freudenberg, K.: Eine neue Berechnung der bereinigten Krebssterblichkeit. Ärztl. Wschr. 9, 1240–1242 (1954).

Freudenberg, K.: Vorzüge und Gefahren der Sektionsstatistik. In: Wilhelm Doerr (Hrsg.); Gestaltwandel klassischer Krankheitsbilder (Autoren: Köhn u. Jansen). Berlin–Göttingen–Heidelberg: Springer 1957.

Freudenberg, K.: Grundriß der medizinischen Statistik. Stuttgart: Schattauer Verlag 1962.

Freudenberg, K.: Fehlschlüsse aus einer Sektionsstatistik über das Bronchialcarcinom. Bundesgesundheitsblatt 7, 99–111 (1964).

Freundlich, R.: Sprachtheorie, Grundbegriffe und Methoden zur Sprachstruktur. Wien–New York: Springer 1970.

Fritze, E.: Die vier großen Schlüsselsysteme. Dokum. Med. Biol. 3, 64–67 (1959).

Fritze, E., Wagner, G.: Dokumentation des Krankheitsverlaufes. Stuttgart–New York: F. K. Schattauer Verlag 1969.

Fruchter, B.: Introduction to factor analysis. Princeton, N.J. 1954.

Fuchs, G.: Das Problem der klinischen Befunddokumentation in der Sicht der mathematischen Logik. Meth. Inf. Med. 4, 130–134 (1965).

Fuchs, G.: Medizinische Forschung und mathematisches Denken. Meth. Inf. Med. 7, 1–5 (1968).

Fuchs, G.: Mathematik für Mediziner und Biologen. Berlin–Heidelberg–New York: Springer 1969.

Fuchs, M., Kreuz, B., Lemke, K., Schüler, H.: Stellungnahme zur „Begriffsbestimmung der wichtigsten und häufigsten Termini technici aus der Epidemiologie der übertragbaren Krankheiten". Z. Ges. Hyg. 16, 911–913 (1970).

Fugmann, R.: Die hierarchische Notation von Begriffen. Nachr. Dokum. 13, 68–70 (1962).

Fugmann, R.: Ordnung – oberstes Gebot in der Dokumentation. Zugleich ein Beispiel zu einer Theorie der Dokumentation. Nachr. Dokum. 13, 120–132 (1962).

Fugmann, R.: Der Weg in die Sackgasse bei der mechanisierten Dokumentation. Nachr. Dokum. 17, 79–83 (1966).

Gall, M. W.: Computer verändern die Medizin. Schriftenreihe der Bezirksärztekammer Nordwürttemberg Nr. 15, 2. Auflage, Stuttgart (1969).

Geidel, H.: Die Regressionsanalyse als Hilfsmittel bei der Vorausschätzung in der Epidemiologie. Bundesgesundheitsblatt 12, 240–243 (1969).

Gell, G., Becker, H.: Klartextanalyse pathologischer Biopsiebefunde mit Bildschirmabfrage. Meth. Inf. Med. 12, 10–16 (1973).

Giere, W.: Zur Erfassung und Verarbeitung medizinischer Daten mittels Computer (2. Mitteilung). Meth. Inf. Med. *8*, 197–200 (1969).

Giere, W., Baumann, H.: Zur Erfassung und Verarbeitung medizinischer Daten mittels Computer (1. Mitteilung). Meth. Inf. Med. *8*, 11–18 (1969).

Gittelsohn, A. M., Sennig, R. S.: Tabulation of vital records by computer. Publ. Hlth. Rep. (Wash.) *79*, 895–904 (1964).

Gjeddeback, N. F.: Über gruppierte Beobachtungen und verwandte Aspekte der statistischen Theorie. Meth. Inf. Med. *2*, 116–125 (1963).

Goldwyn, A. J.: Medizinische Literaturrecherche. Werdegang eines Versuchsprojektes auf dem Gebiete der automatischen Datenverarbeitung. Meth. Inf. Med. *2*, 58–65 (1963).

Gordon, B. L.: Biomedical language and format for manuel and computer applications. Meth. Inf. Med. *7*, 5–7 (1968).

Gordon, B. L.: Current medical information and terminology. American Med. Assoc., Chicago (1971) Library of Congress Catalog Card 76/151112.

Gorn, S.: The indentification of the computer and information sciences: Their fundamental semiotic concepts and relationships. Foundation language *4*, 339–372 (1968).

Gotcher, S. B., Carrick, J., Vallbona, C., Spencer, W. A., Carter, R. E., Cornell, S.: Daily treatment planning with an On-Line-Shared Computer System. Meth. Inf. Med. *8*, 200–205 (1969).

Grabner, G., Spindelberger, W.: Einige Gedanken zur Dokumentation von Krankengeschichten in einer internen Klinik. Impuls 7, 519–532 (1968).

Graf, H. J., Stange, K.: Formeln und Tabellen der mathematischen Statistik. Berlin–Heidelberg–New York: Springer 1966.

Gray, M., London, K.: Programm-Dokumentation. Standards für die Dokumentation von EDV-Programmen. Stuttgart: Kunst und Wissen, Erich Bieber 1970.

Gresser, K., Paschen, H., Schwuchow, W.: Die Kosten der wissenschaftlichen und technischen Information. München–Pullach–Berlin: Verlag Dokumentation, 1970.

Griesser, G.: Symptomenstatistik. Meth. Inf. Med. *4*, 79–82 (1965).

Griesser, G.: Forderung der Medizin an die Datenverarbeitung. IBM-Seminar 25. – 27. 10. 1968.

Griesser, G., Jainz, M.: On-line-Datenverarbeitung in einem Krankenhaus-Informations-System. IBM-Nachrichten *208*, 905–910 (1971).

Gross, R.: Medizinische Diagnostik. Grundlagen und Praxis (Heidelberger Taschenbücher 48). Berlin–Heidelberg–New York: Springer 1969.

Gross, R.: Syntropie, Dystropie, Interferenz: Eine Einführung. Internist *11*, 209–210 (1970).

Grosse, H.: Kritische Gedanken zur Krebsstatistik auf Grund der Sektionen des Stadtkrankenhauses Dresden-Friedrichsstadt. Z. Krebsforsch. *59*, 316–339 (1953).

Grosse, H.: Über die Berechnungsmethode der Häufigkeit von Kombinationsfällen zweier verschiedener Erkrankungen, erläutert am Beispiel der Syntropie Tuberkulose – Krebs, Silikose – Krebs. Z. ges. inn. Med. *10*, 358–360 (1955).

Grosse, H.: Sind unsere sektionsstatistischen Methoden exakt? Virchows Arch. path. Anat. *330*, 192–199 (1957).

Grosse, H.: Über exakte und vorgetäuschte Prozentunterschiede im Sektionsgut. Münch. med. Wschr. *104*, 1339–1340 (1962).

Grosse, H.: Über „Berkson's Fallacy" und die Selektion durch den Tod. Virchows Arch. path. Anat. *337*, 573–578, 583 (1964).

Grosse, H.: Schlußwort zu den Bemerkungen von O. Mittmann „Rückschlüsse von Sektionskollektiven". Virchows Arch. path. Anat. *337* u. – 583 (1964).

Grosse, H.: Die Cholelithiasis. Jena: VEB Gustav Fischer Verlag 1966.

Grosse, H.: Grundsätzliche Gedanken zum Cornet'schen Prinzip. Zbl. allg. Path. path. Anat. *110*, 67–68, (1967).

Grosse, H.: Über Todesursachen und Lebenserwartung der Pathologen. Zbl. allg. Path. path. Anat. *113*, 445–447 (1970).

Grüntzig, A.: Der systematische Fehler in der Epidemiologie. Dtsch. Ärzteblatt *66*, 3413–3416 (1969).

Grüntzig, A., Blohmke, M., Depner, R., Augsburger, W.: Prüfung der Zuverlässigkeit medizinischer Fragen in der epidemiologischen Forschung. Meth. Inf. Med. *7*, 159–165 (1968).

Grüntzig, A., Galla, J.: Die Ergebnisse eines Fragebogens im Vergleich mit der Arztdiagnose. Meth. Inf. Med. *9*, 21–27 (1970).

Guralnick, L.: Some problems in the use of multiple causes of death. J. chron. Dis. *19*, 979–990 (1966).

Härö, S.: Planning an information system for health service. Meth. Inf. Med. *11*, 1–8 (1972).

Hall, D. L., Lodwick, R. D., Kruger, R. P., Dwyer, S. J., Townes, J. R.: Direct computer diagnosis of rheumatic heart disease Radiology *101*, 497–509 (1971).

Hall, P., Hallen, B., Selander, H.: Linear discriminatory analysis: a patient classifying method for research and production control. Meth. Inf. Med. *10*, 96–102 (1971).

Hammond, E. C., Garfinkel, L., Seidman, H.: Longevity of parents and grandparents in relation to coronary heart disease and associated variables. Circulation *43*, 31–44 (1971).

Harmann, H. H.: Modern Factor Analysis. Chicago–London: 1965.

Harnak, G. A. von: Kontinuierliche Registrierung von Mißbildungen in Schweden. Dtsch. med. Wschr. *93*, 2084–2085 (1968).

Hartmann, F.: Was erwartet der Kliniker von der Dokumentation und Statistik als Methode? In: Fritze, E., Wagner, G.; Dokumentation des Krankheitsverlaufes, S. 13–22. Stuttgart–New York: F. K. Schattauer Verlag 1969.

Hauss, W. H., Oberwittler, W.: Berufliche Analyse infarktkranker Arbeiter. Verh. dtsch. Ges. Kreisl.-Forsch. *32*, 135–141 (1966).

Hehl, F. J., Mieschke, K. J.: Zwei komplementäre Modelle zur Operationalisierung und Metrisierung von Oberbegriffen. Vortrag auf der 17. Jahrestagung der DGMDS e.V. 8. – 11. 10. 1972 München.

Heinemann, L., Klemm, P., Linss, G., Wick, G., Böthig, S.: Abschätzung des Strichprobenumfanges epidemiologischer Untersuchungen – ein Problem zwischen „verallgemeinerbar" und „praktikabel". Z. ärztl. Fortbild. *64*, 1077–1082 (1970).

Heite, H.-J.: Über die maschinelle Dokumentation und Selektion medizinischer Befunde – ihre technische und ärztliche Problematik. Med. Welt *14*, 1560–1570 (1963).

Heite, H.-J. (Hgb.): Anamnese. Methoden der Erfassung und Auswertung anamnestischer Daten. Stuttgart–New York: F. K. Schattauer Verlag 1971.

Hendrickson, L., Myers, J.: Some sources and potential Consequences of Errors in Medical data recording. Meth. Inf. Med. *12*, 38–45 (1973).

Herdan, G.: Quantitative Linguistics. London: Butterworths 1964.

Herdan, G.: Mathematical models of language. Stud. Generale *22*, 191–196 (1969).

Heyden, S.: Epidemiologie. In: Herzinfarkt, Grundlagen und Probleme (Heidelberger Taschenbücher 61). Berlin–Heidelberg–New York: Springer 1969.

Heyl, U.: Methodische Probleme in der Erfassung der Berufe von Patienten. Meth. Inf. Med. *5*, 172–175 (1966).

Hienz, A., Jansen, H. H., Ross, W.: Zur Frage der Dokumentation in der Pathologischen Anatomie. Med. Dokum. *5*, 10–12 (1961).

Hinkelmann, K.: Statistische Modelle und Versuchspläne in der Medizin. Meth. Inf. Med. *6*, 116–124 (1967).

Hoel, D. G.: A representation of mortality data by competing risks. Biometrics *28*, 475–488 (1972).

Höpker, W.-W.: Informatik in der Pathologie. Statistische Grundlagen methodischer Betrachtungsweisen. 283 S. Boehringer Mannheim (1970).

Höpker, W.-W.: Klassifikationsprobleme bei der Erstellung eines polyhierarchischen Thesaurus in der Pathologischen Anatomie. Referat auf der Sitzung des Arbeitskreises für Dokumentation in der Pathologie, Berlin 19. 3. 1970.

Höpker, W.-W.: Kompatibilitätsprobleme verschiedener Schlüsselsysteme und ihre Analyse. Vortrag vor dem Arbeitskreis Pathologie der Deutschen Gesellschaft für mediz. Dokumentation und Statistik, Berlin 6. 10. 1971.

Höpker, W.-W.: Graz 1972. Pathologie und Dokumentation. Bericht über die Sitzung des Arbeitskreises Pathologie der Deutschen Gesellschaft für Dokumentation und Statistik. Med. Techn. *92*, 220–222 (1972).

Höpker, W.-W.: Statistische Grundregeln in der epidemiologischen Pathologie. Beitr. Path. *145*, 401–410 (1972).

Höpker, W.-W.: Befundstruktur und Dokumentationsablauf. Med. Techn. *92*, 199–202 (1972).

Höpker, W.-W.: Vergleichskriterien unterschiedlicher Klassifikationssysteme. Meth. Inf. Med. *11*, 144–151 (1972).

Höpker, W.-W.: Befundkriterien in der pathologischen Anatomie. Das formalisierte Protokoll. Virch. Arch. Abt. A Path. Anat. *357*, 137–143 (1972).

Höpker, W.-W., Jacob, W.: Zur Methodik der statistischen Sicherung epidemiologischer Aussagen in der Pathologie. Virch. Arch. Abt. A Path. Anat. *356*, 127–139 (1972).

Höpker, W.-W., Jacob, W., Kayser, K.: Thesaurus und Informationssystem. Med. u. Techn. *93*, 67–71 (1973).

Hofstätter, P. R.: Über Faktoren-Analyse. Arch. ges. Psychol. *100*, 221–279 (1938).

Hofstätter, P. R.: Statistik. In: Handbuch der Neurosenlehre u. Psychotherapie, *1*, 482. München: Urban & Schwarzenberg 1959.

Hofstätter, P. R.: Faktorenanalyse. In: Handbuch der empirischen Sozialforschung (Hrsg. R. König), 2. Aufl., Bd. *1*, 385–414. Stuttgart: 1967.

Holand, W. W.: Epidemiologische Methoden bei Kreislauferkrankungen. Verh. dtsch. Ges. Kreisl.-Forsch. *32*, 67–73 (1966).

Holle, G.: Methodische Probleme der modernen Morphologie. Dtsch. Gesundh.-Wes. *20*, 1659–1665 (1965).

Hoppe, A.: Maschinelle Verarbeitung der Sprache auf der Basis einer kommunikativen Grammatik. Stud. Generale *22*, 310–338 (1969).

Horbach, L., Jesdinsky, H. J.: Empfehlung für die Darstellung statistischer Auswertungen in klinischen Veröffentlichungen. Als Manuskript gedruckt auf Grund von Diskussionen in der Arbeitsgruppe „Statistische Methoden" der Dtsch. Ges. f. Mediz. Dokumentation und Statistik (DGMDS) (1973).

Horrocks, J. C., McCann, A. P., Staniland, J. R., Leaper, D. J., Dombal, F. T. de: Computer-aided diagnosis: Description of an adaptable system, and operational experience with 2034 cases. Brit. med. J. 2, 5–9 (1972).

Ihm, P.: Aufgaben und Methoden der medizinischen Statistik und Dokumentation. Klin. Wschr. *43*, 180–189 (1965).

Ihm, P., Liebau, A.: Homogenitätsprüfung vieldimensionaler medizinischer Daten mittels Hauptachsentransformation. Meth. Inf. Med. *4*, 107–111 (1965).

Immich, H.: Fehler bei der Erhebung und Befundung klinischer Befunde. Meth. Inf. Med. *3*, 95–98 (1964).

Immich, H.: Probleme und Prinzipien der Diagnosenklassifikation. Meth. Inf. Med. *4*, 68–70 (1965).

Immich, H.: Bemerkungen zum klinischen Diagnosenschlüssel (KDS). Meth. Inf. Med. *5*, 140–143 (1966).

Immich, H.: Klinischer Diagnosenschlüssel (KDS). Stuttgart–New York: F. K. Schattauer-Verlag 1966.

Immich, H.: Kurze Einführung in die Statistik unter besonderer Berücksichtigung der Epidemiologie, S. 99 bis 119. Nikotin, Pharmakologie und Toxikologie des Tabakrauches (Hsgb.: Helmut Schievelbein). Stuttgart 1968.

Immich, H.: Grundprobleme der Dokumentationstechnik des Krankheitsverlaufes. In: Fritze, E., G. Wagner; Dokumentation des Krankheitsverlaufes, S. 47–51. Stuttgart–New York: F. K. Schattauer-Verlag 1969.

Immich, H.: Therapie-Effekte und Statistik. Die Kapsel. Zschr. d. R. P. Scherer GmbH. Eberbach / Bd. 27, 1051–1114 (1971).

Immich, H., Kübler, W., Oette, K., Schuhmacher, K.: Probleme der modernen Diagnostik. Meth. Inf. Med. 6, 32–39 (1967).

Jacob, G.: Die Einweisungsdiagnose. Z. ärztl. Fortbild. 58, 1114–1118 (1964).

Jacob, G., Keysser, M.: Klinische Diagnose und pathologischer Befund. Dtsch. Gesundh.-Wes. 19, 297–302 (1964).

Jacob, W.: Zur Methode der maschinellen Dokumentation histologischer Befunde in der Pathologie. Meth. Inf. Med. 4, 179–182 (1965).

Jacob, W.: Über ein neues Prinzip der halbautomatischen Verschlüsselung in der medizinischen Dokumentation – das sog. „over-cross"-Verfahren – und seine Anwendung in der pathologischen Anatomie. Frankfurt. Z. Path. 74, 700–715 (1965).

Jacob, W.: Ein neues Prinzip der halbautomatischen Verschlüsselung in der medizinischen Dokumentation – das sog. „over-cross"-Verfahren. Klin. Wschr. 43, 796 (1965).

Jacob, W.: Basis-Dokumentation in der Pathologie. Meth. Inf. Med. 6, 166–173 (1967).

Jacobs, H.: A natural language information retrieval system. Meth. Inf. Med. 7, 8–16 (1968).

Jahn, E.: Probleme der Zusammenführung zeitlich und örtlich differenter Gesundheitsdaten, S. 257–262. In: Dokumentation des Krankheitsverlaufes (Hgb.: E. Fritze, G. Wagner). Stuttgart–New York: Schattauer-Verlag 1969.

Jainz, M.: Organisation einer Datenbank auf Magnetbändern für die Hautklinik Kiel. Meth. Inf. Med. 8, 190–192 (1969).

Janerich, D. T., Garfinkel, J.: Season of birth and birth order in relation to prenatal pathology. Amer. J. Epid. 92, 351–356 (1970).

Jesdinsky, H. J.: Einige χ^2-Tests zur Hypothesenprüfung bei Kontingenztafeln. Meth. Inf. Med. 7, 187–200 (1968).

Jesdinsky, H. J.: Interpretation statistischer Tests bei qualitativen Merkmalen. Vortrag auf der 15. Jahrestagung der Dt. Ges. f. med. Dok. u. Statistik in Frankfurt/M. am 5. – 7. 10. 1970.

Jedinsky, H. J.: Diagnose-Modelle in der Medizin. Meth. Inf. Med. 11, 48–59 (1972).

Kastenbaum, M. A.: A note on the additive partitioning of chisquare in contingency tables. Biometrics 10, 416–422 (1954).

Kaufmann, H.: Der Vergleich von Überlebensquoten bei tödlichen Erkrankungen mittels eines modifizierten BOAG-Verfahrens. Meth. Inf. Med. 6, 174–177 (1967).

Kay, M.: Standards for encoding data in a natural language. Comput. Humanit. 1, 170–177 (1967).

Kayser, K., Höpker, W.-W.: Formal consideration on text analysis in anatomic pathology. Meth. Inf. Med. 12, 143–146 (1973).

Kent, A.: Machine literature searching and translation. Cleveland: ICSCL 1959.

Kent, A.: Information retrieval and machine translation. New York: Interscience Publishers, Inc. 1960.

Kent, A.: Textbook on mechanized information retrieval, Bd. III der Serie „Library Science and Documentation". New York: Interscience Publ. 1962.

Kent, A.: Einführung in die Informationswiedergewinnung. München/Wien 1966.

Kent, A.: Computers and biomedical information storage and retrieval. J. Amer. medic. Ass. 196, 109–114 (1966).

Kincaid, W. H.: Retrieval of Information from Medical Records. Amer. Document. 13, 83–85 (1962).

Klages, H. (Hgb.): Vorstudien zur sozialwissenschaftlichen Computersimulation: Qualifikationsstruktur und Schichtung, Werkstattpapiere 1. Meisenheim: Verlag Anton Hain 1972.

Klimesch, K.: Gastroduodenalulcus und Lungentuberkulose im Lichte der Statistik. Wien. med. Wschr. 119, 707–711 (1969).

Knopp, J.: Ein Vergleich von Sektionszahlen aus Berlin und Barquisimoto (Venezuela, S.A.) und seine Grenzen. Arch. Hyg. (Best.) 146, 363–369 (1962).

Koch, H., Becker, E.: Wesen und Wert der Todesursache „Altersschwäche" aus statistischer und path.-anat. Sicht. Münch. med. Wschr. *100*, 381–385 (1958).

Kochen, M.: On natural information systems. Pragmatic aspects of information retrieval. Meth. Inf. Med. *2*, 143–147 (1963).

Koblitz, J.: Dokumentation und Information – eine terminologische Untersuchung. Dokumentation *6*, 3–10 (1959).

Koblitz, J.: Das begriffliche Verhältnis der Information zur Dokumentation. Dokumentation *7*, 2–12 (1960).

Koblitz, J.: Die Terminologie für die Fachgebiete Dokumentation und Information und ihre Bedeutung für die internationale Zusammenarbeit. Dokumentation *10*, 97–101 (1963).

Koeppe, P.: Der Institutscomputer. Meth. Inf. Med. *9*, 9–13 (1970).

Koeppe, P.: Der Versuch einer Echtzeitlösung für die Befundung und Dokumentation von Röntgenbildern. IBM-Nachrichten *199*, 14–21 (1970).

Körner, H. G.: Maschinelle Dokumentation. In: Taschenbuch der Nachrichtenverarbeitung (Hgb. K. Steinbuch), 2. Aufl., 1229–1268. Berlin–Heidelberg–New York: Springer 1967.

Kolb, P.: Zum Syntropie-Index von Pfaundler und von Seht. Z. Kinderhlk. *80*, 50 (1957).

Kolb, P.: Syntropieuntersuchungen in Sektions- und Klinikmaterial. Med. Klin. *58*, 1839–1841 (1963).

Koller, S.: Zur Problematik des statistischen Messens. Allg. statist. Arch. *40*, 316–340 (1956).

Koller, S.: Statistik, ärztliche Erfahrung, Einzelfall. Ther. Ber. *3* (1958).

Koller, S.: Statistik der Krebsverbreitung. Therapiewoche *10*, 15–24 (1960).

Koller, S.: Der Versuch einer systematischen Klassifikation von Krankheiten und Verlaufsformen und Komplikationen im Zentralarchiv für Wehrmedizin. Wehrmed. Mitt. *6* (1960).

Koller, S.: Typisierung korrelativer Zusammenhänge. Metrika *6*, 65–75 (1963).

Koller, S.: Die Aufgaben der Statistik und Dokumentation in der Medizin. Dtsch. med. Wschr. *88*, 1917–1924 (1963).

Koller, S.: Einführung in die Methoden der ätiologischen Forschung. Meth. Inf. Med. *2*, 1–13 (1963).

Koller, S.: Bemerkungen zu der Arbeit von R. Poche, O. Mittmann und O. Kneller (Statistische Untersuchungen über das Bronchial-Carcinom in Nordrhein-Westfalen". Z. Krebsforsch. *66*, 187–192 (1964).

Koller, S.: Systematik der statistischen Schlußfehler. Meth. Inf. Med. *3*, 113–117 (1964).

Koller, S.: Problems in defining normal values. X. Kongress der internat. Ges. f. Hämatologie. Sept. 1964, Stockholm.

Koller, S.: Mathematisch-statistische Grundlagen der Diagnostik. Klin. Wschr. *45*, 1065–1072 (1967).

Koller, S.: Neue graphische Tafeln zur Beurteilung statistischer Zahlen (zugleich 4. vollkommen neu bearbeitete Auflage der „Graphischen Tafeln zur Beurteilung statistischer Zahlen"). Darmstadt: D. Steinkopff Verlag 1969.

Koller, S., Michaelis, J., Scheidt, E.: Untersuchungen an einem diagnostischen Simulationsmodell. Meth. Inf. Med. *11*, 213–227 (1972).

Koller, S., Mikat, B.: Ziel und Zweck der Aufstellung einer deutschen Nomenklatur und einer deutschen systematischen Klassifikation der Krankheiten. Ärztl. Mitt. *45*, 729–733 (1960).

Kopetzky, C. D.: Der Einsatz von textverarbeitenden Automaten in der Pathologie. DATIC-Maschinen-Vertriebs GmbH. (1972).

Korein, J., Bender, A. L., Rothenberg, D., Tick, L. J.: Computer processing of medical data by variable-field-length-format I. J. Amer. med. Ass. (JAMA) *196*, 139–145 (1966).

Korein, J., Goodgold, A. L., Randt, C. T.: Computer Processing of medical data by variable-field-length format. II. Progress and application to narrative documents. J. Amer. med. Ass. (JAMA) *196* 132–138 (1966).

Koschmieder, E.: Die Mathematisierung der Sprachwissenschaft. Forsch. Fortschr. *30*, 210–216 (1955).

Krallmann. D.: Statistische Methoden in der stilistischen Textanalyse. Ein Beitrag zur Informationserschließung mit Hilfe elektronischer Rechenmaschinen. Diss. Bonn (1966).

Kramer, H.: Erhebungen über Zusammenhänge zwischen Konstitutionen und Berufseinmündung unter besonderer Berücksichtigung des Begabungsmaßes bei männlichen Volksschulentlassenen der Jahrgänge 1956 und 1957 im Saarland. Inauguraldissertation Med. Fak. Saarbrücken (1959).

Kraus, R., Kratz R., Klemenic, J.: Automatisierte Befundschreibung in der Röntgenologie. Med. Welt *21*, 48–50 (1970).

Kreyszig, E.: Statistische Methoden und ihre Anwendungen. Göttingen: Vandenhoeck & Ruprecht 1965.

Kritler, H.: Perinatale Sterblichkeit in der DDR 1962 nach Todesursachen. Dtsch. Gesundh.-Wes. *19*, 1046–1047 (1964).

Krueger, F., Spearman, C.: Die Korrelation zwischen verschiedenen geistigen Leistungsfähigkeiten. Z. Physiol. Psychol., 1 Abt., Z. Psychol. *44*, 50–114 (1907).

Lamson, B. G.: Storage and retrieval of uncoded tissue pathology diagnoses in the original English Free-Text-Form. Proceedings of the 7th IBM Medical Symposium Poughkeepsie (1965).

Lamson, B. G., Dimsdale, B.: Natural Language Information Retrieval System. Proc. IEEE (Proceed. of the Institution of Electrical Engineers) *54*, 1636–1640 (1966).

Lancaster, H. O.: Complex contingency tables treated by the partition of χ^2. J. roy. statist. Soc. *13*, 242–249 (1951).

Lancaster, H. O.: On tests of independence in several dimensions. J. Aust. math. Soc. *1*, 241–253 (1960).

Lange, H.-J., Vogel, Th.: Statistische Analysen von Symptomenkorrelationen bei Syndromen. Meth. Inf. Med. *4*, 83–89 (1965).

Lange, H.-J. Syntropie von Krankheiten. Meth. Inf. Med. *4*, 141–145 (1965).

Lange, H.-J.: Statistische Methoden zur Erforschung der Syntropie von Krankheiten. Habil. Schrift Mainz (1966).

Lange, H.-J.: Syntropie-Probleme beim Karzinom. Aus: Krebs-Dokumentation und Statistik maligner Tumoren (Hgb. G. Wagner). Stuttgart: Schattauer-Verlag 1966.

Lange, H.-J.: Möglichkeiten und Grenzen der sogenannten Computerdiagnostik. Münch. med. Wschr. *111*, 2473–2479 (1969).

Lange, H.-J.: Methodischer Ansatz bei der Krankheitsverlaufsforschung. In: Dokumentation des Krankheitsverlaufes (Hgb. G. Wagner). Stuttgart: F. K. Schattauer (1969).

Lange, H.-J.: Problematik und Fehlerquellen von Syntropieuntersuchungen aus der Sicht des Statistikers. Internist *11*, 216–222 (1970).

Lange, H.-J.: Algorithmische Diagnostik. Münch. med. Wschr. *113*, 577–580 (1971).

Lange, H.-J.: Vorläufige Check-Liste für die Planung epidemiologischer Studien. Manuskript der Arbeitsgruppe „Epidemiologie" der Dtsch. Ges. f. med. Dokumentation und Statistik (1973).

Lange, H.-J., Reiter, R.: Datenverdichtung bei der Auswertung multivariater epidemiologischer Studien. Meth. Inf. Med. *11*, 253–257 (1972).

Lange, H.-J., Reiter, R., Welzl, G., Nuss, A.: Das Altersäquivalent – Ein Verfahren der Datenverdichtung bei der Auswertung multivariater epidemiologischer Studien. Meth. Inf. Med. *12*, 61–67 (1973).

Lauther, H., Polacsek, R., Rehm, M.: VALID. Ein allgemein anwendbares Programmsystem zur Herstellung von Literaturverzeichnissen und zur Durchführung von Literaturrecherchen. Meth. Inf. Med. *8*, 90–94 (1964).

Leiber, B.: Möglichkeiten und Grenzen der Computer-Diagnostik. Med. Klin. *63*, 388–391 (1968).

Leiber, B.: Über Syntropie, Dystropie und Interferenzerscheinungen von Krankheiten. Internist *11*, 210–216 (1970).

1. Literatur, Teil I

Leiber, B.: Informationssysteme für den praktischen Arzt? Dtsch. Ärzteblatt – Ärztl. Mitt. *69*, 2803–2808, 2891–2896 (1972).

Leiber, B., Olbrich, G.: Die klinischen Syndrome. 4. Aufl. Urban & Schwarzenberg (1966).

Leiser, E.: Eine Methode zum Vergleich zweier Faktor-Matrizen. Meth. Inf. Med. *10*, 117–120 (1971).

Lepschy, G. C.: Die strukturale Sprachwissenschaft. Eine Einführung. München: Nymphenburger Verlagshandlung 1969.

Leutner, R.: Weshalb leben Verheiratete länger? Gesundheitsfürsorge *18*, 91–94 (1968).

Leutner, R.: Sterbefälle nach Todesursachen. Wirtsch. Statist. *6*, 314–317 (1969).

Liebau, A.: Die automatische Klassifikation. Inauguraldissertation, Kiel (1964).

Lienert, G. A.: Schulz, H.: Ein nicht-parametrischer Zweistichproben-F-Test auf Randomisierungsbasis. Meth. Inf. Med. *8*, 215–219 (1969).

Light, R., Margolin, H.: An analysis of variance for categorial data. Amer. Statist. Ass. *66*, 534–544 (1971.

Linder, A.: Anschauliche Deutung und Begründung des Trennverfahrens. Meth. Inf. Med. *2*, 30–33 (1963).

Lippmann, E. O.: A pilot on-line data system for general practitions. Comput. Biomed. Res. *4*, 390–406 (1971).

Lubarsch, O.: Über den primären Krebs des Ileum nebst Bemerkungen über das gleichzeitige Vorkommen von Krebs und Tuberkulose. Virchows Arch. path. Anat. *111*, 280–317 (1888).

Ludes, H.: Innere Medizin und Tuberkulose: Klinische Probleme der Syntropie, Dystropie u. Interferenz. Internist *11*, 228–236 (1970).

Lumin, L. F.: A trace metals, radiobiology and cancer information retrieval system (Tracirs). Meth. Inf. Med. *4*, 120–125 (1965).

Lusted, L. B.: Logic of the diagnostic process. Meth. Inf. Med. *4*, 63–68 (1965).

Mainland, D.: The risk of fallacious conclusions from autopsy data on the incidence of diseases with applications to heart disease. Amer. Heart J. *45*, 644–654 (1953).

Mainland, D.: An experimental statistican look at anthropometry. Ann. N. Y. Acad. Sci. *63*, 474–483 (1955).

Mainland, D.: Elementary medical, statistics. Philadelphia, London, 2. Edition (1963).

Mainland, D., Herrera, L.: Clinical Surveys. Meth. med. Res. *6*, 159–171 (1954).

Manning, R. T., Watson, L.: Signs, Symptoms and Systematics. 7. Amer. med. Ass. (JAMA) *198*, 158–162 (1966).

Mantel, N., Bialar III, J. C.: A class of pernutational and multinomial tests arising in epidemiological research Biometrics *26*, 687–700 (1970).

Marcusson, E., Harych, H., Contelle, C.: Entwurf zur Klassifikation und Signierung von Todesursachen. Dtsch. Gesundh.-Wes. *18*, 511–515 (1963).

McDaniel, H.: Entscheidungstabellen. Eine Einführung. Stuttgart: Kunst und Wissen, Erich Bieber 1970.

McMahan, C. A.: Age-Sex distributions of selected groups of human autopsied cases. Arch. Path. *73*, 40–47 (1962).

McMahan, C. A.: Autopsied cases by age, sex and „race". Lab. Invest *18*, 468–478 (1968).

Meier, H.: Deutsche Sprachstatistik, I und II. Hildesheim: Georg Olms, Verlagsbuchhandlung 1964.

Melton, J. L.: The semantic code. In: Tools for machine literature searding. New York 1958.

Melton, J. L.: A use for the techniques of structural linguistics in documentation research. In: P. Atherton; Classification research, S. 466. Kopenhagen 1965.

Menken, J. A., Sheps, M. C.: On relationships between longitudinal characteristics and cross-sectional data. Amer. J. publ. Hlth. *60*, 1506–1514 (1970).

Meyer, E., Jansen, R., Sens, E.: Das IDC-Thesaurus-System. Nachr. Dokum. *23*, Nr. 5, 203–211 (1972).

Meyer-Eppler, W.: Grundlagen und Anwendungen der Informationstheorie. 549 S., 2. Auflage. Berlin–Heidelberg–New York: Springer 1969.

Michailow, A. I., Cernyj, A. I., Giljarewskij, R. S.: Informatik, die neue Bezeichnung der Theorie der wissenschaftlichen Information. Nauc.-techn. Inform. *12*, 35–39 (1966).

Michailow, A. I., Cernyj, A. I., Giljarewskij, R. S.: Grundlagen der wissenschaftlichen Dokumentation und Information, Bd. *I* und *II*. Köln u. Opladen: Westdeutscher Verlag 1970.

Miettinen, O. S.: Individual matching with multiple controls in the case of all-or-one responses. Biometrics *25*, 339–355 (1969).

Mikat, B.: Die Grundzüge der Todesursachenstatistik. Med. Welt *16*, 443–450 (1965).

Mikat, B.: Geriatrische Wünsche an die Morbiditäts- und Mortalitätsstatistik. Z. Gerontol. *1*, 339–341 (1968).

Mikat, B.: Das internationale Verzeichnis der Krankheiten und deutsche Änderungswünsche. Dtsch. Ärztebl. *47*, 2715–2721 (1968).

Minckler, P. M., Ausmann, R. K.: An automated medical data management system. Meth. Inf. Med. *6*, 65–69 (1967).

Mitchell, S. C., Korones, S. B., Berendes, H. W.: Congenital heart disease in 56 109 births. Incidence and natural history. Circulation *53*, 323–332 (1971).

Mittmann, O.: Über ausgleichende Verteilungen maligner Tumoren. Krebsarzt *18*, 337–340 (1963).

Mittmann, O.: Über eine ausgleichende Carcinomverteilung. Krebsarzt *18*, 102–106 (1963).

Mittmann, O.: Rückschlüsse von Selektionskollektiven. Bemerkungen zu der Arbeit von H. Grosse: Über „Berkson's Fallacy" und die Selektion durch den Tod. Virchows Arch. Abt. A Path. Anat. *337*, 579–582 (1964).

Mittmann, O.: Zur Frage einer ausgleichenden Verteilung maligner Tumoren in großen Bevölkerungen. Krebsarzt *19*, 196–199 (1964).

Mittmann, O.: Zum Mortalitätsbegriff. Ärztl. Forsch. *20*, 57–59 (1966).

Mittmann, O.: Zur statistischen Zwillingsmethode. Metron *27*, 1–7 (1968).

Mittmann, O., Kneller, O., Poche, R.: Bericht über die statistische Auswertung von Erhebungen der Arbeitsgemeinschaft Rheinisch-Westfälischer Pathologen über das Bronchialcarcinom. Zbl. allg. Path. path. Anat. *104*, 98–99 (1962).

Möckel, W.: Straßenverkehrsunfälle 1968. Wirtsch. Statist. *3*, 172–174, 182 (1969).

Mooers, C. N.: Der „Tape-Typewriter Plan". Ein Weg zur Zusammenarbeit auf dem Sektor der Dokumentation. Nachr. Dokum. *11*, 100–101 (1960).

Müller, L., Günter, H. J., Paul, G., Poser, L.: Die Anzahl der verschlüsselten Diagnosen in einem dokumentationsgerechten Krankenblatt für internistische Patienten. Meth. Inf. Med. *5*, 178–184 (1966).

Müntefering, H., Kaiser, G.: Die Mißbildungen im Obduktionsgut des Pathologischen Institutes der Universität Düsseldorf in den Jahren 1929–1939, 1952–1962. Ergebn. allg. Path. path. Anat. *50*, 63–103 (1968).

Myers, J., Gelblat, M., Enterline, H. T.: Automatic encoding of pathology data. Arch. Path. *89*, 73–78 (1970).

Nacke, O.: Ist der Schluß von der Häufigkeit der Todesursachenbezeichnung „Altersschwäche" auf die Qualität der Diagnostik zulässig oder nicht? Münch. med. Wschr. *100*, 1446–1447 (1958).

Nacke, O.: Die Indexmethoden in der medizinischen Dokumentation. Münch. med. Wschr. *101*, 1128–1132 (1959).

Nacke, O., Wagner, G.: Bibliographie zum Thema „Die Rolle des Fehlers in der Medizin; Fehlerforschung als Aufgabe der medizinischen Dokumentation". Meth. Inf. Med. *3*, 132 (1964).

Nash, F. A.: The occurrence of cancer in husbands and wives. Brit. J. Cancer *13*, 577–588 (1959).

Nettleton, W. J., Yoder, R. D.: Ein automatisiertes klinisches Informationssystem (MEDATA). Meth. Inf. Med. *3*, 45–50 (1964).

Newcombe, H. B.: Present state and long-term objectives of the British Columbia population Study. Proceed. Third Internat. Congr. Hum. Genet. 291–313. Baltimore, Md.: Johns Hopkins Press 1967.

Newcombe, H. B.: The use of medical record linkage for population and genetic studies. Meth. Inf. Med. *8*, 7–11 (1969).

Newcombe, H. B., Kennedy, J. M., Axford, S. J., James, A. P.: Automatic linkage of vital records. Science *130*, 954–959 (1959).

Newcombe, H. B., Rhynas, P. O. W.: Family linkage of population records. Proc. Seminar on the use of vital and health statistics for genet, and radiat. studies. UNO, New York (1962).

Nickel, K.: Informatik – eine neue Wissenschaft. Fridericiana, Z. Univ. Karlsruhe *6*, 23–38 (1970).

Nitsche, W.: Elektronische Datenverarbeitung. Entwicklung, Prinzip und Arbeitsweise. Med. Welt *21*, 281–290 (1970).

Oberhoffer, G.: Formen und Vorgänge der ärztlichen Diagnosenbildung. Nachr. Dokum. *15*, 168–173 (1964).

Oberwitter, W.: Anmerkung zur Interpretation der Framingham-Studie. Med. Welt *19*, 2478–2480 (1969).

Oettinger, A. G.: Automatische Verarbeitung natürlicher und formaler Sprachen. In: Taschenbuch der Nachrichtenverarbeitung (Hgb. K. Steinbuch), 2. Auflage, 1269–1282. Berlin–Heidelberg–New York: Springer 1967.

Olbrich, E.: Gefährdung der Dokumentation durch menschliche Unzulänglichkeiten. Meth. Inf. Med. *4*, 135–141 (1965).

Otterland, A.: A sociomedical study of the mortality in merchant seafarers. Acta med. scand. *167*, Suppl. 357 (1960).

Pearl, R.: Cancer and Tuberculosis. Amer. J. Hyg. *9*, 97–159 (1929).

Pearson, K.: On the criterion that a given of deviations is such that it can be reasonable supposed to have arisen from random sampling. Phil. Mag. Scr. 5, *50*, 157–172 (1900).

Pearson, E. S.: The choice of statistical tests illustrated on the interpretation of data classed in 2 x 2 table. Biometrika *34*, 139–169, (1947).

Peters, J.: Einführung in die allgemeine Informationstheorie. Berlin–Heidelberg–New York: Springer 1967.

Petty, C. S.: Multiple causes of death. The viewpoint of a forensic pathologist. J. forens. Sci. *10*, 167–178 (1965).

Pietsch, E.: Struktur von Informationseinrichtungen. Nachr. Dokum. *15*, 28–41 (1964).

Pietsch, E.: Stand und Entwicklungsmöglichkeiten der automatischen Dokumentation. Nachr. Dokum. *18*, 156–163 (1967).

Pipberger, H. V., Klingemann, J. D., Cosma, J.: Computer evaluation of statistical properties of clinical information in the differential diagnosis of chest pain. Meth. Inf. Med. *7*, 79–92 (1968).

Pipberger, H. V., u. a.: Computer-Bewertung der statistischen Eigenschaften klinischer Information bei der Differentialdiagnose von Brustschmerzen. Meth. Inf. Med. *7*, 80–92 (1968).

Pirtkien, R., Giere, W.: Die Arbeitsweise eines Computers in der medizinischen Diagnostik. Hippokrates *40*, 416–421 (1969).

Pfanzagl, J.: Allgemeine Methodenlehre der Statistik I und II. Berlin: Walter de Gruyter & Co. 1966.

Pfaundler, M., v. Seht, L.: Über Syntropie von Krankheitszuständen. Z. Kinderhlk. *300*, 100–107 (1921).

Pfeiffer, W.: Allgemeine Theorie der technischen Entwicklung als Grundlage einer Planung und Prognose des technischen Fortschritts. Göttingen: Vandenhoeck & Ruprecht 1971.

Platt, R.: Wisdom is not enough; reflections on art and science of medicine. Lancet 2, 977–980 (1952).

Poche, R.: Die Bedeutung des Einzugsgebietes für die vergleichende Sektionsstatistik. Beitr. Path. 146, 292–300 (1972).

Poche, R., Altenkämper, H.: Vergleichende Untersuchungen über die Altersverteilung der Sterbefälle der allgemeinen Bevölkerung und der Obduktionsfälle des Pathologischen Institutes Düsseldorf von 1908–1963. Ergebn. allg. Path. path. Anat. 50, 1–25 (1968).

Poche, R., Mittmann, O., Kneller, O.: Statistische Untersuchungen über das Bronchial-Carcinom in Nordrhein-Westfalen. Z. Krebsforsch. 66, 87–108 (1964).

Poche, R., Mittmann, O., Kneller, O.: Statistische Untersuchungen über das Bronchial-Carcinom in Nordrhein-Westfalen. Schlußwort zu den Bemerkungen von S. Koller in Z. Krebsforsch. 66, 187–192 (1964). Z. Krebsforsch. 66, 250–262 (1964).

Poche, R., Mittmann, O., Kneller, O.: Fehlschlüsse aus einer Sektionsstatistik über das Bronchial-Carcinom. Erwiederung an Professor Freudenberg. Bundesgesundheitsblatt 9, 129–132 (1964).

Poche, R., Mittmann, O., Kneller, O.: Bemerkungen zur Ätiologie des Bronchialcarcinoms. Ärztl. Forsch. 8, 417–421 (1965).

Pratt, A. W., Pacak, M.: Identification and transformation of terminal morphemes in medical english. Meth. Inf. Med. 8, 84–90 (1969).

Pratt, A. W., Thomas, L.: An information processing for pathology data. Path. Ann., Appleton-Century Crofts Publ. 66 (1967).

Preuss, L. G.: Some fundamental aspects of information dynamics. Kybernetik 4, 94–96 (1968).

Proppe, A.: Automation in der Entwicklung der modernen Medizin. Meth. Inf. Med. 5, 135–139 (1966).

Proppe, A.: Probleme der Diagnosenverschlüsselung. Arch. klin. exp. Derm. 237, 404–407 (1970).

Proppe, A., Wagner, G.: Über die Zuverlässigkeit medizinischer Dokumente und Befunde. Med. Sachverst. 52, 121–127 (1956).

Puschkin, W.: Die heuristische Tätigkeit in einem großen System. Ideen exakt. Wissens 11, 5–14 (1968).

Rabl, R.: Die Wertung der Sektion im Wandel der Zeiten. Virchows Arch. path. Anat. 321, 142–162 (1952).

Ramharter, F.: Die Methodik der Todesursachenstatistik in Österreich. Wien. klin. Wschr. 73, 402–405 (1961).

Ranganathan, S. R.: Colon Classification. Madras (1933). (Neuauflagen: 1939, 1950, 1952, 1957, 1960).

Ratzenhofer, M., Becker, H.: Tagungsbericht der 1. Österreichischen Tagung für medizinische Dokumentation und Statistik, Graz 25. – 26. 5. 1965. Wien: Verlag Notring 1967.

Redaksie, V. D.: Problems in epidemiological studies. S. Afr. med. J. 44, 1398 (1970).

Reicherts, P. L.: PIRS, a multi-purpose computer programm for storage and retrieval of reference files. Meth. Inf. Med. 7, 165–172 (1968).

Reichstein, W.: Epidemiologie und epidemiologische Methodik. Bayerische Akademie für Arbeitsmedizin und soziale Medizin, München (1972).

Reid, D. D.: Epidemiologische Methoden in der psychiatrischen Forschung. Sammlung psychiatr. und neurologischer Einzeldarstellungen (Hgb.: W. Scheid, H. J. Weitbrecht, H. H. Wiek). Stuttgart: Thieme-Verlag 1966.

Reissner, J.: Einführung in die medizinische Dokumentation. Frankfurt/M.: Akademische Verlagsgesellschaft 1967.

Reissner, J., Stutzer, S.: Formale Fehlererkennung in der medizinischen Dokumentation. Meth. Inf. Med. 3, 103–105 (1964).

Reul, H., Saam, H., Sunkel, H.: Auswertung von Datenkollektiven, Schriftenreihe des Deutschen Rechenzentrums Darmstadt (1967).

Roessle, R.: Innere Krankheitsbedingungen. In: Pathologische Anatomie (Hgb. L. Aschoff), Jena, Bd. *1*, S. 50 (1928).

Roessle, R.: Die pathologische Anatomie der Familie. Berlin 1940.

Roessle, R., Roulet, F.: Maß und Zahl in der Pathologie. Berlin–Wien: Springer 1932.

Röttger, P., Reul, H., Klein, I., Sunkel, H.: Die vollautomatische Dokumentation und statistische Auswertung pathologisch-anatomischer Befundberichte. Meth. Inf. Med. *8*, 19–26 (1969).

Röttger, P., Reul, H., Sunkel, H., Klein, I.: Neue Auswertungsmöglichkeiten pathologisch-anatomischer Befundberichte. Klartextanalyse durch Elektronenrechner. Meth. Inf. Med. *9*, 35–44 (1970).

Rompel, K. B.: Ein Beitrag zur Dokumentation von Sektionsbefunden. Zbl. allg. Path. path. Anat. *105*, 453–460 (1964).

Ropohl, G.: Grundlagen und Anwendungsmöglichkeiten der morphologischen Methode in Forschung und Entwicklung. Wirtschaftswiss. Studium *1*, 495–499 (1972).

Rosen, G.: From medical topography to epidemiology. Proc. Inst. Med. Chic. *28*, 225–226 (1970.)

Rosenkranz, J.: Rechtsgrundlagen der Leichenschau. Öff. Gesundh.-Wes. *31*, 540–553 (1969).

Rosenkranz, K. A., Lange, H. J.: Zur Anlage einer retrospektiven Längsschnittanalyse der Sektionsprotokolle von Bergleuten zur Frage des Zusammenhanges von Silikose und Myokardinfarkt. In: Dokumentation des Krankheitsverlaufes, S. 143–147 (Hgb.: E. Fritze, G. Wagner). Stuttgart–New York: Schattauer-Verlag 1969.

Ross, H.-G.: Untersuchungen über das Entstehungsalter der Psoriasis vulgaris. Meth. Inf. Med. *10*, 108–115 (1971).

Rossi, B.: Fehlererkennung und Fehlerkorrektur bei der Verarbeitung digitaler Information. Elektroniker *9*, 13–18 (1970).

Rümke, Chr.: Über die Gefahr falscher Schlußfolgerungen aus Krankenblattdaten (Berkson's Fallacy). Meth. Inf. Med. *9*, 249–254 (1970).

Russel, B.: Einführung in die mathematische Philosophie. Wiesbaden: R. Löwit (ohne Jahresangabe).

Sadegh-Zadek, K.: Zur Logik und Methodologie der ärztlichen Urteilsbildung. Meth. Inf. Med. *11*, 203–212 (1972).

Salton, G.: Automatic text analysis. Science *168*, 335–343 (1970).

Sachs, L.: Der Vergleich zweier Prozentsätze und die Analyse von Mehrfeldertafeln auf Unabhängigkeit oder Homogenität und Symmetrie mit Hilfe der Informationsstatistik. Meth. Inf. Med. *4*, 42–44 (1965).

Sachs, L.: Statistische Auswertungsmethoden. Berlin–Heidelberg–New York: Springer 1968.

Schaefer, H., Blohmke, M.: Sozialmedizin. Einführung in die Ergebnisse und Probleme der Medizin-Soziologie und Sozialmedizin. Stuttgart: G. Thieme Verlag 1972.

Schaff, A.: Einführung in die Semantik, Bd. 6, S. 364. Berlin: VEB Deutscher Verlag der Wissenschaften 1966.

Scharf, J.-H.: Informatik. Vorträge anläßlich der Jahresversammlung vom 14. – 17. Oktober 1971 zu Halle (Saale). Nova acta Leopoldina. Abhandlungen der Deutschen Akademie der Naturforscher Leopoldina. Neue Folge Nr. 206, Bd. 37/1.

Schecter, G.: Information retrieval. A critical view, p. 282. Washington: Thompson Book Com. 1967.

Scheibe, O.: Allgemeiner chirurgischer Therapieschlüssel. Hamburger Universitätsklinikum (1969).

Scheibe, O.: Die Klassifizierung der malignen Tumoren nach dem TNM-System. Berlin–Heidelberg–New York: Springer 1970.

Schindowski, E., Schürz, O.: Ein Stichprobenplan für messende Prüfung ohne Rechenarbeit. Mber. dtsch. Akad. Wissenschaft. Berlin *4*, 531–539 (1962).

Schleichert, H.: Elemente der physikalischen Semantik. Wien–München: R. Oldenburg 1966.

Schmidt, F.: Logik der Syntax, 3. Auflage, 114 S. Berlin: VEB Deutscher Verlag der Wissenschaften 1957.

Schmidt, F.: Zeichen und Wirklichkeit. Linguistisch-semantische Untersuchungen, 139 S. Stuttgart–Berlin–Köln–Mainz: W. Kohlhammer Verlag 1966.

Schmidt, K.: Aufgaben und Probleme der Übersetzungstheorie. Beitr. Linguistik Informat.-Verarb. *15*, 50–64 (1969).

Schmidt, S. J.: Allgemeine Textwissenschaft. Ein Programm zur Erforschung ästhetischer Texte. Linguistische Ber. *12*, 10–21 (1971).

Schmidt, W.: Lexikalische und aktuelle Bedeutung. Ein Beitrag zur Theorie der Wortbedeutung, 130 S. Berlin: Akademie Verlag 1967.

Schnakenberg-von Freyberg, M.: Todesursachen und Grundleiden bei 200 über 90jährigen, 1. und 2. Teil. Z. Gerontol. *3*, 11–23, 79–87 (1970).

Schneider, B.: Über Simulation biologischer Modelle. Elektromedizin *12*, 3–9 (1967).

Schneider, B.: Das kybernetische Prinzip in der Biometrie. Meth. Inf. Med. *7*, 73–75 (1968).

Schneider, H. L.: Ordnungsmittel in der Dokumentation: Die Eindeutigkeit der Daten und das Wort. Docum. ophthal. (Den Haag) *27*, 1–21 (1969).

Schneider, H. L., Sunkel, H.: Wörterbuch der Augenheilkunde. Ergebnisbericht. Selbstverlag (1967).

Schneider, H. J., Jurksch, D.: Programmierung von Datenverarbeitungsanlagen. Sammlung Göschen 1225/1225a. Berlin: Walter de Gruyter & Co. 1970.

Schneider, H. L.: Terminologiearbeit in der Ophthalmologie. Vortrag vor dem Arbeitskreis „Augenheilkunde" der DGMOS (1969).

Schneider, H. L.: Information in der Ophthalmologie. Unveröffentl. Manuskript (1972).

Schneider, H. L.: Tätigkeitsbericht des im Aufbau befindlichen Sekretariats „Terminologie und Thesaurus". Unveröffentlichtes Manuskript 17. 10. 1972.

Schober, H. W., Wersig, G.: Informations- und Dokumentationswissenschaft. Nachr. Dokum. *19*, 116–124 (1968).

Schröder, J., Berndt, E.: Über Faktoren, die eine Zunahme der Herzmuskelinfarkte vortäuschen! Verh. Ges. Kreisl.-Forsch. *32*, 146–150 (1966).

Schwuchow, W.: In welchem Umfange ist die Wirtschaftlichkeit von Dokumentationseinrichtungen meßbar? Nachr. Dokum. *23*, Nr. 1, 7–11 (1972).

Seal, S. C.: Methods of epidemiological investigation. J. Indian med. Ass. *53*, 96–97 (1969).

Seht, L. v.: Weiteres über die Syntropie kindlicher Krankheitszustände. Z. Kinderheilk. *31*, 298–310 (1922).

Seigel, D. G.: The use of historical data and adverse reaction reporting systems for epidemiologic study. Amer. J. Epid. *94*, 210–214 (1971).

Shannon, C. E., Weaver, W.: The mathematical theory of communication. Urbana–Chicago–London: The University of Illinois Press 1969.

Shapiro, P. A.: ACORN – An automated coder of report narrative. Meth. Inf. Med. *6*, 153–162 (1967).

Sherrington, A. M.: An annoted bibliography of studies on the flow of medical information to practitioners. Meth. Inf. Med. *4*, 45–57 (1965).

Simon, H.-R.: Zur Analyse biologischer Bibliographien (Heidelberger Jahrbücher XV, 111 bis 133). Berlin–Heidelberg–New York: Springer 1971.

Sixtl, F., Wender, K.: Der Zusammenhang zwischen multidimensionalem Skalieren und Faktorenanalyse. Biomet. Z. *6*, 251–261 (1964).

Smith, G., Melton, P.: Automated retrieval of autopsy diagnoses by computer technique. Meth. Inf. Med. *2*, 85–90 (1963).

Smith, G., Melton, P.: Data control for anatomic pathology. Institute of Pathology, Western Reserve University Cleveland (1965).

Sobin, L. H.: The world health organization's programme for the histopathological definition and classification of tumors. Meth. Inf. Med. *10*, 120–122 (1971).

Soergel, D.: Klassifikationssysteme und Thesauri. Deutsche Gesellschaft für Dokumentation e.V. Frankfurt/M. (1969).

Spann, W., Liebhardt, E., Empt, U.: Obduktionen und Obduktionsverweigerungen in Relation zur Gesamtmortalität in Bayern. Münch. med. Wschr. *109*, 2144–2145 (1967).

Spearman, C.: General intelligence, objectively determined and measured. Amer. J. Psychol. *15*, 201–293 (1904).

Spearman, C.: The abilities of man. London: MacMillan and Co. 1927.

Spetor, A. J.: Measurement of the incidence of acute rheumatic fever: A methodological study. Amer. J. public Hlth. *58*, 1950–1964 (1968).

Statistisches Bundesamt, Wiesbaden: Allgemeine Sterbetafel 1961/62. Stuttgart–Köln: Kohlhammer Verlag 1963.

Statistisches Bundesamt, Wiesbaden: Die internationale Klassifikation von Krankheiten, 8. Revision. Stuttgart–Köln: Kohlhammer Verlag 1965.

Statistisches Bundesamt, Wiesbaden: Neue internationale Klassifikation von Krankheiten und Todesursachen (ICD) 1968. Dtsch. Ärztebl. *36*, 1946–1948 (1968).

Statistisches Bundesamt, Wiesbaden: Persönliche Mitteilung (1973).

Stegmüller, W.: Wissenschaftstheorie. In: Philosophie. Frankfurt: Fischer-Verlag 1958.

Steinbuch, K.: Taschenbuch der Nachrichtenverarbeitung, 2. Auflage. Berlin–Heidelberg–New York: Springer 1967.

Sung, C. C.: Sequential test for correlation coefficients. J. Amer. stat. Ass. *66*, 575–576 (1971).

Templeton, A. W., Bryan, K., u. a.: Computer diagnosis and discriminate analysis decision schemes. Radiology *95*, 47–55 (1970).

Thiele, H.: Zur Schätzung der Varianzkomponenten bei zweifacher Klassifikation ohne Wechselwirkungen. Mber. dtsch. Akad. Wissenschaft. Berlin *4*, 611–619 (1962).

Thierbach, R.: Beitrag zur pathologisch-anatomischen Befunddokumentation. Verh. dtsch. path. Ges. *45*, 380–383 (1961).

Thierbach, R.: Die Erschließung der Information im pathologisch-anatomischen Sektionsgut. Habilitationsschrift Halle (1965).

Thierbach, R.: Klinisch-autoptischer Diagnosenvergleich bei Krankheiten des Herz-Kreislauf-Systems. Zbl. allg. Path. path. Anat. *117*, 118–126 (1973).

Thierbach, R., Zschoch, H. J.: Erfahrungen aus der Dokumentation von Autopsiedaten in zwei Pathologischen Instituten. Zbl. allg. Path. path. Anat. *114*, 251–272 (1971).

Thimm, W.: Prinzipien der Klassifikation. Meth. Inf. Med. *3*, 22–28 (1964).

Thoms, L.: Korrelation der Todesursachen der Sterbefälle von 1956–1960 in der Altersgruppe 60 Jahre und älter in Hessen. Dissertation Berlin (Freie Universität) (1966).

Thoenes, F., Schinke, H.: Die Wandlung der Todesursachenstatistik im Laufe von 12 Jahren und ihre Lehren. Dtsch. Gesundh.-Wes. *14*, 1750–1756 (1959).

Thurmayr, R.: Erfahrung bei der Auswertung des „Allgemeinen Krankenblattkopfes". Meth. Inf. Med. *3*, 36–46 (1964).

Thurmayr, R., Dirlich, G., Ruland, G.: Ein Computerprogramm zur Fehlererkennung im „Allgemeinen Krankenblattkopf". Meth. Inf. Med. *8*, 29–34 (1969).

Topitsch, E.: Logik der Sozialwissenschaften (Kiepenheuer & Witsch Verlag, Köln). Neue Wissenschaftl. Bibliothek *6*, 7. Auflage (1971).

Überla, K.: Zur Verwendung der Faktorenanalyse in der medizinischen Diagnostik. Meth. Inf. Med. *4*, 89–92 (1965).

Überla, K.: Faktorenanalyse. Eine systematische Einführung für Psychologen, Mediziner, Wirtschafts- und Sozialwissenschaftler, 2. Aufl. Berlin–Heidelberg–New York: Springer 1971.

Ullmann, St.: Grundzüge der Semantik. Die Bedeutung in sprachwissenschaftlicher Sicht. Berlin: Walter de Gruyter & Co. 1967.

Valentiner, S.: Vektoren und Matrizen. Berlin: Walter de Gruyter & Co. 1967.

Vallbona, C.: An On-line Computer system for a rehabilitation hospital. Meth. Inf. Med. 7, 31–39 (1968).

Victor, N.: Analyse mehrdimensionaler Kontingenztafeln. Dissertation, Mainz (1970).

Victor, N.: Zur Klassifizierung mehrdimensionaler Kontingenztafeln. Biometrics 28, 427–441 (1972).

Victor, N., Giere, W., Pirtkien, R.: Einsatz von Diskriminanzanalysen in der medizinischen Diagnostik beim Vorliegen qualitativer Daten. Meth. Inf. Med. 11, 248–253 (1972)

Virchow, R.: Die Sektionstechnik im Leichenhause des Charité-Krankenhauses mit besonderer Rücksicht auf gerichtsärztliche Praxis. Berlin: August Hirschwald-Verlag 1884.

Vogel, F.: Eine Tafel für den Vergleich zweier kleiner Häufigkeitsziffern bei seltenen Ereignissen. Acta genet. 9, 314–319 (1959).

Vogel, Th., Hempel, K. J., Lange, H. J.: Über die Kombinationen flächenhafter Blutungen. Frankfurt. Z. Path. 74, 420–424 (1965).

Voss, K.: Statistische Theorie komplexer Systeme I. Allgemeine Probleme der Struktur komplexer Systeme. Elektron. Informationsverarb. 5, 239–254 (1969).

Voss, K.: Statistische Theorie komplexer Systeme II. Häufigkeitsverteilung von Untersystemen. Elektron. Informationsverarb. 5, 319–330 (1969).

Vossius, G.: Die Planung für den Einsatz der elektronischen Datenverarbeitung in der Klinik. Med. Mitt. (Melsungen) 44, 13–18 (1970).

Wagemann, E.: Narrenspiegel der Statistik. Die Umrisse eines statistischen Weltbildes. Hamburg: Hanseatische Verlagsanstalt 1935.

Wagner, G.: Die Darstellung der Erfolgschancen der modernen Lupusbehandlung. Hautarzt 7, 126–130 (1956).

Wagner, G.: Bedeutung, Gefahren, Grenzen d. Statistik in der Medizin. Dtsch. med. Wschr. 83, 1427–1428, 1431–1432, 1484–1491 (1957).

Wagner, Arbeitsökonomie auch bei der Verwendung maschineller Hilfsmittel. Med. Dok. 4, 13–16 (1960).

Wagner, G.: Über das Testen der Zuverlässigkeit von Laboratoriumsmethoden und- befunden. Med. Dokum. 5, 21–26 (1961).

Wagner, G.: Erfahrungen mit der maschinellen Befunddokumentation in der Klinik. IBM-Nachrichten 154, 1959–1967 (1962).

Wagner, G.: Fehlerforschung als Aufgabe der medizinischen Dokumentation. Meth. Inf. Med. 3, 93–94 (1964).

Wagner, G.: Computer – Hilfsmittel der modernen Medizin. IBM-Nachrichten 16, 304 bis 312 (1966).

Wagner, G.: Bedeutung und Verläßlichkeit des Nullbefundes in der Medizin. Meth. Inf. Med. 5, 40–44 (1966).

Wagner, G.: Krebs – Dokumentation und Statistik maligner Tumoren. Verhandlungsbericht der 10. Int. Jahrestagung des „Arbeitsausschusses Medizin" i. d. Dt. Ges. f. Dok. e.V. v. 25. – 28. 10. 1965, Berlin. Stuttgart: Schattauer Verlag 1966.

Wagner, G.: Probleme und Ergebnisse einer geographischen Pathologie des Krebses. Arzneimittelforsch. 18, 953–964 (1968).

Wagner, G.: Aktuelle Probleme auf dem Gebiet der Dokumentation und Information. Münch. med. Wschr. 110, 133–138 (1968).

Wagner, G. Epidemiologie der malignen Tumoren. Z. allg. Med. 45, 1061–1067 (1969).

Wagner, G.: Notwendigkeit und Möglichkeiten einer Fehlerkontrolle klinischer Daten. Arch. klin. exp. Derm. 237, 404–407 (1970).

Wagner, G.: Medical record linkage. The method and its importance for clinical and preventive medicine. WHO/HS/Nat. Com/ 71, 272 (1971).

Wagner, G., Clemmesen, J., Freudenberg, K., Hansluwka, H., Koller, S., Mittmann, O.: Podiumsgespräch über Krebsmortalität. Verh.-Ber. 10. Internat. Jahrestagg. d. Arbeitsaussch. Medizin i. d. Dt. Ges. f. Dok. 421–426. Stuttgart: Schattauer-Verlag 1966.

Wagner, G., Immich, H., Köhler, C.: Der Krankenblattkopf der Heidelberger Kliniken. Meth. Inf. Med. 7, 17–25 (1968).

Wagner, G., Immich, H., Sándor, L.: Zur Problematik der sog. Krebssyntropien. Internist 11, 223–227 (1970).

Wagner, G., Stutzer, S.: Über die Selektivität der sog. I-Zahl im „Allgemeinen Krankenblattkopf" und die Brauchbarkeit ihrer einzelnen Komponenten. Meth. Inf. Med. 4, 149–155 (1963).

Wallis, W. A., Roberts, H. v.: Methoden der Statistik, 2. Auflage. Freiburg: Rudolf Haufe Verlag.

Walter, E.: Statistische Methoden I: Grundlagen und Versuchsplanung. Statistische Methoden II: Mehrvariable Methoden und Datenverarbeitung. Research u. Mathematical systems Vol. 38–39. Berlin–Heidelberg-New York: Springer 1970.

Warner, H. R., Toronto, A. F., Veasey, L. G., Stephenson, R.: A mathematical approach to medical diagnosis. J. Amer. med. Ass. 117, 177–183 (1961).

Weber, E.: Grundriß der biologischen Statistik für Naturwissenschaftler und Mediziner, 4. Auflage. Jena: VEB Gustav Fischer Verlag 1964.

Weele, van der, L. Th., Jancik, E. H.: Paarweise Gruppierung von chronischen, unspezifischen Lungenkranken mit und ohne fürsorgliche Betreuung. Meth. Inf. Med. 11, 60 bis 64 (1972).

Wegmüller, F., Becher, R., Hoffmann, B., Schenk, H. R.: „Codeless scanning", ein neues Verfahren der automatisierten Dokumentation. Experientia 16, 383–387 (1960).

Weibel, R., Elias, H.: Quantitative Methoden in der Morphologie. Berlin–Heidelberg– New York: Springer 1967.

Weidtmann, V.: Computerhilfe in der klinischen Differentialdiagnostik. Verfahren und Problematik der Diagnosenselektion bei großer wahrscheinlichkeitsparameterfreier Symptom-Krankheitsmatrix. Meth. Inf. Med. 10, 91–96 (1971).

Weidtmann, V., Schlensker, K. H.: Anwendung eines Elektronenrechners bei der Differentialdiagnose seltener Syndrome. Med. Klin. 63, 392–395 (1968).

Weizsäcker, Ch. v., Weizsäcker, E. v.: Ansätze zur Erweiterung des quantifizierten Informationsbegriffes. Manuskript, Leopoldina (1971).

Wende, E.: Berufskrankheiten und ihre Bedeutung im Spiegel der Statistik. Zbl. Arbeitsmed. 18, 232–237 (1968).

Wersig, G.: Information – Kommunikation – Dokumentation. München-Pullach–Berlin: Verlag Dokumentation 1971.

Westmeyer, Hans: Logik der Diagnostik. Grundlagen der normativen Diagnostik. Stuttgart-Berlin–Köln–Mainz: W. Kohlhammer-Verlag 1972.

Whitesitt, J. E.: Boole'sche Algebra und ihre Anwendungen, 2. Aufl. Braunschweig: Friedrich Vieweg & Sohn 1970.

Wiener, N.: Kybernetik. Düsseldorf: Econ-Verlag 1963.

Wilson, R. S., Scott, K. K.: Computer programs for autonomic research. Behav. Sci. 15, 380–385 (1970).

Wingert, F.: PAULA: Programm zur Auswertung logischer Ausdrücke. Plausibilitätskontrollen und Auswertung von Markierungsbelegen. Meth. Inf. Med. 11, 96–103 (1972).

Winkelhage, F.: Organisation, Planung, Informatik. Analysen 1, 56–59 (1971).

Wittgens, H.: Untersuchungen über den Beruf als Krankheitsursache I. Meth. Inf. Med. 2, 112–115 (1963).

Woitschach, M.: Maschinen und Information – heute und morgen. IBM-Nachrichten 16, 150–162, 222–235 (1966).

Woitschach, M.: Automatische Dokumentation in der Sackgasse. Nachr. Dokum. 17, 74 bis 78 (1966).

Wolff, G., Länter, J.: Statistische Beziehungen zwischen epidemiologischen Daten. Z. ges. Hyg. 17, 127–134 (1971).

Wolff-Terroine, M., Simon, N., Rimbert, D.: Use of a computer for compiling and holding a medical thesaurus. Meth. Inf. Med. *8*, 34–40 (1969).

Wolff-Terroine, M., Rimbert, D., Rouault, B.: Improved statistical methods for automatic construction of a medical Thesaurus. Meth. Inf. Med. *11*, 104–113 (1972).

Worcester, J.: The relative odds in the 2^3 contingency table. Amer. J. Epid. *93*, 145–149 (1971).

World health organization: International classification of diseases, Volume I, II. 8. Revision, Genf (1967, 1969).

Zimmer, R.: Zusammenhänge zwischen formalen Sprachen und Syntax-Erkennung. Angew. Informat. *1*, 2–11 (1971).

Zipf, K. G.: The psychobiology of language. Boston: Hougthon Mifflin 1935.

Zschoch, H. J.: Einige Bemerkungen zur statistischen Erfassung und Deutung von Selektionsbefunden. Zbl. allg. Path. path. Anat. *100*, 80–83 (1959).

Zschoch, H. J.: Beitrag zur Todesursachenstatistik. Dtsch. Gesundh.-Wes. *19*, 311–314 (1964).

Zschoch, H. J.: Probleme der Sektionsstatistik. Zbl. allg. Path. path. Anat. *108*, 511–520 (1966).

Zschoch, H. J.: Über Aussagegrenzen von Sektionsstatistiken. Z. ärztl. Fortbild. *65*, 324 bis 329 (1971).

Zschoch, H. J., Fritzsche, F.: Kritische Bemerkungen zur Frage der Mißbildungszunahme. Münch. med. Wschr. *85*, 1956–1961 (1960).

Zschoch, H. J., Mahnke, P. F.: Die pathologische Anatomie des Kindesalters in der Sektionsstatistik. Jena: VEB Fischer 1968.

Zschoch, H. J., Möbius, G., Springfeld, K.: Statistische Beziehungen zwischen Beruf und Bronchialkarzinom. Dtsch. Gesundh.-Wes. *24*, 2430–2433 (1969).

Zwicky, F.: Morphologische Forschung. Wesen und Wandel materieller und geistiger struktureller Zusamenhänge. Kommissionsverlag, Buchdruckerei Winterthur AG (1959).

Ohne Autor:
Handbuch der versorgungsärztlichen Statistik. Bundesministerium für Arbeit, Ausgabe 1952.

Medical Terminology and Lexicography. Basel–New York: S. Karger 1966.

World health organization: Record linkage. WHO Chron. *21*, 441–442 (1967).

Datenverarbeitung und Medizin. IBM-Seminar, Bad Liebenzell (1967).

Umsteigeschlüssel für die Klassifikationen DAS 1958, ICD 1958 und ICD 1968. Wiesbaden, 13. 4. 1972.

Vorstudien zur sozialwissenschaftlichen Computersimulation: Qualifikationsstruktur nach Schichtung. Werkstattpapiere Bd. 1. Zur Analyse und Planung gesellschaftlicher Veränderungen. Hgb.: Helmut Klaps. Meisenheim: Anton Hain 1972.

2. Literatur, Teil II

Abott, O. A., Hopkins, W. A., van Fleit, W. E., Robinson, J. S.: A new approach to pulmonary emphysema. Thorax *8*, 116–132 (1953).

Acht'e Ka, Hillbom, E., Aalberg, V.: Psychoses following war brain injuries. Acta psychiat. scand. *45*, 1–18 (1969).

Adams, G. F.: Medical aspects of aging. Geront. Clin. *10*, 134–138 (1968).

Ahmed, M. N., Huang, S., Spence, L.: Australia Antigen und Hepatitis. Arch. Path. *92*, 66–72 (1971).

Albert, W.: Arbeitsverhalten und persönliche Freiheit. Ärztl. Prax. *9*, 19–20 (1957).

Alperin, P. M.: Serumtransfusion bei parenchymatöser Hepatitis. Münch. med. Wschr. *92*, 240 (1950).

Altmann, A.: The syndrome of malignant malnutrition (kwashiorkor; infantile pellagra). Its conception as a protein deficiency and its treatment with skimmed lactic acid milk. Clin. Proc. *7*, 32–53 (1948).

Amano, H.: Von Hepatitis infectiosa zur Leberzirrhosis. Schweiz. Z. allg. Path. *16*, 376 bis 381 (1953).

Amelunxen, U.: Herabsetzung der Altersgrenzen in der Sozialversicherung für Verfolgte des Nationalsozialismus. In: Spätschäden nach Extrembelastungen, S. 99–103 (Hgb. H. J. Herberg). Herford: Nicolai'sche Verlagsbuchhandlung 1971.

Andersen, J., Vellar, O. D.: Viral hepatitis, a follow-up study of 373 notified cases in Oslo 1949–53. Acta med. scand. *182*, 691–698 (1967).

Anderson, C. G., Altmann, A.: The electrophoretic serum-protein pattern in malignant malnutrition. Lancet *1*, 203–204 (1951).

Anderson, T. W., Le Riche, W. H.: Cold weather and myocardial infarctation. Lancet *2*, 291–296 (1970).

Anderson, T. W., Le Riche, W. H.: Ischaemic heart disease and sudden death 1901–1961. Brit. J. prev. soc. Med. *24*, 1–9 (1970).

Anderson, M., Walker, A. R. P.: Methionine concentration in South African Bantu breast milk. Brit. J. Nutr. *9*, 197–199 (1955).

Anderson, N., Skjeggestad: The electrocardiogram in patients with previous myocardial infarction. Acta med. scand. *176*, 123–126 (1964).

Andres, H., Rauschelbach, H. H.: Zur Frage vorzeitigen Alterns und Ablebens von ehemaligen Kriegsgefangenen. Med. Sachverst. *62*, 45–49 (1966).

Armstrong, A., Duncan, B., Oliver, M. F., Julian, D. G., Donald, K. W., Fulton, M., Lutz, W., Morrison, S. L.: Natural history of acute coronary heart attacks. A community study. Brit. Heart J. *34*, 67–80 (1972).

Arnold, H.: Hunger. Beiträge zur Sozialhygiene der chronischen Unterernährung. Habilitationsschrift der Med. Fakultät d. Universität des Saarlandes. Ann. Univers. Saraviensis *17*, 165–268 (1970).

Aronow, W. S., Swanson, A. J.: The effect of low – nicotine cigarettes on angina pectoris. An. Inf. Med. *71*, 599–601 (1969).

Backhaus, O.: Der K.H.-Stoffwechsel bei der lipophilen Dystrophie. Dtsch. med. Rsch. *3*, 1278 (1949).

Bâčvarov, V. J.: Über die „Leningrader Hypertonie". Münch. med. Wschr. *113*, 1419–1422 (1972).

Baeyer, W. v.: Die Freiheitsfrage in der forensischen Psychiatrie mit besonderer Berücksichtigung der Entschädigungsneurosen. Nervenarzt *28*, 337–343 (1957).

Baeyer, W. v.: Erlebnisreaktive Störungen und ihre Bedeutung für die Begutachtung. Dtsch. med. Wschr. *83*, 2317–2322 (1958).

Baeyer, W. v.: Erlebnisbedingte Verfolgungsschäden. Nervenarzt *32*, 534–538 (1961).

Baeyer, W. v.: Über die Auswirkungen der Verfolgung und Konzentrationslagerhaft vom Standpunkt des Psychiaters. In: Spätschäden nach Extrembelastungen, S. 176–181 (Hgb.: H. J. Herberg). Herford: Nicolai'sche Verlagsbuchhandlung 1971.

Baeyer, W. v., Häfner, H., Kisker, K. P.: Zur Frage der „symptomfreien Intervalles" bei erlebnisreaktiven Störungen Verfolgter. Erfahrungen aus zwei Begutachtungen. Bibl. Vita Hum. *2*, 125–153 (1963).

Bayer, W. v., Häfner, H., Kisker, K. P.: „Wissenschaftliche Erkenntnis" oder „menschliche Wertung" der erlebnisreaktiven Schäden Verfolgter? Eine Stellungnahme zum Beitrag H. Witters über „Erlebnisbedingte Schäden Verfolgter" in Nervenarzt *33*, 509 (1962). Nervenarzt *34*, 120–123 (1963).

Bayer, W. v., Häfner, H., Kisker, H. P.: Zur Frage des „symptomfreien" Intervalles bei erlebnisreaktiven Störungen Verfolgter (Erfahrungen aus zwei Begutachtungen). In: Psychische Spätschäden nach politischer Verfolgung, S. 125–153 (Hgb.: H. Paul und H. J. Herberg). Basel-New York: S. Karger-Verlag 1963.

Baeyer, W. v., Häfner, H., Kisker, K. P.: Psychiatrie der Verfolgten. Psychopathologische und gutachterliche Erfahrungen an Opfern der nationalsozialistischen Verfolgung und vergleichbarer Extrembelastungen. Berlin–Göttingen–Heidelberg–New York: Springer 1964.

Baggenstoss, A. H., Stauffer, M. H.: Posthepatitic and alcoholic cirrhosis: clinicopathologic study of 43 cases of each. Gastroenterology 22, 157–180 (1952).

Baggenstoss, A. H., Stauffer, M. H., Posthepatitic cirrhosis. Proc. Mayo Clin. 28, 320 bis 329 (1953).

Baier, H., Rother, F., Bauer, H., Knick, B.: Leberbioptische Befunde bei verschiedenen Formen von Diabetes mellitus. Münch. med. Wschr. 107, 89–94 (1965).

Baldermann, M.: Wesen und Beurteilung der Heimkehrerdystrophien. Münch. med. Wschr. 93, 61–68, 117–124 (1951).

Baldermann, M.: Die psychischen Grundlagen der Heimkehrerdystrophien und ihre Behandlung. Münch. med. Wschr. 93, 2185–2190 (1951).

Bansi, H.-W.: Die Ödemkrankheit. Med. Klin. 41, 273–283 (1946).

Bansi, H.-W.: Die Mangelfettsucht. Med. Klin. 42, 397–403 (1947).

Bansi, H.-W.: Gewebseiweißabbau als Grundlage der lipophilen Dystrophie. Dtsch. med. Wschr. 73, 548–549 (1948).

Bansi, H.-W.: Über das Problem der lipophilen Dystrophie. Dtsch. med. Rdsch. 3, 1277–1278 (1949).

Bansi, H.-W.: Das Hungerödem und andere alimentäre Mangelerkrankungen. Stuttgart: Ferd. Enke-Verlag 1949.

Bansi, H.-W.: Somatische Spät- und Dauerschädigung nach Dystrophie. Dtsch. med. Wschr. 78, 1318–1321 (1953).

Bansi, H.-W.: Nierensteinleiden und Dystrophie. In: Ges. Gutachten Geb. inn. Med., S. 470 bis 472. Stuttgart: Thieme Verlag 1956.

Bansi, H.-W.: Die interne Klinik der Heimkehrer. Beitr. z. Sexualforschung, Heft 11. Stuttgart: Enke Verlag 1957.

Bansi, H.-W.: Kann eine vegetative Dystonie, die nach einer Dystrophie auftrat, als WdB anerkannt werden? Dtsch. med. Wschr. 80, 976–977 (1955).

Bansi, H.-W.: Spät- und Dauerschäden nach Gefangenschaftsdystrophie. In: Extreme Lebensverhältnisse und ihre Folgen, Bd. 7, S. 39–46. Bearb.: E. G. Schenck, W. v. Nathusius. Verband der Heimkehrer e.V., Bad Godesberg (1959).

Bansi, H.-W., Bick, H.-D., Gröll, H., Peters, H.: Leberspätschäden bei Heimkehrern. Verh. dtsch. Ges. inn. Med. 63, 362–365 (1957).

Bansi, H.-W., Bödiker, L.: Zunahme der Lebercirrhose? Zugleich ein Beitrag zur Frage: Leberschäden als Kriegsentschädigungsfolge. Wien med. Wschr. 105, 445–449 (1955).

Bansi, H.-W., Fuhrmann, G.: Der Einweißstoffwechsel bei Mangelernährung und im Wiederaufbau. I. Mitteilung. Das Verhalten des Stickstoffes im Eiweißumsatz. Klin. Wschr. 26, 326–332 (1948).

Bansi, H.-W., Fuhrmann, G.: Der Eiweißstoffwechsel bei Mangelernährung und im Wiederaufbau. II. Mitteilung. Das Verhalten des Schwefels im Eiweißumsatz. Klin. Wschr. 26, 358–365 (1948).

Bansi, H.-W., Peters, H.: Bericht über internmedizinische Untersuchungen von Dystrophiefolgen bei Heimkehrern. Arbeit u. Gesundheit, Neue Folge 68, 3–27. Stuttgart: Thieme-Verlag 1959.

Bansi, H.-W., Schwarting: Bluthochdruck und Gefäßsklerose in Beziehung zur Dystrophie. In: Gutachtensammlung Hirt/Stutz, Gutachten Nr. II/24, 1–4, München (1959).

Bargmann, W., Doerr, W.: Das Herz des Menschen. Band I und II. Stuttgart: G. Thieme-Verlag 1963.

Barker, M. H., Capps, R. B., Allen, F. W.: Chronic hepatitis in mediterranean theater: a new clinical syndrome. J. Amer. med. Ass. 129, 653–659 (1945).

Barnes, R. H.: Experimental animal approaches to the study of early malnutrition and mental development. Fed. Proc. *26*, 144–147 (1967).

Baroldi, G.: The coronary arterial collateral circulation in man. Acta cardiol. (Brux.) *13*, 17–37 (1969).

Bartelheimer, H.: Klinisches Bild, Entstehung und heutige Bedeutung der universellen calcipriven Osteopathien. Klin. Wschr. *27*, 521–530 (1949).

Bartelheimer, H., Focken, o. Vorn.: Diabetes mellitus und schädigende Hafteinflüsse. Gutachtensammlung Hirt, Gutachten Nr. V/3, 1–3, München–Stuttgart (1956).

Barth, H.: Hals-, nasen- und ohrenärztliche Erfahrungen während und nach der Gefangenschaft. In: Extreme Lebensverhältnisse und ihre Folgen, Bd. 2, S. 103–116. Bearb.: E. G. Schenck, W. v. Nathusius. Verband der Heimkehrer e.V., Bad Godesberg (1958).

Bastenie, P. A., Vanhaelst, L., Bonnyns, M., Neve, P., Staquet, M.: Preclinical Hypothyreoidism. A risk Factor for coronary heart disease. Lancet *1*, 203–204 (1971).

Bastenie, P. A., Vanhaelst, L., Neve, P.: Coronary Artery disease in Hypothyreoidism observations in preclinical myxoedema. Lancet *2*, 1221–1222 (1967).

Bauer, K. H.: Grundsatzgutachten zur Frage: Ist es gerechtfertigt, Krebserkrankungen und die Versorgung im Wege des Härteausgleichs nach § 89,2 BVG einzubeziehen? Schriftenreihe des Bundesversorgungsblattes, Heft 2. Stuttgart–Köln–Bonn: Kohlhammer-Verlag 1964.

Bauer, M., Paetzold, F., Dierpes, Cl.: Die Dystrophie. Spätfolgen und Dauerschäden. Arbeit und Gesundheit. Neue Folge, Heft 65. Stuttgart: Thieme-Verlag 1958.

Beckenkamp, H. W.: Chronische Bronchitis und Lungenemphysem. Arbeit und Gesundheit. Neue Folge, Heft 83. Stuttgart: Thieme-Verlag 1970.

Becker, V.: Bauchspeicheldrüse (Inselapparat ausgenommen). In: Doerr-Seifert-Uehlinger: Spezielle pathologische Anatomie. Berlin–Heidelberg–New York: Springer 1973.

Beckert, W.: Spontanhypoglykämien. Med. Klin. *44*, 424–428 (1949).

Beckmann, K.: Die Krankheiten der Leber und Gallenwege. In: Handbuch der Inneren Medizin (Hgb.: G. v. Bergmann, W. Frey, H. Schwiegk). III/2 Verdauungsorgane, 2. Teil, S. 529–1116. Berlin–Göttingen–Heidelberg: Springer 1954.

Beebe, G. W., Simon, A. H.: Cirrhosis of the liver following viral hepatitis, a twenty-year mortality follow-up. Amer. J. Epid. *92*, 279–286 (1970).

Beisel, W. R.: Effect of infection on human protein metabolism. Fed. Proc. *25*, 1682–1687 (1966).

Benedict, F. G., Miles, W. R., Roth, P., Smith, H. M.: Human vitality and efficiency under prolonged restricted diet. Carnegie Inst. Wash. *18*, 280 (1919).

Bensheim, H.: Die KZ-Neurose rassisch Verfolgter. Ein Beitrag zur Psychopathologie der Neurosen. Nervenarzt *31*, 462–469 (1960).

Berg, G.: Studien über die Absterbeordnung bei Lungentuberkulose. Das Gotenburger Material 1910–1934. Beitr. Klin. Tuberk. *96*, 287–323 (1941).

Berg, G., Förderreuther, H. A.: Über die Häufigkeit postdystrophischer Leberschädigung bei Heimkehrern. Ärztl. Wschr. *14*, 303–307 (1959).

Berg, H. H.: Klinik des Hungern und der Mangelernährung. Synopsis *1*, 77–91 (1948).

Bergmann, W.: Der Bindegewebsgehalt im Herzmuskel des Menschen bei akutem und chronischem Myokardinfarkt. Arch. Kreisl.-Forsch. *56*, 106–126 (1968).

Beringer, A., Thaler, H.: Zusammenhänge zwischen Diabetes mellitus und Fettleber. Dtsch. med. Wschr. *95*, 836–838 (1970).

Beringer, K., Mallison, R.: Vorzeitige Versagenszustände. Allg. Z. Psychiat. *124*, 100–130 (1949).

Berlyne, G. M., Mallick, N. P.: Ischaemic heart disease as a complication of nephrotic syndrom. Lancet *2*, 399–400 (1969).

Berman, C.: Primary carcinoma of the liver, 164 pp. London: H. K. Lewis & Co., Ltd. 1951.

Berman, C.: Nutritional states in the causation of primary liver cancer. Schweiz. Z. allg. Path. *18*, 598–624 (1955).

Berman, C.: Primary carcinoma of the liver. Cancer Res. *5*, 56–97 (1958).

Bernhard, P.: Merkmale und Behandlung des vorzeitigen biologischen Alterns. Med. Mschr. *6*, 361–367 (1956).

Berning, H.: Die Eiweißmangelanämie. Klin. Wschr. *37/38*, 585–590 (1947).

Berning, H.: Die Dystrophie. Stuttgart: Georg Thieme Verlag 1949.

Bersohn, I., Wayburne, S., Hirsch, H., Sussman, C. D.: A comparison of the serum protein, „liver-function tests" and serological tests for syphilis in new-born African and European infants and their mothers. S. Afr. J. clin. Sci. *5*, 35–44 (1954).

Bertram, F.: Über Ernährungsschäden vom Standpunkt der zentralen Regulationen. Dtsch. med. Wschr. *73*, 36–40, 68–74 (1948).

Bertram, F.: Zur Pathogenese der Regulationskrankheiten. Dtsch. med. Wschr. *75*, 97–101, 134–138 (1950).

Besançon, F.: Gallstones. Pathogenesis of the different forms. Rendic. Gastroenterol. *4*, 145–158 (1972).

Best, C. H., Lucas, C. C., Ridout, J. H.: The lipotropic factors. Ann. N. Y. Acad. Sci. *57*, 646–653 (1954).

Best, P. G., Brinton, R. A., Drysdale, B. E.: Dietary surveys in rural Bantu areas. S. Afr. J. Soc. Sci. *3*, 100–114 (1952).

Bettinger, H.: Die Ödemkrankheit auf Grund der Kriegserfahrungen des Pathologischen Instituts Halle. Virchows Arch. path. Anat. *234*, 195–209 (1921).

Bhattacharya, S., Sen, P. C.: Post-mortem studies of starvation cases. Ann. Biochem. exp. Med. *5*, 117–126 (1945).

Bialonski, H.: Das Rehabilitationswesen im In- und Ausland. In: Extreme Lebensverhältnisse und ihre Folgen, Bd. VIII, S. 70–80. Hgb.: Verband d. Heimkehrer e.V., Bad Godesberg (1959).

Bialonski, H.: Rehabilitation. Schriftenreihe der medizinisch-pharmazeutischen Studiengesellschaft e.V. 2/3. Frankfurt/M.: Umschau-Verlag 1965.

Bianchi, L.: Morphologic features in biopsy diagnosis of acute viral hepatitis. In: Progress in liver diseases, Vol. *III*, 236–251 (Hgb.: H. Popper, F. Schaffner). New York and London: Grune & Stratton 1970.

Bianchi, L., de Groote, J., Desmet, V., Gedigk, P., Korb, G., Popper, H., Poulsen, H., Scheuer, P. J., Schmid, M., Thaler, H., Wepler, W.: Morphologische Kriterien der Virushepatitis. Dtsch. med. Wschr. *96*, 1817–1821 (1971).

Bianchi, L. et al.: Morphological criteria in viral hepatitis. Lancet *1*, 333–337 (1971).

Bingold, K.: Aphorismen zur Endocarditis lenta. Münch. med. Wschr. *92*, 409–416, 515–524 (1950).

Biörck, G., Bylin, G.: Comparative trends. in four Scandinavian countries of mortality from atherosclerotic and degenerative heart disease during the years 1952–1960. Acta. med. scand. *177*, 765–775 (1965).

Bjorneboe, M., Raaschou, F.: Pathology of subchronic atrophy of liver: comparison with cirrhosis hepatis Laennec. Acta. med. scand. *234*, 41–62 (1949).

Bjurulf, P., Garliud, T., Sternby, H.: On epidemiologic methods for recording ischaemic heart disease. Acta. med. scand., Suppl. 474 (1967).

Blaha, F.: Kriegsfolgen an menschlicher Gesundheit in der Tschechoslowakischen Sozialistischen Republik aus den Jahren 1938–1968. III. Intern. Med. Kongr. F.I.R. Lüttich (1961).

Blaha, F.: Arteriosklerose bei extremen Hungerzuständen. Ärztl. Prax. *15*, 1856 (1963).

Blaha, F.: Folgen des Krieges für die menschliche Gesundheit. Spätschäden in der Tschechoslowakei. IV. Intern. Kongr. F.I.R. Bukarest (1964).

Blaha, F.: Arteriosklerose, Bluthochdruck, Herzinfarkt. In: Spätschäden nach Extrembelastungen, S. 109–114 (Hgb.: H. J. Herberg). Herford: Nicolai'sche Verlagsbuchhandlung 1971.

Bleyl, U.: Arteriosklerose und Fibrininkorporation. Untersuchungen zur Pathogenese der Aortensklerose. Berlin–Heidelberg–New York: Springer 1969.

Blokhin, V. N.: Die Rückkehr der Invaliden des vaterländischen Krieges in das Berufsleben der UdSSR. In: M. Michel; Gesundheitsschäden durch Verfolgung und Gefangenschaft und ihre Spätfolgen, S. 228–237. Frankfurt/M.: Röderberg-Verlag 1955.

Blumenthal, H. T., Morris, A., Goldenberg, S.: A study of lesions of the intramural coronary artery branches in diabetes mellitus. Arch. Path. 70, 13–28 (1960).

Bock, K. D., Matthes, K.: Herz und Kreislauf bei chronischer Unterernährung. In: Handbuch d. Inneren Medizin, 4. Aufl., Bd. 9, Teil 4, 293–315. Berlin–Göttingen–Heidelberg: 1960.

Bodechtel, G., Dubitscher, E., Panse, F., Störring, G. E.: Die „Neurose", ihre versorgungs- und sozialmedizinische Beurteilung. Köln: Kohlhammer-Verlag 1960.

Bodechtel, Erbslöh, Feigenbutz: Spastische asthmoide Bronchitis und russische Gefangenschaft. Gutachtensammlung Hirt, München–Stuttgart. Gutachten Nr. I/6, 1–6 (1961).

Böhme, H., Scharkoff, Th., Scharkoff, H.: Spätschäden nach abnormen Lebensbedingungen. Katanamnestische Untersuchungen bei 598 VdN-Mitgliedern. Z. Alternsforsch. 22, 55 bis 68 (1969).

Bolewski, M.: Neurosis, stress and mental strain. A depth psychological study on late returning veterans. Z. Psychosom med. Psychoanal. 18, 48–61 (1972).

Bolt, W.: Moderne Diagnostik und Beurteilung von Herz- und Kreislauf nach extremen Lebensverhältnissen. In: Extreme Lebensverhältnisse und ihre Folgen, Bd. VI, S. 96–110. Hgb.: Verband d. Heimkehrer, Bad Godesberg (1964).

Bolton, C. H., Hampton, J. R., Mitchell, J. R. A.: Nature of the transferable factor which causes abnormal platelet behaviour in vascular diseases. Lancet 2, 1101–1105 (1967).

Bondy, C.: Versagenstoleranz und Versagenssituation. In: Psychische Spätschäden nach politischer Verfolgung, S. 7–19 (Hgb.: H. Paul u. H. J. Herberg). Basel–New York: S. Karger Verlag 1963.

Bonsmann, R., Kärber, B., Meier, E.: Ergebnisse der Ernährungsüberwachung im amerikanischen Sektor Berlins. Med. Klin. 43, 89–96 (1948).

Borelli, S.: Kriegsgefangene und Potenzminderung. Münch. med. Wschr. 98, 734 (1956).

Bornemann: Das Herz-Kreislaufsystem bei Dystrophie. Med. Klin. 50, 1312–1314 (1955).

Böthig, S., Barth, W., Hutzelmann, H.: Programm und Organisation der epidemiologischen Herz-Kreislauf-Studie Berlin-Mitte. Dtsch. Gesundh.-Wes. 25, 1203–1207 (1970).

Böttner, H.: Alkoholismus, Fettleber und Leberzirrhose. Med. Welt 19, 2857–2862 (1968).

Brackmann, E.: Ein Bericht über die Tuberkulose der Kriegsgefangenen in der Sowjet-Union (1943–1953). In: Extreme Lebensverhältnisse und ihre Folgen, Bd. VI, S. 49–64. Hgb.: Verband der Heimkehrer e.V., Bad Godesberg (1964).

Bras, G., Berry, D. M., György, P.: Plants as aetiological factor in veno-occlusive disease of the liver. Lancet 1, 960–962 (1957).

Bras, G., Jelliffe, D. B., Stuart, K. L.: Veno-occlusive disease of liver with nonportal type of cirrhosis, occursing in Jamaika. Arch. Path. 57, 285–300 (1954).

Bras, G., Waterlow, J. C., de Pass, E.: Further observations on the liver, pancreas and kidney in illnourished infants and children. The relation of certain histopathological changes in the pancreas and those in liver and kidney. W. Median. Med. J. 6, 33–42 (1957).

Brass, K., Sandritter, W.: Über die Zunahme fulminanter Lungenembolien seit der Währungsreform in Frankfurt/M. Ärztl. Forsch. 4, 662–666 (1950).

Bredt, H.: Über die Sonderstellung der tödlichen jugendlichen Coronarsklerose und die gewebliche Grundlage der akuten Coronarinsuffizienz. Beitr. path. Anat. 110, 295–310 (1949).

Bredt, H., Bäßler, R. A.: Pathologie der Herz- und Kreislauferkrankungen bei extremen Lebensverhältnissen. In: Extreme Lebensverhältnisse und ihre Folgen, Bd. VI, S. 81–96. Hgb.: Verband der Heimkehrer e.V., Bad Godesberg (1964).

Bredt, H., Stelzig, H.-H.: Extreme Lebensbedingungen und organische Gefäßerkrankung. Zusammenfassender Erfahrungsbericht über den Einfluß extremer Lebensbedingungen auf Entstehung und Verschlimmerung arterieller Verschlußkrankheiten. Bundesversorgungsblatt Heft 4, 5–25. Bonn: Kohlhammer-Verlag 1967.

Brock, J. F.: Survey of the world situation on kwashiorkor. Ann. N. Y. Acad. Sci. 57, 696–713 (1954).

Brock, J. F.: Progress in kwashiorkor. Voeding 16, 169–184 (1955).

Brock, J. F., Hansen, J. D. L., Howe, E. C., Pretorius, P. J., Davel, J. G. A., Hendrickse, R. G.: Kwashiorkor and protein malnutrition: a dietary therapeutic trial. Lancet 2, 355–360 (1955).

Brok, J. F.: The aetiology of kwashiorkor and its relationship to african cirrhosis. Acta publ. unio intern. Contra cancrum 13, 696–703 (1957).

Bronisch, F. W.: Gehirnschädigung nach Dystrophie und Erschöpfung. Dtsch. med. Wschr. 78, 89–90 (1953).

Brost, U.: Zur Praxis der Wiedergutmachung. In: Die Beurteilung von Gesundheitsschäden nach Gefangenschaft und Verfolgung, S. 73–76 (Hgb.: H. J. Herberg). Herford: Nicolai'sche Verlagsbuchhandlung 1967.

Brown, D.: Narration. J. Amer. med. Ass. 199, 170–171 (1967).

Brozek, J., Chapman, C. B., Keys, A.: Drastic food restriction. Effect on cardiovascular dynamics in normotensive and hypertensive conditions. J. Amer. med. Ass. 137, 1569–1574 (1948).

Brozek, J., Wells, S., Keys, A.: Medical aspects of semistarvation in Leningrad (Siege 1941–1942). Amer. Rev. Med. 4, 70–86 (1946).

Brühl, W.: Allergie und Eiweißmangelproblem. Med. Klin. 42, 798–800 (1947)

Brummer, P.: Coronary mortality and living standard. II. Coffee, Tea, Cocoa, Alcohol, Tabacco. Acta med. scand. 186, 61–63 (1969).

Brym, H., Lönnum, A., Øyen, O.: Über die neuen Kriegspensionierungsgesetze in Norwegen. In: Spätschäden nach Extrembelastungen, S. 311–316 (Hgb.: H. J. Herberg). Herford: Nicolai'sche Verlagsbuchhandlung 1971.

Bull, L. B.: The histological evidence of liver damage from pyrrolizidine alkaloids. Aust. Vet. J. 31, 33–40 (1955).

Bumm, F.: Deutschlands Gesundheitsverhältnisse unter dem Einfluß des Weltkrieges, Bd. 1 und 2. Stuttgart–Berlin–Leipzig: Dtsch. Verlagsanstalt 1928.

Burch. H. B., Arroyavc, G., Schwartz, R., Padilla, A. M., Behar, M., Viteri, F., Scrimshaw, N. S.: Biochemical change in liver associated with kwashiorkor. J. clin. Invest. 36, 1579 bis 1587 (1957).

Bürger, M.: Altern und Krankheit. Med. Welt 11, 2343–2356 (1960).

Bürger, M.: Altern und Krankheit als Problem der Biomorphose. Edition, Leipzig, 4. Auflage (1965).

Bürger, M., Katzschmann, R.: Biomorphose: Methoden, Ergebnisse, Probleme. Z. Altersforsch. 19, 113–125 (1966).

Bürger-Prinz, H.: Die seelische und soziale Situation des Heimkehrers. In: Extreme Lebensverhältnisse und ihre Folgen, Bd. 7, S. 288–294 (Bearb.: E. G. Schenck, W. v. Nathusius). Verband der Heimkehrer e.V., Bad Godesberg (1959).

Bures, R.: Fürsorge für die Invaliden der faschistischen Verfolgung in der tschechoslowakischen Republik. In: M. Michel; Gesundheitsschäden durch Verfolgung und Gefangenschaft und ihre Spätfolgen, S. 240–245. Frankfurt/M.: Röderberg-Verlag 1955.

Burger, G. C. E., Sandstead, H. R., Drummond, J.: Starvation in Western Holland 1945. Lancet 2, 282–283 (1945).

Burgmann, W.: Zur Genese der Zirrhose nach Fettleber. In: Extreme Lebensverhältnisse und ihre Folgen, Bd. VIII, S. 34–39. Hgb.: Verband der Heimkehrer e.V., Bad Godesberg (1959).

Burgmann, W.: Leberpathologie der Gefangenschaft. In: Extreme Lebensverhältnisse und ihre Folgen, Bd. 6, S. 73–80. Hgb.: Verband der Heimkehrer e.V., Bad Godesberg (1964).

Burgmann, W.: Leberschäden durch Krieg und Gefangenschaft. In: Pathologie der Kriegsgefangenschaft, Bd. 3, S. 1–15. Hgb.: Verband der Heimkehrer, Kriegsgefangenen und Vermißtenangeh. Deutschlands e.V., Bad Godesberg (1966).

Burgmann, W.: Diskussionsbemerkung zum Vortrag Dr. med. Dietze: „Begutachtung und Beurteilung von Leberschäden nach extremen Lebensverhältnissen". In: Die Beurteilung von Gesundheitsschäden nach der Gefangenschaft und Verfolgung, S. 121–124 (Hgb.: H. J. Herberg). Herford: Nicolai'sche Verlagsbuchhandlung 1967.

Burgmann, W.: Fehlurteile durch Überbewertung des Alkohols als Ursache von Leberkrankheiten, speziell cerebralen Erscheinungen bei Zirrhose. In: Spätschäden nach Extrembelastungen, S. 229–236 (Hgb.: H. J. Herberg). Herford: Nicolai'sche Verlagsbuchhandlung 1971.

Burgmann, W.: Die Hepatitisepidemie des zweiten Weltkrieges. Bericht an das Bundesarbeitsministerium Bonn (1972).

Burgmann, W., Burgmann, R.: Über den Wechsel von Zirrhoseursachen. Med. Klin. *59*, 746–749 (1964).

Burgmann, W., Eßer, G.: Diabetes mellitus bei chronisch Leberkranken. Dtsch. Z. Verdau.-u. Stoffwechselkr. *25*, 317–321 (1965).

Burnight, R. G.: Chronic morbidity and the socio-economic characteristics of older urban males. Milbank mem. F. Quart. *43*, 311–322 (1965).

Butler, W. H.: Liver injury induced by aflatoxin. In: Progress in liver diseases, Vol. 3, p. 408–418 (Ed. H. Popper, F. Schaffner). New York–London: Gruner & Stratton 1970.

Butler, W. H., Barnes, J. M.: Toxic effects of groundnut meal containing aflatoxin for rats and guinea pigs. Brit. J. Cancer *17*, 699–710 (1963).

Callahan, E. M., Caroll, S., Revier, S. P., Gilhooly, E., Dunn, D.: The "sick role" in chronic illness: some reactions. J. chron. Dis. *19*, 883–897 (1966).

Camain, R., Rouiller, C., Dupin, H.: Evolution de la stéatose hépatique dans le kwashiorkor sous l'influence du régime hyperprotidique. Etude en microscope normale et électronique. Ann. Anat. Path. *4*, 220–241 (1959).

Canivet, F.: Myocardschäden. In: M. Michel; Gesundheitsschäden durch Verfolgung und Gefangenschaft und ihre Spätfolgen, S. 191. Frankfurt/M.: Röderberg-Verlag 1955.

Carlson, L. A., Böttiger, L. E.: Ischaemic heart disease in relation to fasting values of plasma triglycerides and cholesterol. Stockholm prospective study. Lancet *1*, 865–868 (1972).

Carruthers, M. E.: Aggression and atheroma. Lancet 2, 1170–1171 (1969).

Catteau, J.: Bericht über die Ergebnisse des Ärztekongresses des internationalen Verbandes der Widerstandskämpfer, Bukarest, Juni 1964. In: Pathologie der Kriegsgefangenschaft, Bd. 3, 1–19 (1966).

Cavalli, G., Bianchi, F. B., Bacci, G., Casali, A. M.: Ultrastructural studies of bile ductules in the course of acute hepatitis. Acta hepato-splenol. (Stuttg.) *18*, 355–363 (1971).

Chaikoff, I. L., Connor, C. L.: Production of cirrhosis of the liver of the normal liver in dogs by high fat diets. Proc. Soc. exp. Biol. Med. *43*, 638–641 (1940).

Chalmers, T. C., Grady, G. F.: Viral hepatitis. Practitioner *191*, 11–17 (1963).

Chalmers, T. C., Sebestyen, C. S.: Evidence against infectious hepatitis as a cause of cirrhosis. Trans. Amer. clin. climat. Ass. *74*, 192–200 (1962).

Chanda, N. K.: Pathological study of the liver in kwashiorkor. Brit. med. J. *1*, 1263–1266 (1958).

Charmot, G., Camain, R., Giudicelli, P.: Place de l'hépatite épidémique icterigène dans l'étiologie des cirrhoses tropicales. Bull. Soc. Path. exot. *46*, 847–860 (1953).

Chodoff, P.: The german concentration camp as a psychological stress. Arch. Gen. Psychiat. (Chicago) 22, 78–87 (1970).

Chortis, P.: Tuberculosis and hunger edema. Amer. Rev. Tuberc. Resp. Dis. 54, 219–226 (1946).

Chung, W. K., Moon, S. K., Gershon, R. K., Prince, A. M., Popper, H.: Anicteric hepatitis in Korea: I. Clinical and laboratory studies. Arch. intern. Med. 113, 526–534 (1964).

Chung, W. K., Moon, S. K., Gershon, R. K., Prince, A. M., Popper, H.: Anicteric hepatitis in Korea. II. Serial histologic studies. Arch. intern. Med. 113, 535–542 (1964).

Chung, W. K., Moon, S. K., Popper, H.: Anicteric hepatitis in Korea: Comparative studies of asymptomatic and symptomatic series. Gastroenterology 48, 1–11 (1965).

Chuttani, H. K., Sidhu, A. S., Wig, K. L., Gupta, D. N., Ramalingaswami, V.: Follow-up study of cases from the Delhi epidemic of infectious hepatitis of 1955–56. Brit. med. J. 2, 676–679 (1966).

Ciucǎ, A., Jucovski, V.: Eine neue Methode zur Schätzung des „biologischen Alters" durch Massenuntersuchungen. Münch. med. Wschr. 107, 1507–1513 (1965).

Ciukǎ, A., Jucovski, V.: Die Bestimmung des normalen Alterungsrhythmus mit Hilfe biometrischer Methoden. Graphisches Profil der Alterung. In: Spätschäden nach Extrembelastungen, S. 91–95 (Hsg.: H. J. Herberg). Herford: Nicolai'sche Verlagsbuchhandlung 1971.

Cochrane, A. L.: Tuberculosis among prisoners of war in Germany. Brit. med. J. 2, 656–658 (1945).

Cohen, S. M., Allen, M. G., Pollin, W., Hrubec, Z.: Relationship of schizo-affective psychosis to manic depressive psychosis and shizophrenia. Findings in 15,909 veteran pairs. Arch. Gen. Psychiat. (Chicago) 26, 539–546 (1972).

Cohen, B. M., Cooper, M. A.: A follow-up study of world-war-II-prisoners of war. Government Printing Office Washington (1955).

Collen, M., Rubin, L., Neyman, J., Dantzig, G., Baer, R., Siegelaub, A.: Automated multiphasic screening and diagnosis. Amer. J. publ. Hlth. 54, 741–750 (1964).

Comfort, A.: Test-Battery to measure aging-rate in man. Lancet 2, 1411–1415 (1969).

Constam, Ch.: Über Laennec'sche Leberzirrhose. Helv. med. Acta 10, 507–544 (1943).

Cook, G. C., Hutt, M. S. R.: The liver after kwashiorkor. Brit. med. J. 3, 454–457 (1967).

Cooper, W. C., Gershon, R. K., Sun, S., Fresh, J. W.: Anicteric viral hepatitis. A clinicopathological follow-up study in Taiwan. Engl. J. Med. 274, 585–595 (1966).

Cremerius, J.: Prognose und Spätschicksale unbehandelter funktioneller Syndrome. Klin. Wschr. 50, 61–75 (1972).

Creutzfeldt, W., Beck, K.: Erhebungen über Ätiologie, Pathogenese, Therapieerfolge und Überlebenszeit an einem unausgewählten Krankengut von 560 Patienten mit Leberzirrhose. Dtsch. med. Wschr. 91, 682 (1966).

Creutzfeldt, W., Frerichs, H., Sickinger, K.: Liver diseases and diabetes mellitus. In: Progress in liver diseases, Vol. III, p. 371–407 (Ed. H. Popper, F. Schaffner). New York–London: Gruner & Stratton 1970.

Crohn, B. B., Rouse, M. O., Smith, H. W.: The relationship of trauma to the perforation of peptic ulcer. Gastroenterology 7, 456–463 (1946).

Cueto, J., Tajen, N., Gilbert, E., Currie, R. A.: Experimental liver injury in the Rhesus monkey. Ann. Surg. 166, 19–28 (1967).

Cullinan, E. R., King, R. C., Rivers, J. S.: The prognosis of infective hepatitis. A preliminary account of a longterm follow-up. Brit. med. J. 1, 1315–1317 (1958).

Curtis, H. J.: Das Altern. Die biologischen Vorgänge. Stuttgart: Fischer-Verlag 1968.

Czerny, A., Keller, A.: Des Kindes Ernährung, Ernährungsstörungen und Ernährungstherapie. Leipzig (1906).

Daft, F. S.: Experimental differentiation between liver necrosis and liver cirrhosis and some dietary factors affecting their development. Ann. N. Y. Acad. Sci. *57*, 623–632 (1954).

Dahms, H.: Eigene Beobachtungen über Unterernährung in russischer Gefangenschaft. Dtsch. med. Rdsch. *3*, 1277 (1949).

Dalicho, W., Klotzbücher, E.: Über Veränderungen am Kreislauf und Magen-Darm-Kanal bei der Ödemkrankheit. Dtsch. med. Wschr. *74*, 72–74 (1949).

Dalldorf, F. G.: Arteriosclerotic vascular disease and testicular fibrosis. Circulation *24*, 1367–1371 (1961).

David, C., Nicolae, D., Hartia, L., Cresin, R.: Einleitende Untersuchungen über klinische Indikatoren für das physiologische Altern. Z. Alternsforsch. *19*, 151–164 (1966).

David, H.: Untersuchung über die Mitochondrienzahl in den Lebern von Hungermäusen. Virchows Arch. path. Anat. *330*, 316–324 (1957).

David, H.: Die Leber bei Nahrungsmangel und Mangelernährung. Berlin: Akademie-Verlag 1961.

David, H.: Submikroskopische Ortho- und Pathomorphologie der Leber. Textband und Atlas. Berlin: Akademie-Verlag 1964.

Davidson, C. S.: Disturbances in nutrition relating to liver disease in man. Vitam. u. Horm. *12*, 137–156 (1954).

Davidson, C. S.: Geographical and comparative pathology of liver diseases. Israel J. Med. Sci. *4*, 469–475 (1968).

Davidson, C. S., Wilcke, H. L., Fein, H. D., Reiner, Ph. J.: A nutrition survey of Viennese civilians under United States occupation, 1945. J. Lab. clin. Med. *32*, 1470–1481 (1947).

Davidson, J.: The action of retrorsine on rat's liver. J. Path. Bact. *40*, 285–295 (1935).

Davies, D. F., A. Clark: A serum-protein deficiency related to coronary-artery-disease. Lancet *1*, 29–30 (1965).

Davies, J. N.: The essential pathology of kwashiorkor. Lancet *1*, 317–320 (1948).

Davies, J. N.: The pathology of dietary liver disease in tropical Africa. Ann. N. Y. Acad. Sci. *57*, 714–721 (1954).

Dayton, S., Chapman, J. M., Pearce, L. P., Popják, G. J.: Cholesterol, Atherosclerosis, Ischemic heart disease and stroke. Ann. int. Med. *72*, 97–109 (1970).

Deglmann, Th.: Die Spätfolgen der Mangelernährung. Med. Welt *5*, 839–843 (1954).

Deglmann, Th.: Hypertonie als Dystrophiefolge? Med. Welt *5*, 1366–1367 (1954).

Delius, L.: Die funktionellen Störungen von Herz und Kreislauf im Bild der vegetativen Dystonie. Regensburg. Jb. ärztl. Fortbild. *3*, 414–427 (1953).

Delius, L.: Pathogenese und Prognose vegetativer Regulationsstörungen. In: Extreme Lebensverhältnisse und ihre Folgen. Bd. VIII, S. 54–70. Hgb. Verband d. Heimkehrer e.V., Bad Godesberg (1959).

Dellaporta, A. N.: Die Veränderungen des Zentralnervensystems nach Luftverdünnung und nach Hunger. Beitr. path. Anat. *102*, 268–286 (1939).

Desmonts, Th.: Puls, Blutdruck und Hungerödem bei 196 politischen Deportierten. In: M. Michel; Gesundheitsschäden durch Verfolgung und Gefangenschaft und ihre Spätfolgen, S. 192–194. Frankfurt/M.: Röderberg-Verlag 1955.

Desmonts, Th.: Die Hautpigmentierung bei den KZ-Massen während und nach der Deportation. In: M. Michel; Gesundheitsschäden durch Verfolgung und Gefangenschaft und ihre Spätfolgen, S. 225. Frankfurt/M.: Röderberg-Verlag 1955.

Desoille, H.: Berufliche Umschulung der kranken ehemaligen Deportierten in Frankreich. In: M. Michel; Gesundheitsschäden durch Verfolgung und Gefangenschaft und ihre Spätfolgen, S. 288–296. Frankfurt/M.: Röderberg-Verlag 1955.

Deusch, G.: Konstitution und Kriegstuberkulose. Z. angew. Anat. *6*, 150–158 (1920).

Devcen, W.: Die rheumatischen Erkrankungen bei den ehemaligen Deportierten. In: M. Michel; Gesundheitsschäden durch Verfolgung und Gefangenschaft und ihre Spätfolgen, S. 198–208. Frankfurt/M.: Röderberg-Verlag 1955.

Devcen, W.: Einige Gedanken zu rheumatischen Leiden. In: Pathologie der Kriegsgefangenschaft, Bd. 3, S. 1–13. Hgb.: Verband d. Heimkehrer, Kriegsgefangenen und Vermißtenangeh. Deutschlands e.V., Bad Godesberg (1966).

Dible, J. H.: Degeneration, necrosis and fibrosis of the liver. Brit. med. J. *1*, 833–841 (1951).

Dickhaut, H. H.: Dauerschäden nach Fleckfieberencephalitis. In: Spätschäden nach Extrembelastungen, S. 200–202 (Hgb.: H. J. Herberg). Herford: Nicolai'sche Verlagsbuchhandlung 1971.

Dietl, D.: Das Problem der geltenden Lehrmeinung im Begutachtungsverfahren aus juristischer Sicht. In: Spätschäden nach Extrembelastungen, S. 290–292 (Hgb.: H. J. Herberg). Herford: Nicolai'sche Verlagsbuchhandlung 1971.

Dietze, A.: Zur Frage der langdauernden vegetativen Regulationsstörungen nach alimentärer Dystrophie. Münch. med. Wschr. *97*, 1733–1735 (1955).

Dietze, A.: Zur Frage des Dauerhochdruckes nach alimentärer Dystrophie. Med. Welt *7*, 886–889 (1956).

Dietze, A.: Die Häufigkeit von Leberfunktionsstörungen bei Heimkehrern der Jahre 1955/56. Münch. med. Wschr. *98*, 893–895 (1956).

Dietze, A.: Über den Gesundheitszustand der Spätheimkehrer 1955/56. Dtsch. med. Wschr. *82*, 1301–1310 (1957).

Dietze, A.: Frist zur klinischen Abheilung einer alimentären Dystrophie. Münch. med. Wschr. *99*, 1034 (1957).

Dietze, A.: Der Verlauf von Blutdruckschwankungen bei alimentärer Dystrophie und seelischer Belastung. Med. Welt *8*, 1715–1716 (1957).

Dietze, A.: Häufigkeit und Verlauf von Leberfunktionsstörungen bei ehemaligen Kriegsgefangenen. Materia med. Nordmark *9*, 455–461 (1957).

Dietze, A.: Zur Frage der Dauerschäden nach alimentärer Dystrophie auf dem Gebiete der inneren Medizin. In: Arbeit und Gesundheit. Neue Folge, Heft 65, S. 16–121. Stuttgart: Thieme-Verlag 1958.

Dietze, A.: Spätschäden und Todesursachen nach langdauernder Gefangenschaft und Unterernährung. Dtsch. med. Wschr. *84*, 1304–1308 (1959).

Dietze, A.: Zur Frage der Leberfunktionsstörungen bei Spätheimkehrern. In: Extreme Lebensverhältnisse und ihre Folgen, Bd. VIII, S. 100–102. Hgb.: Verband d. Heimkehrer e.V., Bad Godesberg (1959).

Dietze, A.: Untersuchungen über Spätschäden und Todesursachen nach langdauernder Gefangenschaft und Unterernährung. In: Extreme Lebensverhältnisse und ihre Folgen, Bd. VIII, S. 104–105. Hgb.: Verband der Heimkehrer e.V., Bad Godesberg (1959).

Dietze, A.: Nicht degenerative Herz- und Kreislaufkrankheiten nach extremen Lebensverhältnissen. In: Extreme Lebensverhältnisse und ihre Folgen, Bd. VI, S. 159–173. Hgb.: Verband der Heimkehrer e.V., Bad Godesberg (1964).

Dietze, A.: Begutachtung und Beurteilung von Leberschäden nach extremen Lebensverhältnissen. In: Die Beurteilung von Gesundheitsschäden nach Gefangenschaft und Verfolgung, S. 114–120 (Hgb.: H. J. Herberg). Herford: Nicolai'sche Verlagsbuchhandlung 1967.

Dietze, A.: Leberschädigung und Tod nach Überstehen extremer Lebensverhältnisse. Acta hepato-splenol. (Stuttg.) *14*, 105–109 (1967).

Dobbing: Hirnschäden nach Mangelernährung oft irreversibel. Medical Tribune *9*, 28. 2. 1969.

Doberauer, W. u. a.: Handbuch der praktischen Geriatrie. Stuttgart: F. Encke-Verlag 1965.

Doerr, W.: Über den Myocardschaden vom Standpunkt der pathologischen Anatomie. Therapiewoche *1*, 32–41 (1950).

Doerr, W.: Über Entzündung und Degeneration. Dtsch. med. Wschr. *82*, 685–691 (1957).

Doerr, W.: Pathologie der herznahen großen Gefäße. In: W. Bargmann und W. Doerr; Das Herz des Menschen, Bd. 2, 894–979. Stuttgart: Thieme-Verlag 1963.

Doerr, W.: Perfusionstheorie der Arteriosklerose. Zwanglose Abhandlungen auf dem Gebiet der normalen und pathologischen Anatomie, Heft 13. Stuttgart: Thieme-Verlag 1963.

Doerr, W.: Allgemeine Pathologie der Organe des Kreislaufes. In: Handbuch der Allgemeinen Pathologie. Die Organe III, S. 205–755. Berlin–Heidelberg–New York: Springer 1970.

Doerr, W.: Pathologie der Koronargefäße. Anthropologische Aspekte. Sitzungsberichte d. Heidelb. Akademie d. Wissenschaften, 2. Abhandl. Berlin–Heidelberg–New York: Springer 1972.

Doerr, W.: Pathologie der Koronargefäße. Wien. Klin. Wschr. 84, 513–517 (1972).

Doerr, W., Holldack, K.: Über das Myxödemherz. Virchows Arch. path. Anat. 315, 653 bis 671 (1948).

Doerr, W., Schiebler, Th. H.: Pathologische Anatomie des Reizleitungssystems. In: Das Herz des Menschen, S. 793–864 (Hgb.: W. Bargmann und W. Doerr). Stuttgart: Thieme-Verlag 1963.

Doerr, W., Ule, G., Quadbeck, G.: Allgemeine und spezielle pathologische Anatomie. Heidelberger Taschenbücher, 68, 69, 70 a, 70 b. Berlin–Heidelberg–New York: Springer.

Döhner, W.: Vorzeitiges Altern aus der Sicht des Nervenarztes. Ther. d. Gegenw. 103, 147–159 (1964).

Dölle, W.: Begutachtungsfragen aus dem Gebiet der Gastroenterologie. Landarzt 44, 652–656 (1968).

Dölle, W.: Fehlernährung und Leberkrankheiten – eine überschätzte Beziehung. Internist 10, 204 (1969).

Döring, G. K.: Spezifische Spätschäden der weiblichen Psyche durch die politische Verfolgung. In: Psychische Spätschäden nach politischer Verfolgung, S. 155–168 (Hgb.: H. Paul und H. J. Herberg). Basel–New York: S. Karger Verlag 1963.

Döring, G. K.: Verfolgungs-Spätschäden auf gynäkologischem Gebiet. Dtsch. med. Wschr. 91, 260–262 (1966).

Döring, H., Loddenkemper, R.: Statistische Untersuchungen über den Herzinfarkt. Z. Kreisl.-Forsch. 51, 401–422 (1962).

Dörken, H.: Die Rauchgewohnheiten bei jüngeren Frauen mit Herzinfarkt. Münch. med. Wschr. 109, 2129–2134 (1967).

Dortenwill, W.: Krebs im Gefolge von Kriegs- und Berufsschädigungen. Med. Sachverst. 63, 63–69 (1967).

Dormanns, E., Emminger, E.: Vergleichende Untersuchungen über Ausbreitung und Stärke der Atherosklerose an 1 000 Leichen von über 20 Jahre alten Personen mit besonderer Berücksichtigung von Krebs, Tuberkulose und Lues. Virchows Arch. path. Anat. 293, 545–550 (1934).

Dreyfus, H. G., Fichez, L. F., Franck, L. J.: Günstige Wirkungen der Schlafkur bei ehemaligen Deportierten mit asthenischer Abmagerung, auch zusammen mit Lungentuberkulose. In: M. Michel; Gesundheitsschäden durch Verfolgung u. Gefangenschaft u. ihre Spätfolgen, S. 317–323. Frankfurt/M.: Röderberg-Verlag 1955.

Dreyfus, G., Franck, L. J.: Die Ernährungsstörungen bei den Deportierten. In: M. Michel; Gesundheitsschäden durch Verfolgung und Gefangenschaft und ihre Spätfolgen, S. 107. Frankfurt/M.: Röderberg-Verlag 1955.

Drill, V. A.: Lipotropic effects of Vitamin B_{12} and other factors. Ann. N. Y. Acad. Sci. 57, 654–663 (1954).

Drisch, P.: Beitrag zur Symptomatologie und Therapie der Mangelosteopathie. Med. Klin. 44, 176–177 (1949).

Dubin, I. N.: Discussion to the paper from Mr. W. S. Hartroff. Ann. N. Y. Acad. Sci. 57, 641–642 (1954).

Eger, W., H., Fichtner, H. J., Nassr-Esfahani, H.: Über die Zunahme der Leberzirrhose als Maßstab der Zunahme von Lebererkrankungen. Med. Welt *13*, 2659–2665 (1962).

Eggers, P.: Das EKG beim Hungerödem. Klin. Wschr. *27*, 6–12 (1949).

Eiselt, E., Bosák, V., Bojanovský, I.: Biologische Aspekte alter Männer. Z. Alternsforsch. *19*, 279–292 (1966).

Eisner, M., Schweizer, W.: Warum übersehen wir Myocardinfarkte? Dtsch. med. Wchschr. *14*, 767–771 (1965).

Eitinger, L.: Concentration camp survivors in Norway and Israel. London: Allan u. Cenwien 1964.

Eitinger, L.: Psychiatrische Untersuchungsergebnisse bei KZ-Überlebenden. In: Spätschäden nach Extrembelastungen, S. 144–152 (Hgb.: H. J. Herberg). Herford: Nicolai'sche Verlagsbuchhandlung 1971.

Eliot, R. S., Bratt, G.: The paradox of myocardial ischemia and necrosis in young women with normal coronary arteriograms. Amer. J. Cardiol. *23*, 633–638 (1969).

Ellenbogen, R.: Die Beurteilung der Folgen von Internierung und Deportation in Frankreich. In: Die Beurteilung von Gesundheitsschäden nach Gefangenschaft und Verfolgung, S. 34–43 (Hgb.: H. J. Herberg). Herford: Nicolai'sche Verlagsbuchhandlung 1967.

Ennos, W. F. (jr.), Beyer, G. C., Holmes, R. H.: Pathogenesis of coronary disease in american soldiers killed in Korea. J. Amer. med. Ass. *158*, 912–914 (1955).

Ennos, W. F., Holmes, R. H., Beyer, J.: Coronary disease among United States soldiers killed in action in Korea. J. Amer. med. Ass. *152*, 1090–1093 (1953).

Esser, H.: Eiweißmangelerkrankungen. Med. Klin. *43*, 103–105 (1948).

Evans, W.: Diseases of the heart and arteries. Edinburgh and London: E. & S. Livingstone, Ltd. 1964.

Faber, K.: Tuberculosis and nutrition. Acta tuberc. scand. *12*, 287–235 (1938).

v. Falkenhausen: Folgen chronischer Unterernährung im klinischen Bilde innerer Erkrankungen. Klin. Wschr. *25*, 318 (1947).

v. Falkenhausen, Gaida: Folgen chronischer Unterernährung im klinischen Bilde innerer Erkrankungen. Dtsch. med. Wschr. *72*, 30–32 (1947).

v. Falkenhausen, Gaida: Ergebnisse der bioptischen Leberuntersuchung. 1. Mitteilung: Das bioptisch-histologische Bild bei Eiweißmangelschaden bzw. Hungerödem. Dtsch. med. Wschr. *72*, 184–186 (1947).

Farrer-Brown, G.: Normal and diseased vascular pattern of myocardium of human heart. I. Normal pattern in the left ventricular free wall. Brit. Heart J. *30*, 527–536 (1968).

Farrer-Brown, G.: Normal and diseased vascular pattern of myocardium of human heart. II. Pattern with fibrosis of the left ventricular free wall. Brit. Heart J. *30*, 537–545 (1968).

Faust, C.: Hirnatrophie nach Hungerdystrophie. Nervenarzt *23*, 406–412 (1952).

Faust, C.: Hirnleistungsschwäche nach Hungerdystrophie. Klin. Wschr. *30*, 911 (1952).

Faust, C.: Organische Hirnschäden nach Hungerdystrophie. Fortschr. Med. *71*, 475 (1953).

Faust, C.: Die zerebralen Herdstörungen bei Hinterhauptsverletzungen und ihre Beurteilung. Arbeit und Gesundheit, Neue Folge, Heft 57. Stuttgart: Thieme-Verlag 1955.

Faust, C.: Das klinische Bild der Dauerfolgen nach Hirnverletzung. Arbeit und Gesundheit, neue Folge, Heft 60. Stuttgart: Thieme-Verlag (1956).

Federlin, K., Sandritter, W.: Vergleichende histologische Untersuchungen an Punktionszylindern und an Exzisionsstücken der Leber. Münch. med. Wschr. *103*, 803–807 (1961).

Fehrmann, H., Hartmann, F., Mertens, O., Pola, W.: Untersuchungen an Unterernährten. IV. Mitteilung über den Mangel an Verdauungsfermenten und die Bedeutung der Serumeiweiße für den Fermentschwund. Dtsch. Arch. klin. Med. *196*, 627–638 (1950).

Fernando, P. B., Thanabalasunderam, R. S.: Infective hepatitis and cirrhosis of the liver. Quart. J. Med. *20*, 403–419 (1951).

Feuchtinger, O.: Mangelkost und Zuckerkrankheit. Dtsch. med. Wschr. *72*, 689–693 (1947).

Fichez, L. F.: La senescence prematurée et ses traitments. Wien: Verlag F.I.R. 1961.

Fichez, L. F., Weinstein, S.: Die Tuberkulose bei den französischen Überlebenden der nazistischen Gefängnisse und Vernichtungslager. In: Andere Spätfolgen, Bd. 2, Wien: Verlag der F.I.R.

Fick, W.: Über Eiweißmangel, Degenerationsschäden und chronische Infekte. Med. Welt *5*, 298–300 (1954).

Findlay, G. M.: Observations on primary liver carcinoma in West African soldiers. J. roy. micr. Soc. *70*, 166–172 (1950).

Findor, J., Ibarra, R., Laguens, R., de Larrechea, I.: Liver biopsy in malnutrition. Gastroenterology *56*, 1158 (1969).

Fischer, A. W., Herget, R., Molineus, G.: Das ärztliche Gutachten im Versicherungswesen. München: J. A. Barth 1955.

Fischer, A. W., Herget, R., Mollowitz, G.: Das ärztliche Gutachten im Versicherungswesen. Juristische Fragen, Begutachtung der Unfallfolgen und Berufskrankheit, Bd. I und II, 3. Auflage. München: Johann Ambrosius Barth 1968.

Fischer, A. W., Molineus, G.: Das ärztliche Gutachten im Versicherungswesen. Band I und II, 1. Auflage. Leipzig: Johann Ambrosius Barth 1939.

Fischer, H.: Pathologisch-anatomische Befunde nach schwerer alimentärer Dystrophie. Dtsch. Z. Verdau. u. Stoffwechselkr. *16*, 103–111 (1956).

Fischer, H.: Spätschäden nach schwerer alimentärer Dystrophie infolge von Kriegsgefangenschaft. Münch. med. Wschr. *99*, 250–251 (1957).

Fischer, H.: Zur Panik in Katastrophensituationen. Hippokrates *43*, 495–497 (1972).

Fischer, O.: Folgen tropischer Krankheiten. Münch. med. Wschr. *96*, 56–59, 81–83 (1954).

Fischer, O.: Das Heimkehrerproblem in medizinischer und sozialer Hinsicht. In: Extreme Lebensverhältnisse und ihre Folgen, Bd. VIII, S. 128–134. Hgb.: Verband der Heimkehrer e.V., Bad Godesberg (1959).

Fischer, O.: Spätfolgen und Nachkrankheiten der wichtigsten in Krieg und Gefangenschaft aufgetretenen Infektionen. In: Extreme Lebensverhältnisse und ihre Folgen, Bd. 7, S. 178–196, Bearb.: E. G. Schenck, W. v. Nathusius. Verband der Heimkehrer e.V., Bad Godesberg (1959).

Fischer, O.: Die Infektionskrankheiten. In: Pathologie der Kriegsgefangenschaft, Bd. 3, S. 1–10. Hgb.: Verband der Heimkehrer, Kriegsgefangenen und Vermißtenangeh. Deutschlands e.V., Bad Godesberg (1966).

Fischer, O.: Die Bedeutung der Amöbenruhr als Versorgungs- und Verfolgungsleiden. In: Die Beurteilung von Gesundheitsschäden nach Gefangenschaft und Verfolgung, S. 102 –107 (Hgb.: H. J. Herberg). Herford: Nicolai'sche Verlagsbuchhandlung 1967.

Fite, G. L.: The pathology of dietary liver necrosis – a preliminary report. Ann. N. Y. Acad. Sci. *57*, 831–838 (1954).

Fitzek, J. M., Herberg, H. J.: Auslesegesichtspunkte und allgemeine Erfahrungen bei den Untersuchungen des Kölner Arbeitskreises. In: Psychische Spätschäden nach politischer Verfolgung, S. 169–178 (Hgb.: H. Paul u. H. J. Herberg). Basel–New York: S. Karger-Verlag 1963.

Fleischmann, M.: Katanamnestische Untersuchungen zur Hepatitis infectiosa. Med. Klin. *65*, 1208–1211 (1970).

Flothmann, K. H.: Typische Gefangenschaftskrankheiten und ihre somatischen und psychischen Entstehungsfaktoren. In: Extreme Lebensverhältnisse und ihre Folgen, Bd. 1, S. 35–53, Bearb.: E. G. Schenck, W. v. Nathusius. Verband der Heimkehrer e.V., Bad Godesberg (1958).

Flothmann, K. H.: Bericht über ärztliche Erfahrungen in russischen Kriegsgefangenenlagern in den Jahren 1950–1955. In: Extreme Lebensverhältnisse und ihre Folgen, Bd. 7, S. 307–315, Bearb.: E. G. Schenck, W. v. Nathusius. Verband der Heimkehrer e.V., Bad Godesberg (1959).

Fowler, P. B. S., Swale, J.: Premyxoedema and coronary artery disease. Lancet *1*, 1077–1079 (1967).

Franke, K.: Katamnese der Heimkehrer. Dtsch. med. Rdsch. *3*, 1278 (1949).

Franke, v. E.: Psychologie und Psychiatrie des Konzentrationslagers. In: Psychiatrie der Gegenwart, Bd. III, 743–759. Berlin–Göttingen–Heidelberg: Springer 1961.

Franken, F. H.: Zur Frage der posthepatitischen Leberzirrhose. Dtsch. med. Wschr. *94*, 1309–1313 (1969).

Franken, F. H., Amelung, D., Gorke, P., Pohle, D., Liebermeister, H., Deupmann, F. J.: Katamnestische Untersuchungen zum Problem der posthepatitischen Leberzirrhose. Dtsch. med. Wschr. *91*, 1753–1760 (1966).

Franken, F. H., Sooss, A.: Gibt es eine Malariazirrhose? Münch. med. Wschr. *108*, 879–883 (1966).

Freund, E.: Ödemkrankheiten und Gros'sche Flockungsprobe. Klin. Wschr. *28*, 206–210 (1948).

Frey, J.: Einfluß der Mangelernährung auf den Gesamtstoffwechsel von Männern und Frauen. Med. Klin. *42*, 408 (1947).

Freyberger, H., v. Kerekjarto, M., Otte, H.: Verfolgungsdruck und psychoreaktive Störungen bei politisch Inhaftierten der Nachkriegszeit. In: Spätschäden nach Extrembelastungen, S. 193–196 (Hgb.: H. J. Herberg). Herford: Nicolai'sche Verlagsbuchhandlung 1971.

Friedberg: Hungerschäden am Auge. Med. Klin. *42*, 1112 (1951).

Fritze, E., Buschmann, G.: Die gutachtliche Beurteilung des Herzens im Zusammenhang mit dem Wehrdienst. Med. Welt *6*, 593–598 (1955).

Frommer, P. L.: The myocardial infarction research program of the national heart institute. Amer. J. Cardiol. *22*, 108–110 (1968).

Fuhrmann, G.: Das Kwashiorkor-Syndrom. Z. Tropenmed. *5*, 362–375 (1954).

Fuhrmann, G.: Neuere Arbeiten über das Kwashiorkor-Syndrom. Z. Tropenmed. Parasit. *10*, 477–497 (1959).

Funk, E.: Somato-psychologische Beobachtungen bei chronischer Fehl- und Unterernährung in der Gefangenschaft. Fortschr. Neurol. Psychiat. *17*, 229–246 (1949).

Gaisford, W. D., Zuidema, G. D.: Nutritional Laennec's cirrhosis in the Macacca mulatta monkey. J. surg. Res. *5*, 220–235 (1965).

Gall, E. A.: Posthepatitic, postnecrotic and nutritional cirrhosis. A pathologic analysis. Amer. J. Path. *36*, 241–271 (1960).

Garcia-Palmieri, M. R., Costas, R. u. a.: Risk factors and prevalence of coronary heart disease in Puerto-Rico. Circulation *42*, 541–549 (1970).

Garlepp, D.: Die chronischen Lebererkrankungen bei ehemaligen Kriegsgefangenen in medizinischer und soziologischer Sicht. Inauguraldissertation, Kiel (1968).

Gassel, W. D., Engelhardt, R., Deibert, K., Zöfel, P., Kaffarnik, H.: Die kardiale Gefährdung des Diabetikers. Elektrokardiographische Vergleiche zwischen Patienten mit Herzinfarkt, manifestem Diabetes und poliklinischen Patienten. Dtsch. med. Wschr. *31*, 1587 bis 1589 (1970).

Gaubatz: Dystrophie und Tuberkulose. In: Arbeit und Gesundheit, Neue Folge, Heft 65, Die Dystrophie, S. 146–150. Stuttgart: Georg-Thieme-Verlag 1958.

Gauger, K.: Die Dystrophie als psychosomatisches Krankheitsbild. München–Berlin: Urban & Schwarzenberg 1952.

Gauger, K.: Die Dystrophie als Gesamterkrankung. In: Extreme Lebensverhältnisse und ihre Folgen, Bd. 7, S. 12–21, Bearb.: E. G. Schenck, W. v. Nathusius. Verband der Heimkehrer e.V., Bad Godesberg (1959).

Gedigk, P., Müller, R., Bechtelsheimer, H.: Histologische Technik bei der Untersuchung von Leberbiopsien. Beitr. Path. *142*, 336–340 (1971).

Gensini, G. G., Kelly, A. E., Syracuse, N. Y.: Incidence and progression of coronary artery disease. Arch. int. Med. *129*, 814–827 (1972).

Gerber, M. A.: Viral hepatitis in the autopsy specimen. Virchows Arch. Abt. A Path. Anat. *354*, 285–292 (1971).

Gercke, W.: Vor- und Nachbehandlung des Rehabilitationspatienten durch den Arzt in freier Praxis. Physik. Med. u. Rehabilitation *12*, 81–85 (1971).

Gercke, W.: Entwicklung und Verlauf der Gesundheits-, Heil- und Berufsförderungsmaßnahmen und der Frühinvalidität. Mitteilungen LVA Württemberg *64*, 1–9 (1972).

Gerstmeier, H.-M.: Das beschädigte Leben. Diagnose und Therapie in einer Welt unabsehbarer Veränderungen. Ärztl. Prax. *21*, 1852–1860 (1969).

Gertler, M. M., Leetma, H. E., Saluste, E., Rosenberger, J. L., Guthrie, R. G.: Ischemic heart disease insulin, carbohydrate and lipid interrelationships. Circulation *46*, 103–111 (1972).

Giertsen, J. G.: Atherosclerosis in an autopsy series relation of coronary atherosclerosis to age and sex. Acta path. microbiol. scand. *65*, 245–254 (1965).

Giertsen, J. G.: Atherosclerosis in an autopsy series relation of atherosclerotic heart disease to atherosclerosis. Acta path. microbiol. scand. *66*, 351–358 (1966).

Giese, W.: Die exogenen Gestaltungsfaktoren der Tuberkulose. Verhandl. dtsch. Ges. Path. *32*, 195–213 (1948).

Giese, W.: Das Erscheinungsbild der Nachkriegstuberkulose vom pathologisch-anatomischen Standpunkt aus. Ergebn. Tbk.-Forschg. *11*, 223–267 (1953).

Giese, W.: Chronische Bronchitis, Emphysem und Asthma bronchiale in pathologisch-anatomischer Sicht. In: Vortr. Ärztl. Sachverständigenbeirat f. Fragen der Kriegsopfervers. Bonn: Bundesministerium f. Arbeit u. Sozialordnung 1962.

Giese, W.: Restitution nach Hungerdystrophie. In: Arbeit und Gesundheit. Neue Folge, Heft 65, 1–6; Die Dystrophie. Stuttgart: Georg Thieme-Verlag 1958.

Giese, W., Hörstebrock, R.: Allgemeine Pathologie des exogenen quantitativen Nahrungsmangels. Handbuch der Allgemeinen Pathologie XI, *1*, 446–591. Berlin–Göttingen–Heidelberg: Springer 1962.

Gigglberger, H.: Zur Ätiologie der Laennec'schen Zirrhose. Münch. med. Wschr. *101*, 858 bis 861 (1959).

Gigglberger, H.: Zur Klinik der Leberzirrhose. Klinisch-statistische Untersuchungen an 400 Kranken. Acta hepato-splenol. (Stuttg.) *16*, 34–46 (1969).

Gilbert-Dreyfuss: Die Folgen der Konzentrationslagerkrankheit. Konferenz Brüssel 1955. Schrift der intern. Federation der Widerstandskämpfer, Wien (1955).

Gillman, J., Gilbert, Ch.: Aspects of nutritional liver disease – human and experimental. Ann. N. Y. Acad. Sci. *57*, 737–749 (1954).

Gillman, J., Gillman, T.: Structure of the liver in pellagra. Arch. Path. *40*, 239–263 (1945).

Gillman, J., Gillman, T.: The pathogenesis of cytosiderosis (hemochromatosis) as evidenced in malnourshed africans. Gastroenterology *8*, 19–23 (1947).

Gillman, J., Gillman, T.: Liver disease in Johannesburg. Relations to pellagra. Lancet *1*, 169–173 (1948).

Gillman, J., Gillman, T.: Anoxia and the liver with special reference to shock and chronic malnutrition. Amer. J. dig. Dis. *16*, 348–372 (1949).

Gillman, J., Gillman, T.: Perspectives in Human Malnutrition. New York: Grune & Stratton 1951.

Gillmann, H.: Über die Schwierigkeit der vollständigen Erfassung der Unterernährungsschäden. Dtsch. med. Wschr. *74*, 259–264 (1949).

Gillmann, H.: Über die Spätschäden nach schwerer Unterernährung. Med. Wschr. *4*, 18–21 (1950).

Gillmann: Die Auswertung der Untersuchung von 124 000 Unterernährten. Klin. Wschr. *26*, 382 (1948).

Girgensohn, H.: Pathologische Anatomie der Gefangenschaftskrankheiten mit Bemerkungen zu ihrer Klinik und zur Frage der Spät- und Dauerschäden. Med. Welt *10*, 761–769 (1959).

Girgensohn, H.: Pathologische Anatomie der Gefangenschaftskrankheiten mit Bemerkungen zu ihrer Klinik und zur Frage der Spät- und Dauerschäden. In: Extreme Lebensverhältnisse und ihre Folgen, Bd. 7, S. 106–125, Bearb.: E. G. Schenck, W. v. Nathusius. Verband der Heimkehrer e.V., Bad Godesberg (1959).

Girgensohn, H.: Zur pathologischen Anatomie der Spätschäden extremer Lebensverhältnisse. In: Extreme Lebensverhältnisse und ihre Folgen, Bd. VI, S. 202–204. Hgb.: Verband der Heimkehrer e.V., Bad Godesberg (1964).

Girschek, K.: Strahlenschäden bei im Uranbergbau eingesetzten Gefangenen. In: Extreme Lebensverhältnisse und ihre Folgen, Bd. 2, S. 3–32, Bearb.: E. G. Schenck, W. v. Nathusius. Verband d. Heimkehrer e.V., Bad Godesberg (1958).

Girschek, K.: Strahlenschäden bei Kriegsgefangenen im Uranbergbau. In: Extreme Lebensverhältnisse und ihre Folgen, Bd. 7, S. 300–307, Bearb.: E. G. Schenck, W. v. Nathusius. Verband d. Heimkehrer e.V., Bad Godesberg (1959).

Gitnick, G. L., Schoenfield, L. S., Sutnick, A. L., London, W. T., Gleich, G. J., Baggenstoss, A. H., Blumberg, B. S., Summerskill, W. H. J.: Australia antigen in chronic active liver disease with cirrhosis. Lancet 2, 285–288 (1969).

Glancy, D. L., Marcus, M. L., Epstein, S. E.: Myocardial infarction in joung women with normal coronary arteriograms. Circulation *44*, 495–502 (1971).

Glatzel, H.: Hunger. Synopsis *1*, 3–14 (1948).

Glatzel, H.: Ernährungskrankheiten. In: Handbuch d. inneren Medizin (Hgb.: G. v. Brymann, W. Frey, H. Schwiegk) VI/2, Krankheiten aus äußeren physikalischen Ursachen, Erkältungskrankheiten, Vitamine und Vitaminkrankheiten, S. 313–609. Berlin–Göttingen–Heidelberg 1954.

Glatzel, H.: Leberzirrhose und Dystrophie – Spätschäden? Ärztl. Wschr. *13*, 625–633 (1958).

Glatzel, H.: Die Grundstoffe der Nahrung. In: Handbuch der Allgemeinen Pathologie (Hgb.: F. Büchner, E. Letterer, F. Roulet) XI, 1 Ernährung, S. 1–445. Berlin–Göttingen–Heidelberg: Springer 1962.

Glatzel, H.: Fettverzehr – Plasmacholesterin – Koronarkrankheit — eine epidemilog. Dokumentation. Arch. Kreisl.-Forsch. *43*, 249–296 (1964).

Glauner, W.: Eiweißmangelschaden und EKG-Veränderungen. Dtsch. med. Wschr. *73*, 574–575 (1948).

Glogowski, G.: Die Bedeutung von Ernährungsschäden für den Verlauf extrapulmonaler Tuberkulosen und die Wirksamkeit der antibiotisch-chemotherapeutischen Behandlung. Münch. med. Wschr. *97*, 11–13 (1955).

Glogowski, G.: Frist zur klinischen Abheilung einer alimentären Dystrophie. Orthopädische Spätfolgen. Münch. med. Wschr. *99*, 1034–1035 (1957).

Göbel, P., Hartmann, F., Mertens, O.: Untersuchungen an Unterernährten. II. Mitteilung. Das Verhalten des Grundumsatzes. Dtsch. Arch. klin. Med. *196*, 607–615 (1950).

Goder, G.: Der akute tödliche Myokardinfarkt. Eine Statistik über 31 097 Sektionen. Z. Kreisl.-Forsch. *49*, 105–120 (1960).

Goetz, E., Rauschelbach, H.-H.: Anhaltspunkte für die ärztliche Gutachtertätigkeit im Versorgungswesen, Ausgabe 1973. Bundesministerium für Arbeit und Sozialordnung, Bonn (1973).

Gofmann, J. W., Young, W., Tandy, R.: Ischaemic heart disease, atherosclerosis and longerity. Circulation *34*, 679–697 (1966).

Goldblatt, H.: The differentiation of Laennec's from postnecrotic (toxic) cirrhosis. Transactions of the Sixth Conference on Liver Injury, pp. 9–19. New York: Josiah Macy, Jr., Foundation 1947.

Goldstein, S., Moss, A. J., Greene, W.: Sudden death in acute myocardial infarction. Arch. intern. Med. *129*, 720–724 (1972).

Gopalan, C. V., Ramalingaswami, V.: Kwashiorkor in India. Indian J. med. Res. *43*, 751–773 (1955).

Gottron, H. A., Korting, G. W.: Das Verhalten des Hautorgans. Früh- und Spätschäden unter dem Einfluß der Gefangenschaftsverhältnisse. In: Extreme Lebensverhältnisse und ihre Folgen, B. 3, S. 3–27, Bearb.: E. G. Schenck, W. v. Nathusius. Verband der Heimkehrer e.V., Bad Godesberg (1959).

Gourassin: Hungerdystrophie. In: M. Michel; Gesundheitsschäden durch Verfolgung und Gefangenschaft und ihre Spätfolgen, S. 127–134. Frankfurt/M.: Röderberg-Verlag 1955.

Gould, S. E., Anderson, R. E.: Cardiovascular disease. Hum. Path. 2, 547–549 (1971).

Grab: Chronische Unterernährung und ihre Bedeutung für die Entwicklung der Tuberkulose. Ärztl. Wschr. 3, 415 (1948).

Grafe, E.: Unterernährung und Krankheit. Dtsch. med. Wschr. 75, 441–445 (1950).

Gräff, S.: Die „exogen stimulierte endogene Reinfektion" der Tuberkulose in der Begutachtung. Münch. med. Wschr. 88, 324–328 (1941).

Grafe, E.: Frist zur klinischen Abheilung einer alimentären Dystrophie. Münch. med. Wschr. 99, 1035 (1957).

Grebenjuk, Kozlova, Cernyseva: Blutdruckveränderungen anläßlich der Hochwasserkatastrophe im Amurgebiet. Klin. Med. (Moskau) 33, 65 (1955).

Greve, W.: Die Rückgliederung von Verfolgten – ihre Begutachtung. Therapiewoche 13, 1106–1108 (1963).

Gropp, W.: Laparoskopiebefunde bei Rußlandheimkehrern. In: Kongreßberichte der 46. Tagg. der Nordwestdtsch. Ges. Inn. Med., 46–48 (1956).

Gros, H.: Das normalbuminostische Spätödem. Med. Klin. 44, 511–514 (1949).

Gros, H.: Über Bedeutung und Prognose postdystrophischer Leberparenchymschäden. Med. Welt 5, 1041–1043 (1954).

Gros, H.: Die alimentäre Leberzirrhose. Dtsch. med. Wschr. 85, 926–931 (1960).

Gros, H.: Dystrophie und Leberspätschäden. Münch. med. Wschr. 106, 892–896 (1964).

Gros, H.: Die Begutachtung der Fettleber. Landarzt 43, 758–762 (1967).

Gros, H., Hennemann, G.: Leberbioptische Befunde bei ehemaligen Dystrophikern. Med. Klin. 54, 1007–1009 (1959).

Gros, H., Mühler, E.: Ätiologie und klinische Befunde der Fettleber. Med. Klin. 60, 125–129 (1965).

Gross: Arteriosklerose und Ernährung. Ärztl. Mitt. 42, 304–307 (1957).

Grunze, H.: Hinweise zur gutachterlichen Beurteilung tuberkulöser Spätschäden bei Dystrophikern. Med. Sachverst. 55, 158–162 (1959).

Grusin, H.: Potassium dichromate as a withdoctor's remedy. Five cases of poisoning. S. Afr. med. J. 29, 117–120 (1955).

Gruwez, P.: Einfluß der Gefangenschaft auf die Entwicklung der Atherosklerose bei ehemaligen Kriegsgefangenen. In: Pathologie der Kriegsgefangenschaft, Bd. 3, VI, 1–4. Hgb.: Verband d. Heimkehrer, Kriegsgefangenen und Vermißtenangeh. Deutschlands e.V., Bad Godesberg (1966).

Gsell, O.: Klinik und Pathogenese von Hungerkrankheit und Hungerödem. In: Hottinger, A., Gsell, O., Uehlinger, E., Salzmann, C., Labhart, A.; Hungerkrankheit, Hungerödem, Hungertuberkulose, S. 121–179. Basel (1948).

Gualandi, G., Bracali, G.: Sclerosi pancreatica e cirrhosi epatica a pathogenesi carenziale. Epatologia 3, 119 (1957).

Gülzow, M.: Nebennierenrindenhormonwirkung auf den Stoffwechsel der Erwachsenendystrophie. Med. Klin. 43, 457–459 (1948).

Gutzeit, K.: Die Hepatitis epidemica. Münch. med. Wschr. 92, 1162–1166, 1295–1301 (1950).

György, P.: Nutrition and liver disease. Med. Clin. N. Amer. 42, 1617–1630 (1957).

György, P.: Protein-calorie and vitamin A malnutrition in Southeast-Asia. Fed. Proc. 27, 949–953 (1968).

György, P., Kline, O. L.: Malnutrition is a problem of ecology. Bibliotheca "Nutritio et Dicta", Nr. 14. Basel–New York: S. Karger 1970.

Haarhoff, K.: Koronarsklerose, Hypertonie, Myokardinfarkt (Statistische Untersuchungen der Jahre 1935 und 1964). Beitr. path. Anat. *139*, 170–186 (1969).

Haag, H.: Gefangenschaftsschäden. Kriegsopferversorgung *3*, 75–79 (1954).

Habs, H., Gerlach, B., Friebel, H.: Zur Behandlung der Eiweißmangelzustände. Med. Klin. *44*, 945–947 (1949).

Hackensbroch, M.: Kriegsbedingte Dauerschäden am Bewegungsapparat. In: Extreme Lebensverhältnisse und ihre Folgen, Bd. 7, S. 197–211, Bearb.: E. G. Schenck, W. v. Nathusius. Verband der Heimkehrer e.V., Bad Godesberg (1959).

Hackensbroch, M.: Die Beurteilung degenerativer Erkrankungen des Stützsystemes bei ehemaligen Kriegsgefangenen und Verfolgten. In: Spätschäden nach Extrembelastungen, S. 127–133 (Hgb.: H. J. Herberg). Herford: Nicolai'sche Verlagsbuchhandlung 1971.

Haerem, J. W.: Cushion-like intimal lesions in intramyocardia arteries of man. Acta path. microbiol. scand. *77*, 598–608 (1969).

Haerem, J. W.: Platelet aggregates in intramyocardial vessels of patients dying suddenly and unexpectedly of coronary artery disease. Atherosclerosis *15*, 199–213 (1972).

Haimovici, H.: Patterns of arteriosclerotic lesions of the lower extremity. Arch. Surg. *95*, 918–933 (1967).

Hagen, G.: Einschätzung einiger Folgeerscheinungen der Hungerkrankheit bei dänischen Opfern des Naziterrors vom Standpunkt der Sozialversicherung. In: M. Michel; Gesundheitsschäden durch Verfolgung und Gefangenschaft und ihre Spätfolgen, S. 268–273. Frankfurt/M.: Röderberg-Verlag 1955.

Haghfelt, T.: Acute myocardial infarction in the Copenhagen area in November 1968. Acta med. scand. *189*, 279–283 (1971).

Hall, E. M., Olsen, A. Y., Davis, F. E.: Portal cirrhosis; clinical and pathologic review of 782 cases from 16,600 necropsies. Amer. J. Path. *29*, 993–1027 (1953).

Hallervorden, J.: Über Spätfolgen von Hirnschwellung und Hirnödem, namentlich bei Schwachsinnigen und Idioten. Psychiat.-neurol. Wschr. *41*, 25–28 (1939).

Hamperl, H.: Beiträge zur geographischen Pathologie unter besonderer Berücksichtigung der Verhältnisse in Sowjet-Russland und des runden Magengeschwürs. Ergebnisse der deutschrussischen Rassenforschung. Ergebn. allg. Path. *26*, 353–422 (1932).

Hamperl, H.: Das Ulcus im Prager Leichenöffnungsgut. Virchows Arch. path. Anat. *315*, 46–59 (1948).

Hampton, J. R., Mitchell, J. R. A.: A transferable factor causing abnormal platelet behaviour in vascular disease. Lancet *2*, 764–768 (1966).

Handler, P., Dubin, I. N.: The significance of fatty infiltration in the development of hepatic cirrhosis due to choline deficiency. J. Nutr. *31*, 141–157 (1946).

Hansen, F.: Kriegsgefangenschaft als ärztliches Erlebnis. Münch. med. Wschr. *93*, 538–541, 606–613, 690–696 (1951).

Hardy, K. J., Lewis, D.: War liver trauma. Med. J. Aust. *2*, 516–520 (1971).

Harland, W. A., Holburn, A. M.: Coronary thrombosis and myocardial infarction. Lancet *2*, 1158–1159 (1966).

Hartmann, F., Kottke, S.: Beobachtungen zur Differentialdiagnose von Hepatitis, Cholangitis und Leberzirrhose. Münch. med. Wschr. *100*, 705–709 (1958).

Hartmann, F., Mertens, O., Pola, W.: Untersuchungen an Unterernährten. III. Mitteilung. Vergleich der Serumeiweißveränderungen mit der Blutsenkungsgeschwindigkeit, der Takatareaktion, dem Weltmann'schen Koagulationsband und der Kadmiumsulfatreaktion. Dtsch. Arch. klin. Med. *196*, 616–626 (1950).

Hartroft, W. S.: Accumulation of fat in liver cells and in lipodiastaemata preceding experimental dietary cirrhosis. Anat. Rec. *106*, 61–87 (1950).

Hartroft, W. S.: Diagnostic significance of fatty cysts in cirrhosis. A.M.A. Arch. Path. (Chicago) *55*, 63–69 (1953).

Hartroft, W. S.: The sequence of pathologic events in the development of experimental fatty liver and cirrhosis. Ann. N. Y. Acad. Sci. *57*, 633–645 (1954).

Hartroft, W. S.: Intracellular hyalin ("pseudoalcoholic") in experimental dietary cirrhosis of rats and mice. Amer. J. Path. *34*, 603–604 (1958).

Hartroft, W. S.: Experimental hepatic injury. In: Schiff, L., ed. Diseases of the Liver. Philadelphia, Lippincott, pp. 92–124 (1956), 2nd ed., pp. 101–141 (1963).

Hartroft, W. S., Lucas, C. C., Best, C. H.: Choline. Effects of defiency; man. In: The Vitamins (Ed.: W. H. Sebrell, R. S. Harris), Vol. II, p. 104–123. New York: Academic Press Inc. Publ. 1954.

Hartung, W.: Lungenemphysem. Morphologie, Pathogenese und funktionelle Bedeutung. Berlin–Göttingen–Heidelberg–New York: Springer 1964.

Hau, Th. F.: Psychische und psychosomatische Spätfolgen bei im Kriege geborenen Jugendlichen. In: Spätschäden nach Extrembelastungen, S. 263–265 (Hgb.: H. J. Herberg). Herford: Nicolai'sche Verlagsbuchhandlung 1971.

Hauss, W. H., Junge-Hülsing, G., Wagner, H., Rolfs, H. C., Böckel, K., Hrubesch, M.: Über erhöhte 17-β-Oestradiolspiegel im Blut bei Patienten mit Arteriosklerose. Klin. Wschr. *51*, 824–825 (1973).

Havens, W. P.: Infectious hepatitis. Medicine (Baltimore) *27*, 279–326 (1948).

Hay, D. R., Turbott, S.: Changes in Smoking haluts in men under 65 years after myocardial infarction and coronary insufficiency. Brit. Heart. J. *32*, 738–740.

Heber, H.: Hydrocele als Folge einer Dystrophie. Dtsch. med. Wschr. *78*, 75 (1953).

Hefner, H., Wunnenberg, D.: Körperschäden ehemaliger Rußlandheimkehrer. Dtsch. med. Wschr. *77*, 1539–1541 (1952).

Hegglin, R.: Differentialdiagnose innerer Krankheiten. Für Ärzte und Studierende, 11. Auflage. Stuttgart: G. Thieme Verlag (1969).

Heilmann, K., Völkl, A., Fölsch, U.: Frühdiagnose des Myocardinfarktes. Ärztl. Forsch. *26*, 207–214 (1972).

Heilmeyer, L.: Hungerschäden. Med. Klin. *41*, 241–249 (1946).

Hein, J.: Tuberculosefragen der Nachkriegszeit. Klin. Wschr. *26*, 62 (1948).

Hein, ohne Vorn.: Diskussionsbemerkung zum Thema Dystrophie und Tuberkulose. In: Arbeit und Gesundheit. Neue Folge, Heft 65, S. 151–156; Die Dystrophie. Stuttgart: Thieme-Verlag 1958.

Hein, J., Kleinschmidt, A., Uehlinger, E.: Handbuch der Tuberkulose. Stuttgart: Thieme-Verlag 1958.

Heinonen, O. P., Gordin, A., Aho, K., Punsar, S., Pyöräxlä, K., Puro, K.: Symptomless autimmune thyroiditis in coronary heart disease. Lancet *1*, 785–786 (1972).

Heinsius, E.: Über Augenhintergrundsveränderungen als Folge von Mangelernährung. Klin. Mbl. Augenheilk. *117*, 19–28 (1950).

Helfant, R. H., Kemp, H. G., Gorlin, R.: Coronary atherosclerosis, coronary collaterals and their relation to cardiac function. Ann. intern. Med. *73*, 189–193 (1970).

Hell, M.: Die Dystrophie. Spätfolgen und Dauerschäden. Stuttgart: Thieme-Verlag 1958.

Heller, J.: Folgeerscheinungen am Herzen und an den Gefäßen. In: Gesundheitsschäden durch Verfolgung und Gefangenschaft und ihre Spätfolgen, S. 195–197. Frankfurt/M.: Röderberg-Verlag 1955.

Helweg-Larsen, P.: Tuberculosis. In: Famine disease in german concentration camps (P. Helweg-Larsen et al.) Acta psych. neurol. scand., Suppl. 83, pp. 330–361. Copenhagen: E. Munksgaard 1952.

Helweg-Larsen, P.: Tuberkulose-Spätfolgen. In: M. Michel; Gesundheitsschäden durch Verfolgung und Gefangenschaft und ihre Spätfolgen, S. 101–106. Frankfurt/M.: Röderberg-Verlag 1955.

Helweg-Larsen, P., Hoffmeyer, H., Kieler, J., Thaysen, E. H., Thaysen, J. H., Thygesen, P., Wulff, M. H.: Famine disease in german concentration camps. Complications and sequels with special reference to tuberculosis, mental disorders and social consequences. Acta psych. neurol. scand., Suppl. 83, 460 p. Copenhagen: E. Munksgaard 1952.

Helweg-Larsen, P., Hoffmeyer, H., Kieler J., Thaysen, E. H., Thaysen, J. H., Thygesen, P., Wulff, M. H.: Die Hungerkrankheit in den deutschen Konzentrationslagern. In: M. Michel; Gesundheitsschäden durch Verfolgung und Gefangenschaft und ihre Spätfolgen, S. 148–171. Frankfurt/M.: Röderberg-Verlag 1955.

Helweg-Larsen, P., Hoffmeyer, H., Kieler, J., Thaysen, E. H., Thaysen, J. H., Thygesen, P., Wulff, M. H.: Herz- und Gefäß-Symptome der Hungerdystrophie. In: M. Michel; Gesundheitsschäden durch Verfolgung und Gefangenschaft und ihre Spätfolgen, S. 181–190. Frankfurt/M.: Röderberg-Verlag 1955.

Helweg-Larsen, P., Hoffmeyer, H., Kieler, J., Thaysen, E. H., Thaysen, J. H., Thygesen, P., Wulff, M. H.: Die sozialen Folgeerscheinungen der Deportation. In: M. Michel; Gesundheitsschäden durch Verfolgung und Gefangenschaft und ihre Spätfolgen, S. 256–267. Frankfurt/M.: Röderberg-Verlag 1955.

Hennies, G.: Unterschiede zwischen medizinischem und juristischem Denken. In: Spätschäden nach Extrembelastungen, S. 305–310 (Hgb.: H. J. Herberg). Herford: Nicolai'sche Verlagsbuchhandlung 1971.

Henseler, H.: Zum gegenwärtigen Stand der Beurteilung erlebnisbedingter Spätschäden nach Verfolgung. Nervenarzt *36*, 333–338 (1965).

Herberg, D.: Asymptomatische Fälle von Koronarsklerose bei jungen Männern. Dtsch. med. Wschr. *89*, 530 (1964).

Herberg, D.: Seniles und obstruktives Emphysem. Diagnose, Ätiologie und Begutachtung. Beitr. Klin. Tuberk. *133*, 75–91 (1966).

Herberg, H. J.: Vorzeitige Alterung und Kriegsgefangenschaft. Ärztl. Prax. *15*, 867–868 (1963).

Herberg, H. J.: Psychische Belastungen und erlebnisreaktive Störungen in der Pathogenese innerer Krankheiten. In: Psychische Spätschäden nach politischer Verfolgung, S. 331 bis 355 (Hgb.: H. Paul und H. J. Herberg). Basel–New York: S. Karger-Verlag 1963.

Herberg, H. J.: Herz- und Kreislaufleiden in der Versorgungsbegutachtung. In: Extreme Lebensverhältnisse und ihre Folgen, Bd. VI, S. 147–149. Hgb.: Verband der Heimkehrer e.V., Bad Godesberg (1964).

Herberg, H. J.: Vorzeitige Alterung nach Kriegsgefangenschaft. In: Extreme Lebensverhältnisse und ihre Folgen, Bd. VI, S. 215–219. Verband d. Heimkehrer e.V., Bad Godesberg (1964).

Herberg, H. J.: Die Beurteilung von Gesundheitsschäden nach Gefangenschaft und Verfolgung. Herford: Nicolai'sche Verlagsbuchhandlung 1967.

Herberg, H. J.: Der gegenwärtige Stand der Beurteilung von Gesundheitsschäden nach Gefangenschaft und Verfolgung in der Bundesrepublik Deutschland. In: Beurteilung v. Gesundheitsschäden, S. 12–20 (Hgb.: H. J. Herberg). Herford: Nicolai'sche Verlagsbuchhandlung 1967.

Herberg, H. J.: Spätschäden nach Extrembelastungen. Herford: Nicolai'sche Verlagsbuchhandlung 1971.

Herberg, H. J.: Nachwort. In: Spätschäden nach Extrembelastungen, S. 331–333 (Hgb.: H. J. Herberg). Herford: Nicolai'sche Verlagsbuchhandlung 1971.

Herchow, J.: Über die Ursachen sexueller Fehlverhaltungen und Straftaten bei ehemaligen Kriegsgefangenen. Dtsch. Z. Ges. gerichtl. Med. *42*, 452–459 (1953).

Herken, H., Remmer, H.: Über die Veränderungen der Serumeiweißkörper bei Ödemkranken. Dtsch. Gesundh.-Wes. *1*, 683–687 (1947).

Hermann, K.: Die psychischen Symptome des KZ-Syndroms. Versuch einer pathogenetischen Schätzung. In: M. Michel; Gesundheitsschäden durch Verfolgung und Gefangenschaft und ihre Spätfolgen, S. 41–47. Frankfurt/M.: Röderberg-Verlag 1955.

Hermann, K.: Das Syndrom der Konzentrationslager 10 Jahre nach der Befreiung. In: M. Michel: Gesundheitsschäden durch Verfolgung und Gefangenschaft und ihre Spätfolgen, S. 59–72. Frankfurt/M.: Röderberg-Verlag 1955.

Hermannsdorfer, A.: Äußere Schädlichkeiten und tuberkulöse Erkrankungen. Berliner Gesundheitsbl. *4*, 69–81 (1953).

Herrnring: G.: Die Eiweißwerte im Serum beim Hungerschaden. Eine statistische Betrachtung zur onkolischen Theorie der Ödementstehung. Klin. Wschr. *26*, 296–299 (1948).

Herzog, G.: Pathologisch-anatomische Beiträge zur Kenntnis der Pilzvergiftungen. Frankfurt. Z. Path. *21–22*, 297–320 (1918–1920).

Herzog, R., Schoenmackers, J.: Versuch einer objektiven Graduierung der Koronarsklerose. Arch. Kreisl.-Forsch. *62*, 72–90 (1970).

Hess Thaysen, E., Thaysen, J.: Diseases of deportation. In: Famine disease in german concentration camps (P. Helweg-Larsen et al.). Acta psych. neurol. scand. Suppl. 83, p. 71–80. Copenhagen: E. Munksgaard 1952.

Hess Thaysen, E., Thaysen, J.: Hunger oedema. In: Faminea disease in german concentration camps (P. Helweg-Larsen et al.). Acta psych. neurol. scand. Suppl. 83, p. 93–112. Copenhagen: E. Munksgaard 1952.

Hess Thaysen, E., Thaysen, J.: Polyuria. Pollakisuria and imperious urination. In: Famine disease in german concentration camps (P. Helweg-Larsen et al.). Acta psych. nurol. scand. Suppl. 83, p. 113–123. Copenhagen: E. Munksgaard 1952.

Hess Thaysen, E., Thaysen, J.: Hunger diarrhoea. In: Famine disease in german concentration camps (P. Helweg-Larsen et al.). Acta psych. neurol. scand. Suppl. 83, p. 124–160. Copenhagen: E. Munksgaard 1952.

Hess Thaysen, E., Thaysen, J.: Medizinische Probleme bei früheren, in deutsche Konzentrationslager Deportierten. In: M. Michel; Gesundheitsschäden durch Verfolgung und ihre Spätfolgen, S. 172–180. Frankfurt/M.: Röderberg-Verlag 1955.

Hess Thaysen, E., Thaysen, J., Kieler, J., Thygesen, P.: Hunger cachexia. In: Famine disease in german concentration camps (P. Helweg-Larsen et al.). Acta psych. neurol. scand. Suppl. 83, p. 81–92. Copenhagen: E. Munksgaard 1952.

Hess Thaysen, E., Thaysen, J., Kieler, J., Thygesen, P.: Famine disease and complicating infectious disease. In: Famine disease in german concentration camps (P. Helweg-Larsen et al.). Acta psych. neurol. scand. Suppl. 83, p. 263–280. Copenhagen: E. Munksgaard 1952.

Hess Thaysen, E., Thaysen, J., Kieler, J., Thygesen, P.: Incidence and course of other diseases during chronic inanition. In: Famine disease in german concentration camps (P. Helweg-Larsen et al.). Acta psych. neurol. scand. Suppl. 83, p. 281–287. Copenhagen: E. Munksgaard 1952.

Hesse, E., Jahnke, K.-H.: Wasserretention bei Eiweißüberernährung. Klin. Wschr. *26*, 217–218 (1948).

Heyden, S.: Die BBC-Studie. Angewandte Epidemiologie der ischämischen Herzerkrankungen. Arch. Kreisl.-Forsch. *53*, 1–70 (1967).

Heymer: Das klinische Bild der Tuberkuloseerkrankungen unter den verschlechterten Lebensbedingungen der letzten Jahre. Verh. dtsch. Ges. Path. *32*, 179–195 (1950).

Hielscher, R.: Aktuelle Fragen der Tuberkuloseverbreitung und Tuberkulosebegutachtung. Kriegsopferversorgung *4*, 142–144 (1955).

Higgins, I. T.: Cockrane, H., Thomas, A.: Epidemiological studies of coronary disease. Brit. J. prev. soc. Med. *17*, 153–165 (1963).

Higgins, I. T., Lockshin, M. D., Gilson, J. C., Cochrane, A. L., Campbell, H., Waters, W. E., Ferris, jr., B. G., Oh, M., Higgins, M. W.: Coronary disease in Staveley, Derbyshire with an international comparison with three towns in Marion country, West Virginia. J. chron. Dis. *25*, 567–580 (1972).

Higginson, J., Gerritsen, Th., Walker, A. R. P.: Siderosis in the Bantu of Southern Africa. Amer. J. Path. *29*, 779–815 (1953).

Higginson, J.: Geographic considerations in liver diseases. In: H. Popper u. F. Schaffner; Progress in liver diseases, p. 211–227. New York and London: Grune & Stratton 1965.

Higginson, J., Gillanders, A. D., Murray, J. F.: The heart in chronic malnutrition. Brit. Heart J. *14*, 213–224 (1952).

Higginson, J., Grobbelar, B. G., Walker, A. R. P.: Hepatic fribrosis and cirrhosis in man in relation to malnutrition. Amer. J. Path. *33*, 29–53 (1957).

Higginson, J., de Meillon, B.: Schistosoma haematobium infestation and hepatic disease in man. A.M.A. Arch. Path. *60*, 341–346 (1955).

Hilbck: Diskussionsbemerkung zum Thema „Alterung und Voralterung". Die Kriegsopferversorgung *19*, 27 (1970).

Hild, R.: Zur Begutachtung der Arteriosklerose als Systemerkrankung des alternden Menschen. Med. Sachverst. *62*, 128–133 (1966).

Hild, R.: Epidemiologie, Pathogenese und Pathophysiologie der Arteriosklerosekrankheit. Med. Welt *20*, 2754–2763 (1969).

Hild, S.: Staat und Neurose. Ein Beitrag zur Frage der Kriegsneurosen. Dtsch. med. Wschr. *77*, 712–715 (1952).

Himsworth, H. P.: Lectures on the liver and its diseases. Cambridge, Mass.: Harvard Univ. Press 1947.

Himsworth, H. P.: The liver and its disease. Cambridge, Mass.: Havard Univ. Press 1950.

Himsworth, H. P., Glynn, L. E.: Massive hepatic necrosis and diffuse hepatic fibrosis. Clin. Sci. *5*, 93–123 (1944).

Himsworth, H. P., Glynn, L. E.: The prevention of experimental massive necrosis by methionine. Clin. Sci. *5*, 133–137 (1944).

Hoak, J. C., Swanson, L. W.: Myocardial infarctation associated with severe factor XII deficiency. Lancet 2, 884–886 (1966).

Hobby, G. L., Johnson, P. M.: Primary drug resistance: A continuing study of drug resistance in tuberculosis in a veteran. Amer. Rev. resp. Dis. *102*, 347–355 (1970).

Hochrein, M.: Zur Heimkehrer-Hypotonie. Ärztl. Prax. *4*, 2 (1952).

Hochrein, M.: Hochdruck nach Oberschenkelamputation und KB-Frage. Med. Klin. *47*, 498–501 (1952).

Hochrein, M.: Auswirkung des Alters auf Herz und Gefäßsystem. Med. Klin. *48*, 1877–1883 (1953).

Hochrein, M.: Aetiologie der Koronarsklerose als altersbedingte Abnützungserscheinung. Med. Klin. *49*, 725 (1954).

Hochrein, M.: Therapie der Kreislaufschäden beim Heimkehrer. In: Extreme Lebensverhältnisse und ihre Folgen, Bd. 7, S. 263–273, Bearb.: E. G. Schenck, W. v. Nathusius. Verband der Heimkehrer e.V., Bad Godesberg (1959).

Hochrein, M.: Diagnostik und Therapie der vegetativen Dystonie. In: Extreme Lebensverhältnisse und ihre Folgen, Bd. 7, S. 125–160, Bearb.: E. G. Schenck, W. v. Nathusius. Verband der Heimkehrer e.V., Bad Godesberg (1959).

Hochrein, M.: Der Herzschmerz. Hippokrates *32*, 681–687 (1961).

Hochrein, M., Schleicher, J.: Die vegetative Dystonie beim Spätheimkehrer. Pathogenese, Beurteilung, Begutachtung, Behandlung. Med. Klin. *50*, 2017–2179 (1955).

Hochrein, M., Schleicher, J.: Die vegetative Dystonie beim Spätheimkehrer. München–Berlin–Wien: Urban & Schwarzenberg 1956.

Hochrein, M., Schleicher, J.: Überlastungsschäden an Herz und Kreislauf. Jb. ärztl. Fortbild. *4*, 488–496 (1957).

Hochrein, M., Schleicher, J.: Zur Ursache, Nachweis und Verhütung der Voralterung. Ther. Umsch. *22*, 230–237 (1965).

Hochrein, M., Schleicher, J.: Zur Voralterung beim Spätheimkehrer. Ärztl. Prax. *18*, 1215 und 1229 (1966).

Hochrein, M., Schleicher, J.: Der Herzinfarkt in der Begutachtung. Münch. med. Wschr. *110*, 2577–2588 (1968).

Hoff, F.: Hypertonie nach Dystrophie? Dtsch. med. Wschr. *78*, 1039 (1953).

Hoff, H.: Die Klinik psychischer Verfolgungsschäden. In: Spätschäden nach Extrembelastungen, S. 285–289 (Hgb.: H. J. Herberg). Herford: Nicolai'sche Verlagsbuchhandlung 1971.

Hoffbauer, F. W.: Fatty cirrhosis in the rat. I. Method. of grading specimens. Arch Path. *68*, 160–170 (1959).

Hoffmann, H.: Zur Ätiologie des Asthma bronchiale unter besonderer Berücksichtigung exogener Faktoren. In: Vortr. Ärztl. Sachverständigenbeirat f. Fragen d. Kriegsopferversorgung. Bonn: Bundesministerium f. Arbeit und Sozialordnung 1962.

Hoffmann, H., Dechange, J. K.: Meier, W.: Wehrdienstbeschädigte postdystrophische und posthepatitische Leberparenchymschäden. Münch. med. Wschr. *114*, 1133–1138 (1972).

Hoffmann, P.: Der Stand der wissenschaftlichen Forschung und die versorgungsmedizinische Auswertung. In: Extreme Lebensverhältnisse und ihre Folgen, Bd. 7, S. 294–300, Bearb.: E. G. Schenck, W. v. Nathusius. Verband der Heimkehrer e.V., Bad Godesberg (1959).

Hoffmann, Th.: Adäquanz, Haftungsgrenze und Stellenwert psychischer Schäden unter Berücksichtigung der Sonderregelungen und Beweiserleichterungen im BEG. In: Beurteilung von Gesundheitsschäden nach Gefangenschaft und Verfolgung, S. 58–65 (Hgb.: H. J. Herberg). Herford: Nicolai'sche Verlagsbuchhandlung 1967.

Hoffmann, Th.: Der vorzeitige Tod als Schadenfolge nach § 38 BVG und nach § 41 BEG. In: Spätschäden nach Extrembelastungen, S. 104–105 (Hgb.: H. J. Herberg). Herford: Nicolai'sche Verlagsbuchhandlung 1971.

Hoffmann, Th.: Zur Frage der Begutachtung der Arthrose als Krankheit und Anlageleiden. In: Spätschäden nach Extrembelastungen, S. 139–141 (Hgb.: H. J. Herberg). Herford: Nicolai'sche Verlagsbuchhandlung 1971.

Hofmann, H.: Begutachtung der Hepatitis und ihre Folgezustände. Dtsch. Gesundh.-Wes. *21*, 401–411 (1966).

Hofmann, W.: Entzündliche Erkrankungen des Myokard der Tiere. Stuttgart: F. Enke Verlag 1971.

Hofmann, W.: Persönliche Mitteilung (1973).

Hoffmeyer, H.: Soziale und therapeutische Aspekte der Spätfolgen. In: M. Michel; Gesundheitsschäden durch Verfolgung und Gefangenschaft und ihre Spätfolgen, S. 251 bis 255. Frankfurt/M.: Röderberg-Verlag 1955.

Hoffmeyer, H., Thygesen, P.: Conditions after sepatriation. In: Famine disease in german concentration camps (P. Helweg-Larsen et al.). Acta psych. neurol. scand. Suppl. 83, p. 293–307. Copenhagen: E. Munksgaard 1952.

Hoffmeyer, H., Thygesen, P., Wulff, M. H.: Social consequences of deportation. In: Famine disease in german concentration camps (P. Helweg-Larsen et al.). Acta psych. neurol. scand. Suppl. 83, S. 415–440. Copenhagen: E. Munksgaard 1952.

Hoffmeyer, H., Wulff, M. H., Psychiatric symptoms on sepatriation. In: Famine disease in german concentration camps (P. Helweg-Larsen et al.). Acta psych. neurol. scand. Suppl. 83, p. 362–414. Copenhagen: E. Munksgaard 1952.

Holle, G.: Über plötzliche Todesfälle bei schwerer Inanition. Z. ges. inn. Med. *3*, 491–500 (1948).

Holle, G.: Über elektronenmikroskopische Befunde an der Leber bei Virushepatitis und zur Frage des hepatozellulären Ikterus. Dtsch. Med. Wschr. *85*, 2089–2093 (1960).

Holmes, E. G., Trowell, H. C.: Formation of hepatic glycogen. In normal Africans and those suffering from malignant malnutrition. Lancet *1*, 395–398 (1948).

Holzner, H., Rissel, E., Springer, K.: Zur Ätiologie und Todesursache der verschiedenen Formen der Leberzirrhose. Dtsch. med. Wschr. *81*, 264–267 (1956).

Höpker, W.: Die Wirkung des Glukosemangels auf das Gehirn. Leipzig: Thieme Verlag 1954.

Höpker, W.-W., Nüssel, E., Wegener, K., Tamm, M., Hehl, F. J., Köhler, G., Kreinsen, U., Weigand, W., Bühler, F., Bersch, W.: Statistische Modellstudie zum Verlauf und Ausbreitungsmuster der Arteriosklerose. Verh. dtsch. Ges. Path. *56*, 670 (1972).

Horbach, L.: Statistische Begründung von Zusammenhängen in medizinischen Gutachten. Med. Klin. *63*, 1974–1977 (1968).

Hort, W.: Herzinfarkt, Grundlagen und Probleme. Heidelberger Taschenbücher, Bd. 61. Berlin–Heidelberg–New York: Springer 1969.

Hort, W.: Ventrikeldilatation und Muskelfaserdehnung als früheste morphologische Befunde beim Herzinfarkt. Virchows Arch. path. Anat. *339*, 72–82 (1965).

Hörstebrock: Experimentelle Untersuchungen über Leberverfettungen. Verh. dtsch. Ges. Path. *32*, 163–168 (1950).

Hörstebrock: Leberschäden nach Hungerdystrophie. In: Arbeit und Gesundheit, Neue Folge, Heft 65, 7–15. Stuttgart: Thieme-Verlag 1958.

Hoske, H.: Wiederherstellung der Lebenstüchtigkeit geschädigter Menschen. Rehabilitation in inländischer und ausländischer Sicht. In: Arbeit und Gesundheit, Neue Folge, Heft 56. Stuttgart: Thieme-Verlag 1955.

Hottinger, A.: Klinische Kasuistik der Hungerkrankheit. In: Hottinger, A., Gsell, O., Uehlinger, E., Salzmann, C., Labhart, A.; Hungerkrankheit, Hungerödem, Hungertuberkulose, 13–120. Basel (1948).

Hottinger, A., Gsell, O., Uehlinger, E., Salzmann, C., Labhart, A.: Hungerkrankheit, Hungerödem, Hungertuberkulose. Historische, klinische, pathophysiologische und pathologisch-anatomische Studien und Beobachtungen an ehemaligen Insassen aus **Konzentrationslagern**. Basel: Benno Schwabe & Co. 1948.

Houssa, P.: Soziale und medizinische Wiedereingliederung des ehemaligen Kriegsgefangenen. In: Pathologie der Kriegsgefangenschaft, Bd. 3, S. 1–12. Hgb.: Verband d. Heimkehrer, Kriegsgefangenen und Vermißtenangeh. Deutschlands e.V., Bad Godesberg (1966).

Huang, S.: Hepatitis – Associated antigen hepatitis. Amer. J. Path. *64*, 483–492 (1971).

Hübner, K.: Morphologische Symptomatik der Lebererkrankungen. Therapiewoche *21*, 2308 bis 2331 (1971).

Huebschmann, H.: Psyche und Tuberkulose: Stuttgart: F. Enke-Verlag 1952.

Huebschmann, H.: Soziale Krankheitsfaktoren. Beitr. Klin. Tuberk. *111*, 555–573 (1954).

Huebschmann, H.: Tuberkulose und Wiedergutmachung. Zwei Gutachten und einige Überlegungen dazu. Beitr. Klin. Tuberk. *120*, 305–314 (1959).

Huebschmann, H.: Diskussion zu W. Jacob: Erb- und Umwelteinflüsse bei „Anlageleiden". In: Spätschäden nach Extrembelastungen, S. 35 (Hgb.: H. J. Herberg). Herford: Nicolai'sche Verlagsbuchhandlung 1971.

Huebschmann, P.: Über latente Tuberkulosebazillen. Z. Tuberk. *102*, 291–294 (1953).

Huebschmann, P.: Die pathogenetischen und pathologisch-anatomischen Grundlagen der menschlichen Tuberkulose. Stuttgart: Hippokrates-Verlag 1956.

Huk, B.: Reihenuntersuchung ehemaliger KZler. In: M. Michel; Gesundheitsschäden durch Verfolgung und Gefangenschaft und ihre Spätfolgen, S. 82–83. Frankfurt/M.: Röderberg-Verlag 1955.

Ickert, F.: Die Tuberkulose in ihrer sozialen Bedingtheit: Ergebn. Tbk.-Forsch. *1*, 461–534 (1930).

Ickert, F.: Eiweißmangelschaden. Dtsch. med. Wschr. *71*, 99–103 (1946).

Ickert, F.: Tuberkulosezahlen für 1945/46, insbesondere für die extrapulmonale **Tuberkulose**. Med. Klin. *42*, 96–99 (1947).

Immich, H.: Methoden der Dokumentation und statistischen Auswertung klinischer Materialien, dargestellt am Beispiel von Gesundheitsschäden bei Heimkehrern aus östlicher Kriegsgefangenschaft. Habilitationsschrift der Med. Fakultät der Universität Heidelberg (1967).

Immich, H., Wagner, G.: Somatische Schäden bei Heimkehrern aus östlicher Kriegsgefangenschaft. Methodik und Bilanz einer prospektiven Studie. Dtsch. Ärztebl. *66*, 2737–2742, 2813–2818 (1969).

Isacsson, S.-O., Westerlund, A., Wingstrand, H.: A Review of 191 patients with myocardial infarction treated in a Swedish coronary care unit. Acta med. scand. *185*, 545–552 (1969).

Iseri, O. A., Lieber, C. S., Gottlieb, L. S.: The ultrastructure of falty liver induced by prolonged ethanol ingestion. Amer. J. Path. *48*, 535–545 (1966).

Iversen, P., Roholm, K.: On aspiration biopsy of the liver. Acta med. scand. *102*, 1–16 (1939).

Jacob, W.: Gesellschaftliche Voraussetzungen zur Überwindung der KZ-Schäden. Nervenarzt *32*, 542–545 (1961).

Jacob, W.: Die entschädigungsrechtliche Beurteilung der Anlagebedingtheit innerer Erkrankungen nach den Gesichtspunkten naturwissenschaftlich-medizinischer Grundlagenforschung. Rechtspr. z. Wiedergutmachungsrecht *14*, 150–154 (1963).

Jacob, W.: Die Bedeutung des ärztlichen Gutachtens im Entschädigungsrecht. Rechtspr. z. Wiedergutmachungsrecht *14*, 289–293 (1963).

Jacob, W.: Der Begriff der Kausalität im ärztlichen Gutachten. Fortschr. Med. *83*, 147–192 (1965).

Jacob, W.: Die Wertung des Anlagebegriffes in der Entschädigungs- und Kriegsopferbegutachtung. Med. Sachverst. *66*, 46–56 (1970).

Jacob, W.: Zur Beurteilung der Zusammenhangsfrage körperlicher und seelischer Verfolgungsschäden in der gutachtlichen Praxis des Entschädigungsverfahrens. In: Die Beurteilung von Gesundheitsschäden nach Gefangenschaft und Verfolgung, S. 66–72 (Hgb.: H. J. Herberg). Herford: Nicolai'sche Verlagsbuchhandlung 1967.

Jacob, W.: Die Wertung des Anlagebegriffes in der Entschädigungs- und Kriegsopferbegutachtung. Med. Sachverständ. *66*, 46–56 (1970).

Jacob, W.: Erb- und Umwelteinflüsse bei „Anlageleiden". In: Spätschäden nach Extrembelastungen, S. 29–35 (Hgb.: H. J. Herberg). Herford: Nicolai'sche Verlagsbuchhandlung 1971.

Jaensch: Spätschäden nach Dystrophie in ophthalmologischer Sicht. In: Arbeit und Gesundheit, Neue Folge, Heft 65, S. 194–202. Stuttgart: Thieme-Verlag 1958.

Jaffé, R.: Dissociative phenomena in former concentration camp inmates. Int. J. Psycho-Anal. *49*, 310–312 (1968).

Jaffé, R. H., Sternberg, H.: Kriegspathologische Erfahrungen. Virchows Arch. path. Anat. *231*, 346–438 (1921).

James, Th. N.: Angina without coronary disease. Circulation *42*, 189–191 (1970).

Jefremow, G.: Chronische Bronchitis und Emphysem im Rahmen der versorgungsärztlichen Gutachten. Münch. med. Wschr. *95*, 192–193 (1953).

Jensch, N.: Über psychogene Störungen der Kriegsgefangenschaft. Dtsch. med. Wschr. *74*, 368–370 (1949).

Jochheim, K. A.: Zur Frage der Fehlernährungszustände mit zerebraler Symptomatologie. Dtsch. med. Wschr. *74*, 698–700 (1949).

Joe, L. K., Tjokronegoro, S.: Hepatic fibrosis or cirrhosis in children in Djakarta. Docum. Med. georg. trop. *6*, 193–207 (1954).

John, H.-D., Wepler, W.: Zum Problem der hepatitischen Zirrhose. Dtsch. med. Wschr. *95*, 1401–1404 (1970).

Johnson, W. D., Grizzle, J. E., Postlethwait, R. W.: Veterans administration cooperative study of surgery for duodenal ulcer. I. Description and evaluation of method of randomization. Arch. Surg. *101*, 391–395 (1970).

Jokelainen, P. T., Krohn, K., Prince, A. M., Finlayson, N. D. C.: Electron microscopic observations on virus-like particles associated with SH-Antigen. J. Virology *6*, 685–689 (1970).

Jones, E. B.: Some nutrition problems in Central Africa. Cent. Afr. J. Med. *2*, 60–72 (1956).

Jones, R. J.: Atherosclerosis. Proceedings of the second international symposium. New York–Heidelberg–Berlin: Springer 1970.

Jores, A.: XXXI. Tagung der Nordwestdeutschen Gesellschaft für innere Medizin in Hamburg. Klin. Wschr. *26*, 60–63, 30–32 (1948).

Jores, A.: Beobachtungen über Eiweißmangelschäden in einer geschlossenen Anstalt nebst Bemerkungen zur Therapie. Dtsch. med. Wschr. *73*, 65–68 (1948).

Jüptner, H.: Die Hungerosteopathien. Med. Klin. *44*, 577–579 (1949).

Jürgens: Besteht ein Zusammenhang der Ödemkrankheit in den Kriegsgefangenenlagern mit Infektionskrankheiten? Berl. klin. Wschr. *53*, 210–213 (1916).

Kalk, H.: Über eine Spätfolge der Mangelernährung. Med. Klin. *45*, 1310–1312 (1950).

Kalk, H.: Hunger als Ursache der Leberzirrhose. Die Zirrhose der Heimkehrer. Dtsch. med. Wschr. *75*, 225–229 (1950).

Kalk, H.: Leberkrankheiten als Schädigungsfolge nach Wehrdienst. Med. Welt *6*, 25–28, 69–72 (1955).

Kalk, H.: Diskussionsbemerkung. Tagg. d. ärztl. Sachverst.-Beirates f. Fragen der Kriegsopferversorgung 5. – 7. 3. 1956.

Kalk, H.: Cirrhose und Narbenleber. Entstehung, Klinik, und Therapie. Stuttgart: Ferdinand Enke-Verlag 1957.

Kalk, H.: Die Leberspätschäden nach Gefangenschaftsdystrophie und Infektionskrankheiten. In: Extreme Lebensverhältnisse und ihre Folgen, Bd. 7, S. 161–177, Bearb.: E. G. Schenck, W. v. Nathusius. Verband der Heimkehrer e.V., Bad Godesberg (1959).

Kallai, L., Gaon, J., Pinjo, F.: Hepatitis und Schwangerschaft. Wien. Z. inn. Med. *48*, 186 bis 195 (1967).

Kaltenbach, M.: Die koronare Herzkrankheit in der Praxis. Dtsch. Ärztebl. *6*, 292–295 (1972).

Kannel, W. B., Gordon, T., Castelli, W. P., Margolis, J. R.: Electrocardiographic left ventricular hypertrophy and risk of coronary heart disease. Arch. intern. Med. *72*, 813 bis 822 (1970).

Kanter, J.: Extermination camp syndrome: The delayed type of double-bind. Int. J. soc. Psychiat. *16*, 275–282 (1970).

Kars, H. J.: Eenige Beschouwingen en Gegevens van de uit Duitschland gerepatriierde inwoners van 's Gravenhage. Ned. T. Geneesk. *4* (1946).

Karsner, H. T.: Morphology and pathogenesis of hepatic cirrhosis. Amer. J. clin. Path. *13*, 569–606 (1943).

Katsch, G.: Diabetes und Dystrophie. Med. Klin. *44*, 1205–1210 (1949).

Kaufmann, E.: Acute gelbe und rote (genuine) Leberatrophie. Lehrbuch der speziellen pathologischen Anatomie, 9. u. 10. Aufl., Vol. 1, 846–850. Berlin: De Gruyter 1931.

Keller, G.: Kriegsgefangenschaft und Heimkehr. Kriminalität und strafrechtliche Behandlung der Heimkehrer. Inaug. Diss., Freiburg i. Br. (1953).

Keller, P.: Endocarditis lenta bei Kriegsteilnehmern und Kriegsgefangenen. Erfahrung bei der Beurteilung von Versorgungsansprüchen. Dtsch. med. Wschr. *78*, 294–296 (1953).

Kenéz, J., Papp, A., Vincze, E.: Lungentuberkulose und Emphysem. Beitr. Klin. Tuberk. *117*, 469–483 (1957).

Kerckhoff, K., Stürmer, E.: Über die Hungerbradykardie und ihre Beeinflussung durch Atropin. Med. Klin. *44*, 1119–1121 (1949).

Kessler, U.: Kritisches zur Praxis der Entschädigungsverfahren. In: Spätschäden nach Extrembelastungen, S. 322–325 (Hgb.: H. J. Herberg). Herford: Nicolai'sche Verlagsbuchhandlung 1971.

Kettler, L. H.: Die Leber. Kaufmann-Stemmler, Lehrbuch d. speziellen pathologischen Anatomie. Berlin: W. de Gruyter/Co. 1958.

Keys, A., Aravanis, Ch., Blackburn, H., van Buchem, F., Buzina, R., Djordjcvic, B., Fidanza, F., Karvonen, M. J., Menotti, A., Puddu, V., Taylor, H. L.: Probability of middle-aged men developing coronary heart disease in five years. Circulation *45*, 815–828 (1972).

Keys, A., Aravanis, Chr., Blackburn, H., Djordjcvic, B. S., Dontas, A. S., Fidanza, F., Karvonen, M. J., Menotti, A., Taylor, H. L.: Lung function as a risk factor for coronary heart disease. Amer. J. publ. Hlth 62, 1506–1511 (1972).

Keys, A., Brožck, J., Henschel, A., Mickelsen, O., Taylor, H. L.: The Biology of Human Starvation, Vol. 1 u. 2, 1385 p. Minneapolis: University of Minnesota Press 1950.

Keys, A., Henschel, A., Taylor, H.: The size and function of the human heart at rest in semistarvation and in subsequent rehabilitation. Amer. J. Physiol. 150, 153–168 (1947).

Keys, A., Taylor, H. L., Blackburn, H., Brozek, J., Anderson, J. T., Simonson, E.: Coronary heart disease among Minnesota business and professional men followed fifteen years. Circulation 28, 381–395 (1963).

Kičič, M.: Chronische Hypothrophie und Funktion der Adenohypophyse. In: Pathologie der Kriegsgefangenschaft, Bd. 3, S. 1–22. Hgb.: Verband der Heimkehrer, Kriegsgefangenen und Vermißtenangeh. Deutschlands e.V., Bad Godesberg (1966).

Kieler, J.: Conditions of deportation. In: Famine disease in german concentration camps (P. Helweg-Larsen et al.). Acta psych. neurol. scand. Suppl. 83, p. 29–70. Copenhagen: E. Munksgaard 1952.

Kieler, J.: Die zelluläre Wirkung des Eiweißmangels durch in-vitro-Studien beleuchtet. In: M. Michel; Gesundheitsschäden durch Verfolgung und Gefangenschaft und ihre Spätfolgen, S. 135–147. Frankfurt/M.: Röderberg-Verlag 1955.

Kieler, J., Thaysen, E. H., Thaysen, J. H.: Treatment of famine disease. In: Famine disease in german concentration camps (P. Helweg-Larsen et al.), Acta psych. neurol. scand. Suppl. 83, p. 255–262. Copenhagen: E. Munksgaard 1952.

Kieler, J., Thaysen, E. H., Thaysen, J. H.: Behandlung der Hungerkrankheit. In: M. Michel; Gesundheitsschäden durch Verfolgung und Gefangenschaft und ihre Spätfolgen, S. 324–331. Frankfurt/M.: Röderberg-Verlag 1955.

Kieler, J., Thaysen, E. H., Thaysen, J. H., Thygesen, P.: Recovery from semistarvation. In: Famine disease in german concentration camps (P. Helweg-Larsen et al.), Acta psych. neurol. scand. Suppl. 83, p. 308–329. Copenhagen: E. Munksgaard 1952.

Kieler, J., Thygesen, P.: Cardiovascular signs and symptoms. In: Famine disease in german concentration camps (P. Helweg-Larsen et al.), Acta psych. neurol. scand. Suppl. 83, p. 161–169. Copenhagen: E. Munksgaard 1952.

Kieler, J., Thygesen, P.: Disorders of the blood. In: Famine disease in german concentration camps (P. Helweg-Larsen et al.), Acta psych. neurol. scand. Suppl. 83, p. 170–173. Copenhagen: E. Munksgaard 1952.

Kieler, J., Thygesen, P.: Musculature. In: Famine disease in german concentration camps (P. Helweg-Larsen et al.), Acta psych. neurol. scand. Suppl. 83, p. 174–177. Copenhagen: E. Munksgaard 1952.

Kieler, J., Thygesen, P.: Metabolism. In: Famine disease in german concentration camps (P. Helweg-Larsen et al.), Acta psych. neurol. scand. Suppl. 83, p. 178–198. Copenhagen: E. Munksgaard 1952.

Kieler, J., Thygesen, P.: Endocrine glands. In: Famine disease in german concentration camps (P. Helweg-Larsen et al.), Acta psych. neurol. scand. Suppl. 83, p. 199–206. Copenhagen: E. Munksgaard 1952.

Kilian, H.: Zur Psychopathologie der Heimkehrer. Dtsch. med. Rdsch. 3, 1278 (1949).

Kilian, H.: Die seelische und soziale Situation des Heimkehrers. In: Extreme Lebensverhältnisse und ihre Folgen, Bd. 7, S. 274–288, Bearb.: E. G. Schenck, W. v. Nathusius. Verband der Heimkehrer e.V., Bad Godesberg (1959).

Kilian, H.: Zur heutigen Gesundheitsproblematik bei Heimkehrern. In: Extreme Lebensverhältnisse und ihr Folgen, Bd. VI, S. 225–231. Hgb.: Verband d. Heimkehrer e.V., Bad Godesberg (1964).

Kilian, H.: Ermüdung als neurotisches Syndrom. Med. Klin. 60, 1199–1202 (1965).

Kingsbury, K. J.: Relation of ABO Blood-Groups to atherosclerosis. Lancet 1, 199–203 (1971).

Kirchhoff: Körperliche und seelische Störungen bei der Frau durch spezielle Schäden der Kriegs- und Nachkriegszeit. In: Extreme Lebensverhältnisse und ihre Folgen, Bd. 7, S. 46–53, Bearb.: E. G. Schenck, W. v. Nathusius. Verband der Heimkehrer e.V., Bad Godesberg (1959).

Klatskin, G.: Toxic hepatitis. In: Schiff, L., ed.; Diseases of the Liver. Philadelphia: Lippincott 1956.

Klatskin, G.: Subacute hepatic necrosis and postnecrotic cirrhosis due to anicteric infections with the hepatitis virus. Amer. J. Med. 25, 333–358 (1958).

Klatskin, G.: Alcohol and its relation to liver damage. Gastroenterology 41, 443–451 (1961).

Klemperer, P.: Die Leberveränderungen bei Schwammvergiftung. Virchows Arch. path. Anat. 237, 400–416 (1922).

Klimkowa-Deutschowa, E.: Zur vorzeitigen Vergreisung. In: Spätschäden nach Extrembelastungen, S. 90–91 (Hgb.: H. J. Herberg). Herford: Nicolai'sche Verlagsbuchhandlung 1971.

Klimkowa-Deutschowa, E.: Beitrag zu den Erkrankungen des Stützsystemes. In: Spätschäden nach Extrembelastungen, S. 134–135 (Hgb.: H. J. Herberg). Herford: Nicolai'sche Verlagsbuchhandlung 1971.

Klimkowa-Deutschowa, E.: Neurologische und psychische Folgezustände des Krieges und der Verfolgung bei Kindern und Jugendlichen. In: Spätschäden nach Extrembelastungen, S. 252–262 (Hgb.: H. J. Herberg). Herford: Nicolai'sche Verlagsbuchhandlung 1971.

Klink, K.: Der Krebs in der Unfallversicherung und in der Kriegsopferversorgung. Med. Sachverst. 63, 70–75 (1967).

Klotzbücher, E.: Klinische Beobachtungen bei der Ödemkrankheit. Klin. Wschr. 26, 289–296 (1948).

Klotzbücher, E., Dalicho, W.: Zur Genese der alimentären Osteopathie. Klin. Wschr. 26, 684 bis 691 (1948).

Kluge, E.: Über die Folgen schwerer Haftzeiten. Nervenarzt 29, 462–465 (1958).

Kluge, E.: Über Defektzustände nach schweren Haftzeiten, insbesondere nach KZ-Haft. In: Psychische Spätschäden nach politischer Verfolgung, S. 85–94 (Hgb.: H. Paul und H. J. Herberg). Basel–New York: S. Karger-Verlag 1963.

Kluge, E.: Über das Problem der Psychotherapie bei chronischen Verfolgungsschäden. In: Spätschäden nach Extrembelastungen, S. 187–189 (Hgb.: H. J. Herberg). Herford: Nicolai'sche Verlagsbuchhandlung 1971.

Kniepen, F. J.: Kriegsbedingte Leberspätschäden. Inaug. Dissertation, Bonn (1962).

Knipping, H. W., Valentin, H.: Das Herz und die Gefäße nach extremen Lebensbedingungen. In: Pathologie der Kriegsgefangenschaft. Bd. 3, S. 1–5. Hgb.: Verband d. Heimkehrer, Kriegsgefangenen und Vermißtenangeh. Deutschlands e.V., Bad Godesberg (1966).

Knoebel, S. B., Elliot, W. C., McHenry, P. L., Ross, E.: Myocardial blood flow in coronary artery disease. Amer. J. Cardiol. 27, 51–58 (1971).

Koch, E., Lübbers, P.: Makro- und megalozytäre Anämien bei der Ödemkrankheit. Dtsch. med. Wschr. 72, 254–257 (1947).

Koch, O.: Über Kriegs- und Nachkriegseinflüsse auf den Tuberkuloseverlauf. Dtsch. med. Wschr. 72, 158–163 (1947).

Koch, O.: Allgemein-pathologisch-anatomische und patho-genetische Betrachtungen zu Problemen der modernen Tuberkuloseforschung. Dtsch. med. Wschr. 75, 1282–1285 (1950).

Kollbrunner, F.: Die Schirmbildbefunde von Belsen. Schweiz. Z. Tuberk. 4, 118–124 (1947).

Kolle, K.: Psychosen als Schädigungsfolgen. Fortschr. Neurol. Psychiat. 26, 101–120 (1958).

Kolle, K.: Die Opfer der nationalsozialistischen Verfolgung in psychiatrischer Sicht. Nervenarzt 29, 148–158 (1958).

Koller, S.: Statistik der Kreislaufkrankheiten. Verh. Dtsch. Ges. Kreisl.-Forsch. 9, 27–67 (1936).

Koller, S.: Statistik der Arteriosklerose. In: Tagungsbericht der 1. Österreichischen Tagung für medizinische Dokumentation und Statistik, Graz, 107–133 (1965).

Koller, S.: Wandlungen in der Altersstruktur der Bevölkerung der Bundesrepublik. Dtsch. Ärztebl. *63*, 576–578 (1966).

Koppenhöfer, Ch.: Zum Problem sozialer Daten nach Kriegsgefangenschaft anhand von Rentenakten. Inauguraldissertation, Heidelberg (1970).

Kornhuber, H. H.: Psychologie und Psychiatrie der Kriegsgefangenschaft. In: Psychiatrie der Gegenwart, Bd. III, S. 631–742 (Hgb.: Gruhle, H. W., Jung, R. u. a.). Berlin–Göttingen–Heidelberg: Springer 1961,

Korting, G. W.: Schäden, Spätschäden und angebliche Spätschäden der Haut bei Kriegsgefangenen. Berufsdermatosen *3*, 158–164 (1955).

Kramp, N. B., Roholm, K.: The development of cirrhosis of the liver after hepatitis elucidated by aspiration biopsy. Acta med. scand. *108*, 306–331 (1941).

Krauland, W.: Über Beginn der Koronarthrombose. Med. Welt *20*, 1101–1107 (1965).

Kress, H. v., Langecker, L.: Über das Hungerödem. Ärztl. Wschr. *1*, 5–8 (1946).

Krieg, D., Weigl, E.: Epidemiologische Untersuchungen zum Problem der posthepatitischen Leberzirrhose. Acta hepato-splenol. *16*, 25–34 (1969).

Kriessmann, A., Wegener, K.: Morphologische Längsschnittstudie der linken Herzkranzschlagader. Beitrag zur Kenntnis der Gangarten der Coronarsklerose. Virchows Arch. Abt. A Path. Anat. *349*, 332–344 (1970).

Kritsikis, S.: Beitrag zur hepatolienalen Tuberkulose unter besonderer Berücksichtigung der Milz-Tuberkulose. Z. Tuberk. *129*, 127–129 (1968).

Kroh, F.: Folgen der chronischen Unterernährung im Bilde chirurgischer Erkrankungen. Dtsch. med. Rdsch. *2*, 306–312 (1948).

Krueger, R. H.: Some long-term effects of severe malnutrition in early life. Lancet *2*, 514–517 (1969).

Kühn, H. A.: Leberkrankheiten und ihre gutachtliche Beurteilung. Z. ärztl. Fortbild. *55*, 372–383 (1964).

Kühn, H. A.: Leberzirrhose und ihre Unterformen. In: L. Demling (Hgb.); Klinische Gastroenterologie, Bd. 2, S. 650–667, Leber, Gallenblase und Gallenwege, Pankreas, allgemeine und verbindende Aspekte. Stuttgart: Georg-Thieme-Verlag 1973.

Kühn, H. A., Markoff, N. G., Meier, M. S.: Aktuelle Hepatologie. Neue Ergebnisse zur Pathophysiologie, Ätiologie, Morphologie und Therapie wichtiger Leberkrankheiten. Stuttgart: G. Thieme-Verlag 1973.

Kühn, H. A., Steim, H.: Hunger und Leberschaden. Dtsch. med. Wschr. *80*, 1042–1043 (1955).

Kühnau: Störungen des Vitaminhaushaltes bei Hungernahrung und ihre Auswirkung auf die Bildung von Fermenten, Cofermenten und Hormonen. In: Extreme Lebensverhältnisse und ihre Folgen, Bd. 7, S. 21–33, Bearb.: E. G. Schenck, W. v. Nathusius. Verband der Heimkehrer e.V., Bad Godesberg (1959).

Kühne, W.: Staubinhalation, Lungenemphysem, Staublungenerkrankung. Untersuchungen zum Problem der Staubinhalationsfolgen und der Emphysemgenese. Jena: VEB Gustav Fischer-Verlag 1965.

Kuller, L., Cooper, M., Perper, J.: Epidemiology of sudden death. Arch. intern. Med. *129*, 714–719 (1972).

Kuller, L., Lilienfeld, A., Fisher, R.: Epidemiological study of sudden and unexpected deaths due to Arteriosclerotic heart disease. Circulation *34*, 1056–1068 (1966).

Kunkel, H. G., Labby, D. H.: Chronic liver disease following infectious hepatitis: cirrhosis of the liver. Ann. intern. Med. *32*, 433–450 (1950).

Kuntze, J., Parow, J.: Zur Klinik und Therapie der Mangelernährungsschäden. Dtsch. med. Wschr. *73*, 74–77 (1948).

Kurth, H.: Statistische Untersuchung über die Zunahme von Herz- und Kreislaufkrankheiten. Z. Kreisl.-Forsch. *55*, 1129–1142 (1966).

Kurth, W.: Dauerbelastung und Frühalterung von Verfolgten. Ärztl. Prax. *23*, 901–902 (1971).

Kuss, B., Mehrabi, V.: Ein Beitrag zur Frage der Krankheitsbeziehungen zwischen Geschwürsleiden, Gastritis und Leberschaden. Med. Welt *19*, 818–822 (1968).

Laberke, J. A.: Weitere Beobachtungen zur Klinik und Rekonvaleszenz schwerer Eiweißmangelschäden. Med. Klin. *49*, 1252–1255 (1949).

Labhart, A.: Gestalt und Frühverlauf der Tuberkulose bei Patienten aus Konzentrationslagern. In: Hottinger, A., Gsell, O., Uehlinger, E., Salzmann, C., Labhart, A.; Hungerkrankheit, Hungerödem, Hungertuberkulose, S. 247–297. Basel (1948).

Lamotte, M., Bernier, J.-J., Vidon, N., Oudéa, P., Martin, Ê., Kleinknecht, D.: Les dénutritions sévéres. I. Le fractionnement pondérae par dissection isotopique. La Press Medicale *73*, 1835–1840 (1965).

Lamotte, M., Bernier, J.-J., Oudéa, P., Martin, Ê.: Les dénutritions sévéres. II. Etude anatomique du fric. La Press Medicale *73*, 2189–2194 (1965).

Landes, G., Arnold, R.: Weitere Untersuchungen über den Kreislauf bei Ödemkrankheit. Klin. Wschr. *25*, 654–657 (1947).

Lang, K.: Die Physiologie der Vitamine. In: Handbuch der Allgemeinen Pathologie (Hgb.: F. Büchner, E. Letterer, F. Roulet), Bd. *XI*, 1.

Lang, K., Schoen, R.: Die Ernährung. Berlin–Göttingen–Heidelberg: Springer 1952.

Lang, W., Seidl, J.: Statistisches zu Ursachen und Verlauf der extrapulmonalen Streuungen. Tuberk.-Arzt *7*, 276–285 (1953).

Langen, C., Schweitzer, P.: Interne Geneeskunde gedurende de eerste oarlogsjaren. In: Mediziche Ervaringen in Nederlands tijdens de Bezetting 1940–1945, S. 259–276. Groningen: J. B. Wolters 1947.

Langer, E., Honus, V.: Beitrag zur Häufigkeit der Leberzirrhosen nach Untersuchungen am Sektionsgut. Ärztl. Forsch. *8*, I, 514–516 (1954).

Lantheaume, F.: Les sequelles tardives de l'internement de la déportation. Congrés la Haye (1961).

Lantheaume, F.: Pathologie der Gefangenschaft der Kriegsgefangenen. 1. Intern. Ärzte-Kongreß, Brüssel (1962), Paris (1963), 2. Köln (1964).

Laqueur, G. L., Mickelson, O., Whiting, M. G.: Carcinogenic properties of nuts from cycas circinalis L. indigenous to Guam. J. nat. Cancer Inst. *31*, 919–951 (1963).

Larson, C. P.: Tuberculosis in liberated European political prisoners of war. Amer. Rev. Tuberc. Resp. Dis. *54*, 247–253 (1946).

Lassers, B. W.: First year follow-up after recovery from acute myocardial infarction with complete heart-block. Láncet 1969, 1172–1174.

Laudahn, G.: Soldatenleber. Jeder dritte Berufstätige mit pathologischem Befund. Euro Med. *9*, 6 (1969).

Lehmann, E.: Tuberkulose und Wehrdienstbeschädigung. Dtsch. med. Wschr. *76*, 56–59 (1951).

Lehnert, G.: Ergebnisse klinischer Untersuchungen zur Frage der Voralterung. Kriegsopferversorgung *19*, 24–27 (1970).

Lehnert, G.: Schlußwort. Kriegsopferversorgung *19*, 28–29 (1970).

Lehnert, G., Szadowski, D., Valentin, H., Schaller, K. H.: Spätfolgen nach extremen Lebensverhältnissen – Untersuchungen zur Frage der Voralterung und einer Beeinträchtigung des adreno-kortikalen Regelkreises. Arbeit und Gesundheit, Neue Folge, Heft 84. Stuttgart: Thieme-Verlag 1970.

Leicher, F.: Narbenkrebs der Lunge als Wehrdienstbeschädigung. Münch. Med. Wschr. *98*, 599–601 (1956).

Lelbach, W. K.: Leberschaden bei chronischem Alkoholismus. Acta hepato-splenol. *14*, 9–39 (1967).

Lempp, R.: Die Bedeutung organischer und psychischer Insulte im Krieg und Verfolgung während der Kindheit und Jugend. In: Spätschäden nach Extrembelastungen, S. 245 bis 251 (Hgb.: H. J. Herberg). Herford: Nicolai'sche Verlagsbuchhandlung 1971.

Lent, W.: Die Lungentuberkulose als häufige entschädigungspflichtige Komplikation einer Hungerdystrophie. Med. Klin. *46*, 799–800 (1951).

Letterer, E.: Die allgemeine und spezielle Pathologie der Frühstadien der Tuberkulose. Der Tuberk.-Arzt *2*, 341–347 (1948).

Leutner, R.: Statistische Untersuchungen zum Herzinfarkt. Ärztl. Prax. *21*, 1759, 1779–1785 (1969).

Ley, H.: Die diagnostischen Konstellationstypen bei den Krankheiten der Leber. Münch. med. Wschr. *109*, 2349–2353 (1967).

Leyh, F.: Pemphigus vulgaris als Verfolgungsschaden? Berufsdermatosen *18*, 35–41 (1970).

Leyton, G. B.: Effects of slow starvation. Lancet *2*, 73–79 (1946).

Lick, R. F., Viereck, H. J.: Zur Operationsindikation bei Stecksplitterverletzungen der Lunge. Münch. med. Wschr. *113*, 554–557 (1971).

Lieber, C. S., De Carli, L. M.: Study of agents for the prevention of the fatty liver produced by prolonged alcohol intake. Gastroenterology *50*, 316–322 (1966).

Lieber, C. S., Jones, D. P., De Carli, L. M.: Effects of prolonged ethanole intake: production of fatty liver despite adequate diets. J. clin. Invest. *44*, 1009–1021 (1965).

Lieber, C. S., Rubin, E.: Alcoholic fatty liver in man on a high protein and low fat diet. Amer. J. Med. *44*, 200–206 (1968).

Lieber, C. S., Spritz, N., De Carli, L. M.: Hepatic effects of ethanol with deficient diets. Amer. J. clin. Nutr. *18*, 309 (1966).

Lingens, E.: KZ-Häftling und Gesellschaft. In: Psychische Spätschäden nach politischer Verfolgung, S. 21–36 (Hgb.: H. Paul und H. J. Herberg). Basel–New York: S. Karger-Verlag 1963.

Lingens, E.: Die Psyche. In: Pathologie der Kriegsgefangenschaft, Bd. 3, S. 1–12. Hgb.: Verband d. Heimkehrer, Kriegsgefangenen und Vermißtenangeh. Deutschlands e.V., Bad Godesberg (1966).

Lingens, E.: Die Situation in Österreich. In: Die Beurteilung von Gesundheitsschäden nach Gefangenschaft und Verfolgung, S. 21–28 (Hgb.: H. J. Herberg). Herford: Nicolai'sche Verlagsbuchhandlung 1967.

Lingens, E.: Die Begutachtung arteriosklerotischer Herz-Kreislaufleiden. In: Spätschäden nach Extrembelastungen, S. 115–118 (Hgb.: H. J. Herberg). Herford: Nicolai'sche Verlagsbuchhandlung 1971.

Lingens, E.: Das Problem der „herrschenden Lehrmeinung" im Begutachtungsverfahren aus medizinischer Sicht. In: Spätschäden nach Extrembelastungen, S. 293–297 (Hgb.: H. J. Herberg). Herford: Nicolai'sche Verlagsbuchhandlung 1971.

Linne, M.: Aus der Entschädigungspraxis zum BEG-Schlußgesetz. In: Die Beurteilung von Gesundheitsschäden nach Gefangenschaft und Verfolgung, S. 46–51 (Hgb.: H. J. Herberg). Herford: Nicolai'sche Verlagsbuchhandlung 1967.

Linzbach, A. J.: Mikrometrische und histologische Analyse menschlicher Hungerherzen. Virchows Arch. path. Anat. *314*, 600–615 (1947).

Lipscomb, F. M.: Medical aspects of Belsen concentration camp. Lancet *2*, 313–315 (1945).

Lochner, W., Witzleb, E.: Lungen und kleiner Kreislauf. Bad Oeynhausener Gespräche I, 19. – 21. 10. 1956. Berlin–Göttingen–Heidelberg: Springer 1957.

Lohmeyer, K.: Nachuntersuchungsergebnisse bei Hungerkranken. Med. Klin. *46*, 16–18 (1951).

Lönnum, A.: Wirbelsäulenspätschäden nach multiplen Traumen. In: Spätschäden nach Extrembelastungen, S. 136–138 (Hgb.: H. J. Herberg). Herford: Nicolai'sche Verlagsbuchhandlung 1971.

Lönnum, A.: Neurologische Störungen bei norwegischen Konzentrationslagerhäftlingen. In: Spätschäden nach Extrembelastungen, S. 153–164 (Hgb.: H. J. Herberg). Herford: Nicolai'sche Verlagsbuchhandlung 1971.

Lorbacher: Chronische Unterernährung und Therapie der Tuberkulose. Ärztl. Wschr. 3, 415 (1948).

Lorenz, W.: Beitrag zum klinischen Bild der „Nach-Hungerkrankheit" der Rußlandheimkehrer. Hippokrates 21, 126–131 (1950).

Lucké, B.: Structure of liver after recovery from epidemic hepatitis. Amer. J. Path. 20, 595–619 (1944).

Lucké, B.: Pathology of fatal epidemic hepatitis. Amer. J. Path. 20, 471–593 (1944).

Lucké, B., Mallory, T.: The fulminant form of epidemic hepatitis. Amer. J. Path. 22, 867 bis 945 (1946).

Lückrath, H.: Die Leberzirrhose bei chronischer Arsenvergiftung der Winzer. Dtsch. med. Wschr. 97, 21–22 (1972).

Lungershausen, E., Matiar-Vahar, H.: Erlebnisreaktive psychische Dauerschädigungen nach Kriegsgefangenschaft und Deportation. Nervenarzt 39, 123–126 (1968).

Lungershausen, E., Matiar-Vahar, H.: Erlebnisreaktive psychische Dauerschädigungen nach Kriegsgefangenschaft und Deportation. Nervenarzt 39, 2577–2588 (1968).

Lups, S., Francke, C.: Het gedrad van den bloeddruk tijdens den hongersnood en de herstelperiode. Ned. T. Geneesk. 90, 764–769 (1947).

Lydtin, K.: Die Entwicklung der Tuberkulose in Kriegs- und Nachkriegszeit. Münch. med. Wschr. 92, 62–71 (1950).

Lyon, E.: Folgezustände der A-Virushepatitis als verfolgungsbedingte Gesundheitsschäden. Med. Sachverst. 59, 89–92 (1963).

Lyon, E.: Das peptische Geschwür, eine Stresskrankheit der Verfolgten. Med. Klin. 58, 1514 (1963).

Mäkelt, G.: Die Lungentuberkulose als häufige entschädigungspflichtige Komplikation einer Hungerdystrophie. Med. Klin. 45, 1302–1305 (1950).

Magee, P. N.: Plant toxins and human disease. Proc. roy. Soc. Med. 59, 751–755 (1966).

Magun, R.: Erkrankungen des Nervensystems bei Fehlernährung. Dtsch. Z. Nervenheilk. 169, 490–503 (1953).

Magyar, I.: Hepatitis und Zirrhose. Acta hepato-splenol. 4, 276–284 (1956).

Mallory, F. B.: Cirrhosis of the liver: five different types of lesions from which it may arise. Bull Hopkins Hosp. 12, 69–75 (1911).

Mallory, F. B.: Cirrhosis of the liver. New Eng. J. Med. 206, 1231–1239 (1932).

Mallory, F. B.: Pathology of epidemic hepatitis. J. Amer. med. Ass. 134, 655–662 (1947).

Mallory, G. K., White, P. D., Salcedo-Salgar, J.: The speed of healing of myocardial infarction. Amer. Heart J. 18, 647–671 (1939).

Malten, H.: Heimkehrer. Med. Klin. 41, 593–600 (1946).

March, H.: Verfolgung und Angst in ihren leib-seelischen Auswirkungen. Dokumente. Stuttgart: Ernst Klett-Verlag 1960.

March, H.: Fehlerquellen medizinischer Begutachtung – Fälle und Probleme. Berlin: Gruyter-Verlag 1967.

March, H.: Medizin und Menschlichkeit. Herford: Nicolai'sche Verlagsbuchhandlung 1968.

Martin, G.: Ärztliche Improvisationen während der Gefangenschaft. In: Extreme Lebensverhältnisse und ihre Folgen, Bd. 3, S. 111–119, Bearb.: E. G. Schenck, W. v. Nathusius. Verband der Heimkehrer e.V., Bad Godesberg (1959).

Martin-Lalande, J., Derriks, R.: Die späte Lungentuberkulose bei ehemaligen Kriegsgefangenen. In: Pathologie der Kriegsgefangenschaft, Band 3. Hgb.: Verband der Heimkehrer, Kriegsgefangenen und Vermißtenangehörigen Deutschlands e.V., Bad Godesberg (1966), Bd. VII, 1–19.

Martini, G. A., Bode, Ch.: Zur Epidemiologie der Lebercirrhose. Internist 11, 84–93 (1970).

Martini, P.: Entwicklung der Tuberkulose in und nach dem Kriege. Ärztl. Wschr. 2, 633 (1947).

Marx, H. H.: Lungenemphysem und Bronchitis. Pathophysiologie, Klinik und Therapie. Stuttgart: Georg Thieme Verlag 1963.

Marx, W.: Über Dystrophie-Dauerschäden. Dtsch. med. Rdschr. 3, 1272–1274 (1949).

Matussek, P.: Die Konzentrationslagerhaft als Belastungssituation. Nervenarzt 32, 538–542 (1961).

Matussek, P.: Die Rückgliederung von Verfolgten – die Bewältigung ihres Schicksals. Therapiewoche 13, 1109–1113 (1963).

Matussek, P.: Psychoreaktive Störungen bei ehemaligen KZ-Häftlingen. In: Spätschäden nach Extrembelastungen, S. 182–186 (Hgb.: H. J. Herberg). Herford: Nicolai'sche Verlagsbuchhandlung 1971.

McCallum, W. G.: Regenerative changes in cirrhosis of the liver. J. Amer. med. Ass. 43, 649–654 (1904).

McDonald, R. A.: Pathogenesis of nutritional cirrhosis. Arch. intern. Med. 110, 424–434 (1962).

McFarlane, H., Ogbeide, M. J., Reddy, S., Adcock, K. J. et al.: Biochemical assessment of protein-calorie malnutrition. Lancet 1, 392–395 (1969).

Mechow, O.: Statistische Auswertung von 1561 extrapulmonalen Tuberkulosefällen. Tuberk.-Arzt 5, 95–99 (1951).

Meessen, H., Poche, R.: Pathomorphologie des Myocard. In: Das Herz des Menschen; von W. Bargmann und W. Doerr, S. 644–744. Stuttgart: Thieme-Verlag 1963.

Melton, G.: Haematemesis and the war. Lancet 1, 316–317 (1940).

Mende, W.: Gutachterliche Probleme bei der Beurteilung erlebnisreaktiver Schädigungen. In: Psychische Spätschäden nach politischer Verfolgung, S. 281–292 (Hgb.: H. Paul und H. J. Herberg). Basel–New York: S. Karger Verlag 1963.

Mende, W.: Begutachtungsfragen bei erlebnisreaktiven Störungen. In: Spätschäden nach Extrembelastungen, S. 190–192 (Hgb.: H. J. Herberg). Herford: Nicolai'sche Verlagsbuchhandlung 1971.

Mercier, O.: Epidemien. In: Pathologie der Kriegsgefangenschaft, Band 3. Hgb.: Verband der Heimkehrer, Kriegsgefangenen und Vermißtenangeh. Deutschlands e.V., Bad Godesberg (1966), Bd. IX: 1–32.

Mercier, O.: Die Unterernährung bei den Gefangenen. In: Pathologie der Kriegsgefangenschaft, Band 3. Hgb.: Verband der Heimkehrer, Kriegsgefangenen und Vermißtenangeh. Deutschlands e.V., Bad Godesberg (1966), Bd. IX a: 1–11.

Meyer, W., Düx, A., Schaede, A., Thurn, P.: Vergleich zwischen EKG und Koronarogramm bei der Koronarsklerose. Dtsch. med. Wschr. 94, 756–760 (1969).

Meyer, W. W.: Wiederauflösung von Kalkablagerungen bei Arteriosklerose. Virchows Arch. path. Anat. 317, 414–429 (1949).

Meyeringh, H.: Über Folgeerscheinungen der Dystrophie. Ärztl. Wschr. 5, 889–893 (1950).

Meyeringh, H.: Über die Häufigkeit von Leberschäden nach Dystrophie. Dtsch. med. Wschr. 77, 840–841 (1952).

Meyeringh, H.: Hypertonie und seelische Beanspruchung. Arbeit und Gesundh. 46, 23–26 (1952).

Meyeringh, H.: Sammlung versorgungs- und gerichtsärztlicher Gutachten aus dem Gebiete der inneren Medizin. Arbeit und Gesundheit, N. F., Heft 46. Stuttgart: Georg Thieme Verlag 1952.

Meyeringh, H.: Über Spätfolgen der Dystrophie. Dtsch. med. Wschr. 79, 241–242 (1954).

Meyeringh, H.: Über Spätschäden bei Heimkehrern in der internen Begutachtung. Stellungnahme zu den Ausführungen von G. Scheid. Med. Wschr. 8, 517 (1954).

Meyeringh, H.: Kommt es durch Überstehen dystrophischer Zustände generell zu einer vorzeitigen Alterung? Kriegsopferversorgung 6, 114–116 (1957).

Meyeringh, H.: Zur Frage der Häufigkeit der Leberfunktionsstörungen bei Kriegsbeschädigten mit besonderer Berücksichtigung der Heimkehrer. Verh. dtsch. Ges. inn. Med. *63*, 365–367 (1957).

Meyeringh, H.: Tritt nach einer Dystrophie häufig eine Hypertension auf? Dtsch. med. Wschr. *82*, 36–38 (1957).

Meyeringh, H.: Zur Bewertung der Ergebnisse von Heimkehreruntersuchungen in Schleswig-Holstein. Med. Sachverst. *53*, 97–104 (1957).

Meyeringh, H.: Zur Bewertung der Ergebnisse von Heimkehreruntersuchungen. I: Extreme Lebensverhältnisse und ihre Folgen, Bd. 7, S. 326–343, Bearb.: E. G. Schenck, W. v. Nathusius. Verband der Heimkehrer e.V., Bad Godesberg (1959).

Meyeringh, H., Dietze, A.: Wandlungen im Bilde der Dystrophie. Dtsch. med. Wschr. *75*, 1393–1394 (1950).

Meyeringh, H., Dietze, A.: Sammlung versorgungs- und sozialgerichtsärztlicher Gutachten aus dem Gebiet der inneren Medizin. Arbeit und Gesundheit. N. F., Heft 58. Stuttgart: Georg Thieme Verlag 1956.

Meyeringh, H., Dietze, A., Haeseler, W.: Über den Gesundheitszustand der Spätheimkehrer der Jahre 1953/54. Dtsch. med. Wschr. *80*, 1606–1611 (1955).

Michaels, L.: Aetiology of coronary artery disease: An historical approach. Brit. Heart J. *28*, 258–264 (1966).

Michel, M.: Gesundheitsschäden durch Verfolgung und Gefangenschaft und ihre Spätfolgen. Kopenhagen (1954).

Michel, M.: Gesundheitsschäden durch Verfolgung und Gefangenschaft. Gesundheitliche Folgen von Gefangenschaft, Deportation, Konzentrations- und Vernichtungslagern; von Hunger, Furcht, Übermüdung, Bedrohung und Zwangsarbeit; vom Üben in der Gefahr, vom Üben in der Illegalität; von seelischer und körperlicher Überlastung, psychischem Druck, Katastropheneinwirkung und Verzweiflung. Frankfurt/M.: Röderberg-Verlag 1955.

Michel, M.: Spätschäden durch Summationsschäden. In: M. Michel; Gesundheitsschäden durch Verfolgung und Gefangenschaft und ihre Spätfolgen, S. 48–51. Frankfurt/M.: Röderberg-Verlag 1955.

Michel, M.: Einige Probleme der Begutachtung von Verfolgungsschäden deutscher Opfer des Naziregimes. In: M. Michel; Gesundheitsschäden durch Verfolgung und Gefangenschaft und ihre Spätfolgen, S. 297–316. Frankfurt/M.: Röderberg-Verlag 1955.

Mitchell, I. R. A., Schwartz, C. J.: The reltaion between myocardial lesions and coronary artery disease. Brit. Heart J. *25*, 1–24 (1963).

Mönckeberg, J. G.: Atrophie durch Inanition. In: Handbuch der Allgem. Path., S. 417–461 (Hgb.: L. Krehl und F. Marchand). Leipzig (1915).

Mörl, H.: Über den Myokardinfarkt. Virchows Arch. path. Anat. *337*, 383–394 (1964).

Mörl, H.: Über die sogenannten Myokardinfarkte. Münch. Med. Wschr. *107*, 2526–2529 (1965).

Mohr, H.: Einiges zur Pathologie der Inanition. Dtsch. Gesundh.-Wes. *1*, 660–663 (1946).

Mohr, W.: Zur Frage der akuten und chronischen Leberschädigung bei und nach Tropenkrankheiten. Mat. Med. Nordmark *23*, 267–286 (1971).

Moir, Th.: Coronary Vascular Adjustments to Acute Myocardial Ischemia. Arch. intern. Med. *129*, 799–807 (1972).

Mollison, P. L.: Observations on cases of starvation at Belsen. Brit. med. J. *I*, 4–8 (1946).

Montenegro, M. R., Eggen, D. A.: Topography of Atherosclerosis in the Coronary Arteries. Lab. Invest. *18*, 586–593 (1968).

Mooser, H.: Ergebnisse einer Reihendurchleuchtung heimgekehrter deutscher Kriegsgefangener. Tuberk.-Arzt *3*, 466–467 (1949).

Morris, I. N., Gardener, M. J.: Epidemiology of ischemic heart disease. Amer. J. Med. *46*, 674–683 (1969).

Morton, A.: Traumatic pulmonary insufficiency and nonmechanical bleeding in baltle casualties. Aust. N. Z. J. Surg. *40*, 356–359 (1971).

Moses, C.: Atherosclerosis. Mechanisms as a guide to prevention. Philadelphia: Lea & Febinger 1963.

Mosley, J. W.: Viral hepatitis: recent studies of etiology. In: Progress in liver Diseases, Vol. III, S. 252–268 (Ed.: H. Popper, F. Schaffner. New York–London: Grune & Stratton 1970.

Mühlbächer: Das Zwangsjackensyndrom bei Spätheimkehrern. In: Extreme Lebensverhältnisse und ihre Folgen, Bd. 5, S. 173–189, Bearb.: E. G. Schenck, W. v. Nathusius. Verband der Heimkehrer e.V., Bad Godesberg (1961).

Müller, E.: Lungentuberkulose bei Heimkehrern. Beitr. Klin. Tuberk. *105*, 529–534 (1951).

Müller, E.: Lungentuberkulose als Wehrdienstbeschädigung. Münch. med. Wschr. *93*, 1838 bis 1842 (1951).

Müller, E.: Über Besonderheiten des Tuberkuloseablaufes nach hochgradiger Unterernährung. Beitr. Klin. Tuberk. *101*, 316–322 (1948).

Müller, R., Kreth, H. W., Deicher, H.: Die Bedeutung der Antigenämie für den Verlauf der Australia-Antigenpositiven Hepatitis. Dtsch. med. Wschr. *96*, 1268–1271, 1273 (1971).

Müller-Hegemann, D.: Über Schädigungen und Störungen des Nervensystems bei Verfolgten des Naziregimes (VdN) und deren Begutachtung. Dtsch. Gesundh.-Wes. *21*, 561–568 (1966).

Mulcahy, R., Hickey, N.: Cigarette smoking Habits of Patients with Coronary Heart Disease. Brit. Heart J. *28*, 404–408 (1966).

Muller, E. F.: Hypertonie im Gefolge seelischer Belastungen durch NS-Verfolgung. In: Fehlerquellen medizinischer Begutachtung. Fälle und Probleme, S. 106–115 (Hrs.: H. March). Berlin: Gruyter & Co. 1969.

Mundt, E., Odenthal, H.: Eine Untersuchung über die Folgen der Unterernährung, zugleich ein Beitrag zur Auswertung von Reihenuntersuchungen. Ärztl. Wschr. *6*, 918–925 (1951).

Munzinger, H., Fleck, L.: Case-team-work in der inneren Medizin. Mensch u. Medizin *6*, 170–172 (1965).

Murata, K., Terasawa, F., Kuramochi, M., Ikeda, M., Seki, M.: The Relation of the Blood Pressure and Degree of Coronary Atherosclerosis to Myocardial Lesions and Cardiac Hypertrophie. Jap. Heart J. *13*, 34–42 (1972).

Nanayanamurthi, K., Tirumurti, T. S.: Study of the epidemiology of infantile cirrhosis of liver. Indian J. Pediat. *6*, 85–92 (1939).

Nathusius, W. v.: Hochdruck nach Dystrophie als WDB? Med. Welt *7*, 933 (1956).

Nathusius, W. v.: Die Rehabilitation des Heimkehrers in medizinischer, sozialmedizinischer und soziologischer Hinsicht. In: Extreme Lebensverhältnisse und ihre Folgen, Bd. 7, S. 315, Bearb.: E. G. Schenck, W. v. Nathusius. Verband der Heimkehrer e.V., Bad Godesberg (1959).

Nathusius, W. v.: Rehabilitations-Maßnahmen bei Heimkehrern aus KZ, Internierung und Kriegsgefangenschaft. In: Extreme Lebensverhältnisse und ihre Folgen, Bd. VI, S. 232 bis 243. Hgb.: Verband der Heimkehrer e.V., Bad Godesberg (1964).

Nathusius, W. v.: Spätfolgen und analoge medizinische Erscheinungen nach Nazi-KZ und Gefangenschaft. Vortragsmanuskript vom 6. 6. 1969, Köln (VVN).

Neefe, J. R.: Results of hepatic tests in chronic hepatitis without jaundice: correlation with clinical course and liver biopsy findings. Gastroenterology *7*, 1–19 (1946).

Neefe, J. R., Recent advances in the knowledge of "virus hepatitis". Med. Clin. N. Amer. *30*, 1407–1443 (1946).

Neefe, J. R., Norris, R. F., Reinhold, J. G., Mitchell, C. B., Howell, E. S.: Carriers of hepatitis virus in the blood and viral hepatitis in whole blood recipients. I. Studies on donors suspected as carriers of hepatitis virus and as source of post-transfusion viral hepatitis. J. Amer. med. Ass. *154*, 1066–1071 (1954).

Neefe, J. R., Gambescia, J. M., Kurtz, C. H., Smith, H. D., Beebe, G. W., Jablon, S., Reinhold, J. G., Williams, S. C.: Prevalence and nature of hepatic disturbance following acute viral hepatitis with jaundice. Ann. intern. Med. *43*, 1–32 (1955).

Nefzger, M. D.: Follow-up studies of world war II and Korean war prisoners. I. Study Plan and Mortality Findings. Amer. J. Epid. *91*, 123–138 (1970).

Nefzger, M. D.: Vergleichende Untersuchungen bei früheren Kriegsgefangenen in Japan, Europa und Korea. In: Spätschäden nach Extrembelastungen, S. 36–52 (Hgb.: H. J. Herberg). Herford: Nicolai'sche Verlagsbuchhandlung 1971.

Nefzger, M. D., Chalmers, T. C.: The treatment of acute infections hepatitis, ten – years follow-up study of the effect of diet and rest. Amer. J. Med. *35*, 299–309 (1963).

Nemetschek-Gansler, H.: Licht- und elektronenmikroskopische Untersuchungen an Leberpunktaten. Unter besonderer Berücksichtigung des retikulohistiozytären Systems (RHS). Med. Welt *22*, 373–378 (1971).

Neri, L. C., Day, J. J.: Geographical Distribution of Deaths from Arteriosclerotic Heart Disease in Canada. Canad. J. pub. Hlth *59*, 266–272 (1968).

Nes Ziegler, J. v.: Einführung. In: Die Beurteilung von Gesundheitsschäden nach Gefangenschaft und Verfolgung, S. 7–9 (Hgb.: H. J. Herberg). Herford: Nicolai'sche Verlagsbuchhandlung 1967.

Nicol, B. M.: The question of the selective importance of protein and labile methyl in the development of fatty liver and cirrhosis in man. Ann. N. Y. Acad. Sci. *57*, 764–771 (1954).

Nielsen, J. O., Morten, H., Nielsen, H., Elling, P.: Differential distribution of Australia-antigen-associated particles in patients with liver diseases and normal carriers. N. Engl. J. Med. *288*, 484–487 (1973).

Nissim, L., Benedetti, de L., Perretta, G.: Soziale Neueingliederung in Italien (Nazi- und Faschistopfer). In: M. Michel; Gesundheitsschäden durch Verfolgung und Gefangenschaft und ihre Spätfolgen, S. 238–239. Frankfurt/M.: Röderberg-Verlag 1955.

Nixdorf, H., Bornemann, H.: Ärztliche Begutachtung für die Rentenversicherungen der Arbeiter und der Angestellten. Stuttgart: Gustav Fischer Verlag 1964.

Nonnenmacher, H.: Sehnerven- und Netzhauterkrankungen durch Ernährungsstörungen. Klin. Mbl. Augenheilk. *119*, 262–270 (1951).

Noordhoek-Hegt, W. G.: Die Situation in den Niederlanden. In: Die Beurteilung von Gesundheitsschäden nach Gefangenschaft und Verfolgung, S. 29–33 (Hgb.: H. J. Herberg). Herford: Nicolai'sche Verlagsbuchhandlung 1967.

Nowoslawski, A., Krawczyuski, K., Brzosko, W. J., Madaliuski, K.: Tissue localisation of Australia antigen immune complexes in acute and chronic hepatitis and liver cirrhosis. Amer. J. Path. *68*, 31–55 (1972).

Nüssel, E.: Interdisziplinäre Untersuchungsmodelle in der medizinischen Forschung. Eine Studie bei Kranken mit Herzinfarkt. Habilitationsschrift, Heidelberg (1969).

Nüssel, E.: Prävention des Herzinfarktes. Med. Trib. *6*, 48 a, S. 19 (1971).

Nüssel, E., Jahn, H., Atanasov, A.: Vergleichende sozialmedizinische Untersuchung bei Herzinfarkt- und Leberkranken der LVA Baden. Arch. Kreisl.-Forsch. *57*, 113–127 (1968).

Nüssel, E., Lotze, J.: Vergleich soziologischer Daten bei Herzinfarkt- und Karzinomkranken. Münch. med. Wschr. *111*, 2023–2026 (1969).

Oalmann, M. C., McGill, H. C., Deupree, R. H.: Cardiovascular Mortality in a community: Methodology and objective Diagnostic criteria. Am. J. Epidem. *94*, 531–545 (1971).

Oalmann, M. C., McGill, H. C., Strong, J. P.: Cardiovascular Mortality in a community: Results of a survey in New Orleans. Amer. J. Epid. *94*, 546–555 (1971).

Oetzmann, H.-J.: Posthepatitische und postdystrophische Lebererkrankungen. Vergleichende und statistische Untersuchungen verschiedener Heimkehrerstellen. Verh. dtsch. Ges. inn. Med. *63*, 367–373 (1957).

Ohta, Y., Zaki, F. G., Hoffbauer, F. W.: Fatty cirrhosis in the rat. V. Regression upon return to normal diet. Amer. J. Path. *42*, 729–741 (1963).

Opie, L. H.: Lipid Metabolism of the Heart and Arteries in Relation to Ischaemic Heart Disease. Lancet *1*, 192–195 (1973).

Orcel, L., Antoine, H. M., Smadja, A.: Pathological findings in viral hepatitis. Amer. J. Dis. Child. *123*, 291–299 (1972).

Osborn, G. R.: The incubation period of coronary thrombosis. London: Butterworth & Co. 1963.

Otsu, S.: A Statistical Study on Myocardial Infarction and Coronary Sclerosis in Autopsy Materials in Japan. Act. path. jap. *20*, 1–35 (1970).

Ott, A.: 1 000 Spondylitisfälle und ihre Auswertung. Münch. med. Wschr. *98*, 444–449 (1956).

Ott, A.: Hunger und Tuberkulose. In: Handbuch der Tuberkulose, Band 1, „Tuberkulose und Umwelt", S. 654–668. Stuttgart: Georg Thieme Verlag 1958.

Ott, G.: Die gegenwärtige Situation der Wiedergutmachung der Gesundheitsschäden. In: Spätschäden nach Extrembelastungen, S. 317–321 (Hgb.: H. J. Herberg). Herford: Nicolai'sche Verlagsbuchhandlung 1971.

Ott, H.: Bluthochdruck und subarktisches Klima. Med. Welt *8*, 872–876 (1957).

Ott, H.: Diskussionsbeitrag zum Thema „Hypertonie bei Heimkehrern". In: Extreme Lebensverhältnisse und ihre Folgen, Bd. VII. Köln: Pick 1959.

Ott, H.: Bluthochdruckerkrankungen auf Grund extremer Lebensverhältnisse. In: Extreme Lebensverhältnisse und ihre Folgen, Bd. VI, S. 64–72. Hgb.: Verband der Heimkehrer e.V., Bad Godesberg (1964).

Otto, H.: Die Atmungsorgane. In: Handbuch der Allgemeinen Pathologie III/4, S. 1–204. Berlin–Heidelberg–New York: Springer 1970.

Overkamp, H.: Spareinstellung des Blutumsatzes bei Eiweißmangel. Dtsch. med. Wschr. *74*, 172–174 (1949).

Overzier, C.: Beiträge zur Kenntnis des Hungerödems. Virchows Arch. path. Anat. *314*, 655–673 (1947).

Overzier, C.: Fettansatz trotz Unterernährung. Ärztl. Wschr. *3*, 135–143 (1948).

Overzier, C.: Zur Klinik und Pathologie des Hungerödems. Ärztl. Wschr. *3*, 392–398 (1948).

Overzier, C.: Gynäkomastie bei paradoxer Fettsucht. Ärztl. Wschr. *4*, 4–10 (1949).

Overzier, C.: Herz und Kreislauf bei der Dystrophie. Med. klin. Wschr. *45*, 1316–1317 (1950).

Oyen, O.: Die Situation in Norwegen. In: Die Beurteilung von Gesundheitsschäden nach Gefangenschaft und Verfolgung, S. 44–45 (Hgb.: H. J. Herberg). Herford: Nicolai'sche Verlagsbuchhandlung 1967.

Pässler: 1 Durchblutungsstörung, 1 Kriegsfolge, 1 Dystrophie, 1 Arteriosklerose. Durchblutungsstörungen als Spätschäden nach Dystrophie. Protokoll über die Tagung des Ärztlichen Sachverständigenbeirats für Fragen der Kriegsopferversorgung am 5., 6. und 7. März (1956) im Großen Sitzungssaal des Bundesministeriums für Arbeit, Bonn-Duisdorf, S. 136–141.

Pakuscher, E. K.: Grundsätze der Rechtsprechung zum Entschädigungsrecht auf dem Gebiet der Schäden an Leben, Körper oder Gesundheit. Med. Sachverst. *65*, 243–248 (1969).

Palmer, E. D.: The cyclic Dynamism of the incidence and complications of ulcer disease. Surg. Gynec. Obstet. *56*, 709–720 (1970).

Panse, F.: Angst und Schreck in klinisch-psychologischer und sozialmedizinischer Sicht. Dargestellt anhand von Erlebnisberichten aus dem Luftkrieg. Arbeit und Gesundheit, N. F., Heft 47. Stuttgart: Georg Thieme Verlag 1952.

Panthen, H.: Zur Beurteilung der Blutdruckhypertonie bei ehemaligen Dystrophikern. Med. Klin. *52*, 1586–1588 (1957).

Parade: Dystrophiker aus russischer Kriegsgefangenschaft. Dtsch. med. Wschr. *77*, 249 (1952).

Parets, A. D.: Emotional reactions to chronic physical illness. Med. Clin. N. Amer. *51*, 1399–1408 (1967).

Paronetto, F.: Immunologie aspects of liver diseases. In: Progress in liver Diseases, Vol. III, p. 299–318 (Ed. H. Popper, F. Schaffner). New York–London: Grune & Stratton 1970.

Paschlau, G.: Magengeschwür und russische Kriegsgefangenschaft. Dtsch. med. Wschr. 76, 1622–1624 (1951).

Paschlau, G.: Zur Beurteilung der Salzsäuremangelzustände des Magens nach Hungerdystrophie. Münch. med. Wschr. 97, 1201–1205 (1955).

Patek, A. J.: Hepatitis and cirrhosis of the liver. Advanc. intern. Med. 4, 329–356 (1950).

Paterson, J. C.: Minority Report of the Committee on the Effect of Strain and Trauma on the Heart and Great Vessels. Circulation 28, 268–273 (1963).

Patwardhan, V. N.: Human malnutrition and liver disease in the tropics. Voeding 16, 223–247 (1955).

Pau, H.: Cataracta complicata nach Kriegsgefangenschaft. Klin. Mbl. Augenheilk. 117, 426 (1950).

Paul, H.: Das Seelenleben des Dystrophikers aufgrund eigener Erfahrungen. Z. Psychother. med. Psychol. 5, 168–180 (1955).

Paul, H.: Charakterveränderungen durch Kriegsgefangenschaft und Dystrophie. In: Extreme Lebensverhältnisse und ihre Folgen, Bd. VIII, S. 41–54. Hgb.: Verband der Heimkehrer e.V., Bad Godesberg (1959).

Paul, H.: Kriegsgefangenschaft. In: Handbuch der Neurosenlehre und Psychotherapie, Bd. IV, S. 708. München–Berlin: Urban & Schwarzenberg 1959.

Paul, H.: Die Psyche des Hungernden und Dystrophikers. In: Extreme Lebensverhältnisse und ihre Folgen, Bd. V, S. 5–127, Bearb.: E. G. Schenck, W. v. Nathusius. Verband der Heimkehrer e.V., Bad Godesberg (1961).

Paul, H.: Progressive Asthenie und vorzeitiges Altern bei Deportierten und Widerstandskämpfern. Ärztl. Prax. 13, 2226–2230 (1961).

Paul, H.: Psychologische Untersuchungsergebnisse 15 Jahre nach Verfolgung. In: Psychische Spätschäden nach politischer Verfolgung, S. 207–244 (Hgb.: H. Paul und H. J. Herberg). Basel–New York: S. Karger Verlag 1963.

Paul, H.: Vorzeitige Alterung psychischer Funktionen nach Gefangenschaft und Verfolgung. Ärztl. Prax. 15, 733–734 (1963).

Paul, H.: Pathologie der Gefangenschaft. Bericht über die 1. Internationale medizinische Konferenz über die Pathologie der Gefangenschaft vom 2. bis 4. Nov. in Brüssel. Ärztl. Prax. 15, 857–864 (1963).

Paul, H.: Internationale Erfahrungen mit psychischen Spätschäden. In: Psychische Spätschäden nach politischer Verfolgung, S. 37–84 (Hgb.: H. Paul und H. J. Herberg). Basel–New York: S. Karger Verlag 1963.

Paul, H.: Die psychische Voralterung infolge Lebens unter extremen Lebensverhältnissen. Mitt. öst. Sanit.-Verwalt. 65, 31–33 (1964).

Paul, H.: Beobachtungen zur Psychologie der Herz-Kreislauf-Geschädigten. In: Extreme Lebensverhältnisse und ihre Folgen, Bd. VI, S. 174–181. Hgb.: Verband der Heimkehrer e.V., Bad Godesberg (1964).

Paul, H.: Vorzeitige Alterung psychischer Funktionen nach Gefangenschaft und Verfolgung. In: Extreme Lebensverhältnisse und ihre Folgen, Bd. VI, S. 219–224. Hgb.: Verband der Heimkehrer e.V., Bad Godesberg (1964).

Paul, H.: Vorzeitige Alterung bei ehemals Gefangenen und Internierten. Ärztl. Prax. 17, 918–924 (1965).

Paul, H.: Psychobiologie der Voralterung. Gesundheitsfürsorge 16, 14–20 (1966).

Paul, H.: Psychopathologie nach Kriegsgefangenschaft und Verfolgung. In: Pathologie der Kriegsgefangenschaft, Bd. 3. Hgb.: Verband der Heimkehrer, Kriegsgefangenen und Vermißtenangehörigen Deutschlands e.V., Bad Godesberg (1966), Bd. XVI, 1–7.

Paul, H.: Internationale Erfahrungen mit Spätschäden. In: Psych. Spätschäden nach politischer Verfolgung, S. 30–146. Basel: S. Karger Verlag 1967.

Paul, H.: Vorzeitiger Verschleiß nach Zwangsarbeit unter extremen Verhältnissen. Arbeitswissenschaft *6*, 104–107 (1967).

Paul, H.: Methodologische Probleme bei der Untersuchung auf psychische Störungen nach Gefangenschaft und Verfolgung. In: Die Beurteilung von Gesundheitsschäden nach Gefangenschaft und Verfolgung, S. 77–83 (Hgb.: H. J. Herberg). Herford: Nicolai'sche Verlagsbuchhandlung 1967.

Paul, H.: Das Stressgeschehen in Verfolgung und Gefangenschaft. In: Spätschäden nach Extrembelastungen, S. 21–28 (Hgb.: H. J. Herberg). Herford: Nicolai'sche Verlagsbuchhandlung 1971.

Paul, H., Herberg, H. J.: Psychische Spätschäden nach Verfolgungseinflüssen in der Kindheit und Jugend. In: Psychische Spätschäden nach politischer Verfolgung, S. 179–206 (Hgb.: H. Paul, H. J. Herberg). Basel–New York: S. Karger Verlag 1963.

Paul, H., Herberg, H. J.: Psychische Spätschäden nach politischer Verfolgung. Basel–New York: S. Karger Verlag 1. Aufl. (1963), 2. Aufl. (1967).

Paul, O., Lepper, M. H., Phelan, W. H., Dupertuis, G. W., McMillan, A., McKean, H., Park, H.: A longitudinal study of coronary heart disease. Circulation *28*, pp. 20–31 (1963).

Paul-Mengelberg, M.: Die Bedeutung der graphologischen Diagnostik im Rahmen der Begutachtung Verfolgter. In: Psychische Spätschäden nach politischer Verfolgung, S. 245–255 (Hgb.: H. Paul und H. J. Herberg). Basel–New York: S. Karger Verlag 1963.

Paul-Mengelberg, M.: Schriftpsychologische Begutachtung von Spätschäden nach Gefangenschaft und Verfolgung. In: Die Beurteilung von Gesundheitsschäden nach Gefangenschaft und Verfolgung, S. 84–92 (Hgb.: H. J. Herberg). Herford: Nicolai'sche Verlagsbuchhandlung 1967.

Paul-Mengelberg, M.: Schreibmotorische Störungen bei ehemaligen Kriegsgefangenen und Verfolgten. In: Spätschäden nach Extrembelastungen, S. 206–217 (Hgb.: H. J. Herberg). Herford: Nicolai'sche Verlagsbuchhandlung 1971.

Payet, M., Pène, P., Camain, R.: Place de la steatose dans les cirrhoses dites nutritionelles des Africains adultes de Dakar. Bull. mém. l'école préparatoire méd. pharm. Dakar *1*, 29–31 (1952–53).

Pearson, H. E., Joseph, J.: Stress and Occlusive Coronary-Artery Disease. Lancet *1*, 415–418 (1963).

Perkins, R. F., Baggenstoss, A. H., Snell, A. M.: Viral hepatitis as cause of atrophy and cirrhosis of liver. Proc. Mayo Clin. *25*, 287–298 (1950).

Peters, G.: Ergebnisse vergleichender anatomisch-pathologischer und klinischer Untersuchungen an Hirngeschädigten. Arbeit und Gesundheit, N. F., Heft 74. Stuttgart: Georg Thieme Verlag 1962.

Peterson, D. R., Thompson, D. J., Chinn, N.: Ischemic Heart Disease Prognosis. J. Amer. med. Ass. *219*, 1423–1427 (1972).

Peterson, J. E., Keith, R. A., Wilcox, A. A.: Hourly Changes in Serum Cholesterol Concentration. Effects of the Anticipation of Stress. Circulation *25*, 798–803 (1962).

Petry, F.: Zur Prognose und Therapie der Hirnschädigung nach Mangel- und Fehlernährung. Med. Welt *5*, 679–682 (1954).

Petry, F.: Zur Pathogenese der Hirnschädigung nach Mangel- und Fehlernährung. Med. Welt *5*, 1675–1678 (1954).

Petry, F.: Zur Differentialdiagnose der Hirnschädigung nach Mangel- und Fehlernährung. Dtsch. Z. Nervenheilk. *172*, 234–247 (1954).

Pfister-Ammende, M.: Psychologie und Psychiatrie der Internierung und des Flüchtlingsdaseins. In: Psychiatrie der Gegenwart, Bd. III, S. 760 ff. Berlin–Göttingen–Heidelberg: Springer 1961.

Piatt, A. D.: A Radiographie chest survey of patients from the Dachau Concentrations Camp. Radiology *47*, 234–238 (1946).

Piccardo, M. G., Schwarz, K.: The electron microscopy of dietary necrotic liver degeneration. In: Symposium on Liver Function Publication, No. 4, p. 528–534. Washington, D. C.: Amer. Inst. biolog. Sciences 1958.

Pierach, A.: Kreislauf und Ernährung. In: Extreme Lebensverhältnisse und ihre Folgen, Bd. 7, S. 251–262, Bearb.: E. G. Schenck, W. v. Nathusius. Verband der Heimkehrer e.V., Bad Godesberg (1959).

Pierach, A., Heynemann, K.: Die Begutachtung von Arteriosklerose und Hypertonie bei Heimkehrern. In: Extreme Lebensverhältnisse und ihre Folgen, Bd. VI, S. 133–146. Hgb.: Verband der Heimkehrer e.V., Bad Godesberg (1964).

Piorkowski, G.: Leberzirrhose als Ausdruck chronischer Mangelerkrankung. Ärztl. Prax. 7, 1–2 (1955).

Platt, B. S.: Some traditional alcoholic beverages and their importance in indigenous African communities. Proc. Nutr. Soc. 14, 115–124 (1955).

Poche, R., Schuhmacher, K. T.: Über Zusammenhänge zwischen Diabetes mellitus und Leberzirrhose. Dt. Verdau.- u. Stoffwechselkr. 16, 68–79 (1956).

Podlaha, J., Zeman, F.: Ätio-Pathogenese und Therapie der Ermüdung und der vorzeitigen Vergreisung. IV. Internat. Med. Kongress der F.J.R. Bukarest (1964).

Poinot, J.: Erkrankungen der Verdauungsorgane. In: Pathologie der Kriegsgefangenschaft, Bd. 3. Hgb.: Verband der Heimkehrer, Kriegsgefangenen und Vermißtenangehörigen Deutschlands e. V., Bad Godesberg (1966), Bd. XI, 1–20.

Pokorná, L.: Die Lungentuberkulose im Konzentrationslager Theresienstadt im Vergleich mit der bei Häftlingen in anderen deutschen Konzentrationslagern. Tuberk.-Arzt 4, 406–414 (1950).

Pokorny, J., Hiller, W.: Wissenschaftliche Bearbeitung der Untersuchungsergebnisse, die bei Begutachtung von Heimkehrern erhoben worden sind, unter besonderer Berücksichtigung von Herz-Kreislauf-Schädigungen, Magen-Darm-Erkrankungen und Leberschäden. Arbeit und Gesundheit, N. F., Heft 68, S. 33–91. Stuttgart: Georg Thieme Verlag 1959.

Ponsold, A.: Das Prestige-Gutachten. Med. Sachverst. 65, 111–114 (1969).

Popper, H.: Liver disease-morphologic considerations. Amer. J. Med. 16, 98–117 (1954).

Popper, H.: Mechanism of hepatic fibrosis. (Abstr.). Bull. N. Y. Acad. Med. 35, 70–74 (1959).

Popper, H.: The Problem of Hepatitis. Amer. J. Gastroent. 55, 335–346 (1971).

Popper, H.: Zur Pathogenese der Lebercirrhose. In: Kühn, H. A. (Hgb.); Aktuelle Hepatologie, S. 66–67. Stuttgart: Georg Thieme Verlag 1973.

Popper, H., Hutterer, F.: Hepatic fibrinogenes and disturbance of hepatic circulation. Ann. N. Y. Acad. Sci. 170, 88–99 (1970).

Popper, H., Rubin, E., Gardiol, D., Schaffner, F., Paronetto, F.: Drug induced liver disease. A penalty for progress. Arch. intern. Med. 115, 128–136 (1965).

Popper, H., Schaffner, F.: Nutritional hepatic injury. Arch. intern. Med. 94, 785–800 (1954).

Popper, H., Schaffner, F.: Die Leber. Struktur und Funktion. Stuttgart: Georg Thieme Verlag Stuttgart 1961.

Popper, H., Schaffner, F.: Hepatic Cirrhosis. A problem in communication. Israel J. med. Sci. 4, 1–7 (1968).

Popper, H., Szanto, P. B., Parthasarathy, M.: Florid cirrhosis. Amer. J. clin. Path. 25, 889 bis 901 (1955).

Popper, H., Udenfriend, S.: Hepatic fibrosis. Correlation of biochemical and morphologic investigations. Amer. J. Med. 49, 707–721 (1970).

Popper, L.: Ärztliche Erfahrungen bei Untersuchungen nach dem österreichischen Opferfürsorgegestz. In: M. Michel; Gesundheitsschäden durch Verfolgung und Gefangenschaft und ihre Spätfolgen, S. 281–289. Frankfurt/M.: Röderberg-Verlag 1955.

Proudfit, W. L., Shirey, E. K.: Selective cine coronary arteriography. Correlation with clinical findings in 1 000 patients. Circulation 33, 901–910 (1966).

Querido, A., Gross, F.: Protein Metabolism. Influence of Growth hormone, anabolic steroids, and nutrition in health and disease. An international Symposium Leyden, 25. – 29. June (1962). Berlin–Göttingen–Heidelberg: Springer 1962.

Räntsch, F. E.: Über Lungenbefunde bei Spätheimkehrern der Jahre 1955–56. Beitr. Klin. Tuberk. *116*, 282–294 (1956).

Räntsch, F. E.: Über den Verlauf der Lungentuberkulose bei Heimkehrern unter besonderer Berücksichtigung etwaiger dystrophischer Spätschäden. Beitr. Klin. Tuberk. *116*, 49–58 (1956).

Räntsch, F. E.: Zur Frage der Dauerschäden nach Dystrophie hinsichtlich der Tuberkulose. Köln: Verlag „Der Versorgungsbeamte" 1958.

Räntsch, F. E.: Ergebnis einer mehrjährigen Nachbeobachtung von Spätheimkehrern der Jahre 1955–1956. Beitr. Klin. Tuberk. *129*, 37–45 (1964).

Räntsch, F. E.: Die tuberkulösen Schwerkriegsbeschädigten in Schleswig-Holstein 20 Jahre nach dem Kriege. Kriegsopferversorgung *15*, 166–171 (1966).

Räntsch, F. E.: Sterblichkeit und Todesursachen der tuberkulösen Schwerkriegsbeschädigten in gutachterlicher Sicht. Kriegsopferversorgung *16*, 73–78 (1967).

Räntsch, F. E.: Spätfolgen und Dauerschäden der Dystrophie hinsichtlich der Tuberkulose. Ergebn. ges. Tuberk.- u. Lung.-Forsch. *18*, 120–162 (1968).

Ramalingaswami, V., Nayak, N. C.: Liver disease in India. In: Progress in Liver Disease, Vol. III, S. 222–235 (Ed.: H. Popper, F. Schaffner). New York–London: Grune & Stratton 1970.

Randenborgh, H. van: Lebensdauer und Todesursache. Ärztl. Mitt. *48*, 2537–2540 (1963).

Randenborgh, H. van: Überlebenszeit und Lebenserwartung. Ein Diskussionsbeitrag zum Aufsatz von E. G. Schenck und G. Scheid „Die Folgen extremer Lebensverhältnisse bei Gefangenen und Internierten und ihre Beurteilung" im Juniheft 1965 von „Der Internist". Med. Sachverst. *62*, 50–52 (1966).

Randenborgh, H. van, Rauschelbach, H. H.: Zur Sterblichkeit der Spätest-Heimkehrer. Bundesversorgungsblatt (1968), Heft 2, S. 34–39.

Randerath, E., Diezel, P. D.: Coronarinfarkt und Dystrophie. In: Gutachtensammlung Hirt. Gutachten Nr. II/25; II/16. München: Stutz 1959.

Rappaport, A. M.: Betrachtungen zur Pathophysiologie der Leberstruktur. Klin. Wschr. *38*, 561–577 (1960).

Ratcliffe, H. L., Redfield, E.: Atherosclerotic Stenosis of the Extramural and Intramural Coronary Arteries of Man. Virchows Arch. Abt. A Path. Anat. *357*, 1–10 (1972).

Ratschow, M.: Zur Ödemkrankheit und ihre Beeinflußbarkeit durch Cystin. Dtsch. Gesundh.-Wes. *1*, 361–365 (1946).

Ratschow, M.: Entstehung und Verhütung von Eiweißmangelstörungen. Dtsch. Gesundh.-Wes. *3*, 2–8 (1948).

Ratschow, M.: Durchblutungsstörungen und Eiweißmangel. Klin. Wschr. *27*, 286–287 (1949).

Ratschow, M., Marx, H.: Über das Spätödem bei Eiweißmangelernährung. Dtsch. Gesundh.-Wes. *2*, 77–81 (1947).

Rattnoff, O. D., Mirick, G. S.: Influence of sex upon the lethal effects of an hepatotoxic alkaloid, monocrotaline. Bull. John Hopk. Hosp. *84*, 507–525 (1949).

Rauschelbach, H. H.: Zur Klinik der Spätfolgezustände nach Hungerdystrophie. Fortschr. Neurol. Psychiat. *22*, 214–226 (1954).

Rauschelbach, H. H.: Zur versorgungsrechtlichen Beurteilung der Spätheimkehrer, unter besonderer Berücksichtigung der Dystrophiefolgezustände. Med. Welt *5*, 1678–1682 (1954).

Rauschelbach, H. H.: Erhebungen über die Todesursachen von ehemaligen im Uranbergbau eingesetzten Kriegsgefangenen. Bundesversorgungsblatt (1969), Nr. 8, S. 88–91.

Rauschelbach, H. H.: Voralterung, vorzeitige Sterblichkeit. In: Spätschäden nach Extrembelastungen, S. 96–98 (Hgb.: H. J. Herberg). Herford: Nicolai'sche Verlagsbuchhandlung 1971.

Rauschelbach, H. H.: Zur Definition des Spätschadens – Abgrenzung gegenüber dem Nachschaden. Unveröffentlichtes Manuskript ohne Jahresangabe.

Rauschelbach, H. H.: Diskussionsbemerkung zum Thema „Alterung und Voralterung". Kriegsopferversorgung *19*, 27–28 (1970).

Read, A. E.: Cirrhosis of the liver. Brit. med. J. *1*, 427–430 (1968).

Rees, K. R.: The mechanism of action of aflatoxin in producing acute liver necrosis. Proc. roy. Soc. Med. *59*, 755–757 (1966).

Rehwald, E.: Das Hirntrauma. Beiträge zur Behandlung, Begutachtung und Betreuung Hirnverletzter. Arbeit und Gesundheit. N. F., Heft 59. Stuttgart: Georg Thieme Verlag 1956.

Reich, St.: Ohrenkrankheitsfolgen. Einige Aspekte der durch Verletzung entstandenen Taubheit bei den ehemaligen Deportierten. In: M. Michel; Gesundheitsschäden durch Verfolgung und Gefangenschaft und ihre Spätfolgen, S. 216–224. Frankfurt/M.: Röderberg-Verlag 1955.

Reinis, Z., Bazika, U., Kuthan, F., Slaby, A., Reisenhauer, R., Marsikova, L.: Prevalence of Ischaemic Heart Disease in Ruval Population. Cor Vasa *12*, 118–128 (1970).

Rewerts, G.: Neurologische Symptome bei der akuten Dystrophie. In: Extreme Lebensverhältnisse und ihre Folgen, Bd. VIII, S. 40–41. Hgb.: Verband der Heimkehrer e.V., Bad Godesberg (1959).

Rewerts, G.: Die akuten neurologischen Syndrome bei Hungernden. In: Extreme Lebensverhältnisse und ihre Folgen, Bd. V, S. 128–172. Hgb.: Verband der Heimkehrer e.V., Bad Godesberg (1961).

Rich, A. R., Hamilton, J. H.: The experimental production of cirrhosis of the liver by means of dificient diet. Bull. Hopkins Hosp. *66*, 185–198 (1940).

Richardson, H. J.: Eine Studie über die Spätfolgen der Gefangenschaft im fernen Osten. In: Spätschäden nach Extrembelastungen, S. 61–63 (Hgb.: H. J. Herberg). Herford: Nicolai'sche Verlagsbuchhandlung 1971.

Richartz, M.: Gesellschaftliche Implikationen bei der Beurteilung der sogen. psychoreaktiven Syndrome. In: Spätschäden nach Extrembelastungen, S. 218–220 (Hgb.: H. J. Herberg). Herford: Nicolai'sche Verlagsbuchhandlung 1971.

Richet, Ch., Dreyfus, G., Uzan, Fichez, L. F.: Die Folgeerscheinungen des physiologischen Elendszustandes. In: M. Michel; Gesundheitsschäden durch Verfolgung und Gefangenschaft und ihre Spätfolgen, S. 73–81. Frankfurt/M.: Röderberg-Verlag 1955.

Rietschel, H. G.: Probleme der epidemischen Gelbsucht. Münch. med. Wschr. *92*, 1333 (1950).

Roberts, W. C., Buja, L. M.: The frequency and significance of coronary arterial thrombi and other observations in fatal acute myocardial infarction. A study of 107 necropsy patients. Amer. J. Med. *52*, 425–443 (1972).

Rokitansky, K.: Acute gelbe Leberatrophie. In: Handbuch der speziellen pathologischen Anatomie, Vol. 3, S. 313–316. Wien: Braunmüller & Seidel 1842.

Rößle, R.: Die Entzündungen der Leber. I. Die Leberzirrhosen. In: Henke, F. und Lubarsch, O. (Hgb.); Handbuch der speziellen pathologischen Anatomie and Histologie, Vol. 5, Teil 1, S. 276–429. Berlin: Springer 1930.

Rößle, R.: Tuberkulose. Beitr. Klin. Tuberk. *96*, 1–14 (1941).

Rosencher, H.: Medicine in Dachau. Brit. med. J. *II*, 953–955 (1946).

Rosinsky, U.: EKG und Dystrophie. Med. Klin. *45*, 204–207 (1950).

Roskamm, H. van, Düsterlho, J. v., Reindell, H., Gebhardt, W., König, K.: Herz- und Kreislaufuntersuchungen bei ehemaligen Kriegsgefangenen im Vergleich zu gleichaltrigen Normalpersonen. Arch. Kreisl.-Forsch *43*, 178–209 (1964).

Ross, R. S.: Pathophysiology of Coronary circulation. Brit. Heart J. *33*, 173–184 (1971).

Rothmund, W.: Grundzüge einer erweiterten Lehre vom Tuberkulosebeginn und -ablauf. Beitr. Klin. Tuberk. *110*, 271–309 (1953).

Rothschuh, K. E.: Medizingeschichtliches zum Hungerödem. Synopsis *1*, 15–22 (1948).

Rowe, G. G.: Inequalities of Myocardial Perfusion in Coronary Artery Disease ("Coronary Steal"). Circulation *42*, 193–194 (1970).

Rozental, P., Biava, C., Spencer, H., Zimmermann, J.: Liver morphology and function tests in obesity and during total starvation. Amer. J. dig. Dis. *12*, 198–208 (1967).

Rubin, E., Hutterer, F., Popper, H.: Experimental hepatic fibrosis without hepatocellular regeneration. Arch. Path. *52*, 111–119 (1968).

Rubin, E., Lieber, C. S.: Experimental alcoholic hepatic injury in man: ultrastructural changes. Fed. Proc. *26*, 1458–1467 (1967).

Rubin, E., Lieber, C. S.: Malnutrition and Liver Disease – An Overemphasized Relationship. Amer. J. Med. *45*, 1–6 (1968).

Ruebner, B. H., Slusser, R. J.: Hepatocytes and Sinusoidal Lining Cells in Viral Hepatitis. Arch. Path. *86*, 1–11 (1968).

Rüd: Diskussionsbemerkung: Autoptisch gefundene Herzmuskelschwielen, Anergie des Dystrophikers, Dickdarm. In: Extreme Lebensverhältnisse und ihre Folgen, Bd. 7, S. 70–72, Bearb.: E. G. Schenck, W. v. Nathusius. Verband der Heimkehrer e.V., Bad Godesberg (1959).

Rüd, H., Driver, H., Schenck, E. G., Nathusius, W. v.: Chirurgisch-orthopädische Beobachtungen und Erfahrungen. In: Extreme Lebensverhältnisse und ihre Folgen, Bd. 3, S. 28 bis 110, Bearb.: E. G. Schenck, W. v. Nathusius. Verband der Heimkehrer e.V., Bad Godesberg (1959).

Sachs, H. W.: Über Leberverfettung. Virchows Arch. path. Anat. *307*, 253–280 (1941).

Sack, F.: Soziologische Aspekte von Haft- und Verfolgungsschäden. In: Spätschäden nach Extrembelastungen, S. 221–228 (Hgb.: H. J. Herberg). Herford: Nicolai'sche Verlagsbuchhandlung 1971.

Saller, K.: Erbe und Umwelt in der Krankenbeurteilung. In: Spätschäden nach Extrembelastungen, S. 13–20 (Hgb.: H. J. Herberg). Herford: Nicolai'sche Verlagsbuchhandlung 1971.

Saltups, A., McCallister, B. D., Hallermann, F. J., Wallace, R. B., Smith, R. E., Frye, R. L.: Left Ventricular Hemodynamics in Patients with Coronary Artery Disease and in Normal Subjects. Amer. J. Med. *50*, 8–19 (1971).

Salzmann, C.: Historisches zur Hungerkrankheit. In: Hottinger, A., Gree, O., Uehlinger, E., Salzmann, C., Cabhart, A.; Hungerkrankheit, Hungerödem, Hungertuberkulose, S. 1–11. Basel (1948).

Sarre, J.: Hochdruck nach Dystrophie als WDB? Med. Welt *7*, 594–595 (1956).

Sassen, G., Schenkelberg, K.: Stammskelett-Veränderungen nach Dystrophie. Ergebnisse der klinischen und röntgenologischen Untersuchung an 100 Spätheimkehrern. In: Arbeit und Gesundheit, N. F., Heft 65, S. 157–182; Die Dystrophie. Stuttgart: Georg Thieme Verlag 1958.

Schäfer, E. L.: Epithelkörpercheninsuffizienz und chronische Unterernährung. Med. Klin. *43*, 236 (1948).

Schäfer, E. L.: Zur Frage der Paraesthesie-Häufung bei der chronischen Unterernährung. Med. Klin. *44*, 1028–1030 (1949).

Schäfer, E. L.: Tierexperimentelle Untersuchungen zur Frage der Bedeutung des Mineralstoffwechsels für die Tuberkulose. Beitr. Klin. Tuberk. *110*, 409–425 (1954).

Schaefer, J. W., Schiff, L., Gall, E. A., Oikawa, Y.: Progression of acute hepatitis to postnecrotic cirrhosis. Amer. J. Med. *42*, 348–358 (1967).

Schaffner, F.: The structural basis of altered hepatic function in viral hepatitis. Amer. J. Med. *49*, 658–668 (1970).

Scharfenberg, G., Benndorf, S., Winkelvoss, E.: Parietale Myocardruptur. Ein Bericht über 36 eigene Beobachtungen. Z. Kreisl.-Forsch. *58*, 447–452 (1969).

Scheid, G.: Über Spätschäden bei Heimkehrern in der internen Begutachtung unter besonderer Berücksichtigung der vegetativen Dystonie. Med. Mschr. *7*, 701–705 (1953).

Scheid, G.: Schlußwort. Med. Mschr. *8*, 517–518 (1954).

Scheid, G.: Zur Frage der Dauerschäden nach Dystrophie. In: Arbeit und Gesundheit, N. F., Heft 65, S. 123–142 (Lit.: S. 140–142). „Die Dystrophie, Spätfolgen und Dauerschäden". Stuttgart: Georg Thieme Verlag 1958.

Schenck, E. G.: Das Altern des Menschen. Hippokrates *30*, 729–734 (1959).

Schenck, E. G.: Stoffwechsel in der Phase der acuten, dekompensierten Dystrophie. In Extreme Lebensverhältnisse und ihre Folgen. Bd. 4, S. 31–37, Bearb.: E. G. Schenck, W. v. Nathusius. Verband der Heimkehrer e.V., Bad Godesberg (1959).

Schenck, E. G.: Über den Stoffwechselrhythmus in der Dystrophie. In: Extreme Lebensverhältnisse und ihre Folgen, Bd. 4, S. 38–43, Bearb.: E. G. Schenck, W. v. Nathusius. Verband der Heimkehrer e.V., Bad Godesberg (1959).

Schenck, E. G.: Über die geistige Leistungsfähigkeit in der Gefangenschaft. In: Extreme Lebensverhältnisse und ihre Folgen, Bd. 4, S. 44–54, Bearb.: E. G. Schenck, W. v. Nathusius. Verband der Heimkehrer e.V., Bad Godesberg (1959).

Schenck, E. G.: Gemeinschaftszerfall und Gemeinschaftsbildung infolge Gefangenschaft. In: Extreme Lebensverhältnisse und ihre Folgen, Bd. 4, S. 55–86, Bearb.: E. G. Schenck, W. v. Nathusius. Verband der Heimkehrer e.V., Bad Godesberg (1959).

Schenck, E. G.: Eindrücke vom Gesundheits- und Sanitätswesen in der U.D.S.S.R. In: Extreme Lebensverhältnisse und ihre Folgen, Bd. 4, S. 87–114, Bearb.: E. G. Schenck, W. v. Nathusius. Verband der Heimkehrer e.V., Bad Godesberg (1959).

Schenck, E. G.: Alterung und Anlage. In: Extreme Lebensverhältnisse und ihre Folgen, Bd. 8, S. 16–33, Bearb.: E. G. Schenck, W. v. Nathusius. Verband der Heimkehrer e.V., Bad Godesberg (1959).

Schenck, E. G.: Gefangenschaftsschäden. Bemerkungen zur Frage der Behandlung, Beurteilung und Erforschung der Folgen und Späterscheinungen. Ärztl. Prax. *13*, 2020–2021 (1961).

Schenck, E. G.: Lebens- und Krankenschicksale ehemaliger Gefangener. Handb. d. ärztlichen Erfahrungen aus der Gefangenschaft. Schriftenreihe des Ärztlich-wissenschaftlichen Beirates des Verbandes der Heimkehrer Deutschlands e.V. (1962).

Schenck, E. G.: Ernährungszustand, Konstitution und Krankheitsdisposition. Med. Welt *20*, 1131–1140 (1962).

Schenck, E. G.: Lebensablauf, Umwelt und Leistungsfähigkeit des Menschen. Stahl u. Eisen *83*, 1–9 (1963).

Schenck, E. G.: Todesursachen ehemaliger Gefangener und das Problem der Voralterung. Zit. nach Andres und Rauschelbach (Kritik). Vortrag auf der 2. Int. Ärztekonferenz der CIAPG in Köln, November 1964.

Schenck, E. G.: Das Problem der Voralterung nach einem Leben unter extremen Verhältnissen. In: Extreme Lebensverhältnisse und ihre Folgen, Bd. 6, S. 208–214, Bearb.: E. G. Schenck, W. v. Nathusius. Hgb.: Verband der Heimkehrer e.V., Bad Godesberg (1964).

Schenck, E. G.: Extreme Lebensverhältnisse und ihre Folgen. Inwieweit sind Erfahrungen aus Europa auf Entwicklungsländer zu übertragen? Ernährungsumschau *11*, 1–4 (1965).

Schenck, E. G.: Das menschliche Elend im XX. Jahrhundert. Eine Pathographie der Kriegs-, Hunger- und politischen Katastrophen Europas. Herford: Nicolai'sche Verlagsbuchhandlung 1965.

Schenck, E. G.: Todesursachen ehemaliger Gefangener und das Problem der Voralterung. In: Pathologie der Kriegsgefangenschaft, Bd. 3, S. 1–33. Hgb.: Verband d. Heimkehrer, Kriegsgefangenen und Vermißtenangeh. Deutschlands e.V., Bad Godesberg (1966).

Schenck, E. G.: Diskussionsbemerkung zu „Die Leber bei chronischer Unterernährung". Diskussionsbemerkung zu Solbach, H. G. und Franken, F. Dtsch. med. Wschr. *93*, 1990 bis 1994 (1968).

Schenck, E. G.: Der Hunger und seine Folgen. In: „Das Welthunger-Problem". Herford: Nicolai'sche Verlagsbuchhandlung 1970.

Schenck, E. G.: Zum heutigen Wissensstand über die Voralterung der Heimkehrer. Kriegsopferversorgung *19*, 17–29 (1970).

Schenck, E. G.: Voralterung, vorzeitige Zurruhesetzung, vorzeitige Sterblichkeit. In: Spätschäden nach Extrembelastungen, S. 64–81 (Hgb.: H. J. Herberg). Herford: Nicolai'sche Verlagsbuchhandlung 1971.

Schenck, E. G.: Das Problem „Voralterung". Unveröffentlichtes Manuskript (1971).

Schenck, E. G.: Zur Frage der Voralterung nach extremen Lebensverhältnissen. In: Spätschäden nach Extrembelastungen, S. 64–80. Herford: Nicolai'sche Verlagsbuchhandlung 1971.

Schenck, E. G.: Persönliche Mitteilung (1973).

Schenck, E. G., Benz, W.: Durst- und Fastenkuren. Mit besonderer Berücksichtigung der Schrotkur und des Teefastens. In: Theorie, Geschichte und Praxis der Ernährungsbehandlung, Bd. II, 208 S. Stuttgart: Hippokrates Verlag, Marquardt & Cie. 1940.

Schenck, E. G.: Girgensohn, H.: Zur Pathographie von Gefangenschaften unter extremen Lebensverhältnissen. In: Extreme Lebensverhältnisse und ihre Folgen, Bd. VI, S. 11–49. Hgb.: Verband der Heimkehrer e.V., Bad Godesberg (1964).

Schenck, E. G., Jarsch, G., Haupt, W., Praegler, K.: Der Gesundheitszustand von Spätheimkehrern (1955) – unmittelbar vor der Entlassung. In: Extreme Lebensverhältnisse und ihre Folgen, Bd. 1, S. 6–34, Bearb.: E. G. Schenck, W. v. Nathusius. Verband der Heimkehrer e.V., Bad Godesberg (1958).

Schenck, E. G., Mellinghoff, C. H.: Der Diabetes mellitus als Volkskrankheit und seine Beziehung zur Ernährung. Beiträge zur Ernährungswissenschaft, Bd. 2. Darmstadt: Dr. Dietrich Steinkopff-Verlag 1960.

Schenck, E. G., Meyer, H. E.: Das Fasten. In: Theorie, Geschichte und Praxis der Ernährungsbehandlung, Bd. I, 379 S. Stuttgart–Leipzig: Hippokrates-Verlag, Marquardt & Cie 1938.

Schenck, E. G., Nathusius, W. v.: Extreme Lebensverhältnisse und ihre Folgen. Schriftenreihe des Ärztlich-wissenschaftlichen Beirates des Verbandes der Heimkehrer Deutschlands e.V., Bd. I, Bad Godesberg (1958).

Schenck, E. G., Nathusius, W. v.: Extreme Lebensverhältnisse und ihre Folgen. Schriftenreihe des Ärztlich-wissenschaftlichen Beirates des Verbandes der Heimkehrer Deutschlands e.V., Bd. II, Bad Godesberg (1958).

Schenck, E. G.: Nathusius, W. v.: Gemeinschaftsverpflegung und Zwangsverpflegung. In: Extreme Lebensverhältnisse und ihre Folgen, Bd. 2, S. 33–74, Bearb.: E. G. Schenck, W. v. Nathusius. Verband der Heimkehrer e.V., Bad Godesberg (1958).

Schenck, E. G., Nathusius, W. v.: Extreme Lebensverhältnisse und ihre Folgen. Schriftenreihe des Ärztlich-wissenschaftlichen Beirates des Verbandes der Heimkehrer Deutschlands e.V., Bd. III, Bad Godesberg (1959).

Schenck, E. G., Nathusius, W. v.: Extreme Lebensverhältnisse und ihre Folgen. Schriftenreihe des Ärztlich-wissenschaftlichen Beirates des Verbandes der Heimkehrer Deutschlands e.V., Bd. IV, Bad Godesberg (1959).

Schenck, E. G., Nathusius, W. v.: Extreme Lebensverhältnisse und ihre Folgen. Handbuch der ärztlichen Erfahrungen aus der Gefangenschaft. Schriftenreihe des Ärztlich-wissenschaftlichen Beirates des Verbandes der Heimkehrer Deutschlands e.V., Bd. V, Bad Godesberg (1961).

Schenck, E. G., Nathusius, W. v.: Extreme Lebensverhältnisse und ihre Folgen. Handbuch der ärztlichen Erfahrungen aus der Gefangenschaft. Schriftenreihe des Ärztlich-wissenschaftlichen Beirates des Verbandes der Heimkehrer Deutschlands e.V., Bd. VI, Bad Godesberg (1964). Hgb.: Verband der Heimkehrer e.V.

Schenck, E. G., Nathusius, W. v.: Extreme Lebensverhältnisse und ihre Folgen. Schriftenreihe des Ärztlich-wissenschaftlichen Beirates des Verbandes der Heimkehrer, Bad Godesberg (1959), Bd. VII.

Schenck, E. G., Raykowski, A., Nathusius, W. v.: Die Frau in der Gefangenschaft. In: Extreme Lebensverhältnisse und ihre Folgen, Bd. 1, S. 54–78, Bearb.: E. G. Schenck, W. v. Nathusius. Verband der Heimkehrer e.V., Bad Godesberg (1958).

Schenck, E. G., Scheid, G.: Die Folgen extremer Lebensverhältnisse bei Gefangenen und Internierten und ihre Beurteilung. Internist 6, 276–284 (1965).

Schenck, E. G., Scheid, G.: Die versorgungsärztliche Beurteilung der Todesursachen ehemaliger Gefangener. Kriegsopferversorgung 15, 61–65 (1966).

Schenck, E. G., Valentin, H.: Untersuchungen über Hunger, langfristige Dystrophie und Bemerkungen zur Systematik dieser Störungen. In: Extreme Lebensverhältnisse und ihre Folgen, Bd. 4, S. 3–30, Bearb.: E. G. Schenck, W. v. Nathusius. Verband der Heimkehrer e.V., Bad Godesberg (1959).

Schenetten, F.: Über elektrokardiographische Veränderungen bei Dystrophie. Cardiologia 18, 279–296 (1951).

Schettler, F. G., Boyd, G. S.: Atherosclerosis. Pathology, Physiology, Aetiology, Diagnosis and clinical Management. Amsterdam–London–New York: Elsevier Publishing Company 1969.

Schettler, G.: Vorerkrankungen und Arteriosklerose. Verh. dtsch. Ges. inn. Med. 60, 883 (1954).

Schettler, G.: Arteriosklerose. Ätiologie, Pathologie, Klinik und Therapie. Stuttgart: Georg Thieme Verlag 1961.

Schettler, G.: Ätiologie und Klinik der Arteriosklerose. Wien. Klin. Wschr. 81, 581–585 (1969).

Schettler, G.: Risikofaktoren beim Herzinfarkt. Vorläufige Ergebnisse einer sekundären Präventivstudie mit Heparin. Dtsch. med. Wschr. 97, 533–538 (1972).

Schettler, G.: Eggsten, M.: Fette, Ernährung und Arteriosklerose. Dtsch. med. Wschr. 83, 702 (1958).

Schettler, G., Schmidt-Thomé, J.: Zur Frage der Hypocholesterinämie bei chronischer Mangelernährung. Klin. Wschr. 26, 463–469 (1948).

Schettler, G., Wollenweber, J.: Arteriosklerose. Klin. Gegenw. 2, 275–312 (1956), Ergänzung (1969).

Schieckel, H.: Juristische Probleme der Rehabilitation. In: Extreme Lebensverhältnisse und ihre Folgen, Bd. VIII, S. 80–96. Hgb.: Verband der Heimkehrer e.V., Bad Godesberg (1959).

Schilling, F.: Selbstbeobachtungen im Hungerzustand. In: Weizsäcker, V. v.: Beiträge zur allgemeinen Medizin, Heft 6, Stuttgart (1948).

Schilling, W.: Klinisch-statistische Studie zur Verbreitung und Behandlung der Tbk und Begleitkrankheiten unter den VdN. Dtsch. Gesundh.-Wes. 24, 1140–1145 (1969).

Schleicher, I.: Zusammenhang zwischen Hochdruck und Dystrophie? Med. Klin. 55, 1259 (1960).

Schlesinger, H.: Polyneuritis bei Hungerödem. Wien. med. Wschr. 69, 1626–1627 (1919).

Schlesinger, H.: Die Nervenerkrankungen bei der Ödemkrankheit. In: Handbuch der Neurologie, Bd. 13/2, S. 1008–1012. Berlin: Springer 1936.

Schmengler, F. E., Seiler, D.: Ueber Leberveränderungen nach Hungerdystrophie. Med. Klin. 50, 805–807 (1955).

Schmitt, H. G.: Ernährungsschäden am Knochen des Erwachsenen. Med. Klin. 42, 505–509 (1947).

Schmitt, H. G.: Über die Hungerosteopathie beim Erwachsenen. Fortschr. Röntgenstr. 71, 328–338 (1949).

Schmitz, W. P.: Kriegsgefangenschaft und Heimkehr in ihren Beziehungen zu psychischen Krankheitsbildern. Nervenarzt 20, 303–310 (1949).

Schmitz, W. P.: Der Heimkehrer und seine Beurteilung unter dem Aspekt psychosomatischer Wechselwirkung von vegetativen Dysregulationen. Med. Klin. 45, 1297–1301 (1950).

Schneider, H.: Blutbilder 1947/48. Med. Klin. 43, 634–635 (1948).

Schölzel, P., Taschler, R.: Beobachtung von Spätzuständen nach Osteopathie bei Postdystrophikern. Med. Welt 10, 1929–1932 (1959).

Schoen, R.: Unterernährung, Fehlernährung und Überernährung. In: Lang, K. und R. Schoen; Die Ernährung. Berlin–Göttingen–Heidelberg: Springer 1952.

Schoen, R.: Vegetative Dystrophie, insbesondere beim Heimkehrer. Münch. med. Wschr. *98*, 1158–1159 (1956).

Schoen, R., Fritze, E.: Erfahrungen über die Endocarditis lenta und ihre Behandlung mit Penicillin. Dtsch. med. Wschr. *74*, 1060–1067 (1949).

Schoen, R., Hartmann, F.: Untersuchungen am Unterernährten. I. Mitteilung. Das klinische Bild hochgradiger Unterernährung an großen Zahlen männlicher Heimkehrer. Dtsch. Arch. klin. Med. *196*, 593–606 (1950).

Schöneberg, G.: Die ärztliche Beurteilung Beschädigter, 3. Auflage. Darmstadt: Dr. Dietrich Steinkopff Verlag 1960.

Schoenmackers, J.: Elastische und unelastische Koronarsklerose. Prognostisch unterschiedliche Formen der Koronarsklerose. Arch. Kreisl.-Forsch. *42*, 172–233 (1963).

Schoenmackers, J.: Die Blutversorgung des Herzmuskels und ihre Störungen. In: Lehrbuch der speziellen Patholog. Anatomie (Hgb.: Kaufmann und Staemmler). Berlin: Walter de Gruyter 1967.

Schoenmackers, J.: Über die Herzruptur, Arterien-, Venen- und Myocardveränderungen. Arch. Kreisl.-Forsch. *54*, 1–26 (1967).

Schoenmackers, J., Campos, J. L.: Zentrale und periphere Ostiumbarrieren, eine spezielle Lokalisation der Koronarsklerose. Arch. Kreisl.-Forsch. *43*, 235–248 (1964).

Schoental, R.: Herbal Medicine and Disease. J. trop. Pediat. 2, 208–214 (1957).

Schrader, H. J.: Hypertonie nach Hungerkrankheit. Med. Welt 3, 1291–1292 (1952).

Schröder, R.: Zum Problem des plötzlichen Herztodes bei koronarer Herzerkrankung. Dtsch. med. Wschr. *97*, 574–578 (1972).

Schröder, J., Berndt, E.: Über Faktoren, die eine Zunahme der Herzmuskelinfarkte vortäuschen. Verh. dtsch. Ges. Kreisl.-Forsch. *32*, 146–150 (1966).

Schubert, R.: Herz und Atmungsorgane im Alter. Psychologie und Soziologie in der Gerontologie. Veröffentlichungen der Dtsch. Ges. f. Gerontologie, Bd. 1. Darmstadt: Dr. Dietrich Steinkopff Verlag 1968.

Schubert: Dystrophieschäden auf dem Gebiet von Ohren, Nase und Hals. In: Arbeit und Gesundheit, N. F., Heft 65, S. 183–193. Stuttgart: Georg Thieme Verlag 1958.

Schubothe, H., Schwanz, G.: Die Magensaftsekretion bei chronischer Unterernährung. Klin. Wschr. *26*, 373–374 (1948).

Schübel, E.: Die Altersbedingtheit von Krankheitszuständen. Öff. Gesundh.-Wes. *31*, 499 bis 503 (1969).

Schulte, W.: Hirnorganische Dauerschäden nach Dystrophie: Wesensänderungen, Epilepsien und Apoplexien. Med. Klin. *46*, 1356–1359 (1951).

Schulte, W.: Hirnorganische Dauerschäden nach schwerer Dystrophie. München–Berlin: Urban & Schwarzenberg 1953.

Schulte, W.: Zur Frage der hirnorganischen Dauerschäden nach schwerer Dystrophie. Dtsch. Z. Nervenheilk. *169*, 479–489 (1953).

Schulte, W.: Cerebrale Defektsyndrome nach schwerer Dystrophie und Möglichkeiten ihrer Kompensierung mit einem Blick auf Heimkehrerdepressionen und forensische Komplikationen. Nervenarzt *24*, 415–419 (1953).

Schulte, W.: Gibt es eine Hirnversehrtheit infolge schwerer Dystrophien? Ärztl. Wschr. *8*, 233–236 (1953).

Schulte, W.: Neurologische Spätschäden nach Mangel- und Fehlernährung. Med. Klin. *49*, 814–817 (1954).

Schulte, W., Stiawa, R.: Organische Hirnschädigung nach schwerer Hungerdystrophie. Eine Zwischenbilanz über den derzeitigen Stand der Erfahrungen. Fortschr. Neurol. Psychiat. *26*, 66–82 (1958).

Schulte: Hirndauerschäden, nach Gefangenschaftsdystrophie. In: Extreme Lebensverhältnisse und ihre Folgen, Bd. 7, S. 53–63, Bearb.: E. G. Schenck, W. v. Nathusius. Verband der Heimkehrer e.V., Bad Godesberg (1959).

Schulten, H.: Die Hungerkrankheit. Berlin–Saulgau: K. F. Haug 1946.

Schulz, H., Schüller, W.: Carcinom und Sarkom in einem Ulcus cruris nach Kriegstrauma. Chirurg 40, 138–142 (1969).

Schwartz, C., Stenhouse, N. S., Taylor, A. E., White, T. A.: Coronary Disease Severity at Necropsy. Brit. Heart J. 27, 731–739 (1965).

Schwartz, F. F.: Motivation in chronic illness. J. med. Ass. Alabama 38, 335–338 (1968).

Schwartz, O.: Beobachtungen und Erfahrungen bei der Hungerkrankheit im Lager von Gurs (Südfrankreich). Schweiz. med. Wschr. 75, 1136–1137 (1945).

Schwarz, K.: Nutritional factors and liver diseases. Ann. N. Y. Acad. Sci. 57, 615–962 (1954).

Schwarz, K.: Introduction: Liver necrosis versus fatty liver and cirrhosis. Ann. N. Y. Acad. Sci. 57, 617–621 (1954).

Schweitzer: Diskussionsbemerkung: Autoptische Darm- und Herzbefunde bei Dystrophie. In: Extreme Lebensverhältnisse und ihre Folgen, Bd. 7, S. 75–76, Bearb.: E. G. Schenck, W. v. Nathusius. Verband der Heimkehrer e.V., Bad Godesberg (1959).

Scrimshaw, N. S.: Synergistic and antagonistic interactions of nutrition and infection. Fed. Proc. 25, 1679–1681 (1966).

Scrimshaw, N. S., Arroyave, G., Bressani, R.: Nutrition. Ann. Rev. Biochem. 27, 403–426 (1958).

Scrimshaw, N. S., Béhar, M., Arroyave, G., Viteri, F., Tejada, C.: Characteristics of Kwashiorkor (Sindrome pluricarencial de la infancia). Fed. Proc. 15, 977–985 (1956).

Scrimshaw, N. S., Béhar, M., Perez, C., Viteri, F.: Nutritional problems of children in central America and Panama. Pediatrics 16, 378–397 (1955).

Sedlmayer, G.: Erfahrungen in der Behandlung kranker Heimkehrer. Med. Klin. 44, 257–259 (1949).

Sedlmayer, G.: Wandlungen im Krankheitsbild der Ostheimkehrer. Med. Klin. 44, 1223 bis 1225 (1949).

Seiler, J.: Zur Anerkennung der Arteriosklerose als Versorgungsleiden nach dem Bundesversorgungsgesetz. Med. Klin. 53, 171–174 (1958).

Seiler, J.: Unfall und Diabetes im Spiegel von Gerichtsurteilen. In: Diabetes mellitus. 3. Kongress der intern. Diabetes Federation, Düsseldorf 21. – 25. 7. 1958. Stuttgart: Georg Thieme Verlag 1959.

Seiler, J.: Die Bedeutung morphologischer Untersuchungsmethoden für die Begutachtung chronischer Lebererkrankungen nach dem Bundesversorgungsgesetz. Med. Sachverst. 64, 274–279 (1968).

Seiler, J.: Über das gemeinsame Vorkommen von chronischen Leberschäden mit einigen anderen Erkrankungen und deren Bewertung in der Kriegsopferversorgung. Med. Sachverst. 65, 137–145 (1969).

Seiler, J.: Zur Begutachtung arteriosklerotischer Komplikationen. In: Die Beurteilung von Gesundheitsschäden nach Gefangenschaft und Verfolgung, S. 108–113 (Hgb.: H. J. Herberg). Herford: Nicolai'sche Verlagsbuchhandlung 1967.

Selberg, W.: Zur pathologischen Anatomie der Unterernährung (Ref.). Klin. Wschr. 25, 318–319 (1947).

Selberg, W.: Pathologische Anatomie der Unterernährung. Synopsis 1, 23–50 (1948).

Selmair, H., Vido, I., Wildhirt, E., Ortmans, H.: Die chronisch-nekrotisierende Hepatitis. Dtsch. med. Wschr. 95, 1397–1401 (1970).

Selye, H.: Experimental cardiovascular disease. Part 1 and 2. Berlin–Heidelberg–New York: Springer 1970.

Selye, H.: Elektrolyte, Stress und Herznekrose. Basel–Stuttgart: Benno Schwabe & Co. 1962.

Selzer, G., Parker, R. G. F.: Senecio poisoning exhibiting as chiary syndrome. Amer. J. Path. *27*, 885–907 (1951).

Selzer, G., Parker, R. G. F., Sapeika, N.: An experimental study of snecio poisoning in rats. Brit. J. exp. Path. *32*, 14–20 (1951).

Senecal, J. R., Camain, R., Houssiaux, J. P.: Étude anatomo-pathologique de 64 cas de malnutrition duz l'enfant africain (Kwashiorkor). Sem. Hop. Paris *29*, 3251–3263 (1953).

Sepúlveda, B., Hernández de la Portilla, R., Rojas, E., Macías, J.: Malnutrition an liver Disease in Mexico. Gastroenterology *33*, 249–257 (1957).

Sepúlveda, B., Rojas, E., Landa, L.: La Etiologia de la cirrhosis del higado tipo Laennec. (Die Ätiologie der Lebercirrhose Typ Laennec). Rev. Invest. Clin. *IV*, 321–340 (1952).

Sheps, J.: Organische Hirnschäden bei Überlebenden aus Konzentrationslagern in den Vereinigten Staaten – langfristige Reaktion auf extreme Umweltbelastungen. In: Spätschäden nach Extrembelastungen, S. 165–175 (Hgb.: H. J. Herberg). Herford: Nicolai'sche Verlagsbuchhandlung 1971.

Sherlock, S.: Post-hepatitis cirrhosis. Lancet *154*, 817–822 (1948).

Sherlock, S.: Diseases of the Liver and Biliary Systems. Oxford: Blackwell Scientific Publications 1955.

Sherlock, S.: Krankheiten der Leber und Gallenwege, 3. Auflage. München: J. F. Lehmanns Verlag 1965.

Sherlock, S., Summerskill, W. H., White, L. P., Phear, E. A.: Portalsystemic encephalopathy neurological complications of liver disease. Lancet 2, 453–457 (1954).

Sherlock, S., Walshe, V.: Effect of under-nutrition in man on hepatic structure and function. Nature (London) *161*, 604 (1948).

Shils, M. E., Stewart, W. B.: Development of portal fatty liver in rats on corn diets; response of lipotropic agent. Proc. Soc. exp. Biol. Med. *85*, 298–303 (1954).

Shils, M. E., Stewart, W. B., Giovanni, R. de: Fatty liver of portal type: Effects of choline, methionine and vitamin B_{12}. J. Nutr. *56*, 95–106 (1955).

Siegert, P.: Über Augenerkrankungen bei mangelernährten Spätheimkehrern. Klin. Mbl. Augenheilk. *129*, 3–13 (1956).

Siegert, P.: Augenerkrankungen und optische Funktionsstörungen infolge alimentärer Dystrophie bei Kriegsgefangenen. In: Extreme Lebensverhältnisse und ihre Folgen, Bd. 2, S. 75–102, Bearb.: E. G. Schenck, W. v. Nathusius. Verband der Heimkehrer e.V., Bad Godesberg (1958).

Simborg, D. W.: The status of risk factors and coronary heart disease. J. chron. Dis. *22*, 515–552 (1970).

Simmedinger, A. N.: Neue Wege zur Bestimmung verfolgungsbedingter Schäden an Körper und Gesundheit bei Naziopfern, Kriegsbeschädigten und Sozialrentnern. In: M. Michel; Gesundheitsschäden durch Verfolgung und Gefangenschaft und ihre Spätfolgen, S. 246 –250. Frankfurt/M.: Röderberg-Verlag 1955.

Simonson, E., Keys, A.: Research in Russia on Vitamins and Atherosclerosis. Circulation *24*, 1239–1248 (1961).

Sinapius, D.: Zur Morphologie der Fettresorption bei Atherosklerose der Coronararterien. Virchows Arch. path. Anat. *338*, 150–160 (1964).

Sinapius, D.: Zur Morphologie verschließender Koronarthromben. Lokalisation, Länge, Zusammensetzung, Wachstum. Dtsch. med. Wschr. *97*, 544–551 (1972).

Sinclair, H. M.: The Assessment of Human Nutriture. Vitam. Horm. 6, 101–162 (1948).

Smetana, H. F.: Histogenesis of coarse nodular cirrhosis. Lab. Invest. *5*, 175–193 (1956).

Smetana, H. F.: The evolution of portal cirrhosis. Bull. N. Y. Acad. Med. *36*, 491–495 (1960).

Smetana, H. F.: The histopathology of drug-induced liver disease. Ann. N. Y. Acad. Sci. *104*, 821–846 (1963).

Smetana, H. F.: Cirrhosis of the Liver: Principles of classification, histogenesis and pathogenesis. In: Pathology Anual 7, 107–144 (1972). Series editor: S. C. Sommers, Appleton-Century-Crofts, New York.

Smetana, H. F., Greer, W. E.: Experimental study of the histogenesis of nutritional cirrhosis in primates. In: Recent Advances in Gastroenterology. Proceedings of the 3rd World Congress of Gastroenterology (1967), Vol. 3, pp. 25–29.

Smetana, H. F., Hadley, G. G., Sirsat, S. M.: Infantile cirrhosis. An analytic review of the literature and a report of 50 cases. Pediatrics 28, 107–127 (1961).

Solbach, H. G., Franken, F. H.: Die Leber bei chronischer Unterernährung. Untersuchungen an Kranken mit Anorexia nervosa. Dtsch. med. Wschr. 93, 1990–1994 (1968).

Soyka, D.: Hirnatrophische Defektzustände nach Dystrophie und ihre Pathogenese. Nervenarzt 29, 347–354 (1958).

Speckmann, K.: Veränderungen am Nervensystem bei Mangelernährung. Nervenarzt 18, 262–269 (1947).

Spicer, C. G., Stewart, D. N., Winser, D. M. R.: Perforated peptic ulcer during period of heavy air-raids. Lancet 1, 14 (1944).

Spittle, C. R.: Atherosclerosis and Vitamin C. Lancet 2, 1280–1281 (1971).

Sriramachari, S.: Experimental dietary cirrhosis. Indian J. med. Res. 30, 920–951 (1962).

Staehler: Azoospermie nach langdauernder schwerer alimentärer Dystrophie. Dtsch. med. Wschr. 77, 1235 (1952).

Staemmler, M.: Hat sich das anatomische Bild der Tuberkulose im Krieg gewandelt? Dtsch. med. Wschr. 70, 470–473 (1944).

Staemmler, M.: Kriegs- und Nachkriegsbeobachtungen über Tuberkulose. Dtsch. med. Wschr. 74, 33–35 (1949).

Stamler, J., Lilienfeld, A. M.: Primary Prevention of Atherosclerotic Diseases. Circulation 42, A 55 – A 95 (1970).

Stapleton, T.: Oedema in recovered prisoners-of-war. Lancet 1, 850–851 (1946).

Stead, E. A.: What We have Learned about Myocardial Infarction from Epidemiological and Dietary Studies. Circulation 40, 85–90 (1969).

Stefenelli, N.: Über die Fähigkeit der geschädigten Leber, Serumcholinesterase zu bilden. Bibl. gastroent. (Basel) 4, 75–78 (1961).

Steffens, W.: Verletzungen der Lungen und des Brustkorbes. Frühverlauf und Spätfolgen, mit besonderer Berücksichtigung der Lungentuberkulose. Kritisches Beobachten über drei Jahrzehnte an fast 4000 Verletzten des Weltkrieges 1914/18. Arbeit und Gesundheit, N. F., Heft 44. Stuttgart: Georg Thieme Verlag 1951.

Stefko, W. H.: Studien über die Paravariation bei Menschen unter Einfluß der Unterernährung. Ergebn. allg. Path. 22, 687–811 (1927).

Stepp: Hungerschäden des Verdauungstrakt und ihr Einfluß auf den gesamten Körper. In: Extreme Lebensverhältnisse und ihre Folgen, Bd. 7, S. 33–38, Bearb.: E. G. Schenck, W. v. Nathusius. Verband der Heimkehrer e.V., Bad Godesberg (1959).

Stewart, D. N., Winser, D. M. R.: Incidence of perforated peptic ulcer; effect of heavy air-raids. Lancet 1, 259–261 (1942).

Stockinger, L.: Ultrastruktur und Histophysiologie der menschlichen Leber. Wien. klin. Wschr. 81, 431–434 (1969).

Stransky, E.: Mehrfachdetermination der Sexualstörungen bei Heimkehrern. Beitr. Z. Sexualforsch. 11, 19–26 (1957).

Straub, H. u. A., Scharberg, A.: Malnutrition, hepatitis und hepatic cirrhosis. Docum. neerl. indones. Morb. trop. 2, 238–259 (1950).

Strauch, H., Shahin, A.: Vergleichende epidemiologische Untersuchungen bei Herzinfarkt und Myocardfibrose. Verh. dtsch. Ges. Kreisl.-Forsch. 32, 142–146 (1966).

Strauss, H.: Besonderheiten der nichtpsychotischen seelischen Störungen bei Opfern der nationalsozialistischen Verfolgung und ihre Bedeutung bei der Begutachtung. Nervenarzt 28, 244–350 (1957).

Strauzenberg, E.: Über das Hungerödem. Dtsch. Gesund.-Wes. *1*, 261–263 (1946).

Strong, J. P., Eggen, D. A.: Risk factors and atherosclerotic lesions. Atherosclerosis Proceedings of the Second Intern. Symposium ed. Jones. R. J. Berlin–Heidelberg–New York: Springer 1970.

Strong, J. P., Richards, M. L., McGill, H. C., Eggen, D. A., McMurry, M. T.: On the Association of Cigarette Smoking with Coronary and Aortic Atherosclerosis. J. Atheroscler. Res. *10*, 303–317 (1969).

Strong, J. P., Solberg, L. A., Restrepo, C.: Atherosclerosis in Persons with Coronary Heart Disease. Lab. Invest. *18*, 527–537 (1968).

Studer, A., Zbinden, G., Uehlinger, E.: Die Pathologie der Avitaminosen und Hypervitaminosen. In: Handbuch der Allgemeinen Pathologie, Bd. XI, 1, S. 734–1063 (Hgb.: F. Büchner, E. Letterer und F. Roulet). Berlin–Göttingen–Heidelberg: Springer 1962.

Sturm, A.: Die vegetative regulatorische Starre bei Postencephalitis, hypophysärer Kachexie und Nahrungsmangeldystrophie als Ausdruck einer diencephalen Insuffizienz. Med. Klin. *44*, 33–37 (1949).

Sturm, A.: Hochdruck als Schädigungsfolge. Med. Mschr. *12*, 668–674 (1958).

Sturm, A.: Bluthochdruck und Umwelteinflüsse. In: H. J. Herberg (Hgb.); Spätschäden nach Extrembelastungen, S. 119–123. Herford: Nicolai'sche Verlagsbuchhandlung 1971.

Subramaniam, R.: Human liver cirrhosis secondary to nutritional deficiency. In: Protein Metabolism, S. 300–309 (Hgb.: Querido, A., Gross, F.). Berlin–Göttingen–Heidelberg: Springer 1962.

Suchfort: Die Bedeutung nuklearmedizinischer Diagnostik für die versorgungsärztliche Beurteilung von Leberschäden. Kriegsopferversorgung *20*, 147–148 (1971).

Südhoff, H.: Vergleichende Untersuchungen über die Häufigkeit chologener Zirrhosen. Beobachtungen am Krankengut der Göttinger Klinik in den Jahren 1946–1952. Münch. med. Wschr. *96*, 607–610 (1954).

Sugiura, M., Okada, R.: A clinicopathological Study on the Natural History of Myocardial Infarction in the Aged. Jap. Circulat. J. *36*, 1–5 (1972).

Summerskill, W. H. J., Davison, C. S., Dible, J. H., Mallory, K., Sherlock, S., Turner, M. D., Wolfe, S. J.: Cirrhosis of the liver – a study of alcoholic and non-alcoholic patients in Boston and London. N. Engl. J. Med. *262*, 1–9 (1960).

Svoboda, D., Grady, H. J., Higginson, J.: Aflatoxin B_1 injury in rat and monkey liver. Amer. J. Path. *49*, 1023–1051 (1966).

Symonds, B.: Fatty liver disease in South Trinidad. Carib. med. J. *18*, 8–12 (1956).

Szadkowski, D.: Störungen am adreno-corticalen Regelkreis als Spätfolgen extremer Lebensverhältnisse? In: Spätschäden nach Extrembelastungen, S. 283–284 (Hgb.: H. J. Herberg). Herford: Nicolai'sche Verlagsbuchhandlung 1971.

Tamaela, L. A.: Einige Notizen über Kwashiorkor. Med. Klin. *54*, 211–213 (1959).

Targowla, R.: Syndrom der Asthenie der Deportierten. In: M. Michel; Gesundheitsschäden durch Verfolgung und Gefangenschaft und ihre Spätfolgen, S. 30–40. Frankfurt/M.: Röderberg Verlag 1955.

Targowla, R.: Bericht zur Ausarbeitung einer neuen Rententabelle für ehemalige Verfolgte, Internierte und Deportierte. In: M. Michel; Gesundheitsschäden durch Verfolgung und Gefangenschaft und ihre Spätfolgen, S. 274–280. Frankfurt/M.: Röderberg Verlag 1955.

Tejada, C., Strong, J. P., Montenegro, M. R. et al.: Distribution of Coronary and Aortic Atherosclerosis by Geographic Location, Race and Sex. Lab. Invest. *18*, 509–526 (1968).

Terbrüggen, A.: Über seröse Entzündung, parenchymatöse Degeneration und Nekrose auf Grund von quantitativen Eiweißbestimmungen in der Leber. Z. ges. inn. Med. *2*, 710–716 (1947).

Tetzlaff, W.: Die Flüchtlinge in Schleswig-Holstein. Ergebnisse der Flüchtlingssondererhebung des Landessozialministers Schleswig-Holstein. Sonderheft F der Statist. Monatshefte Schleswig-Holstein, Kiel (1950).

Thaler, H.: Ueber die formale Pathogenese der posthepatitischen Leberzirrhose. Beitr. path. Anat. *112*, 173–186 (1952).

Thaler, H.: Die Fettleber und ihre pathogenetische Beziehung zur Leberzirrhose. Virchows Arch. path. Anat. *335*, 180–210 (1962).

Thaler, H.: Die Leberzirrhosen. Revision eines vielschichtigen Problems. Dtsch. med. Wschr. *91*, 733–738 (1966).

Thaler, H.: Europäische Beobachtungen über den Einfluß von Mangelernährung auf die menschliche Leber. Dtsch. med. Wschr. *92*, 448–450 (1967).

Thaler, H.: Ätiologie und Pathogenese der Leberzirrhosen. Dtsch. med. J. *19*, 369–375 (1968).

Thaler, H.: Alkohol und Leberschaden. Dtsch. med. Wschr. *94*, 1213–1217 (1969).

Thiele, W.: Wie sehen wir die sogenannte „Vegetative Dystonie" heute? In: Spätschäden nach Extrembelastungen, S. 275–282 (Hgb.: H. J. Herberg). Herford: Nicolai'sche Verlagsbuchhandlung 1971.

Thorspecken, R.: Statistische Untersuchungen über den Herzinfarkt bei politisch und rassisch Verfolgten. Med. Sachverst. *59*, 85–89 (1963).

Thygesen, P.: Allgemeines über die Spätfolgen. In: M. Michel; Gesundheitsschäden durch Verfolgung und Gefangenschaft und ihre Spätfolgen, S. 21–29. Frankfurt/M.: Röderberg Verlag 1955.

Thygesen, P., Fichez, L., Laroche, M., Jaloustre, R., Sorne, G.: Die psychischen Symptome der Heimkehrer. In: M. Michel; Gesundheitsschäden durch Verfolgung und Gefangenschaft und ihre Spätfolgen, S. 52–58. Frankfurt/M.: Röderberg Verlag 1955.

Thygesen, P., Kieler, J.: Avitaminosis incident to semistarvation. In: Famine disease in german concentration camps (P. Helweg-Larsen et al.). Acta psych. neurol. scand. Suppl. 83, S. 207–234. Copenhagen: E. Munksgaard, Copenhagen 1952.

Thygesen, P., Kieler, J.: Mental, deterioration. In: Famine disease in german concentration camps (P. Helweg-Larsen et al.). Acta psych. neurol. scand. Suppl. 83, S. 235–250. Copenhagen: E. Munksgaard 1952.

Thygesen, P., Kieler, J.: The Mussulman. In: Famine disease in german concentration camps (P. Helweg-Larsen et al.). Acta psych. neurol. scand. Suppl. 83, S. 251–254. Copenhagen: E. Munksgaard 1952.

Tietzen, A.: Zur Frage der hirnatrophischen Prozesse nach Dystrophie. Kriegsopferversorgung 2, 107–108 (1953).

Tillotson, J. L., Kato, H., Nichaman, M. Z., Miller, D. C., Cay, M. L., Johnson, K. G., Rhoads, G. G.: Epidemiology of coronary heart disease and stroke in Japanese men living in Japan, Hawaii and California: Methodology for comparison of diet. Amer. J. clin. Nutr. *26*, 177–184 (1974).

Tischendorff, W., Hartmann, H.: Seltene Folgen von Fehl- und Mangelernährung in heutiger Zeit. Med. Welt *11*, 2593–2595 (1960).

Tjawokin, W. W.: Experimentelle Coronarsklerose durch Bewegungseinschränkung beim Kaninchen. Ein neues Modell der Arteriosklerose. Virchows Arch. Abt A Path. Anat. *346*, 29–45 (1969).

Toit, D. du: Dietary survey among 100 native families in the Payneville Location, Springs. S. Afr. J. Soc. Sci. *4*, 1–15 (1953).

Tourney, G.: Emotional reactions to chronic disease with emphasis on patients suffering from cancer. Northw. Med. (Seattle) *68*, 938–943 (1969).

Träbert, H.: Auswirkungen der Ernährungslage auf die Bevölkerung einer deutschen Mittelstadt. Med. Klin. *44*, 1073–1081 (1949).

Trautmann, H.: Lunge und Berufskrankheiten. Klinische und pathologisch-anatomische Gutachten. Arbeit und Gesundheit, N. F., Heft 73. Stuttgart: Georg Thieme Verlag 1962.

Trowell, H. C.: Clinical aspects of the treatment of Kwashiorkor. Ann. N. Y. Acad. Sci. *57*, 722–733 (1954).

Trowell, H. C., Davies, J. N. P., Dean, R. F. A.: Kwashiorkor. London: Edward Arnold, Ltd. 1954.

Truelove, S. C., Reynell, P. C.: Diseases of the digestive system. Oxford: Blackwell Scientific Publications 1963.

Tyndel, M.: Beitrag zur Kasuistik und Psychopathologie der während der nationalsozialistischen Zeit geborenen Kinder. In: Spätschäden nach Extrembelastungen, S. 266–269 (Hgb.: H. J. Herberg). Herford: Nicolai'sche Verlagsbuchhandlung 1971.

Ueda, K., Hashimoto, M., Katsuki, S.: Comparative Study of Arteriosclerosis between Brain and Heart, with Special Reference to the cerebro-vascular and Coronary Heart Disease. Jap. Circulat. J. *34*, 893–916 (1970).

Uehlinger, E.: Die tuberkulöse Spät-Erstinfektion und ihre Frühevolution. *) Diskussion des Aufsatzes. Schweiz. med. Wschr. *26*, 701–708 (1942); *26*, 708–711 (1942*).

Uehlinger, E. Die pathologische Anatomie der Hungerkrankheit und des Hungerödems. Helv. med. Acta *14*, 584–601 (1947).

Uehlinger, E.: Über Zwillingstuberkulose im Konzentrationslager. Schweiz. Z. Tuberk. *4*, 310–318 (1947).

Uehlinger, E.: Die pathologische Anatomie der Hungerkrankheit und des Hungerödems. In: Hottinger, A., Gsell, O., Uehlinger, E., Salzmann, C., Labhart, A.; Hungerkrankheit, Hungerödem, Hungertuberkulose, S. 181–246. Basel (1948).

Uehlinger, E.: Die pathologische Anatomie der Tuberkulose jenseits des 50. Lebensjahres. Wien. med. Wschr. *111*, 893–898 (1961).

Ugarte, G., Jturriaga, H., Insunza, I.: Some effects of ethanol and normal and pathologic livers. In: Progress in Liver Diseases, Vol. III, p. 355–370 (Ed.: H. Popper, F. Schaffner). New York–London: Grune & Stratton 1970.

Umeda, M.: Cytotoxic effects of the mycotoxins of Penecillium islandicum sopp, luteoskyrin and chlorine containing peptide on Chang's liver cells and HeLa cells. Acta path. jap. *14*, 373 (1964).

Valentin, H.: Moderne Diagnostik und Beurteilung von Herz und Kreislauf nach extremen Lebensverhältnissen. In: Extreme Lebensverhältnisse und ihre Folgen, Bd. VI, S. 111 bis 132. Hgb.: Verband der Heimkehrer e.V., Bad Godesberg (1964).

Valentin, H.: Organische Schäden und funktionelle Störungen an Herz / Kreislauf bei extremen Lebensverhältnissen. In: Extreme Lebensverhältnisse und ihre Folgen, Bd. VI, S. 181–201. Hgb.: Verband der Heimkehrer e.V., Bad Godesberg (1964).

Valentin, H.: Kriegsgefangenschaft und Arteriosklerose aus der Sicht des Klinikers. Ärztl. Prax. *16*, 1914–1916 (1964).

Valentin, H., Lehnert, G.: Haben langjährige Lebensverhältnisse einen funktionellen Spätschaden an Nebennierenrinde oder Hypophyse verursacht? Vortrag auf der 3ème Conférence Internationale de Pathologie de la Captivité, Paris, 16. – 18. Nov. 1967.

Valentin, H., Lehnert, G.: Aufbrauch und Voralterung im Erwerbsleben. Mat. Med. Nordmark *21*, 305–313 (1969).

Valet, W.: Über hungerbedingte Organveränderungen in ihrer Bedeutung für Spät- und Dauerschäden der Dystrophie. Med. Klin. *46*, 1360–1362 (1951).

Valloton, M.: Zur Pathologischen Anatomie der B_1-Avitaminose (Myocard- und Duraveränderungen im Rattenexperiment). Int. Z. Vitaminforsch. *21*, 61–83 (1949).

Vanhaelst, L., Neve, P., Chailly, P., Bastenie, P. A.: Coronary-Artery Disease in Hypothyroidism. Observation in Clinical Myxoedema. Lancet *2*, 800–802 (1967).

Venzlaff, U.: Die psychoreaktiven Störungen nach entschädigungspflichtigen Ereignissen. Berlin–Göttingen–Heidelberg: Springer 1958.

Venzlaff, U.: Erlebnishintergrund und Dynamik seelischer Verfolgungsschäden. In: Psychische Spätschäden nach politischer Verfolgung, S. 95–109 (Hgb.: H. Paul und H. J. Herberg). Basel–New York: S. Karger Verlag 1963.

Venzlaff, U.: Gutachten zur Frage des Zusammenwirkens erlebnisreaktiver, vegetativer und hormonaler Faktoren bei Verfolgungsschäden. In: Psychische Spätschäden nach politischer Verfolgung, S. 111–124 (Hgb.: H. Paul und H. J. Herberg). Basel–New York: S. Karger Verlag 1963.

Venzlaff, U.: Die Begutachtung psychischer Störungen Verfolgter. (Gedanken über das Buch „Psychiatrie der Verfolgten" von W. v. Baeyer, H. Haefner, K. P. Kisker). Rechtsprechung z. Wiedergutmachungsrecht 17, 196–200 (1966).

Venzlaff, U.: Das akute und chronische Belastungssyndrom, I und II. Med. Welt 17, 307–321, 369–376 (1966).

Venzlaff, U.: Akute und chronische psychiatrische Syndrome nach Extrembelastung. Med. Klin. 62, 701–706 (1967).

Venzlaff, U.: Psychische Spätschäden nach Gefangenschaft und Verfolgung. In: Die Beurteilung von Gesundheitsschäden nach Gefangenschaft und Verfolgung, S. 93–101 (Hgb.: H. J. Herberg). Herford: Nicolai'sche Verlagsbuchhandlung 1967.

Venzlaff, U.: Neurologisch-psychiatrische Ursachen von Voralterung und Frühinvalidität nach Konzentrationslagerhaft und Kriegsgefangenschaft. In: Spätschäden nach Extrembelastungen, S. 82–89 (Hgb.: H. J. Herberg). Herford: Nicolai'sche Verlagsbuchhandlung 1971.

Vic-Dupont, L., Fichez, F., Weinstein, S.: Die Tuberkulose bei den Deportierten. In: M. Michel; Gesundheitsschäden durch Verfolgung und Gefangenschaft und ihre Spätfolgen, S. 91–100. Frankfurt/M.: Röderberg Verlag 1955.

Vihert, A. M., Zndanov, V. S., Matova, E. E.: Ateriosclerosis of the Aorta and Coronary Vessels of the Heart in cases of Various Diseases. J. Atheroscler. Res. 9, 179–192 (1969).

Villinger, U., Heyden-Stucky, S.: Das Infarktprofil. Unterschiede zwischen Infarktpatienten und Kontrollpersonen in der Ostschweiz. Schweiz. med. Wschr. 96, 748–758 (1966).

Vlodaver, Z., Edwards, J. E.: The Pathologist approaches clinical coronary Disease. Hum. Path. 3, 3–9 (1972).

Vogt, U.: Hirnkrampfanfälle nach Mangelernährung. Nervenarzt 26, 246–247 (1955).

Vollmar, F., Sajkiewicz, K., Feist, H.: Zur Dokumentation pathologisch-anatomischer Befunde beim Myocardinfarkt. Zbl. allg. Path. path. Anat. 115, 172–180 (1972).

Wagner, A., Biermann, E.: Über die Häufigkeit der Colitis ulcerosa im nordbadischen Raum. Z. Gastroenterol. 8, 438–443 (1970).

Wahi, P. M.: Diet and cirrhosis of the liver. Arch. Path. 47, 119–152 (1949),

Waibel, P., Widmer, L. K.: Epidemiologie kardiovaskulärer Krankheiten. Aktuelle Probleme der Angiologie, Bd. 7. Bern–Stuttgart: Verlag H. Huber.

Walker, A. E., Leuchs, H. K., Lechtape-Grüter, H., Caveness, W. F., Kretschmann, C.: The Life Expectancy of head injured men with and without epilepsy. Zbl. Neurochir. 32, 3–9 (1971).

Walker, A. R., Arvidsson, U. B.: Iron "overload" in the South African Bantu. Trans. roy. Soc. trop. Med. Hyg. 47, 536–548 (1953).

Walker, A. R., Arvidsson, U. B.: Fat intake, serum cholesterol concentration, and atherosclerosis in the African Bantu. Part I. Low fat intake and the age trend of serum cholesterol concentration in the South African Bantu. J. clin. Invest. 33, 1358–1365 (1954).

Walker, A. R., Fletcher, D. C., Strydom, E. S. P., Andersson, M.: Food preparations used in weaning urban Bantu infants. Brit. J. Nutr. 9, 38–41 (1955).

Walters, J.: Vergleichsuntersuchungen bei indischen und britischen Soldaten nach japanischer Kriegsgefangenschaft. In: Spätschäden nach Extrembelastungen, S. 53–60 (Hgb.: H. J. Herberg). Herford: Nicolai'sche Verlagsbuchhandlung 1971.

Wangh, M.: Die Beurteilung von Wiedergutmachungsansprüchen der als Kleinkinder Verfolgten. In: Spätschäden nach Extrembelastungen, S. 270–274 (Hgb.: H. J. Herberg). Herford: Nicolai'sche Verlagsbuchhandlung 1971.

Wassermann, R.: Volkswirtschaftliche Betrachtungen zur Steigerung der Tuberkulose-Sterblichkeit während des Krieges. Greifswalder staatswissenschaftl. Abhandlungen, Bd. IV. Greifswald: Verlag Ratsbuchhandlung C. Bamberg 1920.

Waterlow, J. C.: Protein Malnutrition. Proceedings of a Conference in Jamaica (1953). (Food and Agriculture Organisation – Wlto). Cambridge: University Press 1955.

Waterlow, J. C., Bras, G.: Nutritional liverdamage in man. Brit. med. Bull. *13*, 107–112 (1957).

Waterlow, J. C., Patrick, S. J.: Enzyme activity in fatty livers in human infants. Ann. N. Y. Acad. Sci. *57*, 750–763 (1954).

Waterlow, J. C., Weisz, T.: The Fat, protein and nucleic acid content of the liver in malnourished human infants. J. clin. Invest. *35*, 346–354 (1956).

Weber, D.: Kritisches zur Beurteilungspraxis von Gesundheitsschäden nach Verfolgung. In: Die Beurteilung von Gesundheitsschäden nach Gefangenschaft und Verfolgung, S. 52–57 (Hgb.: H. J. Herberg). Herford: Nicolai'sche Verlagsbuchhandlung 1967.

Wedepohl, W.: Vierfach-Infektion bei einem Heimkehrer. Med. Klin. *44*, 612–614 (1949).

Weeder, R. S., Bashant, G. H., Muir, R. W.: Acute noncalculous cholecystitis anociated with severe injury. Amer. J. Surg. *119*, 729–732 (1970).

Weiß, R. F.: Psychasthemia postdystrophica persistens. In: Extreme Lebensverhältnisse und ihre Folgen, Bd. VI, S. 204–207. Hgb.: Verband der Heimkehrer e.V., Bad Godesberg (1964).

Weiss, S., Wilkins, W.: The nature of cardiovascular disturbances in nutritional defiency states (Beriberi). Ann. intern. Med. *11*, 104–148 (1937).

Wenckebach, K. F.: Das Beriberi-Herz. Morphologie, Klinik. Pathogenese. Berlin: Springer (1934).

Wenderoth, H.: Hämosiderose und Hämochromatose. Ärztl. Forsch. *4*, 549–557 (1950).

Wendt, H., Landes, G.: Feldnephritis und Hungerödem. Med. Klin *42*, 666–668 (1947).

Wenzel: Späte Schäden der Psyche nach politischer Verfolgung. Sender Freies Berlin; 3. Programm, 3. und 4. 2. 1965.

Wenzel, K.-H.: Report: Über 1 000 Literaturhinweise zu den zwei Berichten von K.-H. Wenzel: Späte Schäden der Psyche nach politischer Verfolgung. Norddeutscher Rundfunk Hamburg, 3. Programm, 3. und 4. 2. 1965.

Werthemann, A.: Über die pathologische Anatomie der epidemischen sporadischen Leberdystrophie. Bull. schweiz. Akad. med. Wiss. *4*, 43–65 (1948).

Wetzel, U.: Die Tuberkulose bei Heimkehrern. Beitr. Klin. Tuberk. *102*, 519–524 (1950).

Wetzel, U.: Lungentuberkulose bei Eiwcissmangelschäden und in der Wiederherstellungszeit. Beitr. Klin. Tuberk. *106*, 429–436 (1952).

Wetzel, U.: Wiederherstellung nach Eiweißmangelschaden (Ref.). Klin. Wschr. *27*, 714 (1949).

Wewalka, F.: Konstitutionelle Faktoren bei Lebercirrhose. Dtsch. med. Wschr. *94*, 1827 bis 1829 (1969).

Widmer, L. K., Waibel, P., Kappert, A.: Koronare Herzkrankheit und chronischer Verschluß der Gliedmaßenarterien. Aktuelle Probleme der Angiologie 1. Bern–Stuttgart: Verlag H. Huber.

Wikland, B.: Death from arteriosclerotic heart disease outside hospitals. Acta med. scand. *184*, 129–133 (1968).

Wildhirt, E.: Klinische und bioptische Beobachtungen über die Ätiologie der Leberzirrhose. Med. Klin. *50*, 1093–1096 (1955).

Wilgram, G. F.: Experimental Laennec type of cirrhosis in monkeys. Ann. intern. Med. *51*, 1134–1158 (1959).

Wilgram, G. F., Taylor, W. J.: Experimental cirrhosis of the liver in primates. Lancet *1*, 26–27 (1959).

Wilke, G.: Zur Frage der Hirnödeme bei Unterernährung. Dtsch. med. Wschr. *75*, 172–173 (1950).

Wilke, G.: Akute zerebrale Hungerzustände in Kriegsgefangenschaft und ihre neurologischen und psychiatrischen Folgen. In: Psychiatrie der Gegenwart, Bd. III, S. 792–805. Berlin–Göttingen–Heidelberg: Springer 1961.

Winckelmann, H.: Hungerödem und Hepatose. Med. Klin. *45*, 1317–1319 (1950).

Wissler, R. W., Geer, J. C., Kaufmann, N.: The Pathogenesis of Atherosclerosis. Baltimore: The Williams & Wilkins Company 1972.

Witter, H.: Erlebnisbedingte Schädigung Verfolgter. Nervenarzt *33*, 509–510 (1962); *34*, 123–124 (1963).

Wittmer, H.: Über Hungerschäden am Auge. Med. Klin. *46*, 233–236 (1951).

Wittstock, W.: Beurteilung der MdE bei erlebnisreaktiven Störungen. In: Spätschäden nach Extrembelastungen, S. 203–205 (Hgb.: H. J. Herberg). Herford: Nicolai'sche Verlagsbuchhandlung 1971.

Wolf, R.: Klinische Eindrücke aus der Heimkehrerpoliklinik. Dtsch. med. Rdsch. *3*, 1277 (1949).

Wolf, St.: Psychological Forces in Myocardial Infarctation and Sudden Death. Circulation *40*, 74–81 (1969).

Wolf, St., McCabe, W. R., Yamymoto, Y., Adsett, C. A., Schottstaedt, W. W.: Changes in Serum Lipids in Relation to Emotional Stress during Rigid Control of Diet and Exercise. Circulation *26*, 379–387 (1962).

Wolff, E. v.: Zur Frage des modernen Alkoholismus. Untersuchungen an Leberpunktaten, Todesursachen und Klinikaufnahmen in einem umschriebenen geographischen Bereich und Zeitraum. Ärztebl. Bad.-Württb. *23*, 183–187 (1968).

Wolff, L., Teusch, W.: Über den Befall von Rußlandheimkehrern mit Hymenolipsis nana. Med. Klin. *45*, 1313–1316 (1950).

Wolff-Eisner, A.: Über Mangelerkrankungen auf Grund von Beobachtungen im Konzentrationslager Theresienstadt, 52 S. Würzburg: Lothar Sauer-Morhard Verlag 1947.

Worms, R.: Rückfälle des Typhus exanthematicus (Brill'sche Krankheit) bei ehemaligen Deportierten. In: M. Michel; Gesundheitsschäden durch Verfolgung und Gefangenschaft und ihre Spätfolgen, S. 209–215. Frankfurt/M.: Röderberg-Verlag 1955.

Wortmann, H.: Vorläufige Mitteilungen über Beobachtungen bei Heimkehrern mit Ödemneigung in Bezug auf Rheuma und Fokalherde. Dtsch. med. Wschr. *74*, 174–175 (1949).

Wuhrmann, F.: Myocarditis – Myocardose – Myocardie. Schweiz. med. Wschr. *80*, 715–722 (1950).

Wurm, H.: Über die Bedeutung der tuberkulösen Erstinfektion im Erwachsenenalter für die heutige Tuberkulosesituation in Deutschland. Klin. Wschr. *26*, 231–235 (1948).

Wurster, K.: Das Verhalten der unveresterten, albumingebundenen Fettsäuren (uFS) bei Gesunden und bei verschiedenen Krankheiten. Inauguraldissertation, Tübingen (1966).

Zdanov, V. M.: Epidemiologie der infektiösen Hepatitis. Münch. med. Wschr. *92*, 477 (1950).

Zellweger, H., Adolph, W. H.: Vitamine und Vitaminkrankheiten. In: Handbuch der inneren Medizin, Bd. VI/2, S. 687–826 (Hgb.: G. v. Bergmann, W. Frey, H. Schwiegk). Berlin–Göttingen–Heidelberg: Springer 1954.

Zieve, L., Hild, E., Nesbitt, S., Zieve, B.: The incidence of residuals of viral hepatitis. Gastroenterology *25*, 495–531 (1953).

Zimmer, R., Weill, J., Dubois, M.: The nutritional situation in the camps of the unoccupied Zone of France in 1941 and 1942 and its Consequences. N. Engl. J. Med. *230*, 303–314 (1944).

Ziolko, H. U.: Neurotische Manifestation und Inhaftierung. In: Spätschäden nach Extrembelastungen, S. 197–199 (Hgb.: H. J. Herberg). Herford: Nicolai'sche Verlagsbuchhandlung 1971.

Zittel, R. X.: Zur Bedeutung pathologischer Leberbefunde bei Magenduodenalulcus und beim Ulcus pepticum jejuni. Dtsch. med. Wschr. *92*, 791–793 (1967).

2. Literatur, Teil II

Zobel, J.: Zahnschäden als Haftfolge. In: M. Michel; Gesundheitsschäden durch Verfolgung und Gefangenschaft und ihre Spätfolgen, S. 226–227. Frankfurt/M.: Röderberg-Verlag 1955.

Zöllinger, W.: Statistische Untersuchungen über die extrapulmonalen Tuberkulosen an Hand des Sektionsmaterials der Universität Heidelberg. Dissertation, Heidelberg (1952).

Zschau, H.: Alimentäre Dystrophie und Magenulkus. Münch. med. Wschr. *92*, 501–506 (1950).

Zschau, H.: Über Massenauftreten von Spontanfrakturen an den vorderen Enden der Rippen bei der alimentären Dystrophie. Chirurg *21*, 571–575 (1950).

Zschau, H., Wichmann, H. J.: Über endokarditische Veränderungen und gewisse Leber-erkrankungen im Bilde der alimentären Dystrophie. Münch. med. Wschr. *92*, 201–208 (1950).

Zschau, H., Wichmann, H. J.: Die Bedeutung der Ruhr, besonders ihrer chronischen Form, als endogener Faktor bei der alimentären Dystrophie. Münch. med. Wschr. *93*, 1450–1454 (1951).

Zschau, H., Wichmann, H. J.: Hypo- und avitaminotische Erscheinungen bei der alimentären Dystrophie. Med. Klin. *46*, 911–915 (1951).

Zschau, H., Wichmann, H. J.: Die tuberkulösen Erkrankungen der Dystrophiker im Lichte der Ranke'schen Stadienlehre. Beitr. Klin. Tuberk. *118*, 167–180 (1958).

Zubirán, S., Gomez-Mont, F.: Endocrine Disturbances in Chronic Human Malnutrition. Vitam. and Horm. *11*, 97–132 (1953).

Zuckerman, A. J.: A Conceptual Basis of Viral Hepatitis. Vox Sang. (Basel) *19*, 304–310 (1970).

Zülch: Hirnarteriosklerose als Schädigungsfolge – die Frage der traumatischen Spätapoplexie. In: Protokoll über die Tagung des Ärztlichen Sachverständigenbeirates für Fragen der Kriegsopferversorgung, S. 39–63. Bonn, 27. – 29. 10. 1958.

Zuppinger, A., Labhard, A.: Gestalt und Frühverlauf der Tuberkulose bei Patienten aus Konzentrationslagern. Schweiz. med. Wschr. *77*, 144–146 (1947).

Zur, G.: Osteoporotische Hustenfrakturen der Rippen. Fortschr. Röntgenstr. *72*, 144–153 (1949).

Ohne Autor:

Wissenschaftlicher Abend am Allgem. Krankenhaus St. Georg, Hamburg. Sitzung vom 18. März 1949. Dtsch. med. Rdschr. *3*, 1277–1278 (1949).

Stellungnahme der polnischen Organisation der Widerstandskämpfer und Opfer des Nazi-terrors zu den Konferenzthemen von Kopenhagen. In: M. Michel; Gesundheitsschäden durch Verfolgung und Gefangenschaft und ihre Spätfolgen, S. 84. Frankfurt/M.: Röder-berg-Verlag 1955.

Coronarsklerose als Wehrdienstentschädigungsfolge im Sinne einer Verschlimmerung bei einem Rußlandheimkehrer. LGS Rheinland-Pfalz vom 24. 9. 56. Med. Sachverst. *53*, 43 (1957).

Die Dystrophie. Spätfolgen und Dauerschäden. Arbeit und Gesundheit, N. F., Heft 65. Zu-sammengestellt vom Bundesministerium für Arbeit und Sozialordnung. Mit einem Vor-wort von E. Goetz. Stuttgart: Georg Thieme Verlag 1958.

Extreme Lebensverhältnisse und ihre Folgen. Berichte über die Ärztekongresse 1–3 für Pathologie, Therapie und Begutachtung der Heimkehrerkrankheiten. Schriftenreihe des Ärztlich-wissenschaftlichen Beirates des Verbandes der Heimkehrer Deutschlands e.V., Bd. VII, Bad Godesberg (1959). Hgb.: Verband der Heimkehrer e.V.

Extreme Lebensverhältnisse und ihre Folgen. Bericht über den 4. Ärztekongress für Patho-logie, Therapie und Begutachtung der Heimkehrerkrankheiten. Schriftenreihe des Ärzt-lich-wissenschaftlichen Beirates des Verbandes der Heimkehrer Deutschlands e.V., Bd. VIII, Bad Godesberg (1959). Hgb.: Verband der Heimkehrer e.V.

Der Gesundheitszustand der Heimkehrer. Ergebnisse von Forschungsaufträgen des Bundesministeriums für Arbeit und Sozialordnung. Arbeit und Gesundheit, N. F., Heft 68. Bearbeitet von dem Allgemeinen Krankenhaus St. Georg (Chefarzt: Prof. Dr. H. W. Bansi) und der Medizinischen Poliklinik der Johannes-Gutenberg-Universität Mainz (Direktor: Prof. Dr. R. Duesberg), Vorwort von Dr. E. Goetz. Stuttgart: Georg Thieme Verlag 1959.

Beurteilung des ursächlichen Zusammenhangs: Leberspätschäden nach Gefangenschaft. Bundesversorgungsblatt *11*, 119 (1963). Rdschr. BMA vom 31. 10. 1963. V/6 – 568.1 – 2818/63.

Pathologie der Kriegsgefangenschaft. Bd. 1 und 2. Hgb.: Confédération Internationale des Anciens Prisonniers de Guerre (CIAPG), Paris (1963). Originalnachdruck des VdH Bad Godesberg (1964).

Ehemalige Kriegsgefangene, Zivilinternierte und Zivilverschleppte (Ergebnis der Volkszählung am 6. 6. 1961). Wirtschaft. Statistik *1*, 20–22 (1964).

Pathologie der Kriegsgefangenschaft, Band 3. Hgb.: Verband der Heimkehrer, Kriegsgefangenen und Vermißtenangehörigen Deutschlands e.V., Bad Godesberg (1966).

Physician. Maryland State Med. J. *17*, 77–78 (1968).

Los Angeles Veterans administration diet study. Nutr. Rev. *27*, 311–316 (1969).

Amtliche Nachrichten 47: Beurteilung des ursächlichen Zusammenhangs; Leberschäden nach Gefangenschaft. Bundesversorgungsblatt *10*, 98 (1970).

Sachverzeichnis

P. Matussek
Die Konzentrationslagerhaft und ihre Folgen
Mit R. Grigat, H. Haiböck,
G. Halbach, R. Kemmler, D. Mantell,
A. Triebel, M. Vardy, G. Wedel
19 Abbildungen. 73 Tabellen.
X, 272 Seiten. 1971
(Monographien aus dem Gesamt-
gebiete der Psychiatrie, Band 2).
Gebunden DM 42,—; US $17.20
ISBN 3-540-05214-3

Das Werk versucht, durch intensive
Befragung einer auslesefreien
repräsentativen Gruppe ehemaliger
KZ-Häftlinge alle somatischen und
psychischen Folgen zu erfassen,
die 15-20 Jahre nach Beendigung
der Haft nachweisbar sind. Bei der
statistischen Analyse der Ergebnisse wurden Befunde aus anderen
Quellen, z.B. gutachterliche
Erhebungen, miteinbezogen.

F. W. Rieben
Zur Orthologie und Pathologie der Arteria vertebralis
(Sitzungsberichte der Heidelberger
Akademie der Wissenschaften,
Mathematisch-naturwissenschaft-
liche Klasse. Jahrgang 1973,
3. Abhandlung).
Vorgelegt in der Sitzung vom
2. Juni 1973 von W. Doerr.
12 Abbildungen. 42 Seiten. 1973
DM 16,80; US $6.90
ISBN 3-540-06446-X

Die Erforschung dieser wichtigen
Arterie wurde bisher etwas vernachlässigt, da sie sich aufgrund
ihrer Topographie im „Niemands-
land" zwischen Allgemein- und
Neuropathologie befindet. Der Autor
geht auf die vielfältigen Störungs-
möglichkeiten ein, wobei vor allem
die Auswirkungen der ständigen
Durchblutungsänderungen infolge
der Kopfbewegungen und die fein-
geweblichen Besonderheiten in den
verschiedenen Lebensaltern berücksichtigt werden.

Preisänderungen vorbehalten

W. Doerr
Über die Bedeutung der pathologischen Anatomie für die Gastroenterologie
Aktuelle Fragen zur Pathologie der
Verdauungsorgane.
(Sitzungsberichte der Heidelberger
Akademie der Wissenschaften,
Mathematisch-naturwissenschaft-
liche Klasse. Jahrgang 1973,
4. Abhandlung).
Vorgelegt in der Sitzung vom
27. Oktober 1973. 12 z. Tl. farbige
Abbildungen. 41 Seiten. 1973
DM 18,—; US $7.40
ISBN 3-540-06616-0

Der Autor geht aus der Sicht des
Pathologen auf die Entwicklung und
den heutigen Stand der Gastroenterologie ein. Besonders werden
die Beziehungen zwischen der
Morphologie und der Klinik erörtert
und kritisch beurteilt.

T. Nemetschek
Biosynthese und Alterung von Kollagen
(Sitzungsberichte der Heidelberger
Akademie der Wissenschaften,
Mathematisch-naturwissenschaft-
liche Klasse. Jahrgang 1974,
3. Abhandlung).
Vorgelegt in der Sitzung vom
5. Juli 1974. 11 Abbildungen
27 Seiten. 1974. DM 15,—; US $6.20
ISBN 3-540-06923-2

Überblick über die Biosynthese von
Kollagen und eine Reihe von Quer-
vernetzungen, die Bedeutung für die
Stabilisierung dieser Eiweißfaser
haben. Die Zunahme der intermole-
kularen Brückenbindungen während des Alterungsprozesses von
Kollagen kann als sinnvoller Regel-
mechanismus zur Anpassung an die
geänderten physiologischen Erfor-
dernisse angesehen werden.

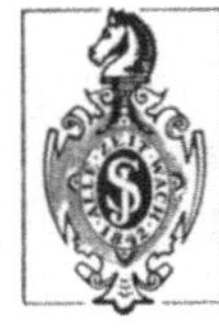

Springer-Verlag
Berlin
Heidelberg
New York

H. Chiari, M. Wanke
Oesophagus. Magen
474 Abbildungen in 675 Einzeldar-
stellungen. XVII, 1077 Seiten. 1971
(Spezielle pathologische Anatomie,
Band 2, Teil 1).
Gebunden DM 398,—; US $162.40
ISBN 3-540-05249-6

V. Becker
Bauchspeicheldrüse
(Inselapparat ausgenommen)
296 Abbildungen in 379 Einzeldar-
stellungen. X, 586 Seiten. 1973
(Spezielle pathologische Anatomie,
Band 6).
Gebunden DM 258,—; US $105.30
ISBN 3-540-05859-1

Haut
und Anhangsgebilde.
Spezielle Histopathologie.
Redigiert von U. W. Schnyder.
476 Abbildungen in 575 Einzeldar-
stellungen. XXVII, 793 Seiten. 1973
(Spezielle pathologische Anatomie,
Band 7).
Gebunden DM 294,—; US $120.00
ISBN 3-540-06010-3

Tropical Pathology
By H. Spencer, A. D. Dayan,
J. B. Gibson, R. G. Huntsman,
M. S. R. Hutt, G. C. Jenkins,
F. Köberle, B. G. Maegraith,
K. Salfelder.
539 figures. XV, 765 pages. 1973
(Spezielle pathologische Anatomie,
Band 8).
Cloth DM 230,—; US $93.90
ISBN 3-540-06100-2

Preisänderungen vorbehalten/
Prices are subject to change
without notice

**Lehrbuch der Allgemeinen
Pathologie und der Pathologischen
Anatomie**
29. völlig neu bearbeitete Auflage
des Lehrbuches der Allgemeinen
Pathologie und der Pathologischen
Anatomie von H. Hamperl.
Herausgeber: M. Eder, P. Gedigk.
Mit Beiträgen von H. Bechtels-
heimer, A. Bohle, G. Dhom, M. Eder,
R. Fischer, P. Gedigk, C. Hedinger,
B. Helpap, W. Hort, K. Lennert,
A. Propst, J. Ruckes, G. Seifert,
G. K. Steigleder, O. Stochdorph,
V. Totović.
776 Abbildungen (davon 7 mehr-
farbig). XXXVII, 808 Seiten. 1974
Gebunden DM 96,—; US $39.20
ISBN 3-540-06902-X

B. Ivemark
Kinderpathologie
Wege zur Diagnose
Übersetzer: E. Weber.
Unter Mitarbeit von A. Löhrer,
P. Sonderegger.
132 Abbildungen. XI, 258 Seiten.
1974. Gebunden DM 96,—; US 39.20
ISBN 3-540-06470-2

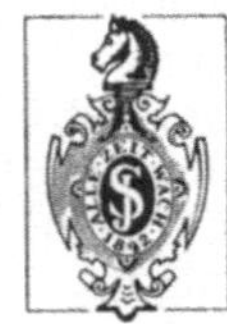

**Springer-Verlag
Berlin
Heidelberg
New York**